U0348815

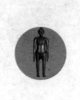

轻松读懂中医传世名著

黄帝内经

常学辉 ◎ 编著

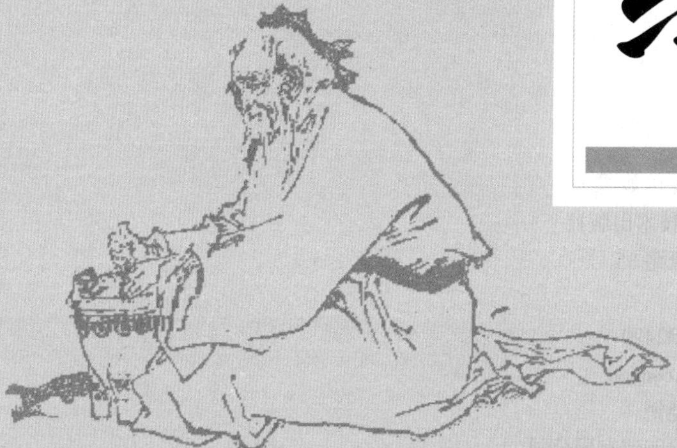

天津出版传媒集团

天津科学技术出版社

图书在版编目（CIP）数据

黄帝内经 / 常学辉编著 . — 天津 : 天津科学技术出版社 , 2015.12 (2024.1 重印)

ISBN 978-7-5308-9402-6

Ⅰ . ①黄… Ⅱ . ①常… Ⅲ . ①《内经》–注释②《内经》–译文 Ⅳ . ① R221

中国版本图书馆 CIP 数据核字（2016）第 000648 号

黄帝内经

HUANGDINEIJING

策划编辑：杨　譞

责任编辑：孟祥刚

责任印制：兰　毅

出　　版：天津出版传媒集团
　　　　　天津科学技术出版社

地　　址：天津市西康路 35 号

邮　　编：300051

电　　话：（022）23332490

网　　址：www.tjkjcbs.com.cn

发　　行：新华书店经销

印　　刷：三河市万龙印装有限公司

开本 720×1 020　1/16　印张 32　字数 720 000

2024 年 1 月第 1 版第 3 次印刷

定价：39.80 元

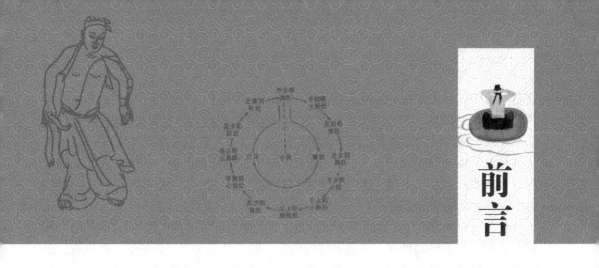

　　《黄帝内经》简称《内经》，是我国医学宝库中现存成书最早的一部医学典籍，它全面地阐述了中医学理论体系的基本内容，反映了中医学的理论原则和学术思想。《黄帝内经》医学理论体系的建立为中医学的发展奠定了基础，中医学史上的著名医家和医学流派，都是在《内经》理论体系的基础上发展起来的，所以《黄帝内经》历来被视为中医之祖。

　　《内经》包括《素问》和《灵枢》两部分，各十八卷，各八十一篇。《素问》重点论述了脏腑、经络、病因、病机、病证、诊法、治疗原则以及针灸等内容。《灵枢》是《素问》的姊妹篇，除了论述脏腑功能、病因、病机之外，重点阐述了经络腧穴、针具、刺法及治疗原则等。其基本精神及主要内容包括：整体观念、阴阳五行、藏象经络、病因病机、诊法治则、预防养生和运气学说等。"整体观念"强调人体本身与自然界，人体内各组成部分统一、联系与协调的关系。"阴阳五行"反映了中国古代朴素的唯物论和自发的辩证法思想，是用来说明事物之间对立统一关系的理论，阐释了世间万物相互资生，相互制约，处于不断运动变化之中的机制。"藏象经络"是以研究人体五脏六腑、十二经脉、奇经八脉等的生理功能、病理变化及相互关系为主要内容的。"病因病机"阐述了各种致病因素作用于人体后是否发病以及疾病发生和变化的内在机理。"诊法治则"是中医认识和治疗疾病的基本原则。"预防养生"系统地阐述了中医的养生学说，主张不治已病而治未病，同时主张养生、摄生、益寿、延年，是养生防病经验的重要总结。"运气学说"研究自然界气候对人体生理、病理的影响，并以此为依据，指导人们趋利避害。

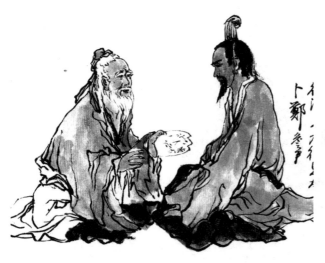

　　几千年来，《黄帝内经》一

直是炎黄子孙寻求健康养生祛病之道的宝藏。在形式上，它采用了对话的方式，用黄帝与岐伯、伯高、雷公等大臣的对话（以与岐伯的对话为主）来阐述保健思想。后来，人们就用岐伯和黄帝这两个名字的开头"岐黄"表示《黄帝内经》，所以《黄帝内经》又叫"岐黄之书"。同时，因为它是中医的开创性著作，所以人们又把中医称为"岐黄之术"，把我们的医道称为"岐黄之道"。这再一次证明了《黄帝内经》对中医养生学的深远影响。

从古至今，有不计其数的医学家、养生家来学习研究《黄帝内经》，而且每个人都会从中得到不同的灵感、受到不同的启发，很多名医大家，如华佗、孙思邈、张仲景、刘完素、朱丹溪、李时珍等，都是在《黄帝内经》的帮助下，创立了各自的医学健康体系。因此，我们要想真正运用中医养生，使其成为我们健康长寿的保障，就必须追本溯源从《黄帝内经》入手。然而，《黄帝内经》作为几千年前的一部医学作品，文字古奥，很难理解不说，我们现代的生活背景也早已发生了翻天覆地的变化。如何把《黄帝内经》应用到现代社会，给更多的人带来福音呢？这确实是一个难题。为了解决这个难题，我们特地组织专人编写了这部《黄帝内经》。

本书参考历代权威版本，结合现代生活习性，精选《黄帝内经》中关于饮食、起居、劳逸、寒温、七情、四时季候、地理环境、水土风雨等增强生命活力及防病益健康的内容，详细谈论了病因、病机、体质、精气、藏象、经络与养生的紧密关系，译文明白严谨，并对重点、难点进行了细致翔实的图解，一目了然，非常便于理解记忆；深入浅出的图解说明附以 300 余幅精心绘制的插图，真正能够做到无障碍阅读，兼具趣味性和美观性，让人闲暇浏览便能轻松得其要旨，仔细研读更能体会到中华医学之精深。此外，书中还附以大量的人体经络穴位图、针灸手法图、人体生理和病理图等，具有极强的实用性。真正做到一册在手，经典相伴，让非医学专业的你也能够轻松读懂这本传世名著，从中了解到中国传统医学乃至中国文化天人合一、平衡为养的奥义，掌握健康生活、养生、防病、治病之道。

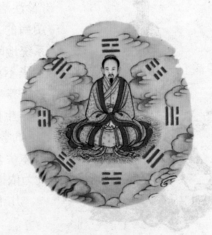

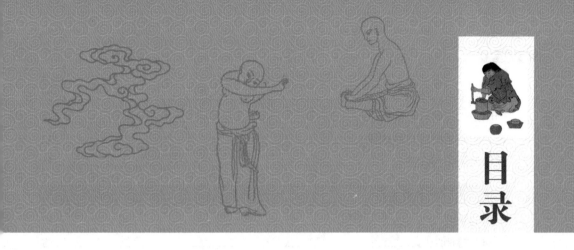

目录

黄帝内经·素问

❈ 黄帝内经·灵枢 ❈

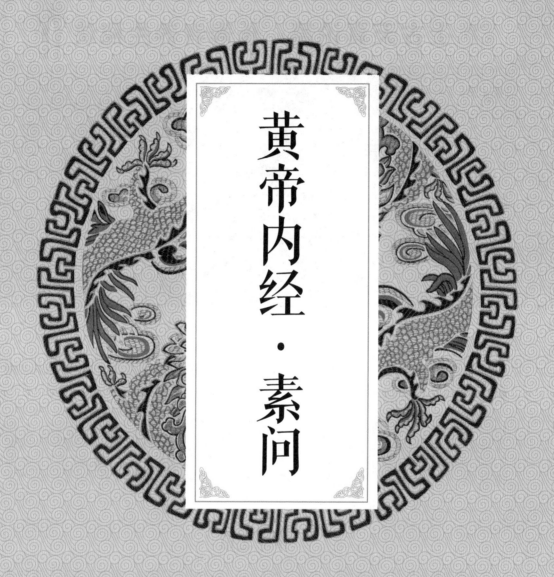

黄帝内经·素问

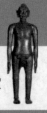

上古天真论篇：长寿者养生秘诀

【导读】

　　本篇是《黄帝内经》的首篇，篇名"上古天真论"。上古，即上古时代，这一时代并非有明确起止时间的历史时期，而是哲学意义上与当今时代相对的概念。《黄帝内经》秉持道家的思想，认为上古时代是人类道德水平最高和最合乎理想的时期，那时人们的生活方式符合养生之道，因而能够获得百岁高寿，尽享天年。天真，即天赋予人的真精真气，上古之人懂得保养精气，能够做到形体与精神活动协调一致，这正是养生之道的核心要义。

　　本篇的内容主要包括以下几个部分：一、论述上古之人的养生之道，并通过对比指出现今之人早衰而不能长寿的原因；二、揭示人类生、长、衰、老的过程和规律，并指出这一过程以及人的生育功能，关键取决于肾气的盛衰；三、论述真人、至人、圣人和贤人四种人不同的养生方法和各自所达到的境界。

　　古代的轩辕黄帝，一生下来就异常聪明，年龄很小时就能言善辩，幼年时就具备很强的领悟能力，长大之后，敦厚而勤勉，到成年的时候，就登上了天子之位。

【原文】

　　昔在黄帝，生而神灵，弱而能言，幼而徇齐，长而敦敏，成而登天。

养生之道

　　黄帝向岐伯问道：我听说上古时代的人，年龄都超过了百岁，但行动没有衰老的迹象；现在的人，年龄刚过五十，而动作就显得衰弱无力了。这是由于时代的不同呢，还是今天的人们不懂得养生之道呢？

　　岐伯回答说：上古时代的人，大多懂得养生之道，能够取法于阴阳变化的规律而起居生活，并加以适应和调和，饮食有节制，作息有一定的规律，既不过度操劳，又不会过度行房事，所以形体和精神都很旺盛，能够协调统一，就能够活到人类自然寿命的期限，超过百岁才离开人世。现在的人就不同了，他们把酒当成水，豪饮而没有节制，把不正常的生活习惯当作常态，醉酒后还勉强行房事，纵情声色，以致精气衰绝，真气耗散，不知道保持精气的强盛，不善于调养精神，一味追求感官快乐，违背了人生的真正乐趣，起居作息没有规律，所以年龄刚过五十就衰老了。

上古时期，对通晓养生之道的圣人的教导，所有人都能遵守。人们能够及时躲避虚邪贼风等致病因素，保持内心的清静安闲，消除私心杂念，真气顺畅，精神守持于内而不耗散，疾病怎么会发生呢？因此，人们心志清净安闲，清心寡欲，心境平和而没有焦虑，形体劳作但不感到疲倦，体内真气和顺，每个人都能实现自己的希望和要求。人们不管吃什么食物都感觉甜美，随便穿什么衣服也都感到舒服，喜爱社会的风俗习惯，无论社会地位是高还是低，互相之间都不会羡慕和嫉妒，人们日渐变得自然朴实。所以，任何不正当的嗜好都不会干扰他们的视听，任何淫乱邪侈的事物也都不能惑乱他们的心性。不管是愚笨的还是聪明的，贤明的还是不贤明的，都不会因为外界事物的变化而费心忧虑，所以符合养生之道。人们之所以年龄超过百岁而行动不显衰老，正是由于他们的养生之道完备而无偏颇。

【原文】

乃问于天师曰：余闻上古之人，春秋皆度百岁，而动作不衰；今时之人，年半百而动作皆衰者，时世异耶？人将失之耶？

岐伯对曰：上古之人，其知道者，法于阴阳，和于术数，食饮有节，起居有常，不妄作劳，故能形与神俱，而尽终其天年，度百岁乃去。今时之人不然也，以酒为浆，以妄为常，醉以入房，以欲竭其精，以耗散其真，不知持满，不时御神，务快其心，逆于生乐，起居无节，故半百而衰也。

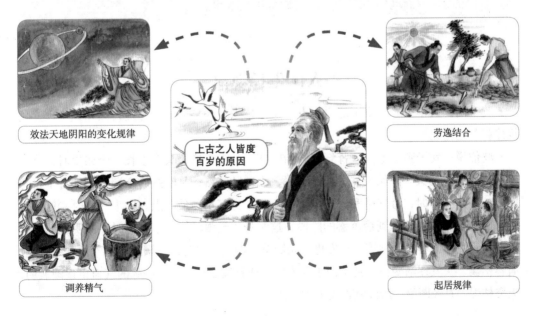

效法天地阴阳的变化规律

劳逸结合

上古之人皆度百岁的原因

调养精气

起居规律

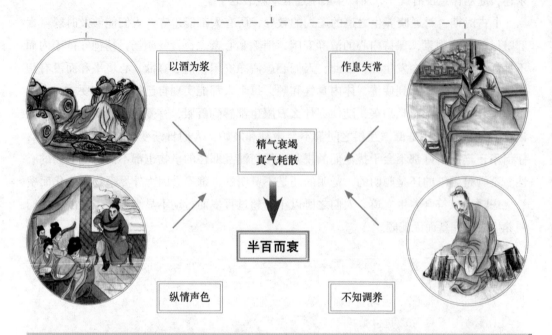

夫上古圣人之教也，下皆为之。虚邪贼风，避之有时，恬惔虚无，真气从之，精神内守，病安从来？是以志闲而少欲，心安而不惧，形劳而不倦。气从以顺，各从其欲，皆得所愿。故美其食，任其服，乐其俗，高下不相慕，其民故曰朴。是以嗜欲不能劳其目，淫邪不能惑其心。愚智贤不肖，不惧于物，故合于道。所以能年皆度百岁而动作不衰者，以其德全不危故也。

人体生长规律

黄帝问：人年老之后就不能再生育，这是精力衰竭导致的，还是自然死亡生理变化规律就是这样呢？

岐伯说：女子到了七岁，肾气就开始旺盛，乳齿更换，头发生长。十四岁时，能够促进生殖机能的天癸开始成熟，任脉通畅，太冲脉旺盛，月经按时来潮，就具备了生育能力。二十一岁时，肾气平和充盈，智齿生出，身高长到最高点。二十八岁时，筋骨强健有力，头发的生长达到最茂盛的阶段，这时身体最强壮。三十五岁时，阳明经脉的气血逐渐衰竭，面容开始枯槁，头发也开始脱落。四十二岁时，三阳经脉的气血开始衰退，面容枯槁，头发逐渐变白。到了四十九岁时，任脉气血衰弱，太冲脉的气血也逐渐衰弱，天癸枯竭，月经断绝，所以就丧失了生育能力。

男子到了八岁，肾气充实，头发开始生长，乳齿更换。十六岁时，肾气旺盛，天癸开始成熟，精气充盈而能外泄，如果男女交合，就可以生育子女。二十四岁时，肾气平和充盈，筋骨强健有力，智齿长出，身高也长到了最高点。三十二岁时，筋骨粗壮，肌肉充实。四十岁时，肾气衰弱，开始脱发，牙齿也开始干枯。四十八岁时，人体上部的阳明经气逐渐衰竭，面部憔悴，两鬓开始变白。五十六岁时，肝气衰弱，筋脉迟滞，手脚运动不能灵活自如。六十四岁时，天癸枯竭，精气减少，肾脏衰弱，牙齿和头发脱落，形体和神气都非常衰弱。肾脏是用来调节水液的，它接受并储藏其他脏腑的精气，因此五脏功能旺盛，肾脏才能向外排泄精气。男子年老以后，五脏功能都已衰退，筋骨衰疲无力，天癸枯竭，所以发鬓斑白，身体沉重，脚步不稳，不能再生儿育女。

黄帝问：有的人年纪已经很老，却仍然能够生儿育女，这是什么原因呢？

岐伯说：这是因为他的天赋超过常人，气血经脉还能畅通，而肾气有余。这样的人虽然还有生育能力，但是就通常而言，男子不超过六十四岁，女子不超过四十九岁，精气就枯竭了。

黄帝问：通晓养生之道的人，年龄达到一百岁左右的时候，还能够生育吗？

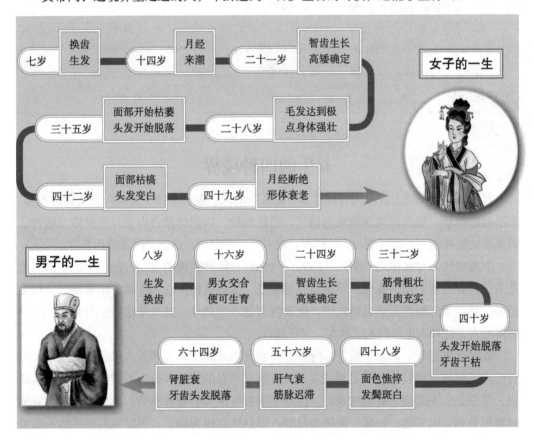

岐伯说：通晓养生之道的人，可以预防衰老而保全形体，所以虽然年事已高，也仍然能够生育子女。

【原文】

帝曰：人年老而无子者，材力尽邪？将天数然也？

岐伯曰：女子七岁，肾气实，齿更发长。二七而天癸至，任脉通，太冲脉盛，月事以时下，故有子。三七，肾气平均，故真牙生而长极。四七，筋骨坚，发长极，身体盛壮。五七，阳明脉衰，面始焦，发始堕。六七，三阳脉衰于上，面皆焦，发始白。七七，任脉虚，太冲脉衰少，天癸竭，地道不通，故形坏而无子也。

丈夫八岁，肾气实，发长齿更。二八，肾气盛，天癸至，精气溢泻，阴阳和，故能有子。三八，肾气平均，筋骨劲强，故真牙生而长极。四八，筋骨隆盛，肌肉满壮。五八，肾气衰，发堕齿槁。六八，阳气衰竭于上，面焦，发鬓颁白。七八，肝气衰，筋不能动。八八，天癸竭，精少，肾脏衰，则齿发去，形体皆极。肾者主水，受五脏六腑之精而藏之，故脏腑盛，乃能泻。今五脏皆衰，筋骨解堕，天癸尽矣，故发鬓白，身体重，行步不正，而无子耳。

帝曰：有其年已老而有子者，何也？

岐伯曰：此其天寿过度，气脉常通，而肾气有余也。此虽有子，男子不过尽八八，女子不过尽七七，而天地之精气皆竭矣。

帝曰：夫道者，年皆百数，能有子乎？

岐伯曰：夫道者，能却老而全形，身年虽寿，能生子也。

养生的四种境界

黄帝说：我听说上古时代有被称为"真人"的人，他们掌握了天地阴阳变化的规律，能够吐故纳新，吸收天地间精纯的清气，超然独处，以保持精神内守，使身体与精神达到高度的协调统一，所以能与天地同寿，没有终了的时候，这就是因得道而长生。

中古时代，有被称为"至人"的人，他们具有淳朴完美的道德，能全面地掌握养生之道，符合天地阴阳的变化。顺应四时的变迁，远离世俗生活的干扰，积蓄精气，保全精神，悠游于广阔的天地自然之中，让视听直达八方之外。这就是能够延长寿命，强身健体的人，这种人也可列入"真人"的行列。

其次有被称为"圣人"的人，他们平和地安居天地之间，顺从八风的活动规律，使自己的爱好与世俗社会的习惯相适应，没有恼怒埋怨的情绪。行为不背离世俗的一般准则，但举止也不受制于世俗的规矩。在外不使身体因为事务而疲劳，在内不使思想背负过重的负担，以安逸、快乐、愉快为目的，以悠然自得为满足，所以他们的形体不容易衰惫，精神不容易耗损，寿命也可达到百岁左右。

其次有被称为"贤人"的人，他们效法天地的变化规律，观察日月的运行，分辨星辰的位置，顺从阴阳的消长，根据四时的变化调养身体，追随上古真人，使生活合乎养生之道。这样的人也能延长自己的寿命而接近自然的天寿。

【原文】

　　黄帝曰：余闻上古有真人者，提挈天地，把握阴阳。呼吸精气，独立守神，肌肉若一。故能寿敝天地，无有终时。此其道生。

　　中古之时，有至人者，淳德全道，和于阴阳。调于四时，去世离俗。积精全神，游行天地之间，视听八达之外。此盖益其寿命而强者也。亦归于真人。

　　其次有圣人者，处天地之和，从八风之理，适嗜欲于世俗之间，无恚嗔之心。行不欲离于世，举不欲观于俗。外不劳形于事，内无思想之患。以恬愉为务，以自得为功。形体不敝，精神不散，亦可以百数。

　　其次有贤人者，法则天地，象似日月。辩列星辰，逆从阴阳。分别四时，将从上古。合同于道，亦可使益寿而有极时。

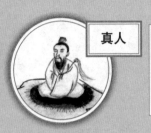

真人
① 与天地阴阳同步
② 汲取天地精气
③ 超然独处，以保持精神内守
④ 身体与精神合而为一

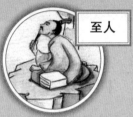

至人
① 道德淳朴，合乎天地阴阳
② 适应气候变迁
③ 避离世俗，悠游于天地间
④ 见闻能及八方荒远之外

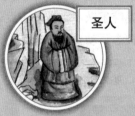

圣人
① 安居天地之间
② 无生气之心
③ 举动仿效世俗又有独特风格
④ 不过劳，不过思，恬愉自得

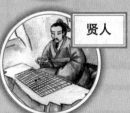

贤人
① 效法天地变化
② 顺从阴阳消长
③ 依气候调养身体
④ 效仿远古真人的养生之道

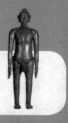

四气调神大论篇：四季养生法

【导读】

　　四气，即春温、夏热、秋凉、冬寒的四时之气。调神，即调养精神。大论，则说明了本篇内容的重要性。四时阴阳是万物的根本，人生活在天地之间，与自然界的四时之气相通，必须适应四时气候的变化。此外，精神是人的生命活动的主宰，所以人应当顺应四时气候的变化，并调养好心神。

　　本篇的内容有以下几个方面：一、论述在一年四季中适应气候变化而调养形体和精神的方法；二、指出四时的异常气候对人体的消极影响；三、指出违反四时气候变化规律所导致的伤害；四、提出"不治已病治未病"的预防保健思想。

四季养生规律

　　春季三个月，是推陈出新、万物复苏的时节。天地之间富有生气，万物欣欣向荣。此时，人们应该晚睡早起，在庭院里散步。披散头发，解开衣带，使形体舒缓，神志随春天的生发之气而畅然勃发。神志活动要顺应春生之气，而不要违逆它。这就是适应春季的气候，保养生发之气的方法。如果违背了这些方法，就会损伤肝脏，使得供给夏季长养之气的能力减弱，这样的话，夏季就会出现寒性病变。

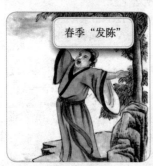

春季"发陈"

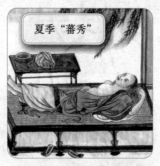

夏季"蕃秀"

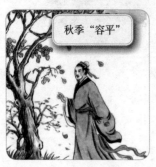

秋季"容平"

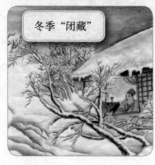

冬季"闭藏"

　　夏季三个月，是自然界万物繁茂秀美的时节。此时，天气沉降，地气升腾，天地之气相互交融，植物开花结果，长势旺盛。人们应该晚睡早起，不要厌恶白天太长，保持情绪怡悦，不要愤怒，使面容像含苞待放的花朵一样秀美。要使气机宣泄，通畅自如，精神饱满，对外界事物有着浓厚的兴趣。这就是适应夏季的气候，保护长养之气的方法。如果违背了这些方法，就会损伤心脏，使得供给秋天收敛之气的能力减弱，这样的话，秋天就会患上疟疾。

秋季三个月，是自然界万物成熟，平定收敛的季节。此时，天气劲急，地气清肃，人们应早睡早起，起床的时间应与鸡鸣的时间一致。保持情绪的安宁，减轻秋季肃杀之气对人体的侵害。要收敛神气，不急不躁，以使秋季的肃杀之气得以平和。不使神思外驰，以保持肺气清肃。这就是与秋季的特点相适应而保养人体收敛之气的方法。如果违背了这些方法，就会损伤肺脏，使得供给冬藏之气的能力减弱，这样的话，冬季就会发生飧泄病。

冬季三个月，是生机潜伏、万物蛰藏的季节。此时，水寒成冰，大地冻裂，不要扰乱体内的阳气，人们应该早睡晚起，等到太阳出来时再起床。要使思想情绪平静伏藏，好像心里很充实又不露声色。心中好像感到非常满足，还要躲避寒冷，保持温暖。不要使皮肤开泄出汗而令阳气耗损。这就是适应冬季的气候而保养人体闭藏之气的方法。如果违背了这些方法，就会损伤肾脏，使得供给春生之气的能力减弱，这样的话，春天就会发生痿厥病。

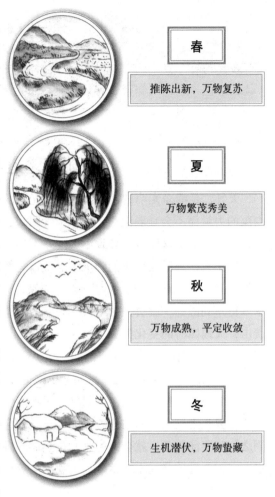

春
推陈出新，万物复苏

夏
万物繁茂秀美

秋
万物成熟，平定收敛

冬
生机潜伏，万物蛰藏

【原文】

春三月，此谓发陈。天地俱生，万物以荣。夜卧早起，广步于庭。被发缓形，以使志生。生而勿杀，予而勿夺，赏而勿罚。此春气之应，养生之道也。逆之则伤肝，夏为寒变。奉长者少。

夏三月，此谓蕃秀。天地气交，万物华实。夜卧早起，无厌于日。使志无怒，使华英成秀。使气得泄，若所爱在外。此夏气之应，养长之道也。逆之则伤心，秋为痎疟。奉收者少。

秋三月，此谓容平。天气以急，地气以明。早卧早起，与鸡俱兴。使志安宁，以缓秋刑。收敛神气，使秋气平。无外其志，使肺气清。此秋气之应，养收之道也。逆之则伤肺，冬为飧泄，奉藏者少。

冬三月，此谓闭藏。水冰地坼，无扰乎阳。早卧晚起，必待日光。使志若伏若匿，若有私意。若已有得，去寒就温。无泄皮肤，使气亟夺，此冬气之应，养藏之道也。逆之则伤肾，春为痿厥。奉生者少。

阴阳之道与养生

天气，是清净光明的，蕴藏着清净光明的生生之德，运行不止，所以能永远保持它内蕴的力量而不会衰弱消亡。如果天气阴晦，日月就会失去光辉，阴霾邪气也会乘虚而入，酿成灾祸。这样就会导致阳气闭塞不通，沉浊的地气遮蔽光明。云雾弥漫，地气不得上应于天，甘露也就不能降下了。天地之气不能交融，万物的生命就不能成长，就连自然界里的名果珍木也会枯死。邪恶乖戾之气不能发散，风雨失节，甘露当降而不降，草木得不到滋养，就会失去生机，茂盛的禾苗也会枯竭凋败。狂风时时侵袭，暴雨不断袭击，天地四时的变化失去了秩序，违背了正常的规律，致使万物的生命在生长的中途就死亡了。只有圣人能顺应自然的变化，注重养生之道，所以身体就不会患严重的疾病。如果万物也能顺应自然变化，注重养生之道，那么它的生气就不会衰竭。

如果违背了春生之气，少阳之气就不能生发，就会导致肝气内郁而发生病变。如果违背了夏长之气，太阳之气就不能生长，就会引发心气衰竭。如果违背了秋收之气，太阴之气就不能收敛，就会因为肺叶焦热而胀满。如果违背了冬藏之气，少阴之气就不能潜藏，就会导致肾气不能蓄藏，出现泻泄等疾病。一年四季的阴阳变化，是万物的生命之本。所以圣人在春夏季节保养阳气，以适应生长的需要；在秋冬季节保养阴气，以适应收藏的需要：这样就能符合养生的根本规律。与万物一同在春生、夏长、秋收、冬藏的四时循环中运动发展。如果违背了这一规律，就会损坏人体的本元，使身体受到伤害。所以

阴阳失调	逆四时之气	自然界	产生旱涝灾害	
		人体	患病不起	

说，阴阳四时的变化，既是万物生长的由来，又是盛衰存亡的根本。违背了它，就会发生灾害。顺应了它，就不会患上重病，这样才可以说是真正懂得了养生之道。对于这种养生之道，只有圣人能够切实奉行，愚人却会经常违背。对于四时的阴阳变化规律，顺应了就能生存，违背了就会死亡。顺应了它，人体就会健康；违背了它，人体就容易患病。如果不顺应这一规律，反而违背四时的阴阳变化，就会使身体与自然环境相格拒而生病，病名叫关格。

所以，圣人不是等到生病之后再去治疗，而是在疾病发生之前就先预防。这就像治理动乱，不是在动乱已经发生了再去治理，而是在动乱发生之前就先防止。这里所讲的就是这个道理。如果疾病已经发生，然后再去治疗，动乱已经发生了，然后再去治理，那就如同口渴了才去挖井，临上战场才去铸造兵器，那不是太晚了吗？

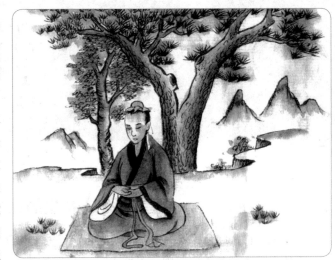

圣人不是等到生病之后再去治疗，而是在疾病发生之前就先预防。

【原文】

天气，清净光明者也，藏德不止，故不下也。天明则日月不明，邪害空窍。阳气者闭塞，地气者冒明。云雾不精，则上应白露不下。交通不表，万物命故不施，不施则名木多死。恶气不发，风雨不节，白露不下，则菀槁不荣。贼风数至，暴雨数起，天地四时不相保，与道相失，则未央绝灭。唯圣人从之，故身无奇病，万物不失，生气不竭。

逆春气，则少阳不生，肝气内变。逆夏气，则太阳不长，心气内洞。逆秋气，则少阴不收，肺气焦满。逆冬气，则太阴不藏，肾气独沉。夫四时阴阳者，万物之根本也。所以圣人春夏养阳，秋冬养阴，以从其根。逆其根，则伐其本，坏其真矣。故阴阳四时者，万物之终始也，死生之本也。逆之则灾害生，从之则苛疾不起。是谓得道。道者，圣人行之，愚者背之。从阴阳则生，逆之则死，从之则治，逆之则乱。反顺为逆，是谓内格。

是故圣人不治已病治未病，不治已乱治未乱，此之谓也。夫病已成而后药之，乱已成而后治之，譬犹渴而穿井，斗而铸锥，不亦晚乎？

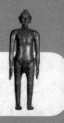

生气通天论篇：不生病的智慧

【导读】

　　生气，是指人体生命活动的内在动力。通，即相通的意思。天，自然界的代称。中国古代的传统医学认为，人的生命活动与自然相通，二者有着密切的关系。这就是"天人相应"的观点，也是本篇的核心思想。

　　本篇的主要内容有：一、指出人体内阳气的重要性，以及阳气损伤后引起的各种病变；二、指出阴阳平衡协调，是维持人体健康的重要因素；三、指出四时气候和饮食五味都能影响五脏而致病。

阴阳平衡是养生的根本

　　黄帝说：自古以来，人的生命活动与自然界的变化就是息息相通的，这是生命的根本，而这个根本就是天之阴阳。天地之间，六合之内，无论是天下的九州之地，还是人的九窍、五脏、十二节，都与自然之气相通。天之阴阳化生出地之五行，阴阳之气又依盛衰消长而分为三阴三阳。如果经常违背阴阳五行的变化规律，邪气就会伤害人体。因此，适应这个规律是寿命得以延续的根本。

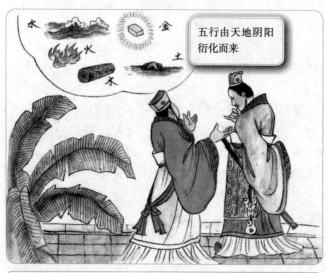

五行由天地阴阳衍化而来

天之阴阳化生出地之五行。

　　天地间的天气清净，人的精神就相应地调畅平和，顺应天气的变化，阳气就会充实，即使有贼风邪气，也不能侵害人体。这是适应时序阴阳变化的结果。所以，圣人能够聚精会神，呼吸天地精气，而通达阴阳变化之理。如果违背了这一原则，在内就会使九窍不通，在外就会使肌肉壅塞，卫气涣散而不能固守。这是由于人们不能适应自然变化而自己造成伤害，而使阳气受到削弱。

【原文】

　　黄帝曰：夫自古通天者，生之本，本于阴阳。天地之间，六合之内，其气九州、九窍、五藏、十二节，皆通乎天气。其生五，其气三。数犯此者，则邪气伤人。此寿命之本也。

　　苍天之气，清静则志意治，顺之则阳气固。虽有贼邪，弗能害也。故圣人传精神，服天气而通神明。失之则内闭九窍，外壅肌肉，卫气解散，此谓自伤，气之削也。

阳气的重要性

　　人体的阳气，就像天上的太阳一样重要，如果阳气失去了正常的位次而不能发挥其重要作用，人就会减损寿命或夭折，生命机能也会暗弱不足。所以，天体的正常运行，是借助太阳的光明普照而显现的，同样，人体的阳气也应当在上部和体表运行，以起到保护身体，抵御外邪的作用。

　　如果人感受了寒邪，阳气就会像门轴在门臼中运转一样活动于体内，起居不宁，扰

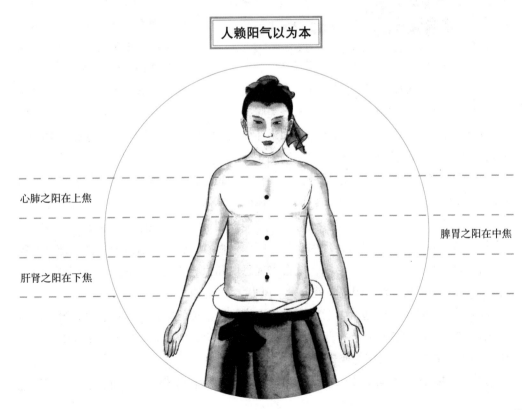

人赖阳气以为本

心肺之阳在上焦

脾胃之阳在中焦

肝肾之阳在下焦

动阳气，使神气外泄而浮荡。如果感受了暑邪，就会多汗而烦躁，喝喝地喘气，即使烦喘停下后，也会多言多语，身体发高热，好像炭火烧灼一样，必须出汗，热邪才能退去。如果感受了湿邪，头部就会像有东西包裹一样沉重，如果湿热不能及时排出，就会伤害大小诸筋，而出现大筋收缩不能伸展，小筋松软无力。大筋收缩不能伸展会造成拘挛，小筋松软无力会造成痿弱。如果感受了风邪，就会出现浮肿，四肢交替着疼痛难忍——这就是阳气已经衰竭了。

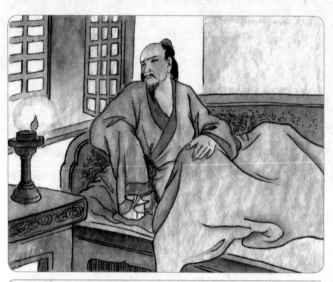

人体过度烦劳时，阳气就会亢盛而外张，使阴精逐渐耗竭。

人体过度烦劳时，阳气就会亢盛而外张，使阴精逐渐耗竭。这样反复多次，就会阳气更盛而阴精愈衰，到夏季暑热之时，就容易使人发生煎厥病。主要症状是眼睛昏蒙看不见东西，耳朵闭塞听不到声音，病势危急就像湖水溃决、急流奔泻一样不可遏止。人体的阳气，在大怒时就会上逆，血随气升而淤积于上，与身体其他部位阻隔不通，使人发生暴厥。如果伤及诸筋，就会使筋弛缓不收，而不能自由运动。经常半身出汗的，会发生偏枯病，半身不遂。出汗的时候，遇到湿邪阻遏就容易发生小的疮疖和痱子。经常吃肥肉、精米等美味，就会导致发生疔疮，会很容易患病，就像拿着空的容器接东西一样。风寒邪气如果在劳动出汗时遇到，就会迫聚于皮肤腠理形成粉刺，郁积化热而成为疮疖。

人体的阳气，既能养神而使精神爽慧，又能养筋而使诸筋柔韧。如果汗孔的开闭调节失常，寒气就会侵入，损伤阳气，引发身体俯曲不伸的大偻病。如果寒气深入于经脉中，营气不能顺着经脉运行，就会使得营气不能顺利地运行，阻逆于肌肉之间，就会发生痈肿。如果邪气滞留在肌肉纹理内，日久而深入血脉，就会形成瘘疮。如果寒气从腧穴侵入，向内伤及五脏，损伤神志，就会出现恐惧和惊骇的征象。如果汗出不透，形体衰弱，阳气受到消耗，腧穴闭塞，就会发生风疟。

风是引起各种疾病的起始因素，而只要人体保持精神的安定，劳逸适度，遵守养生的原则，那么，肌肉腠理就会密闭而有抗拒外邪的能力，即使有大风苛毒的侵袭，也不能造成伤害。这是顺应时序的变化规律来养生的结果。

所以，如果疾病长期不能治愈，就会传导变化，发生其他疾病，到了上下之气不能相通、阴阳阻隔的时候，再高明的良医，也无能为力了。人体的阳气过分蓄积，淤阻不通时，也会致死。对于这种阳气蓄积，阻隔不通的疾病，应当采用泻的方法治疗，如果不迅速正确施治，而被医术低下的庸医所误，就会导致死亡。人体的阳气，白天都运行于体表：清晨的时候，阳气开始活跃，并向外生发；中午时，阳气达到最旺盛的阶段；日落时，体表的阳气逐渐衰退，汗孔也开始闭合。所以，到了晚上，阳气收敛而拒守在身体内部，这时不要扰动筋骨，也不要接近雾露。如果违反了一天之内这三个时间的阳气活动规律，形体就会被邪气侵扰，逐渐困乏而衰弱。

岐伯说：阴是把精气蓄藏在体内，而不断地扶持阳气的；阳是从外部卫护人体，而使体表坚固紧密的。如果阴不胜阳，阳气亢盛，就会使血脉流动急迫快速，如果再感受热邪，阳气更盛，就会引发狂病。如果阳不胜阴，阴气亢盛，就会使五脏之气不调，以致九窍不通。所以，圣人调整阴阳的平衡，使其没有偏胜，才能筋脉调和，骨髓坚固，血气通畅。这样，就会使内外阴阳之气调和，邪气不能侵害，耳聪目明，气机正常运行。

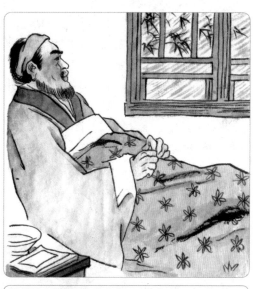

风邪侵犯人体，损害阳气，并逐渐侵入内脏，阴精就会日渐消亡，这是由于邪气伤害了肝脏。如果饮食过饱，就会使胃

风邪侵犯人体会损害阳气，使人生病。

的筋脉横逆迟缓，而发生下泻脓血的痢疾及痔疮等病证。如果饮酒过量，就会造成肺气上逆。如果勉强入房，就会损伤肾气，腰部脊椎骨也会受到损伤。

大凡阴阳的关键，以阳气的坚固致密最为重要。阳气坚固致密，阴气才能固守于内。阴阳不协调，就像一年之中，只有春天而没有秋天，只有冬天而没有夏天一样。因此，阴阳的协调配合、相互作用，是养生的最高法则。所以，阳气过盛，不能固密，阴气就会亏损衰竭；阴气和平，阳气固密，人的精神才会旺盛；如果阴阳分离而不能相交，人的精气就会随之而竭绝。

【原文】

阳气者，若天与日，失其所则折寿而不彰。故天运当以日光明，是故阳因而上，卫外者也。

因于寒，欲如运枢，起居如惊，神气乃浮。因于暑，汗，烦则喘喝，静则多言，体若燔炭，汗出乃散。因于湿，首如裹，湿热不攘，大筋缓短，小筋弛长，缓短为拘，弛长为痿。因于气，为肿，四维相代，阳气乃竭。

阳气者，烦劳则张，精绝，辟积于夏，使人煎厥。目盲不可以视，耳闭不可以听，溃溃乎若坏都，汩汩乎不可止。阳气者，大怒则形气绝，而血菀于上，使人薄厥。有伤于筋，纵，其若不容。汗出偏沮，使人偏枯。汗出见湿，乃生痤痱。高梁之变，足生大疔，受如持虚。劳汗当风，寒薄为皶，郁乃痤。

阳气者，精则养神，柔则养筋。开阖不得，寒气从之，乃生大偻。营气不从，逆于肉理，乃生痈肿。陷脉为瘘，留连肉腠。俞气化薄，传为善畏，及为惊骇。魄汗未尽，形弱而气烁，穴俞以闭，发为风疟。

故风者，百病之始也，清静则肉腠闭，阳气拒，虽有大风苛毒，弗之能害。此因时之序也。

故病久则传化，上下不并，良医弗为。故阳畜积病死，而阳气当隔，隔者当泻，不亟正治，粗乃败亡。故阳气者，一日而主外，平旦阳气生，日中而阳气隆，日西而阳气已虚，气门乃闭。是故暮而收拒，无扰筋骨，无见雾露。反此三时，形乃困薄。

岐伯曰：阴者，藏精而起亟也；阳者，卫外而为固也。阴不胜其阳，则脉流薄疾，并乃狂；阳不胜其阴，则五脏气争，九窍不通。是以圣人陈阴阳，筋脉和同，骨髓坚固，气血皆从。如是则内外调和，邪不能害，耳目聪明，气立如故。

风客淫气，精乃亡，邪伤肝也。因而饱食，筋脉横解，肠澼为痔。因而大饮，则气逆。因而强力，肾气乃伤，高骨乃坏。

凡阴阳之要，阳密乃固。两者不和，若春无秋，若冬无夏。因而和之，是谓圣度。故阳强不能密，阴气乃绝；阴平阳秘，精神乃治；阴阳离决，精气乃绝。

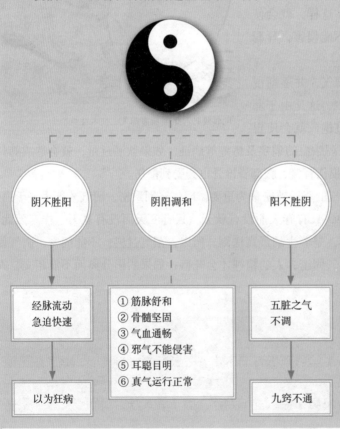

阴不胜阳　　阴阳调和　　阳不胜阴

经脉流动
急迫快速

①筋脉舒和
②骨髓坚固
③气血通畅
④邪气不能侵害
⑤耳聪目明
⑥真气运行正常

五脏之气
不调

以为狂病　　　　　　　九窍不通

四季邪气的更替

如果受到雾露风寒等邪气的侵犯，就会发生寒热。所以，春天被风邪所伤，邪气滞留不去，会发生急骤的泄泻；夏天被暑邪所伤，到秋天会发生疟疾；秋天被湿邪所伤，邪气上逆，会发生咳嗽，并且可能发展成为痿厥病；冬天被寒气所伤，到来年的春天，就必定要发生温病。这就是说，四时的邪气，会交替伤害人的五脏。

【原文】

　　因于露风，乃生寒热。是以春伤于风，邪气留连，乃为洞泄；夏伤于暑，秋为痎疟；秋伤于湿，冬逆而咳，发为痿厥；冬伤于寒，春必病温。四时之气，更伤五脏。

过食五味对身体的伤害

阴精的产生，来源于饮食五味的营养。但是储藏阴精的五脏，也会因过食五味而受到伤害。过食酸味，会使肝气集聚而亢盛，脾气就会衰竭；过食咸味，会使骨骼损伤，肌肉短缩，心气就会抑郁；过食甜味，会使心气满闷，气逆作喘，面色发黑，肾气就会失去平衡；过食苦味，会使脾气过燥而濡滞，胃气就会薄弱；过食辛味，会使筋脉败坏，发生弛纵，精神就会受损。因此，谨慎地调和五

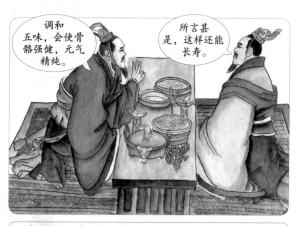

阴精的产生，来源于饮食五味的营养。

味，会使骨骼强健，筋脉柔和，气血通畅，腠理固密，这样，就会使骨骼强健，元气精纯。所以重视养生之道，并且依照正确的方法加以实行，就能长久地享受自然的寿命。

【原文】

　　阴之所生，本在五味，阴之五宫，伤在五味。是故味过于酸，肝气以津，脾气乃绝；味过于咸，大骨气劳，短肌，心气抑；味过于甘，心气喘满，肾气不衡；味过于苦，脾气濡，胃气乃厚；味过于辛，筋脉沮弛，精神乃央。是故谨和五味，骨正筋柔，气血以流，腠理以密，如是则骨气以精。谨道如法，长有天命。

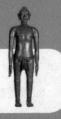

金匮真言论篇：疾病从哪里来

【导读】

　　金匮，即用金属制成的藏书柜，用于收藏珍贵的典籍。真言，即真理之言。本篇主要论述了"五脏应四时"的理论。这是中医学的核心理论之一，所以称其为需要用金匮收藏的真理之言。

　　本篇的主要内容包括：一、阐明四时气候和五脏的对应关系，以及各类季节性疾病的发生；二、介绍一日之中各个时段以及人体各个部位的阴阳关系，说明阴阳学说在医学上的作用；三、论述人体、四时、五行、五色、五味、五音等之间的联系和对应情况。

风邪是百病之首

　　黄帝问道：天有八方之风，人的经脉有五脏之风，是什么意思呢？

　　岐伯回答说：自然界的八方之风是外部的致病邪气，它侵犯经脉，产生经脉的风病，风邪还会继续随着经脉而侵害五脏，使五脏发生疾病。所谓的感受一年中四时季节相克的情况，指的是春胜长夏，长夏胜冬，冬胜夏，夏胜秋，冬胜春。某个季节出现了克制它的季节气候，就是所说的四时相胜。

　　东风生于春季，通常引发肝脏的病变，病邪从颈部侵入；南风生于夏季，通常引发心脏的病变，病邪由胸胁侵入；西风生于秋季，通常引发肺部的病变，病邪由肩背侵入；北风生于冬季，通常引发肾部的病变，病邪由腰股侵入；长夏季节和中央的方位属于土，通常引发脾部的病变，病邪从脊部侵入。

　　所以，春季邪气伤人，疾病多发生在头部；夏季邪

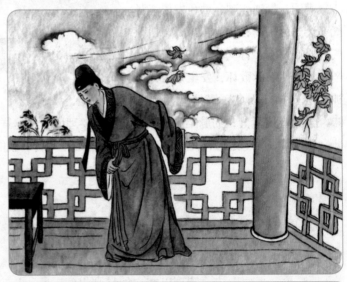

秋季被邪气所伤的疾病，多发生在肩背。

气伤人，疾病多发生在心脏；秋季邪气伤人，疾病多发生在肩背；冬季邪气伤人，疾病多发生在四肢。

所以，春天多发生鼻流清涕和鼻出血的病患，夏天多发生在胸胁部位的疾患，长夏多出现腹泻等里寒病，秋天多发生风疟病，冬天多发生痹厥病。

因此，冬天不做剧烈运动扰乱体内的阳气，来年春天就不会发生鼽衄和颈项部位的疾病，夏天就不会出现胸胁的疾患，长夏季节就不会发生腹泻一类的里寒病，秋天就不会发生风疟病，冬天也不会发生痹厥、飧泄、出汗过多等病证。

【原文】

黄帝问曰：天有八风，经有五风，何谓？

岐伯对曰：八风发邪，以为经风，触五脏，邪气发病。所谓得四时之胜者，春胜长夏，长夏胜冬，冬胜夏，夏胜秋，秋胜春。所谓四时之胜也。

东风生于春，病在肝，俞在颈项；南风生于夏，病在心，俞在胸胁；西风生于秋，病在肺，俞在肩背；北风生于冬，病在肾，俞在腰股；中央为土，病在脾，俞在脊。

故春气者病在头，夏气者病在脏，秋气者病在肩背，冬气者病在四支。

故春善病鼽衄，仲夏善病胸胁，长夏善病洞泄寒中，秋善病风疟，冬善病痹厥。

故冬不按跷，春不鼽衄，春不病颈项，仲夏不病胸胁，长夏不病洞泄寒中，秋不病风疟，冬不病痹厥、飧泄而汗出也。

事物的阴和阳

精，是人体的根本。所以，阴精内藏而不外泄，春天就不会患上温热病。夏天暑热之时如果不能排汗散热，到秋天就会患上风疟病。

所以说：阴阳之中，各有阴阳。白昼属阳，清晨到中午，是阳中之阳；中午到黄昏，则是阳中之阴。夜晚属阴，日落到半夜，是阴中之阴；半夜到清晨，则是阴中之阳。人的阴阳之气也是这样。

就人体阴阳而论，外部属阳，内部属阴。就身体的部位来说，背部为阳，腹部为阴。就脏腑的阴阳来说，脏属阴，腑属阳。肝、心、脾、肺、肾五脏都属阴，胆、胃、大肠、小肠、膀胱、三焦六腑都属阳。为什么要了解阴阳之中各有阴阳的道理呢？因为只有据此来诊断四时疾病的阴阳属性，才能正确地进行治疗。冬病发生在阴，夏病发生在阳；春病发生在阴，秋病发生在阳。都要根据疾病各自所在的部位来进行针刺和砭石的治疗。

所以，背部为阳，阳中之阳为心；背部为阳，阳中之阴为肺；腹部为阴，阴中之阴为肾；

腹部为阴，阴中之阳为肝；腹部为阴，阴中的至阴为脾。以上都是人体阴阳、表里、内外、雌雄相互联系和对应的关系。因此，人与自然界的阴阳变化是相应的。

【原文】

夫精者，身之本也。故藏于精者，春不病温。夏暑汗不出者，秋成风疟。

故曰：阴中有阴，阳中有阳。平旦至日中，天之阳，阳中之阳也；日中至黄昏，天之阳，阳中之阴也；合夜至鸡鸣，天之阴，阴中之阴也；鸡鸣至平旦，天之阴，阴中之阳也。故人亦应之。

夫言人之阴阳，则外为阳，内为阴。言人身之阴阳，则背为阳，腹为阴。言人身之脏腑中阴阳，则脏者为阴，腑者为阳。肝心脾肺肾五脏皆为阴，胆胃大肠小肠膀胱三焦六腑皆为阳。所以欲知阴中之阴、阳中之阳者，何也？为冬病在阴，夏病在阳；春病在阴，秋病在阳。皆视其所在，为施针石也。故背为阳，阳中之阳，心也；背为阳，阳中之阴，肺也；腹为阴，阴中之阴，肾也；腹为阴，阴中之阳，肝也；腹为阴，阴中之至阴，脾也。此皆阴阳、表里、内外、雌雄相输应也。故以应天之阴阳也。

事物的阴和阳

阴与阳是一个相对的概念，它的内涵极其丰富。无论是具体的还是抽象的，大的还是小的，都可以划分出阴与阳。整个宇宙就是阴中有阳，阳中有阴。

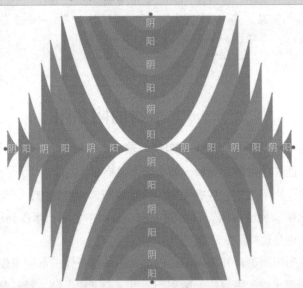

自然界				属性			人体			
天	太阳	白天	上午	明	热	阳	体外	体表	上身	腑	活动
地	月亮	晚上	下午	暗	寒	阴	体内	体内	下身	脏	睡眠

五脏与四时的对应及其应用

黄帝问：五脏与四时相应外，都各有所用吗？

岐伯说：有。比如东方的颜色是青色，与人体的肝相应。肝开窍于目，精气内藏于肝，发病部位多在头部。在五味中属酸，在五行中属木，在五畜中为鸡，在五谷中为麦。与四时中的夏季相应，在天体中为岁星，它的疾病多发生在筋部。在五音中为角，在五行生成数中为八，在五气中为臊臭。

五色	五味	五脏	五官	五情	五行
青	酸	肝	目	怒	木
赤	苦	心	舌	喜	火
黄	甘	脾	口	思	土
白	辛	肺	鼻	忧	金
黑	咸	肾	耳	恐	水

注： ① **五行的相生、相克关系**

相生关系： 木生火、火生土、土生金、金生水、水生木。

相克关系： 木克土、土克水、水克火、火克金、金克木。

② **五色与五脏：** 肝色青、心色赤、肺色白、脾色黄、肾色黑

③ **五味与五脏：** 酸生肝、苦生心、甘入脾、辛入肺、咸入肾

④ **五官与五脏：** 目为肝之官、舌为心之官、口为脾之官、鼻为肺之官、耳为肾之官

⑤ **五情与五脏：** 肝在志为怒、心在志为喜、脾在志为思、肺在志为忧、肾在志为恐

南方的颜色是赤色，与心相应，心开窍于舌，精气内藏于心，发病多在五脏。在五味为苦，在五行中为火，在五畜中为羊，在五谷中为黍。与四时中的夏季相应，在天体为荧惑星，它的疾病多发生在血脉。在五音中为徵，在五行生成数中为七，在五气中为焦味。

中央的颜色是黄色，与脾相应，脾开窍于口，精气内藏于脾，发病多在脊部。在五味中为甘，在五行中属土，在五畜中为牛，在五谷中为稷。与四时中的长夏相应，在天体中为土星，它的疾病多发生在肌肉。在五音中为宫，在五行生成数中为五，在五气中为香味。

西方的颜色为白色，与肺相应，肺开窍于鼻，精气内藏于肺，发病多在背部。在五味中为辛，在五行中属金，在五畜中为马，在五谷中为稻。与四时中的秋季相对应，在天体中为金星，它的疾病多发生在皮毛。在五音中为商，在五行生成数中为九，在五气中为腥味。

北方的颜色为黑色，与肾相通，肾开窍于前后二阴，精气内藏于肾，发病多在四肢。

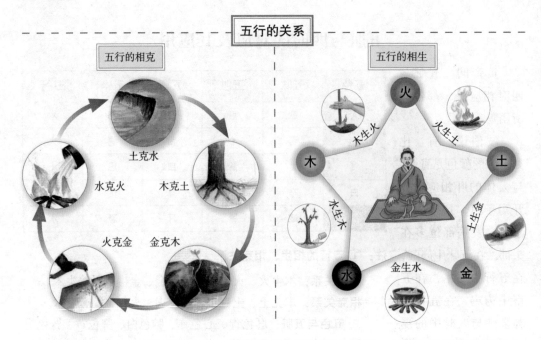

五行的关系

五行的相克

五行的相生

土克水

水克火　木克土

火克金　金克木

火

木生火　火生土

木　　　　　土

水生木　　　土生金

水　　　　　金

金生水

在五味中为咸，在五行中属水，在五畜中为猪，在五谷中为豆。与四时中的冬季相对应，在天体中为水星，它的疾病多发生在骨骼。在五音中为羽，在五行生成数中为六，在五气中为腐味。

所以善于诊脉的医生，能够谨慎细心地审察五脏六腑的变化，了解气血顺逆的情况，把阴阳、表里、雌雄的相应关系，条理分明地加以归纳，并把这些深奥的道理牢记于心，精心思索并灵活运用。这些理论是非常宝贵的，对于那些不具备学习条件或者并非真心诚意想要学习的人，千万不要传授给他，这才是医学理论的传授之道。

【原文】

帝曰：五脏应四时，各有收受乎？

岐伯曰：有。东方青色，入通于肝。开窍于目，藏精于肝，故病在头。其味酸，其类草木，其畜鸡，其谷麦。其应四时，上为岁星，是以知病之在筋也。其音角，其数八，其臭臊。

南方赤色，入通于心。开窍于舌，藏精于心，故病在五脏。其味苦，其类火，其畜羊，其谷黍。其应四时，上为荧惑星，是以知病之在脉也。其音徵，其数七，其臭焦。

中央黄色，入通于脾。开窍于口，藏精于脾，故病在脊。其味甘，其类土，其畜牛，其谷稷。其应四时，上为镇星，是以知病之在肉也。其音宫，其数五，其臭香。

西方白色，入通于肺。开窍于鼻，藏精于肺，故病在背。其味辛，其类金，其畜马，其谷稻。其应四时，上为太白星。是以知病之在皮毛也。其音商，其数九，其臭腥。

北方黑色，入通于肾。开窍于二阴，藏精于肾，故病在谿。其味咸，其类水，其畜彘，其谷豆。其应四时，上为辰星，是以知病之在骨也。其音羽，其数六，其臭腐。

故善为脉者，谨察五脏六腑，逆从、阴阳、表里、雌雄之纪，藏之心意，合心于精。非其人勿教，非其真勿授，是谓得道。

五行配象图

古人用五行来解释宇宙间一切问题，用五脏与五行、五色、五味、五音等对应，来解释疾病产生的原因，判断在外界因素的影响下，五脏六腑所出现的变化。

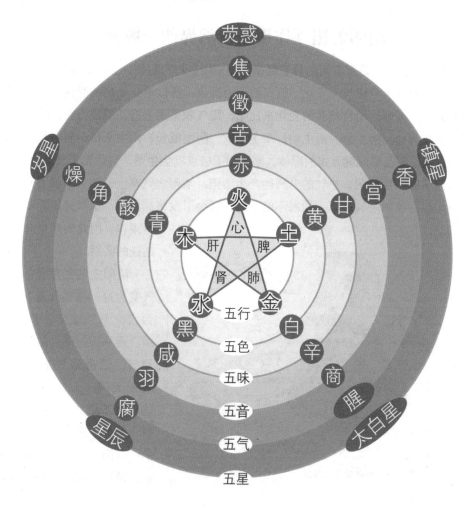

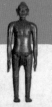

阴阳应象大论篇：阴阳五行与疾病诊治

【导读】

阴阳，既指天地四时之阴阳，又指人体之阴阳。应，即对应、相应。象，指的是自然界万事万物的各种现象。阴阳是中国传统医学以及中国古代哲学的核心概念之一，本篇内容将天地间的各种物象归属于阴阳，又结合五行学所将其分属于五行，所以名为"阴阳应象大论"。

本篇的内容可分为两个方面：一是论述天地万物的阴阳规律，以及人体与阴阳、四时、五行的内在关系；二是具体说明如何运用阴阳学说治疗疾病。

阴阳的相互作用是自然界的一般规律

黄帝说：阴阳，是宇宙间的普遍规律，是一切事物的纲领，是万物发展变化的起源，也是一切事物新生、成长、变化、毁灭的动力源泉，所以治疗疾病的时候，必须以阴阳为根本去进行考察。用自然界的变化来比喻，阳气积聚而上升，就成为天；阴气凝聚而下降，就成为地。阴主静，阳主动；阳主生发，阴主成长；阳主杀伐，阴主收藏。阳能化生为力量，阴能够成就万物的形体。寒达到了极点就会生热，热达到了极点就会生寒。寒气的凝聚能产生浊阴，热气的升腾能产生清阳。清阳之气在上，如果不能上升，就会发生泄泻症。浊阴之气在下，如果不能下降，就会引发胀满之病。这就是违背了阴阳运行规律，因此疾病也有顺证和逆证的区别。

清阳之气变为天，浊阴之气变为地。地气蒸腾上升而成为云，天气凝结下降而成为雨。雨从天而降，但却出自于地气，云由地气形成，却出自于天气。人体的变化也是这样，清阳之气出于耳、目、口、鼻等上窍，浊阴之气出于前、后阴下窍。清阳从腠理发散，浊阴内注于五脏。清阳使

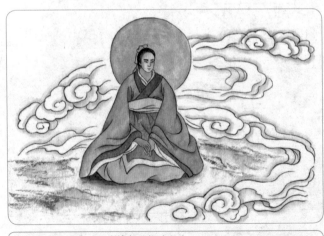

阳能化生为力量，阴能够成就万物的形体。

四肢得以充实，浊阴使六腑能够相安。

水主阴，火主阳。阳是无形的气，阴则是有形的味。食物进入身体中的胃腑，经过腐熟蒸化能化生出水谷中的清气。清气进入五脏而与五脏精气结合，而化生出人体生命所需的营养物质。精依赖于水谷清气的补养，形体依赖于饮食无味的补给。食物经过生化而成为精，精气化后用来充养形

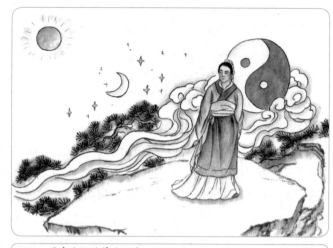

阴阳，是宇宙间的普遍规律。

体。如果饮食不节制，就会损害形体，气偏盛，也会损伤精。精血充足，又能够化生为气，五味太过又能够伤害气。

属阴的五味从下窍排出，属阳的真气从上窍泄出。五味之中，味浓厚的属纯阴，味清淡的属阴中之阳；阳气之中，气醇厚的属纯阳，气薄弱的属阳中之阴。五味之中，味

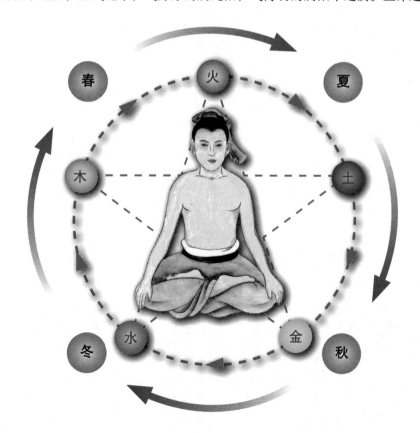

阳	运动	外向	上升	温热	明亮	无形	功能	兴奋	推动	温煦
阴	静止	内守	下降	寒冷	晦暗	有形	物质	抑制	凝聚	滋润

浓厚的会使人泄泻，味薄弱的能使肠胃通利。阳气之中，气薄弱的能渗泻邪气，气坚厚的能助阳发热。阳气亢盛能使元气衰弱，阳气正常能使元气旺盛。因为亢盛的阳气会侵蚀元气，而元气有赖于正常的阳气，所以过盛的阳气会耗散元气，正常的阳气能使元气增强。气味之中，辛甘而有发散作用的属阳，酸苦而有涌泻作用的属阴。

　　如果阴气偏胜，阳气必然受到损害而引发病变。同样，如果阳气偏胜，阴气也必定受到损害而引发病变。阳气偏胜就会表现为热性病，阴气偏胜就会产生寒性病。寒到极

阴阳之气调和是人体健康之本

在人的身体中，阳主外，开发肌肤腠理；阴主内，游走于六腑，归藏于五脏，帮助身体吸收营养，排出糟粕。

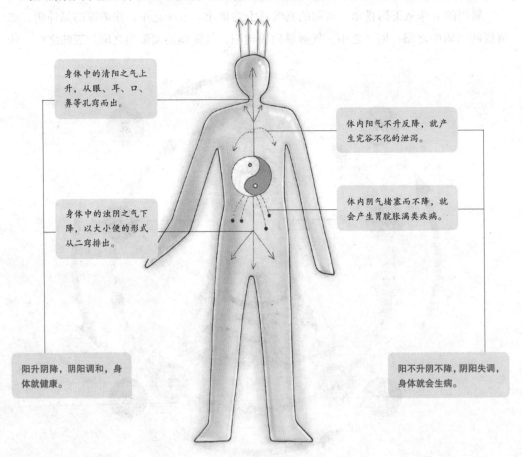

身体中的清阳之气上升，从眼、耳、口、鼻等孔窍而出。

体内阳气不升反降，就产生完谷不化的泄泻。

身体中的浊阴之气下降，以大小便的形式从二窍排出。

体内阴气堵塞而不降，就会产生胃脘胀满类疾病。

阳升阴降，阴阳调和，身体就健康。

阳不升阴不降，阴阳失调，身体就会生病。

点，又会出现热象；热到极点，又会出现寒象。寒邪能够损害人的形体，热邪能损伤人的真气。真气受伤，会引发疼病；形体受到损害，就会因为肌肉壅滞而肿胀。所以，凡是先痛后肿的，就是因为气病而伤及形体；凡是先肿后痛的，就是因为形体先受到了损害，然后影响了真气。体内风邪偏盛，形体就会动摇、颤抖，手足痉挛；热邪偏盛，肌肉就会出现红肿；燥邪偏盛，津液就会出现干枯；湿邪偏盛，就会出现泄泻。

自然界有春、夏、秋、冬四时的更替和木、火、土、金、水五行的变化，形成了生、长、收、藏的规律，产生了寒、暑、燥、湿、风五种气候。人有五脏，五脏化生出五气，产生出喜、怒、悲、忧、恐这些不同的情志。所以，过喜过怒，都会伤气，寒暑外侵，则会损伤形体；大怒会伤阴气，大喜会伤阳气。如果气逆上行，血脉阻塞，就会神气浮越，脱离形体而去。如果喜怒不节制，寒暑不调适，就会危害人的生命。所以说，阴气过盛就要走向它的反面而为阳，阳气过盛也要走向它的反面而为阴。因此，冬季感受的寒气太多，到了春季就容易患上温病；春季感受的风气太多，到了夏季就容易患上飧泄症；夏季感受的暑气太多，到了秋季就容易患上疟疾；秋季感受的湿气太多，到了冬季就容易发生咳嗽。

【原文】

黄帝曰：阴阳者，天地之道也，万物之纲纪，变化之父母，生杀之本始，神明之府也，治病必求于本。故积阳为天，积阴为地。阴静阳躁，阳生阴长，阳杀阴藏。阳化气，阴成形，寒极生热，热极生寒。寒气生浊，热气生清。清气在下，则生飧泄。浊气在上，则生䐜胀。此阴阳反作，病之逆从也。

故清阳为天，浊阴为地。地气上为云，天气下为雨。雨出地气，云出天气。故清阳出上窍，浊阴出下窍。清阳发腠理，浊阴走五脏。清阳实四支，浊阴归六腑。

水为阴，火为阳。阳为气，阴为味。味归形，形归气。气归精，精归化。精食气，形食味。化生精，气生形。味伤形，气伤精。精化为气，气伤于味。

阴味出下窍，阳气出上窍。味厚者为阴，薄为阴之阳。气厚者为阳，薄为阳之阴。味厚则泄，薄则通。气薄则发泄，厚则发热。壮火之气衰，少火之气壮。壮火食气，气食少火。壮火散气，少火生气。气味，辛、甘发散为阳，酸、苦涌泄为阴。

阴胜则阳病，阳胜则阴病。阳胜则热，阴胜则寒。重寒则热，重热则寒。寒伤形，热伤气。气伤痛，形伤肿。故先痛而后肿者，气伤形也；先肿而后痛者，形伤气也。风胜则动，热胜则肿，燥胜则干，寒胜则浮，湿胜则濡泻。

天有四时五行，以生长收藏，以生寒暑燥湿风，人有五脏化五气，以生喜怒悲忧恐。故喜怒伤气，寒暑伤形；暴怒伤阴，暴喜伤阳。厥气上行，满脉去形。喜怒不节，寒暑过度，生乃不固。故重阴必阳，重阳必阴。故曰：冬伤于寒，春必温病；春伤于风，夏生飧泄；夏伤于暑，秋必痎疟；秋伤于湿，冬生咳嗽。

四时阴阳对人体的影响

黄帝问：我听说古代圣人，谈论人体的形态，辨别内在的脏腑；审察经脉的分布，联系会通六合，各按其经络循行起止；经气所注入的部位，各有它的名称；肌肉及骨骼相连结的部位，都有各自的起点；连属于骨骼的谿谷，都有各自的起点；分属部位的逆顺，各有它们的条理；四时阴阳的变化，都有一定的规律；外在环境与人体内部的对应关系也各有表里。是否真的是这样呢？

岐伯回答说：东方生风，风能滋养木气，木气可以生酸味，酸味可以养肝，肝血能够养筋，而筋又能养心。肝气与目相关联。它在天为风气，在地为木气，在人体中为筋，在五脏中为肝，在五色中为青，在五音中为角，在五声中为呼，在人体的病变中为握，在七窍中为目，在五味中为酸，在情绪上为怒。大怒会伤肝，但悲伤能够抑制愤怒；风气能伤筋，但燥能够抑制风气；过食酸味能够伤筋，但辛味能够抑制酸味。

南方生热，热能生火，火能生苦味，苦味能滋养心气，心生血，血养脾。心气与舌相关联。它的变化在天为热气，在地为火气，在人体中为血脉，在五脏中为心，在五色

季节	气候	方位	五音	五行	
春	风	东方	角		木
夏	暑	南方	徵		火
长夏	湿	中央	宫		土
秋	燥	西方	商		金
冬	寒	北方	羽		水

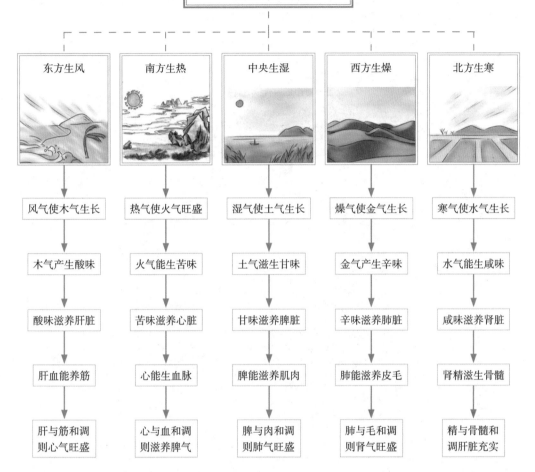

六气与人体配合、万物生化的递变关系

| 东方生风 | 南方生热 | 中央生湿 | 西方生燥 | 北方生寒 |

风气使木气生长 | 热气使火气旺盛 | 湿气使土气生长 | 燥气使金气生长 | 寒气使水气生长

木气产生酸味 | 火气能生苦味 | 土气滋生甘味 | 金气产生辛味 | 水气能生咸味

酸味滋养肝脏 | 苦味滋养心脏 | 甘味滋养脾脏 | 辛味滋养肺脏 | 咸味滋养肾脏

肝血能养筋 | 心能生血脉 | 脾能滋养肌肉 | 肺能滋养皮毛 | 肾精滋生骨髓

肝与筋和调则心气旺盛 | 心与血和调则滋养脾气 | 脾与肉和调则肺气旺盛 | 肺与毛和调则肾气旺盛 | 精与骨髓和调肝脏充实

中为红，在五音中为徵，在五声中为笑，在人体的病变中为忧，在七窍中为舌，在五味中为苦，在情志的变动上为喜。过喜会损伤心，但惊恐能抑制喜悦；热气能损伤气，但寒气可以平抑热气；过食苦味会伤害气，但咸味能抑制苦味。

中央生湿，湿能使土气生长，土能产生甘味，甘味能养脾气，脾能够滋养肌肉，肌肉强壮能充实肺气。脾气与口相关联。它的变化在天为湿气，在地为土气，在人体中为肌肉，在五脏中为脾，在五色中为黄，在五音中为宫，在五声中为歌，在人体的病变中为干呕，在七窍中为口，在五味中为甘，在情志变动上为思。思虑损伤脾，但怒气能抑制思虑；湿气能损伤肌肉，但风气能抑制湿气；过食甘味能够损伤肌肉，但酸味能抑制甘味。

西方生燥，燥使金气旺盛，金能产生辛味，辛味能充养肺气，肺气能滋养皮毛，皮毛润泽又滋生肾水。肺气与鼻相关联。它的变化在天为燥气，在地为金气，在人体中为

阴阳变化与养生

　　自然界阴阳之气是在不断变化的，但是这种变化是有规律的：阳气轻清上升，阴气重浊下降。天地的运动就是以阴阳变化为纲领的。所以，明智之人，应顺应这种变化，调养身体。

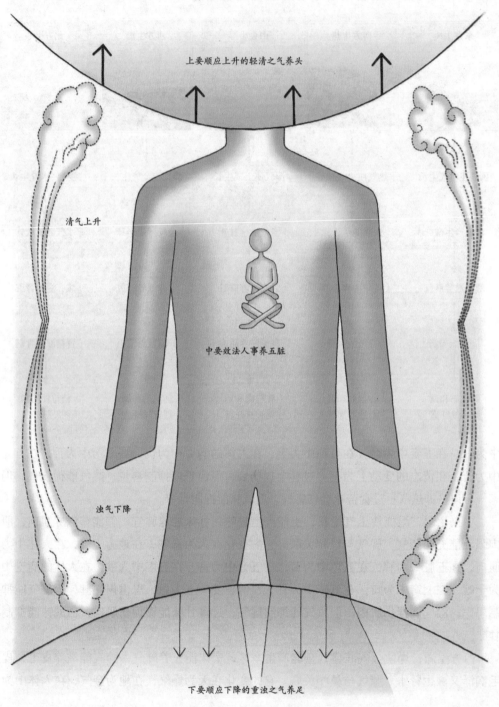

上要顺应上升的轻清之气养头

清气上升

中要效法人事养五脏

浊气下降

下要顺应下降的重浊之气养足

皮毛，在五脏中为肺，在五色中为白，在五音中为商，在五声中为哭，在人体的病变中为咳嗽，在七窍中为鼻，在五味中为辛，在情绪上为忧。忧虑损伤肺，但喜能抑制忧；热能损伤皮毛，但寒能抑制热；过食辛味能够损伤皮毛，但苦味能抑制辛味。

北方生寒，寒生水气，水气能产生咸味，咸味能充养肾气，肾气能滋养骨髓，骨髓又能养肝。肾气与耳相关联。它的变化在天为寒气，在地为水气，在人体中为骨髓，在五脏中为肾，在五色中为黑，在五音中为羽，在五声中为呻吟，在人体的病变中为战栗，在七窍中为耳，在五味中为咸，在情绪上为恐。恐惧损伤肾，但思虑能平抑恐惧；寒气损伤血，但燥气能平抑寒气；过食咸味会损伤血，但甘味能抑制咸味。

所以说，天地上下是负载万物的区宇；阴阳是化生血气形成男女生命的本源；左右是阴阳运行的通道；而水火则是阴阳的征象；阴阳变化是一切事物生长的原动力。所以说，阴阳是互相为用的：阴在内，有阳作为它的卫外；阳在外，有阴作为它的辅佐。

【原文】

帝曰：余闻上古圣人，论理人形，列别脏腑；端络经脉，会通六合，各从其经；气穴所发，各有处名；豀谷属骨，皆有所起；分部逆从，各有条理；四时阴阳，尽有经纪。外内之应，皆有表里。其信然乎？

岐伯对曰：东方生风，风生木，木生酸，酸生肝，肝生筋，筋生心。肝主目。其在天为风，在地为木，在体为筋，在藏为肝，在色为苍，在音为角，在声为呼，在变动为握，在窍为目，在味为酸，在志为怒。怒伤肝，悲胜怒；风伤筋，燥胜风；酸伤筋，辛胜酸。

南方生热，热生火，火生苦，苦生心，心生血，血生脾。心主舌。其在天为热，在地为火，在体为脉，在藏为心，在色为赤，在音为徵，在声为笑，在变动为忧，在窍为舌，在味为苦，在志为喜。喜伤心，恐胜喜；热伤气，寒胜热；苦伤气，咸胜苦。

中央生湿，湿生土，土生甘，甘生脾，脾生肉，肉生肺。脾主口。其在天为湿，在地为土，在体为肉，在藏为脾，在色为黄，在音为宫，在声为歌，在变动为哕，在窍为口，在味为甘，在志为思。思伤脾，怒胜思；湿伤肉，风胜湿；甘伤肉，酸胜甘。

西方生燥，燥生金，金生辛，辛生肺，肺生皮毛，皮毛生肾。肺主鼻。其在天为燥，在地为金，在体为皮毛，在藏为肺，在色为白，在音为商，在声为哭，在变动为咳，在窍为鼻，在味为辛，在志为忧。忧伤肺，喜胜忧；热伤皮毛，寒胜热；辛伤皮毛，苦胜辛。

北方生寒，寒生水，水生咸，咸生肾，肾生骨髓，髓生肝。肾主耳。其在天为寒，在地为水，在体为骨，在藏为肾，在色为黑，在音为羽，在声为呻，在变动为栗，在窍为耳，在味为咸，在志为恐。恐伤肾，思胜恐；寒伤血，燥胜寒；

咸伤血，甘胜咸。

故曰：天地者，万物之上下也；阴阳者，血气之男女也；左右者，阴阳之道路也；水火者，阴阳之征兆也；阴阳者，万物之能始也。故曰：阴在内，阳之守也；阳在外，阴之使也。

用阴阳学说解释疾病

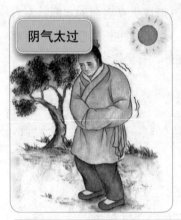

阴气太过

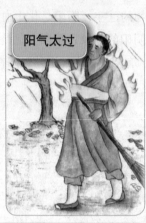

阳气太过

阴气或阳气太过，会使人体的阴阳失去平衡，导致疾病产生。

黄帝问：人该怎样取法于阴阳呢？

岐伯说：阳气太盛，身体就会发热，腠理紧闭，呼吸困难，俯仰反侧。手脚厥冷汗出不来并且发热，牙齿干燥，心中烦闷，如果还出现腹部胀满的现象，就是死症。患者能够耐受住冬天，而经受不住夏天。阴气太过，身体就会发冷，出汗较多，身体时常觉得冷，常

常打寒战，最后就会出现手足厥冷的现象，手足厥冷之后再有腹部胀满，就是死症。患者能够耐受住夏天，而经受不住冬天。这就是阴阳偏胜失衡在人体上的病变反映。

【原文】

帝曰：法阴阳奈何？

岐伯曰：阳胜则身热，腠理闭，喘粗为之俯仰。汗不出而热，齿干以烦冤，腹满死。能冬不能夏。阴胜则身寒，汗出，身常清，数栗而寒，寒则厥，厥则腹满死，能夏不能冬。此阴阳更胜之变，病之形能也。

调和阴阳要顺应自然规律

黄帝问：那么，怎样才能使阴阳调和呢？

岐伯说：能够掌握七损八益的道理，就可以做到阴阳调和；如果不知道借用七损八益，就会提早衰老。就一般人而言，到了四十岁，阴气已经减损了一半，起居行动上就

会显得衰老了；到了五十岁，就觉得身体笨重，耳不聪，目不明；到了六十岁，阴气痿弱，肾气大大衰减，九窍功能减退，阴虚于下，阳浮于上，还会不时出现流鼻涕、淌眼泪的现象。所

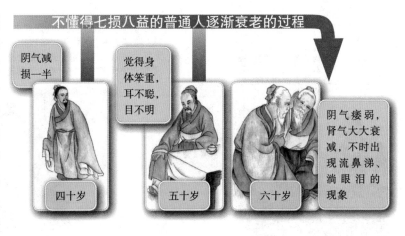

不懂得七损八益的普通人逐渐衰老的过程

阴气减损一半

觉得身体笨重，耳不聪，目不明

四十岁

五十岁

六十岁

阴气痿弱，肾气大大衰减，不时出现流鼻涕、淌眼泪的现象

以说：懂得了这个道理去调摄阴阳的人，身体就强健；不懂得调摄阴阳的人，身体就容易衰老。因此，同样都出生和生活在世上，结果却不相同。懂得养生之道的人洞察一般规律；不懂得养生之道的人只知道身体衰弱时和强壮时有所不同。不知道调摄阴阳的人，常感到精力不足；注重调摄阴阳的人，却感到精力有余。精力有余，就会耳聪目明，身轻体壮，即使身体本已衰老，也可以变得很健硕，本来就强壮的人，就更强壮了。所以，圣人顺应自然而不做无益于养生的事情，以恬静快乐为旨趣，在清虚的环境寻求最大的幸福，因而能延年益寿，与天地同寿。这就是圣人的养生方法啊！

阴阳对人体的影响

《内经》中用阴阳属性的原理诠释了人体发展的不平衡性：一般人左侧耳目聪明，右侧手足灵活，这是因为体内阴阳之气升降的结果。而聪明的人懂得顺应自然，调和阴阳，所以能虽老而体不衰。

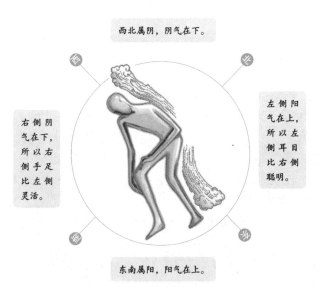

西北属阴，阴气在下。

右侧阴气在下，所以右侧手足比左侧灵活。

左侧阳气在上，所以左侧耳目比右侧聪明。

东南属阳，阳气在上。

天之阳气在西北方是不充足的，所以西北方属阴，而人与天气相应，右耳也就不如左耳敏锐。地之阴气在东南方是不充盈的，所以东南方属阳，而人左边的手足也就不如右边的灵活。

黄帝问：这是什么道理？

岐伯说：东方属阳，阳气的精华聚合在上部，上部旺盛了，下部就必然虚弱，所以才会出现耳聪目明，手足却不便利的情况。西方属阴，阴气的精华聚合在下部，下部旺盛了，上部就必然虚弱，所以才会出现耳不聪目不明，而手足却灵活有力的情况。所以，同样感受了外邪，如果是在上部，身体右侧就会病得较重；如果在下部，身体左

33

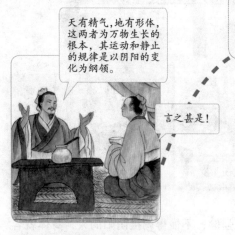

天有精气,地有形体,这两者为万物生长的根本,其运动和静止的规律是以阴阳的变化为纲领。

言之甚是!

人身的阴阳可以用天地的阴阳来比喻,人的汗,可以比作天上降下的雨;人的气,可以比作天地间的暴风。人的暴怒之气,可以比作雷霆;人的逆上之气,可以比作久晴不雨。要想避免疾病的发生,养生就要符合天地之理

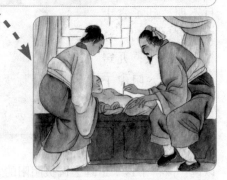

侧就会病得较重。这就是天地阴阳之气不能分布均衡,而人的身体也有阴阳盛衰的区别,所以邪气才能乘虚侵袭并滞留在人体。

所以,天有精气,地有形体。天有八节的节序,地有五方的布局。因此,天地能成为万物生长的根本。阳气轻清而升于天,阴气重浊而降于地。因此,天地的运动和静止,是以阴阳的变化莫测为纲领的,因而能使万物的生、长、收、藏,循环往复,永无休止。只有通晓这些道理的人,能配合天气来养护头颅,顺就地气来养护双脚,依傍人事来养护五脏。天之气与肺相通,地之气与咽相通,风木之气与肝相通,雷火之气与心相通,溪谷之气感应于脾,雨水之气滋润于肾。六经好像大河,肠胃好像大海,九窍就像水流灌注的地方。假如以天地的阴阳来比喻人身的阴阳,那么人的汗,就好像天上降下的雨;人的气,就好像天地间的暴风。人的暴怒之气,就好像雷霆;人的逆上之气,就好像久晴不雨。所以,养生如果不符合天地之理,疾病就一定要发生了。

【原文】

帝曰:调此二者,奈何?

岐伯曰:能知七损八益,则二者可调;不知用此,则早衰也。年四十,而阴气自半也,起居衰矣;年五十,体重,耳目不聪明矣;年六十,阴痿,气大衰,九窍不利,下虚上实,涕泣俱出矣。故曰:知之则强,不知则老,故同出而名异耳。智者察同,愚者察异。愚者不足,智者有余。有余则耳目聪明,身体轻强,老者复壮,壮者益治。是以圣人为无为之事,乐恬愉之能,从欲快志于虚无之守,故寿命无穷,与天地终。此圣人之治身也。

天不足西北,故西北方阴也,而人右耳目不如左明也。地不满东南,故东南方阳也,而人左手足不如右强也。

帝曰:何以然?

岐伯曰：东方阳也，阳者其精并于上，并于上则上明而下虚，故使耳目聪明而手足不便也。西方阴也，阴者其精并于下，并于下则下盛而上虚，故其耳目不聪明而手足便也。故俱感于邪，其在上则右甚，在下则左甚，此天地阴阳所不能全也，故邪居之。

故天有精，地有形。天有八纪，地有五里。故能为万物之父母。清阳上天，浊阴归地。是故天地之动静，神明为之纲纪。故能以生长收藏，终而复始。惟贤人上配天以养头，下象地以养足，中傍人事以养五脏。天气通于肺，地气通于嗌，风气通于肝，雷气通于心，谷气通于脾，雨气通于肾。六经为川，肠胃为海，九窍为水注之气。以天地为之阴阳，人之汗，以天地之雨名之；人之气，以天地之疾风名之。暴气象雷，逆气象阳。故治不法天之纪，不用地之理，则灾害至矣。

疾病的阴阳与疗法

所以，邪风的到来，就像暴风骤雨一样迅猛，所以善于治病的医生，在病邪刚侵入皮毛的时候，就给予治疗；医术稍差的医生，在病邪侵入到肌肤时才治疗；医术较差的医生，在病邪侵入到筋脉时才治疗；医术更差的医生，在病邪侵入到六腑时才治疗；医术最差的医生，在病邪侵入到五脏时才治疗。如果病邪已经侵入到五脏，那么治愈的希望与死亡的可能性就各占一半。人们如果感受到了天的邪气，就会伤及五脏；如果感受了饮食的或寒或热，就会损伤六腑；如果感受了地的湿气，就会伤害皮肉筋脉。

所以，善于运用针刺的医生，要观察经脉虚实，有时要从阴引阳，有时要从阳引阴。取右边的穴位以医治左边的病，取左边的穴位以医治右边的病。以自己的正常状态来比较病人的异常状态，从表面的症状去了解内在的病变，这是为了观察病的太过和不及的原因。如果看清了哪些病是轻微的，哪些病是严重的，再用以指导治疗实践，就不会失败了。

善于治病的医生，观察病人的气色和按察病人的脉搏，首先要判断疾病属阴还是属阳。审察五色的清浊，就能了解病变发生在哪个部位；通过观察病人的呼吸情况，听病人的声音，从而知道病人的痛苦所在；看四时不同的脉象，从而了解疾病生于哪一脏腑；诊察尺肤的滑涩和寸口的浮沉，从而知道疾病所在的部位。这样，治疗的时候就可以没有过失了，诊断也不会出现失误了。

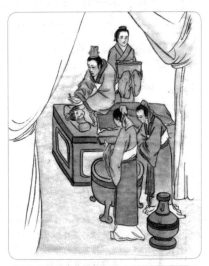

病在刚发生的时候，用刺法就可治愈。

所以说：病在刚发生的时候，用刺法就可治愈；在病邪盛时，就需要等邪气稍退后再去治疗。所以，病情较轻的时候，要加以宣泄；病情较重的时候，要加以攻泻；在病邪衰退正气也虚的时候，则要用补益的方法去治疗。形体羸弱的，应当设法温暖其气；精气不足的，应该用味道浓厚的食物补之。如果病在膈上，可以用吐法；病在下部，可以用疏导之法；病邪在中部，胸腹胀满的，可以用泻下之法；病邪在体表的，可以用汤药浸渍的方法发汗；病邪在皮肤的，可以用发汗的方法使病邪外泄；病情发展太重的，可以用抑收法；病属实证的，可以用散法或泻法。诊察病的阴阳，来决定用柔剂还是用刚剂。病在阳的，也可治其阴；病在阴的，也可治其阳。判断病邪在气还是在血，防止相互紊乱，血实的就用泻血法，气虚的就用升补法。

【原文】

故邪风之至，疾如风雨，故善治者治皮毛，其次治肌肤，其次治筋脉，其次治六腑，其次治五脏。治五脏者，半死半生也。故天之邪气，感则害人五脏；水谷之寒热，感则害于六腑；地之湿气，感则害皮肉筋脉。

故善用针者，从阴引阳，从阳引阴。以右治左，以左治右。以我知彼，以表知里，以观过与不及之理。见微得过，用之不殆。

善诊者，察色按脉，先别阴阳。审清浊，而知部分；视喘息，听音声，而知所苦；观权衡规矩，而知病所主；按尺寸，观浮沉滑涩，而知病所生。以治无过，以诊则不失矣。

故曰：病之始起也，可刺而已；其盛，可待衰而已。故因其轻而扬之，因其重而减之，因其衰而彰之。形不足者，温之以气；精不足者，补之以味。其高者，因而越之；其下者，引而竭之；中满者，泻之于内；其有邪者，渍形以为汗；其在皮者，汗而发之；其慓悍者，按而收之；其实者，散而泻之。审其阴阳，以别柔刚。阳病治阴，阴病治阳。定其血气，各守其乡，血实宜决之，气虚宜掣引之。

补泻的顺序

中医治病最注重整体，不仅力求祛除疾病，而且要求不能增加新病。所以针刺时，如果经脉之气一方虚弱，一方旺盛，必先补虚弱的经气，再泻旺盛的经气。

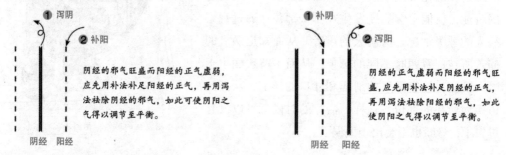

① 泻阴
② 补阳

阴经的邪气旺盛而阳经的正气虚弱，应先用补法补足阳经的正气，再用泻法祛除阴经的邪气，如此可使阴阳之气得以调节至平衡。

阴经　阳经

① 补阴
② 泻阳

阴经的正气虚弱而阳经的邪气旺盛，应先用补法补足阴经的正气，再用泻法祛除阳经的邪气，如此使阴阳之气得以调节至平衡。

阴经　阳经

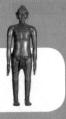

灵兰秘典论篇：十二脏腑功能简述

【导读】

　　灵兰，即灵台兰室之意。秘典，即秘而不传的珍贵典籍。灵兰秘典，与金匮真言、玉版论要等都是形容篇中所论的重要性，不反映该篇内容的主旨。

　　本篇的主要内容如下：一是以古代官制中的各个官职做比喻，论述人体十二脏腑的功能和相互联系；二是着重指出心在十二脏腑中的主宰地位及其重要作用。

脏腑的功能

　　黄帝问道：我想听你讲述人体六脏六腑这十二个器官的职责分工，它们之间有主从的差别吗？

　　岐伯回答说：你问得真详细呀！请让我谈谈这个问题。心，主宰全身，是君主之官，智慧由此产生。肺，是相傅之官，犹如辅佐君主的宰相，因主一身之气而调节全身的活动。肝，主怒，好比将军，谋略由此而出。胆，就像负责决策的官员，具有决断力。膻中，围护着心而接受其命令，是臣使之官，心志的喜怒哀乐，靠它传达出来。脾和胃主司饮食的受纳和消化，是仓廪之官，五味的营养就是靠它们的作用而得以消化、吸收和运输的。大肠是传导之官，能传送食物中的废物，使其变化为粪便排出体外。小肠是受盛之官，承受胃中下行的食物而进一步分化清浊。肾，是作强之官，能够使人发挥强力而产生各种技巧。三焦，就好像总管一样，能使人身上的水道通畅。膀胱是州都之官，蓄藏津液，通过气化作用，方能排出尿液。

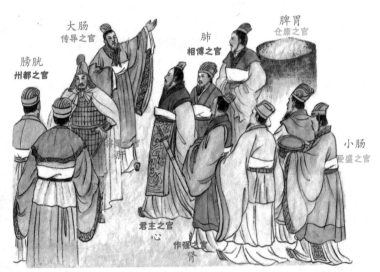

脏腑的协调统一

　　以上这十二官，尽管职责不同，但必须协调统一，而不能相互脱节。所以，君主如果英明通达，则下属也会安定正常。用这个道理来养生，就可以使人长寿，终生都不会发生严重的病证；以这个道理来治理天下，就会使国家昌盛繁荣。君主如果不能明智通达，那么包括其本身在内的十二官就都要发生危险了，各器官无法发挥正常功能，形体就要受到严重伤害。在这种情况下，就没有办法谈养生了，只会招致灾殃，缩短寿命。同样的道理，昏庸的君主治理天下，政权就岌岌可危了，千万要警惕再警惕呀！

　　至深的道理是精妙难测的，其变化也没有穷尽，谁能了解它的本源？实在是困难得很呀！形体消瘦的人虽然很惊疑，谁能明白其中的原因呢？纵然很担心自己的身体，谁能知道如何才好？事物的发展一般都是从似有似无极其微小者开始的，虽然极其微小，也是可以度量的，千倍万倍地增加，事物就一步步增大。扩大到一定程度，它的形状就明显了。疾病的发展也是这个道理，由极其隐微的征兆逐渐发展而成。

　　黄帝说：讲得好！我听到了精粹透彻的道理和圣人的事业。如此明白晓畅的宏大理论，如果不专心修省而选择吉祥的日子，实在不敢接受它。

　　于是，黄帝就挑选有良好预兆的吉日，把这些理论珍藏在灵台兰室，很好地保存起来，以便于流传后世。

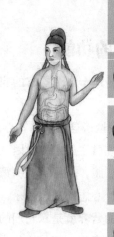

 心主宰全身，神明出焉，与耳相关

 肝主怒，主筋，谋略出焉，与目相关

 脾主运化、统血，输布水谷精微，与口相关

 肺主一身之气，调节全身活动，与鼻相关

 肾藏先天之精，主水，纳气，技巧出焉，与二阴相关

大肠能传送食物中的废物

胃为水谷之海，受纳并腐熟五谷

膀胱蓄藏津液，通过气化作用而排出尿液

小肠承受胃中下行的食物而进一步分化清浊

胆贮存并排泄胆汁，并参与饮食消化

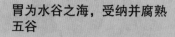

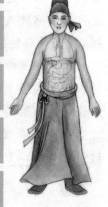

三焦之争

"三焦"是中医学中的一个重要概念，但是对"三焦"的概念至今仍有许多争论。实际上，中医学中的脏腑器官并不是现代解剖学中的脏器概念，而是指一组运动系统。所以，关于"三焦"概念的争论是没有意义的，关键是我们如何利用它来指导临床实践。

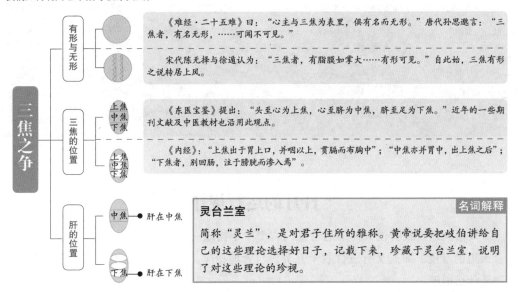

三焦之争

有形与无形
《难经·二十五难》曰："心主与三焦为表里，俱有名而无形。"唐代孙思邈言："三焦者，有名无形，……可闻不可见。"

宋代陈无择与徐通认为："三焦者，有脂膜如掌大……有形可见。"自此始，三焦有形之说转居上风。

三焦的位置

上焦 中焦 下焦
《东医宝鉴》提出："头至心为上焦，心至脐为中焦，脐至足为下焦。"近年的一些期刊文献及中医教材也沿用此观点。

上焦 中焦 下焦
《内经》："上焦出于胃上口，并咽以上，贯膈而布胸中"；"中焦亦并胃中，出上焦之后"；"下焦者，别回肠，注于膀胱而渗入焉"。

肝的位置

中焦 ● 肝在中焦

下焦 ● 肝在下焦

灵台兰室 名词解释

简称"灵兰"，是对君子住所的雅称。黄帝说要把岐伯讲给自己的这些理论选择好日子，记载下来，珍藏于灵台兰室，说明了对这些理论的珍视。

【原文】

黄帝问曰：愿闻十二脏之相使，贵贱何如？

岐伯对曰：悉乎哉问也！请遂言之。心者，君主之官也，神明出焉。肺者，相傅之官，治节出焉。肝者，将军之官，谋虑出焉。胆者，中正之官，决断出焉。膻中者，臣使之官，喜乐出焉。脾胃者，仓廪之官，五味出焉。大肠者，传道之官，变化出焉。小肠者，受盛之官，化物出焉。肾者，作强之官，伎巧出焉。三焦者，决渎之官，水道出焉。膀胱者，州都之官，津液藏焉，气化则能出矣。凡此十二官者，不得相失也。故主明则下安，以此养生则寿，殁世不殆，以为天下则大昌。主不明则十二官危，使道闭塞而不通，形乃大伤，以此养生则殃，以为天下者，其宗大危，戒之戒之！

至道在微，变化无穷，孰知其原？窘乎哉！消者瞿瞿，孰知其要？闵闵之当，孰者为良？恍惚之数，生于毫氂，毫氂之数，起于度量，千之万之，可以益大，推之大之，其形乃制。

黄帝曰：善哉！余闻精光之道，大圣之业。而宣明大道，非斋戒择吉日，不敢受也。

黄帝乃择吉日良兆，而藏灵兰之室，以传保焉。

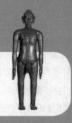

六节藏象论篇：气候致病

【导读】

　　六节，古人以一个甲子之数六十日为一节，一年共分为六节。脏象，即五脏的功能状态在人体外部表现出来的征象。

　　本篇首先讲述了天度和气数的内容，属于运气学说；其次又论述了脏象和脉象，说明了人体内在脏腑与外界环境的密切关系。

日月的运行规律

　　黄帝问道：我听说天体的运行是以六个甲子构成一年，地则以九九极数的变化来配合天道的准度，而人又有三百六十五节，与天地相应，这些说法我很早就听说过，但不知是什么道理。

　　岐伯回答说：你提的问题很高明啊！请让我就此问题谈谈看法。六六之节和九九之法，是用来确定天度和气数的。天度，是计算日月行程的。气数，是标志万物化生的节气的。天属阳，地属阴，日属阳，月属阴。日月的运行有一定的位置和秩序，其环周也有一定的轨道。

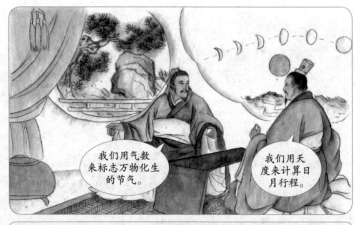

每一昼夜，太阳运行一度，每个月共运行十三度有余。

每一昼夜，太阳运行一度，每个月共运行十三度有余，所以大月、小月共计三百六十五天为一年，由于月份的不足，节气有余，于是产生了闰月。确定了以冬至作为一年的开始，用圭表的日影以推算正中气的时间，根据日月的运行而推算节气，直到一年的末尾，这样，整个天度的变化就可以完全计算出来了。

　　黄帝问：我已经明白了天度，还想知道气数是怎样与天度配合的。

　　岐伯说：天以六六为一节，地以九九之数，配合天道的准度，天有十干，代表十日，十干循环六次而成一个甲子，甲子重复六次，一年就结束了，这是三百六十天的计算方法。自古以来，一切生物都以与天气相通为生命的根本，而这个根本就是天地阴阳的变化。地的九州，人的九窍，都与天气相通，天化生出五行，而阴阳又依据盛衰消长而各分为三阴三阳之气。三气合而成为天，三气合而成为地，三气合而成为人，三三而合成九气，在地划分为九州，在人体分为九脏，即胃、大肠、小肠、膀胱四个"形脏"，以及肝、心、脾、肺、肾五个"神脏"，一共九脏，与天度节气相通。

黄帝问：我已经明白了六六与九九配合的道理，先生说气的盈余积累成为闰月，我想听您讲一下，

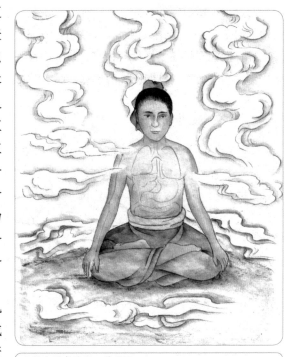

三气合而成为天、地和人。

什么是气？请您来启发我的蒙昧，解释我的疑惑！

岐伯说：这是上古帝王秘而不宣的理论，先师传授给我的。

黄帝说：就请全部讲给我听。

岐伯说：五日称为候，三候称为气，六气称为时，四时称为岁，一年四时，各随其五行的

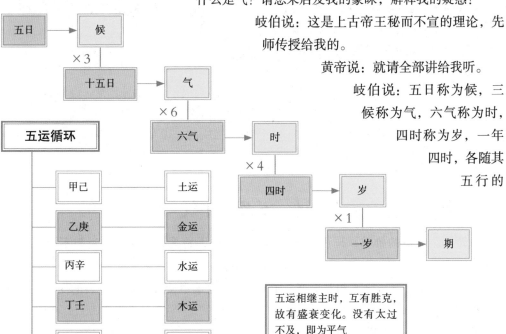

五运相继主时，互有胜克，故有盛衰变化。没有太过不及，即为平气

41

配合而分别主宰当年的气候。木、火、土、金、水五行随时间的变化而递相承袭，各有其主宰的时令，到一年结束时，再从头开始循环。一年分为四时，四时分布二十四个节气，逐次推移，如同圆环一样循环往复，节气中再分出候，也是这样推移下去的。所以说，不知当年主客气加临的日期、气的盛衰、虚实的起因等情况，就不能成为医术高超的医生。

【原文】

黄帝问曰：余闻天以六六之节，以成一岁，地以九九制会，计人亦有三百六十五节，以为天地，久矣，不知其所谓也。

岐伯对曰：昭乎哉问也！请遂言之。夫六六之节、九九制会者，所以正天之度，气之数也。天度者，所以制日月之行也，气数者，所以纪化生之用也。天为阳，地为阴；日为阳，月为阴。行有分纪，周有道理。日行一度，月行十三度而有奇焉。故大小月三百六十五日而成岁，积气余而盈闰矣。立端于始，表正于中，推余于终，而天度毕矣。

帝曰：余已闻天度矣，愿闻气数，何以合之？

岐伯曰：天以六六为节，地以九九制会。天有十日，日六竟而周甲，甲六复而终岁，三百六十日法也。夫自古通天者，生之本，本于阴阳。其气九州、九窍，皆通乎天气。故其生五，其气三。三而成天，三而成地，三而成人，三而三之，合则为九，九分为九野，九野为九脏，故形脏四，神脏五，合为九脏以应之也。

帝曰：余已闻六六九九之会也，夫子言积气盈闰，愿闻何谓气？请夫子发蒙解惑焉！

岐伯曰：此上帝所秘，先师传之也。

帝曰：请遂闻之。

岐伯曰：五日谓之候，三候谓之气；六气谓之时，四时谓之岁。而各从其主治焉。五运相袭，而皆治之；终期之日，周而复始。时立气布，如环无端，候亦同法。故曰：不知年之所加，气之盛衰，虚实之所起，不可以为工矣。

太过、不及与平气

黄帝问：五行的推移，周而复始，像圆环一样无始无终，它的太过与不及是怎样的呢？

岐伯回答说：五行之气相互更迭，主宰时令，互有胜克，从而有盛衰的变化，这是正常的现象。

黄帝问：平气是怎样的呢？

岐伯回答：就是没有太过和不及。

黄帝问：太过和不及的情况怎样呢？

岐伯说：这些情况在经书中已有记载。

黄帝问：什么叫作所胜？

岐伯说：春胜长夏，长夏胜冬，冬胜夏，夏胜秋，秋胜春。这是五行之气以时相生的情况，而人的五脏就是根据这五行之气来命名的。

黄帝问：怎样知道它们之间的相胜情况呢？

岐伯说：首先要推算气候到来的时间，一般从立春开始向下推算。如果时令未到而相应的脏器先到，就称为太过。某种气太过，就会侵侮其所不胜之气。欺凌其所胜之气，就叫作气淫。时令已到而气候未到，称为不及。某种气不及，则其所胜之气就会因缺乏制约而妄行，其所生之气也会因缺乏资助而困弱，其所不胜之气则更会加以侵迫，这就叫作气迫。要想知道气候到来的早晚，就要根据时令的变化进行推算。要严格地遵守时令的变化，气候的到来是可以预期的。如果搞错了时令或违反了时令与气候相对应的关系，以至于分不出五行之气各自主宰的时间，那么当邪气侵入人体，病害危及于人的时候，即使是高明的医生也不能控制住疾病了。

黄帝问：五行之气有不按次序更替的情况吗？

岐伯说：天的五行之气，在四时中的分布不能没有规律。如果五行之气不按规律依次更替，就是反常的现象，反常就会使人体发生病变。

黄帝问：反常变而为害又怎样？

岐伯说：这会使人发生疾病。如果是当旺之气之所胜者，疾病就会比较轻微；如果

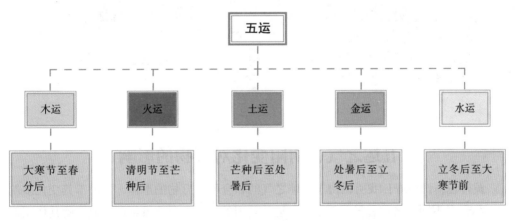

注：① 五运：木运为初运、火运为二运、土运为三运、金运为四运、水运为五运。

　　② 二十四节气：立春、雨水、惊蛰、春风、清明、谷雨

　　　　　　　　　立夏、小满、芒种、夏至、小暑、大暑

　　　　　　　　　立秋、处暑、白露、秋分、寒露、霜降

　　　　　　　　　立冬、小雪、大雪、冬至、小寒、大寒

是当旺之气之所不胜者，病情就会深重；如果同时感受其他邪气，就会导致患病死亡。所以，反常气候的出现，不在其所克制的某气当旺的时令，病就轻微；如果恰好在其所克制的某气当旺之时令发病，病就深重。

【原文】

帝曰：五运终始，如环无端，其太过不及何如？

岐伯曰：五气更立，各有所胜，盛虚之变，此其常也。

帝曰：平气何如？

岐伯曰：无过者也。

帝曰：太过不及奈何？

岐伯曰：在经有也。

帝曰：何谓所胜？

岐伯曰：春胜长夏，长夏胜冬，冬胜夏，夏胜秋，秋胜春。所谓得五行时之胜，各以其气命其脏。

帝曰：何以知其胜？

岐伯曰：求其至也，皆归始春。未至而至，此谓太过，则薄所不胜，而乘所胜也，命曰气淫。至而不至，此谓不及，则所胜妄行，而所生受病，所不胜薄之也，命曰气迫。所谓求其至者，气至之时也，谨候其时，气可与期。失时反候，五治不分，邪僻内生，工不能禁也。

帝曰：有不袭乎？

岐伯曰：苍天之气，不得无常也。气之不袭，是谓非常，非常则变矣。

帝曰：非常而变，奈何？

岐伯曰：变至则病。所胜则微，所不胜则甚，因而重感于邪则死矣。故非其时则微，当其时则甚也。

五运之气、阴阳变化对万物的影响

黄帝说：讲得好！我听说由于天地之气的和合而有万物的形体，又由于其变化多端而万物形态不同，名称各异。天地的气运，阴阳的变化，对于万物的生成，就其作用而言，哪个多，哪个少，可以听你讲一讲吗？

岐伯说：问得真具体呀！天十分广阔，不可测度，地极其博大，也很难计量，您既然问起了这样变幻莫测、微妙难穷的大问题，就请让我陈述一下其中的道理吧。草木显现五色，而五色的变化，是看也看不尽的；草木产生五味，而五味的醇美，是尝也尝不完的。人们对色味的嗜好不同，而各色味是分别与五脏相通的。天供给人们以五气，地

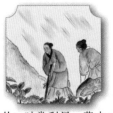

从：时常刮风，草木茂盛

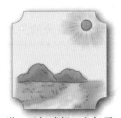

逆：天气晴朗，空气干燥，没有风

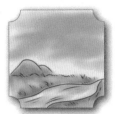

淫：尘土漫天，水不结冰

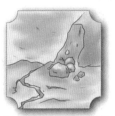

太过：地动山摇，常有风沙

八种反常的气候

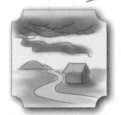

不足：乌云遮蔽太阳，犹如黑夜

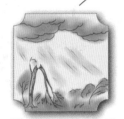

郁：风吹树断，乌云密布

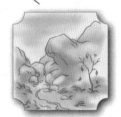

胜：泉水干枯，花草衰败

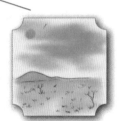

复：又干又热，多发蝗灾

供给人们以五味。五气由鼻吸入，贮藏于心肺，其气上升，使面部五色明润，声音洪亮。五味入于口中，贮藏于肠胃，经消化吸收，五味精微内注五脏以养五脏之气。脏气和谐而保有生化机能，津液随之生成，神气也就会旺盛起来。

【原文】

帝曰：善！余闻气合而有形，因变以正名，天地之运，阴阳之化，其于万物，孰少孰多，可得闻乎？

岐伯曰：悉乎哉问也！天至广不可度，地至大不可量，大神灵问，请陈其方。草生五色，五色之变，不可胜视；草生五味，五味之美，不可胜极。嗜欲不同，各有所通。天食人以五气，地食人以五味。五气入鼻，藏于心肺，上使五色修明，音声能彰；五味入口，藏于肠胃，味有所藏，以养五气。气和而生，津液相成，神乃自生。

脏腑功能在体表的反映

黄帝问：脏象是怎样的呢？

岐伯说：心，是生命的根本，是精神意识存在的地方，其荣华表现于面部，所充养的组织在血脉，为阳中的太阳，与夏气相通。肺是气的根本，是魄所蓄藏的地方，其荣

45

华表现在毫毛，所充养的组织在皮肤，是阳中的太阴，与秋气相通。肾主蛰伏，是封藏经气的根本，是精气存在的地方，其荣华表现在头发，所充养的组织在骨，为阴中之太阴，与冬气相通。肝，是耐受疲劳的根本，是魂的寄居之地，其容华表现在爪甲，所充养的组织在筋，可以生养血

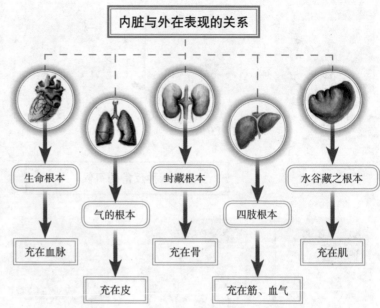

内脏与外在表现的关系

生命根本 → 充在血脉

气的根本 → 充在皮

封藏根本 → 充在骨

四肢根本 → 充在筋、血气

水谷藏之根本 → 充在肌

人体藏象的对应

藏（同"脏"），是指藏于体内的脏器；象，是指表现于外的生理、病理现象。藏象学说，就是通过对人体生理、病理现象的观察，研究人体各个脏腑的生理功能、病理变化及其相互关系的学说。

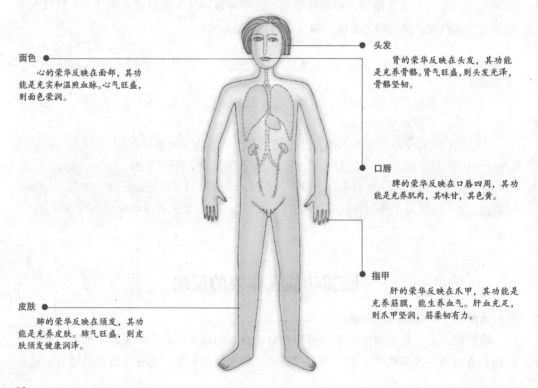

面色
心的荣华反映在面部，其功能是充实和温煦血脉。心气旺盛，则面色荣润。

皮肤
肺的荣华反映在须发，其功能是充养皮肤。肺气旺盛，则皮肤须发健康润泽。

头发
肾的荣华反映在头发，其功能是充养骨骼。肾气旺盛，则头发光泽，骨骼坚韧。

口唇
脾的荣华反映在口唇四周，其功能是充养肌肉，其味甘，其色黄。

指甲
肝的荣华反映在爪甲，其功能是充养筋膜，能生养血气。肝血充足，则爪甲坚润，筋柔韧有力。

气，其味为酸，其色为苍青，为阴中之少阳，与春气相通。脾是水谷所藏的根本，为营气存留之地，其荣华在口唇四旁的白肉，所充养的组织在肌肉，属于至阴一类，与土气相通。胃、大肠、小肠、三焦、膀胱叫作器，能吸收水谷的精微，排出糟粕，管理饮食五味的转化、吸收和排泄。以上十一个脏腑功能的发挥，都取决于胆气的升发。

【原文】

帝曰：脏象何如？

岐伯曰：心者，生之本，神之处也；其华在面，其充在血脉，为阳中之太阳，通于夏气。肺者，气之本，魄之处也；其华在毛，其充在皮，为阳中之太阴，通于秋气。肾者，主蛰，封藏之本，精之处也；其华在发，其充在骨，为阴中之太阴，通于冬气。肝者，罢极之本，魂之居也；其华在爪，其充在筋，以生血气，其味酸，其色苍，此为阳中之少阳，通于春气。脾者，仓廪之本，营之居也；其华在唇四白，其充在肌，此至阴之类，通于土气。胃、大肠、小肠、三焦、膀胱，名曰器，能化糟粕，转味而出入者也。凡十一脏，取决于胆也。

人迎脉、寸口脉与经脉病变的关系

如果人迎脉比平时大一倍，表明病在少阳；大两倍，表明病在太阳；大三倍，表明病在阳明；大四倍以上，表明是阳气太过，而无法与阴气相通，称为格阳。寸口脉比平时大一倍，表明病在厥阴；大两倍，表明病在少阴；大三倍，表明病在太阴；大四倍以上，表明是阴气太过，而无法与阳气相通，称为关阴。如果人迎脉与寸口脉都比平时大四倍以上，表明是阴阳二气都极盛，不能相通，是为关格。关格之脉太过盈盛，标志着阴阳之气都极为亢盛，不能够达到天地阴阳经气平调的状态，这样很快就会死去。

【原文】

故人迎一盛，病在少阳，二盛病在太阳，三盛病在阳明，四盛已上为格阳。寸口一盛，病在厥阴，二盛病在少阴，三盛病在太阴，四盛已上为关阴。人迎与寸口俱盛四倍已上为关格，关格之脉赢，不能极于天地之精气，则死矣。

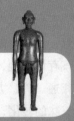

五脏生成篇：详诊五脏之病

【导读】

　　本篇讲述了五脏之间的相互制约关系，五脏、五味、五色三者的对应，以及如何利用这种对应关系通过观察面色来判断五脏的荣枯。气血可以滋养五脏，气血的变化也会影响到人的健康。诊断疾病时，必须将望色与切脉结合起来。

　　心脏与脉络相配合，从面色上就能知道肾的情况，肾脏能制约心脏。肺脏与皮肤相配合，从毛发上就可以推知心脏的情况，心脏能制约肺脏。肝脏与筋脉相配合，从爪甲上就知道肺脏的情况，肺脏能制约肝脏。脾脏与肌肉相配合，从口唇上就能知道肝脏的情况，肝脏能制约脾脏。肾与骨骼相配合，从发毛上就能知道脾脏的情况，脾脏能制约肾脏。

【原文】

　　心之合脉也，其荣色也，其主肾也。肺之合皮也，其荣毛也，其主心也。肝之合筋也，其荣爪也，其主肺也。脾之合肉也，其荣唇也，其主肝也。肾之合骨也，其荣发也，其主脾也。

五脏与五味

　　所以，过食咸味，会导致血脉凝涩，面色发生变化；过食苦味，会导致皮肤枯槁，毫毛脱落；过食辛味，会导致筋脉劲急，爪甲枯干；过食酸味，会导致肌肉粗厚皱缩，口唇掀揭；过食甘味，会导致骨骼疼痛，头发脱落。这是偏食五味所造成的损害。所以，心欲得苦味，肺欲得辛味，肝欲得酸味，脾欲得甘味，肾欲得咸味。这是五味与五脏之气的相合关系。

【原文】

　　是故多食咸，则脉凝泣而变色；多食苦，则皮槁而毛拔；多食辛，则筋急而爪枯；多食酸，则肉胝𦞃而唇揭；多食甘，则骨痛而发落。此五味之所伤也。故心欲苦，肺欲辛，肝欲酸，脾欲甘，肾欲咸。此五味之所合也。

从面色看五脏的荣枯

五脏外荣于面色上的气色，表现出青黑之色，颜色像死草一样，就是死证；出现黄如枳实之色的，就是死证；出现黑如烟灰之色的，就是死证；出现红如凝血之色的，就是死证；出现白如枯骨之色的，就是死证。这是五色中表现为死证的情况。

面色青如翠鸟的羽毛，主生；面色红如鸡冠的，主生；面色黄如蟹腹的，主生；面色白如猪脂的，主生；面色黑如乌鸦毛的，主生。这是从五种面色来判断生气的情况。心有生气，面色就像细白的薄绢裹着朱砂一样；肺有生气，面色就像细白的薄绢裹着红色的东西一样；肝有生气，面色就像白绢裹着红青色的东西一样；脾有生气，面色就像白绢裹着栝楼的果实一样；肾有生气，面色就像白绢裹着紫色的东西一样。这些都是五脏的气血充盈、荣华于外的征象。

【原文】

五脏之气，故色见青如草兹者死，黄如枳实者死，黑如炲者死，赤如衃血者死，白如枯骨者死。此五色之见死也。

青如翠羽者生，赤如鸡冠者生，黄如蟹腹者生，白如豕膏者生，黑如乌羽

五色关乎五脏

"黑色出于庭，大如拇指，必不病而猝死。"庭即天庭，水色出现在火地，天庭黑如墨烟说明人体内的元气已经严重衰败，病邪极易入侵，故常未见病变的全过程便猝死了

"阙"指的是双眉中间的区域，即眉心，与肺相对应。肺主皮毛，外界风寒入侵时，双眉之间便会有薄而泽的颜色

眉心之下，就是鼻根部。鼻根又叫"山根""下极"。心脏的状况便是在这里显现出来的。心脏出现病变时，此处亦会出现病色

天庭与眉心之间的区域，叫作"阙上"。人体咽喉的状况便是在这里显现出来的。咽喉区域的组织器官出现病变时，此处亦会出现病色

人的面部两侧颧骨上出现了赤色，我们称之为"东西两岳现赤霞"。"赤色出两颧，大如拇指者，病虽小愈，必猝死。"可见这是十分凶险的病状

49

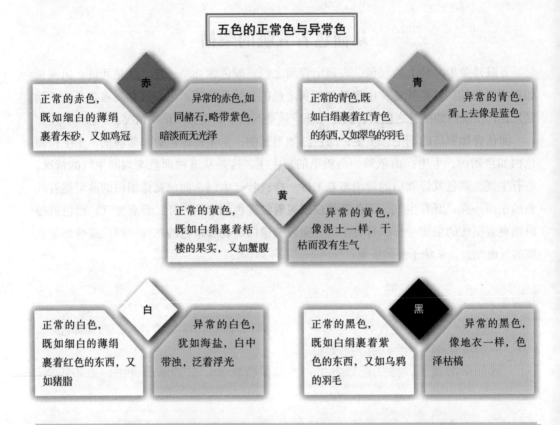

五色的正常色与异常色

赤

正常的赤色, 既如细白的薄绢裹着朱砂, 又如鸡冠

异常的赤色, 如同赭石, 略带紫色, 暗淡而无光泽

青

正常的青色, 既如白绢裹着红青色的东西, 又如翠鸟的羽毛

异常的青色, 看上去像是蓝色

黄

正常的黄色, 既如白绢裹着栝楼的果实, 又如蟹腹

异常的黄色, 像泥土一样, 干枯而没有生气

白

正常的白色, 既如细白的薄绢裹着红色的东西, 又如猪脂

异常的白色, 犹如海盐, 白中带浊, 泛着浮光

黑

正常的黑色, 既如白绢裹着紫色的东西, 又如乌鸦的羽毛

异常的黑色, 像地衣一样, 色泽枯槁

者生。此五色之见生也。生于心，如以缟裹朱；生于肺，如以缟裹红；生于肝，如以缟裹绀；生于脾，如以缟裹栝楼实；生于肾，如以缟裹紫。此五脏所生之外荣也。

五色、五味、五脏的对应关系

五色、五味与五脏的相合关系是这样的：白色和辛味与肺相合，赤色和苦味与心相合，青色和酸味与肝相合，黄色和甘味与脾相合，黑色和咸味与肾相合。因为五脏在外与五体相合，所以白色与皮肤相合，赤色与脉相合，青色与筋相合，黄色与肉相合，黑色与骨相合。

【原文】

色味当五脏。白当肺、辛，赤当心、苦，青当肝、酸，黄当脾、甘，黑当肾、咸。故白当皮，赤当脉，青当筋，黄当肉，黑当骨。

气血与健康

各条脉络，都属于目，而诸髓都连属于脑，诸筋都连属于骨节，诸血都连属于心，诸气都连属于肺。同时，气血的运行则朝夕来往，不离于四肢八谿的部位。

因此，人睡觉时，血贮藏到肝脏，肝得到血而滋养眼睛，使眼睛能看见东西；脚得到血的充养，就能行走；手掌得到血的充养，就能握住东西；手指得到血的充养，就能拿取物体。假如刚睡醒就外出感受风邪，血液的运行就会滞涩，凝于肌肤的，发生痹证；凝于经脉的，会导致气血运行不畅；凝滞在脚部的，会引发厥冷。造成这三种疾病的原因是气血

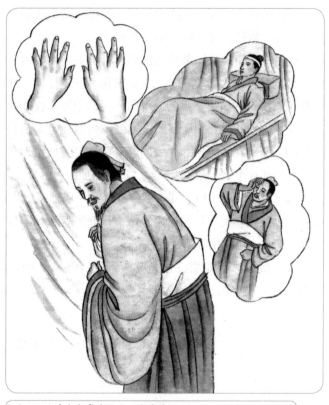

刚睡醒就外出会感受风邪而发生痹证。

的运行不畅，不能正常返回到组织间隙的孔穴之处。人体全身共有大谷十二处，小谿三百五十四处，这里面不包括十二脏腑各自的腧穴数目。这些大谷和小谿都是卫气留止的地方，也是邪气客居之所。治疗疾病的时候，可循着这些部位施以针石，以去除邪气。

【原文】

诸脉者皆属于目，诸髓者皆属于脑，诸筋者皆属于节，诸血者皆属于心，诸气者皆属于肺。此四支八谿之朝夕也。

故人卧血归于肝。目受血而能视，足受血而能步，掌受血而能握，指受血而能摄。卧出而风吹之，血凝于肤者为痹，凝于脉者为泣，凝于足者为厥。此三者，血行而不得反其空，故为痹厥也。人有大谷十二分，小谿三百五十四名，少十二俞。此皆卫气之所留止，邪气之所客也，针石缘而去之。

望色与诊脉结合判断疾病

诊病的根本，要以五决为纲领。要想知道疾病是怎么发生的，先要考察那一脏脉的胃气怎样。所谓五决，就是五脏之脉。

所以，头痛等巅顶部位的疾病，属于下虚上实的，病邪在足少阴和足太阳经，如果病情恶化，可深入转移于肾。头晕眼花，身体摇动，耳聋，属下实上虚的，病邪在足少阳和足厥阴经，病情严重的，可深入转移于肝。腹部胀满，使胸膈阻塞，胁肋疼痛，下体厥冷，上体眩晕，属于下气上逆的，病邪在足太阴和足阳明经。咳嗽气喘，胸中气机逆乱的，病邪在手阳明和手太阴经。病情要是加重，就会传入肺脏。心烦头痛，胸膈不适的，病邪在手太阳和手少阴经，病势如加剧，就会传入心脏。

脉象的小、大、滑、涩、浮、沉等，可以通过医生的手指辨别；五脏功能显露在外的，可以通过相类事物的比象来推求；五脏各自相应的声音，可以凭意会鉴别；五色的细微变化，可以用眼睛来观察。

诊断疾病时，如能将色、脉两者结合起来，就可以万无一失了。面部呈现红色，脉象急促而坚实的，可诊为邪气积聚于腹中，常表现为妨害饮食，此病名为心痹。这

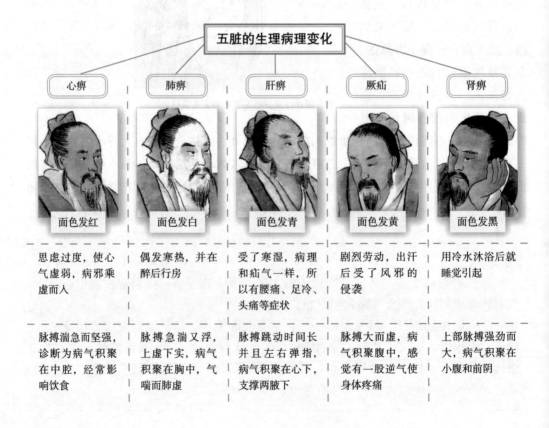

五脏的生理病理变化

心痹	肺痹	肝痹	厥疝	肾痹
面色发红	面色发白	面色发青	面色发黄	面色发黑
思虑过度，使心气虚弱，病邪乘虚而入	偶发寒热，并在醉后行房	受了寒湿，病理和疝气一样，所以有腰痛、足冷、头痛等症状	剧烈劳动，出汗后受了风邪的侵袭	用冷水沐浴后就睡觉引起
脉搏湍急而坚强，诊断为病气积聚在中腔，经常影响饮食	脉搏急湍又浮，上虚下实，病气积聚在胸中，气喘而肺虚	脉搏跳动时间长并且左右弹指，病气积聚在心下，支撑两腋下	脉搏大而虚，病气积聚腹中，感觉有一股逆气使身体疼痛	上部脉搏强劲而大，病气积聚在小腹和前阴

种病的发生是由于思虑过度致使心气虚弱，邪气趁机侵入。面部呈现白色，脉象急促而浮大的，上虚下实，所以常出现惊恐的症状，病邪积聚于胸中，迫使肺气喘，但肺气本身是虚弱的，病名叫肺痹。这种病是发寒热，并醉酒后行房事而引发的。面部呈现青色，脉象长并左右弹击手指的，是病邪积聚于心下，支撑两侧胁肋，此病名叫肝痹。这种病通常由寒湿引起，与疝的病理相同，它的症状是腰痛、足冷、头痛等。面部呈现黄色，脉象上大而虚的，是病邪积聚在腹中，有逆气产生，这个病的名字叫作厥疝，女子身上会出现这种情况，多由四肢过劳，出汗后感受风邪所致。面部呈现黑色，脉象下坚实而大，是病邪积聚在小腹与前阴，病名叫作肾痹，多因冷水沐浴后睡觉受凉而发生。

大凡诊察五色，面黄目青、面黄目赤、面黄目白、面黄目黑，皆为不死的征象，因为面带黄色，表明土气尚存。面青目赤、面赤目白、面青目黑、面黑目白、面赤目青等现象，则皆为死亡的征象，因为面色没有黄色，表明土气已经败绝。

【原文】

诊病之始，五决为纪。欲知其始，先建其母。所谓五决者，五脉也。

是以头痛巅疾，下虚上实，过在足少阴、巨阳，甚则入肾。徇蒙招尤，目冥耳聋；下实上虚，过在足少阳、厥阴，甚则入肝。腹满膜胀，支鬲胠胁，下厥上冒，过在足太阴、阳明。咳嗽上气，厥在胸中，过在手阳明、太阴，甚则入肺。心烦头痛，病在鬲中，过在手巨阳、少阴，甚则入心。

夫脉之小大滑涩浮沉，可以指别；五脏之象，可以类推；五脏相音，可以意识；五色微诊，可以目察。

能合脉色，可以万全。赤，脉之至也，喘而坚，诊曰有积气在中，时害于食，名曰心痹，得之外疾，思虑而心虚，故邪从之。白，脉之至也，喘而浮，上虚下实，惊，有积气在胸中，喘而虚，名曰肺痹，寒热，得之醉而使内也。青，脉之至也，长而左右弹，有积气在心下支胠，名曰肝痹，得之寒湿，与疝同法，腰痛足清头痛。黄，脉之至也，大而虚，有积气在腹中，有厥气，名曰厥疝，女子同法，得之疾使四支，汗出当风。黑，脉之至也，下坚而大，有积气在小腹与阴，名曰肾痹，得之沐浴清水而卧。

凡相五色，面黄目青，面黄目赤，面黄目白，面黄目黑者，皆不死也。面青目赤，面赤目白，面青目黑，面黑目白，面赤目青，皆死也。

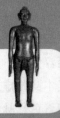

五脏别论篇：五脏分类及诊病方法

【导读】

　　本篇主要讨论了人体的五脏六腑和奇恒之腑的分类及其区别，人体内的六个奇恒之腑，与五脏六腑有着不同的功能特点，所以称为"五脏别论"。

　　本篇的主要内容有：一、论述奇恒之腑和五脏六腑功能和特点的区别；二、说明诊脉独取寸口脉象的原理；三、介绍医生诊病时的注意事项，以及"不迷信鬼神"和"不讳疾忌医"两种科学思想。

奇恒之腑和传化之腑

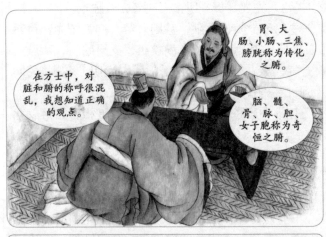

黄帝与岐伯谈论关于五腑的话题。

　　黄帝问道：我听说方士之中，有人把脑髓叫作脏，有人把肠胃叫作脏，也有的把这些都称为腑。他们的意见是相反的，却又都坚持自己的看法是正确的，我不知哪种理论是对的，希望你谈一谈这个问题。

　　岐伯回答说：脑、髓、骨、脉、胆、女子胞，这六者是感受地气而产生的，都能贮藏精血，就像大地包藏万物一样，所以它们的作用是藏而不泻，它们名叫奇恒之腑。胃、大肠、小肠、三焦、膀胱，这五者是秉承天气所生的，它们的作用是像天一样地运行周转，所以是泻而不藏的，它们受纳五脏的浊气，所以称为传化之腑。这是因为浊气不能久留在其中，而必须及时转输和排泄。此外，肛门也为五脏行使疏泻浊气，这样，水谷的糟粕就不会久留于体内了。所谓五脏，它们的功能是贮藏精气而不向外发泻，所以它们是经常地保持精气饱满，而不是一时地得到充实。六腑，它们的功能是将水谷加以传化，而不是加以贮藏，所以它们有时显得充实，但却不能永远保持盛满。之所以出现这种情况，是因为水谷入口下行，胃充实了，但肠中还是空虚的，食物再下行，肠充实了，而胃中就空虚了，这样依次传递。所以说，六腑是一时的充实，而不是持续的盛满，五脏则是持续盛满而不是一时的充实。

【原文】

　　黄帝问曰：余闻方士，或以脑髓为脏，或以肠胃为脏，或以为腑。敢问更相反，皆自谓是，不知其道，愿闻其说。

　　岐伯对曰：脑、髓、骨、脉、胆、女子胞，此六者，地气之所生也，皆藏于阴而象于地，故藏而不泻，名曰奇恒之腑。夫胃、大肠、小肠、三焦、膀胱，此五者，天气之所生也，其气象天，故泻而不藏，此受五脏浊气，名曰传化之腑，此不能久留，输泻者也。魄门亦为六腑，使水谷不得久藏。所谓五脏者，藏精气而不泻也，故满而不能实。六腑者，传化物而不藏，故实而不能满也。水谷入口，则胃实而肠虚；食下，则肠实而胃虚，故曰实而不满。

切寸口脉可以诊全身疾病的原理

　　黄帝问：诊察气口之脉，为什么能知道五脏六腑十二经脉之气呢？

　　岐伯说：胃是水谷之海，为六腑的泉源，饮食五味入口，留在胃中，经过足太阴脾的运化输转，而能充养五脏之气。脾为太阴经，主要负责输布津液，气口为手太阴肺经所过之处，也属于太阴经脉，主朝百脉，所以五脏六腑的水谷精微，都是出自胃而反映于气口的。而五气入鼻，藏留于心肺，所以心肺有了病变，则鼻为之不利。凡是治病必观察其上下的变化，审视其脉候的虚实，察看其情志精神的状态以及病情的表现。

　　对那些拘守鬼神迷信观念

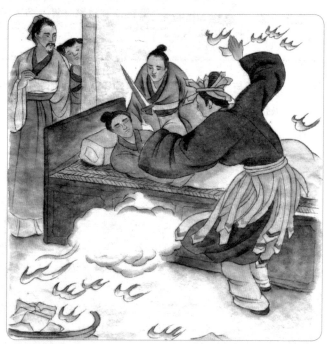

对那些深信鬼神迷信观念的人，是不能与其谈论至深的医学理论的。

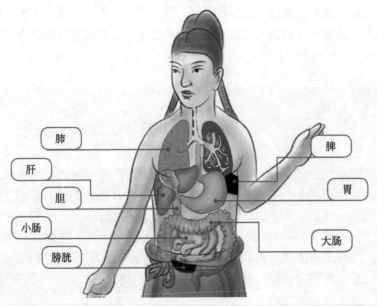

奇恒之腑	感受地气而生	贮藏精血，藏而不泻	脑、髓、骨、脉、胆、子宫	两者似腑非腑，似脏非脏，虽是相对密闭的组织器官，却并不直接接触五谷，能贮藏精气，却与五脏不同，除了胆是六腑之一之外，均不与五脏存在表里配属关系
传化之腑	秉承天气而生	受纳五脏浊气，泻而不藏	胃、大肠、小肠、三焦、膀胱、肛门	

的人，是不能与其谈论至深的医学理论的，对那些讨厌针石治疗的人，也不可能和他们讲什么医疗技巧。有病而忌讳治疗的人，他的病是治不好的，勉强治疗也收不到应有的功效。

【原文】

帝曰：气口何以独为五脏之主？

岐伯曰：胃者，水谷之海，六腑之大源也。五味入口，藏于胃，以养五脏气。气口亦太阴也，是以五脏六腑之气味，皆出于胃，变见于气口。故五气入鼻，藏于肺，肺有病，而鼻为之不利也。凡治病，必察其下，适其脉，观其志意，与其病也。

拘于鬼神者，不可与言至德；恶于针石者，不可与言至巧；病不许治者，病必不治，治之无功矣。

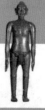

异法方宜论篇：地域气候影响治病

【导读】

　　本篇说明了由于自然环境和生活条件的不同，各地之人的体质各异，因而其发病和治疗也存在差别，所以在治疗时要了解病情，因地、因人制宜，采用不同的治疗方法，所以名为"异法方宜论"。

　　本篇的主要内容是介绍东方、西方、北方、南方和中央地区的居民各自的生活环境、生活习惯、体质特征、发病特点及与其适应的治疗方法。

不同地区疾病的治疗方法

　　黄帝问：为什么医生在治疗疾病时，对于同一种病采取不同的治疗方法，却都能使病人痊愈呢？

　　岐伯回答说：这是因为地理环境不同，而治疗方法各有所宜。比如东方地区，气候温和，是出产鱼和盐的地方。由于地处海滨而接近于水，该地区的人们大多喜欢吃鱼类和咸味食品，他们习惯居住在这个地方，以鱼盐为美食。但由于经常吃鱼类，鱼性属火，会使人体内的积热过多，过多地吃盐，因为咸能走血，会使血液受到损伤，该地区的人们，大多皮肤黝黑，肌理松疏，容易患痈疡之类的疾病。治疗

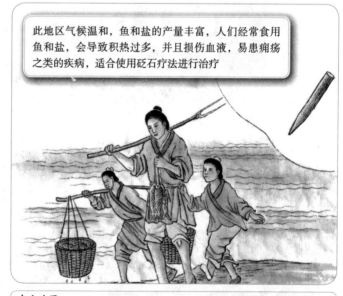

此地区气候温和，鱼和盐的产量丰富，人们经常食用鱼和盐，会导致积热过多，并且损伤血液，易患痈疡之类的疾病，适合使用砭石疗法进行治疗

东方地区

这类疾病，大多适宜用砭石刺法。因此，砭石的治病方法，也是从东方起源的。

　　西方地区，多山旷野，盛产金玉，遍地沙石。这里的自然环境像秋令之气，有一种收敛肃杀的特点。该地区的人们，依山陵而住，其地多风，水土的性质又比较刚强，而

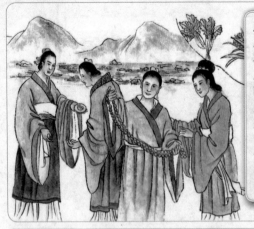

此地区盛产金玉，且遍地沙石，人们依山陵居住，食用鲜美酥酪骨肉，因此身体健壮，不易受外邪入侵，大多只是患饮食和情感方面的疾病，适合使用药物疗法进行治疗

西方地区

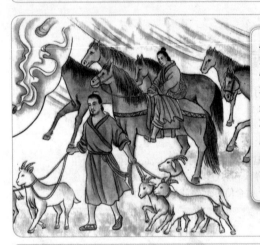

此地区环境特点为风寒冰冽，人们依山陵居住，喜欢游牧生活，经常食用牛羊的乳汁，易导致内脏受寒，并患上胀满的疾病，适合使用艾灸疗法进行治疗

北方地区

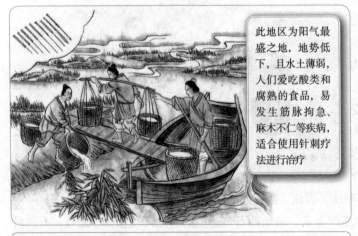

此地区为阳气最盛之地，地势低下，且水土薄弱，人们爱吃酸类和腐熟的食品，易发生筋脉拘急、麻木不仁等疾病，适合使用针刺疗法进行治疗

南方地区

他们的生活，不大考究衣服，穿毛巾，睡草席，但饮食都是鲜美酥酪骨肉之类，因此他们体态肥壮，外邪不容易侵犯他们的形体，他们发病大多发饮食、情志内伤类的疾病。治疗这类疾病宜用药物。所以，药物的疗法，是从西方起源的。

北方地区，自然气候如同冬天的闭藏气象，地形较高。人们依山陵居住，经常处在风寒冰冽的环境中。该地区的人们，喜好游牧生活，在田野临时住宿，吃的是牛羊乳汁，因此内脏受寒，容易患胀满的疾病。治疗这类疾病，宜用艾火炙灼。所以，艾火炙灼的治疗方法，是从北方起源的。

南方地区，像自然界万物长养的气候，是阳气最盛的地方，地势低下，水土薄弱，因此雾露经常聚集。该地区的人们，喜欢吃酸类和腐熟的食品，皮肤腠理致密而发红，容易发生筋脉拘急、麻木不仁等疾病。治疗这类疾病，宜用微针针刺。所以，九针的治病方法是从南方起源的。

此地区物产丰富,地形平坦而气候潮湿,人们能食用的食物种类繁多,易发生痿弱、厥逆、寒热等疾病,适合使用导引按摩法进行治疗

中央地区

中央地区,地形平坦而气候潮湿,物产丰富,所以人们的食物种类很多,生活比较安逸,这里发生的疾病,多是痿弱、厥逆、寒热等病,这些病的治疗,宜用导引按摩的方法。所以,导引按摩的治疗方法,是从中央地区推广出来的。

从以上情况来看,一个高明的医生,应当能够将这些治病方法综合起来,根据具体情况,随机应变,灵活运用,使患者得到适宜的治疗。所以,尽管治疗方法各有不同,而结果却是疾病都能痊愈。这是由于医生能够了解病情,并掌握了治疗大法。

【原文】

　　黄帝曰：医之治病也,一病而治各不同,皆愈,何也?

　　岐伯对曰：地势使然也。故东方之域,天地之所始生也,鱼盐之地。海滨傍水,其民食鱼而嗜咸,皆安其处,美其食。鱼者使人热中,盐者胜血。故其民皆黑色疏理,其病皆为痈疡。其治宜砭石,故砭石者,亦从东方来。

　　西方者,金玉之域,沙石之处,天地之所收引也。其民陵居而多风,水土刚强。其民不衣而褐荐,华食而脂肥,故邪不能伤其形体,其病生于内。其治宜毒药。故毒药者,亦从西方来。

　　北方者,天地所闭藏之域也。其地高陵居,风寒冰冽。其民乐野处而乳食,脏寒生满病。其治宜灸焫,故灸焫者,亦从北方来。

　　南方者,天地之所长养,阳之所盛处也。其地下,水土弱,雾露之所聚也。其民嗜酸而食胕,故其民皆致理而赤色,其病挛痹。其治宜微针,故九针者,亦从南方来。

　　中央者,其地平以湿,天地所以生万物也众。其民食杂而不劳,故其病多痿厥寒热。其治宜导引按蹻。故导引按蹻者,亦从中央出也。

　　故圣人杂合以治,各得其所宜,故治所以异而病皆愈者,得病之情,知治之大体也。

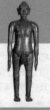

移精变气论篇：治病方法同时而异

【导读】

　　移精变气，是指通过心理调控治疗，改善病人的精神状态，从而调整其体内的气机运行并治愈疾病。因为本篇开篇讲述的是移精变气方面的内容，所以以此名篇。以开篇内容或开头的文字作为篇名，是《黄帝内经》的篇目命名方式之一。

　　本篇的主要内容有：一、通过对比，指出"移精变气"的疗法在古时有效而在当世无效的原因；二、说明色诊、脉诊在诊断上的重要意义；三、提出问诊的诊断方法，并指明其重要性。

不同时期疾病的治疗方法

　　黄帝问道：我听说古时候治病，只要转移病人的精神，改变病人气机的运行，用一种"祝由"的方法医治，病就可以好了。现在治病，要用药物从内部治疗，用针石从外部治疗，疾病还是有的能治愈，有的不能治愈，这是什么缘故呢？

　　岐伯回答说：古时候的人们，生活简单，居住在巢穴中，在禽兽之间追逐生存，寒冷的季节到了，就通过活动身体驱除寒冷，暑热来了，就到阴凉的地方躲避暑气，在内

古今疾病及治疗的不同

古人	动作以驱寒，隐居以避暑			
	在内没有眷恋羡慕的情志牵挂			
	在外没有奔走求官的劳累形役			
	邪气不侵			
	偶尔生病	转移病人的精神	用"祝由"的方法就能治愈疾病	
		改变气机的运行		
今人	不能顺从四时气候的变化	内入五脏骨髓	药物治疗内部	病势轻的会加重
	在内为忧患所牵累			
	在外为劳苦所形役	外伤五官肌肤	针石治疗外部	病势重的会死亡
	常遭虚邪贼风侵袭			

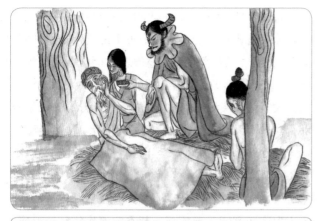

古时，用"祝由"的方法可以将病人治愈。

没有眷恋羡慕的情志牵挂，在外没有奔走求官的劳累形役，处在一个安静淡薄、不谋名利、精神内守的意境里，邪气是不可能深入侵犯的，所以既不需要用药物治其内，也不需要用针石治其外。即使有疾病的发生，只要转移病人的精神和改变气机的运行，用一种"祝由"的方法就可以治愈疾病。现在的人就不同了，在内则被忧患所牵累，在外则为劳苦所形役，又不能顺从四时气候的变化，常常遭受到"虚邪贼风"的侵袭，正气衰竭，外邪乘虚而侵犯人体，在内深入五脏骨髓，在外伤害五官肌肤，这样病势轻的就会加重，病势重的就会死亡，所以用祝由的方法就不能治愈疾病了。

【原文】

黄帝问曰：余闻古之治病，惟其移精变气，可祝由而已。今世治病，毒药治其内，针石治其外，或愈或不愈，何也？

岐伯对曰：往古人居禽兽之间，动作以避寒，阴居以避暑。内无眷慕之累，外无伸宦之形。此恬淡之世，邪不能深入也。故毒药不能治其内，针石不能治其外，故可移精变气，祝由而已。当今之世不然。忧患缘其内，苦形伤其外，又失四时之从，逆寒暑之宜，贼风数至，虚邪朝夕，内至五藏骨髓，外伤空窍肌肤，所以小病必甚，大病必死，故祝由不能已也。

色脉诊察法

黄帝说：讲得好！我想在为病人诊治时，能够洞察病人死生，明辨疾病的疑惑，如果掌握其中的要领，心中就如同有日月之光照耀一样的明了，这样的诊法可以讲给我听吗？

岐伯说：在诊法上，色和脉的诊察方法是上古帝王所珍重，先师所传授的。上古有位名医叫作僦贷季，他研究望色和切脉的道理，通达神明，能够联系到金木水火土以及四时、八风、六合，从正常的规律和异常的变化来综合分析，观察其中的变化奥妙，从而知道其中的要领。我们如果想懂得这些要领，就必须研究人的气色和脉息。气色就像太阳一样，有阴有晴，脉息就像月亮一样，有盈有亏，从气色和脉息中得其要领，就是诊病的关键。而气色的变化，与四时的脉象是相对应的，这是上古帝王所十分重视的，如果能明白原理，心领神会，就可以运用无穷。所以就能从这些观察中间掌握疾病的情况，知道去回避死亡而达到生命的安全。如果能够做到这样就可以长寿，而人们就将称奉你为"圣王"。中古时期的医生治病，大多是在疾病刚一发生就能及时治疗，先用汤液十天，以去除"八风""五痹"等病邪。如果十天不能治愈，再用草药治疗。医生能够掌握病情，处理得当，所以邪气会被制服，疾病也就会痊愈。至于后世的医生治病，就不是这样了，治病时不能根据四时的变化，不知道阴阳变化与气色、脉息的关系，也不能够辨别病情的顺逆，等到疾病已经形成了，才想用微针从外部治疗，用汤液从内部治疗。这些医术粗浅、草率愚笨的医生，还认为这样就能治愈疾病，却不知道疾病已经形成，已经无法治愈了，以至于原来的疾病没有痊愈，又因为治疗的错误，产生了新的疾病。

【原文】

帝曰：善。余欲临病人，观死生，决嫌疑，欲知其要，如日月光，可得闻乎？

岐伯曰：色脉者，上帝之所贵也，先师之所传也。上古使僦贷季，理色脉而通神明，合之金木水火土、四时、八风、六合，不离其常，变化相移，以观其妙，以知其要。欲知其要，则色脉是矣。色以应日，脉以应月，常求其要，则其要也。夫色之变化，以应四时之脉。此上帝之所贵，以合于神明也。所以远死而近生，生道以长，命曰圣王。中古之治病，至而治之。汤液十日，以去八风五痹之病，十日不已，治以草苏草荄之枝。本末为助，标本已得，邪气乃服。暮世之治病也则不然。治不本四时，不知日月，不审逆从，病形已成，乃欲微针治其外，汤液治其内，粗工兇兇，以为可攻，故病未已，新病复起。

诊治疾病的要领

黄帝说：我想听听有关临证诊治的重要道理。

岐伯说：诊治疾病的关键在于不要在色诊脉诊上出错，使用色诊法，不为疾病的假象所迷惑，这是临证诊治的重要原则。如果把病情的顺逆搞颠倒了，而治疗时不能取得病人的配合，就会使病人的神气消亡，身体受到损害。因此，当世的医生要赶快丢掉鄙陋的旧知识，努力学习望色和诊脉的新学问，积极进取，这样才能达到上古真人的地步。

黄帝说：我已听到了你讲的这些重要道理，你说的诊断疾病的关键是注重色脉，这个我已经明白了。

岐伯说：诊治疾病，还有一个关键。

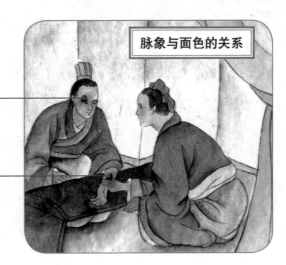

脉象与面色的关系

面青之人，脉象弦而急；
面赤之人，脉象浮大而散；
面黄之人，脉象中缓而大；
面白之人，脉象浮涩而短；
面黑之人，脉象沉濡而滑

尺肤数说明脉象数；
尺肤急说明脉象急；
尺肤缓说明脉象缓；
尺肤涩说明脉象涩；
尺肤滑说明脉象滑

黄帝问：是什么呢？

岐伯说：这个关键就是要从与病人的接触中询问病情。

黄帝问：怎样问呢？

岐伯说：选择一个安静的环境，关好门窗，与病人建立亲近融洽的关系，耐心细致地询问病情，一定要让病人毫无顾虑，能够畅所欲言，从而得知其中的真实情况，并且要观察病人的神色。神色振奋，则预后良好；神色失常，则预后不良。

黄帝说：讲得好。

【原文】

帝曰：愿闻要道。

岐伯曰：治之要极，无失色脉。用之不惑，治之大则。逆从倒行，标本不得，亡神失身。去故就新，乃得真人。

帝曰：余闻其要于夫子矣。夫子言不离色脉，此余之所知也。

岐伯曰：治之极于一。

帝曰：何谓一？

岐伯曰：一者因问而得之。

帝曰：奈何？

岐伯曰：闭户塞牖，系之病者，数问其情，以从其意。得神者昌，失神者亡。

帝曰：善。

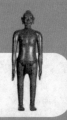

汤液醪醴论篇：五谷养生法

【导读】

　　汤液醪醴，是由五谷制成的酒类，其中清稀淡薄的叫作汤液，稠浊味浓的称为醪醴。本篇开篇讲述的是汤液醪醴方面的内容，所以以此名篇。

　　本篇的主要内容包括：一、论述汤液醪醴的制作方法和应用；二、阐述病人与医生的标本关系；三、介绍水气病的发病和治疗。

汤液醪醴的制作方法

　　黄帝问道：怎样用五谷来制作汤液及醪醴呢？

　　岐伯回答说：必须要用稻米做原料，以稻秆做燃料。因为稻米之气完备，稻秆又很坚实。

　　黄帝问：为什么这么说？

　　岐伯说：稻谷秉承天地的和气，生长在高下适宜的地方，所以得气最完备，收割在秋季，是在最适当的季节收割的，所以稻秆最坚实。

【原文】

　　黄帝问曰：为五谷汤液及醪醴奈何？

　　岐伯对曰：必以稻米，炊之稻薪。稻米者完，稻薪者坚。

　　帝曰：何以然？

　　岐伯曰：此得天地之和，高下之宜，故能至完，伐取得时，故能至坚也。

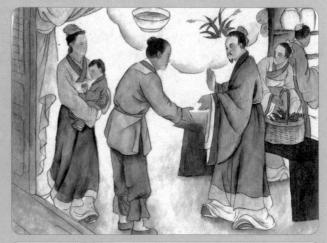

必须要用稻米做原料才能制作汤液和醪醴。

现代人需药物内服、针灸外治病才能愈

黄帝问：上古时代有医术高明的医生，制成了汤液和醪醴，虽然制作好了，却只是用来供给祭祀和宴请宾客，而不用它煎药，这是什么道理？

岐伯说：自古医术高明的医生，做好汤液和醪醴是以备万一的，因为上古太和之世，人们身心康泰，很少患病，所以虽然制成了汤液，却是放在那里不用的。到了中古时代，养生之道稍稍衰落，人们的身心比较虚弱，因此外界邪气时常能够乘虚伤人，但只要服些汤液醪醴，病也就会好的。

黄帝问：现在的人，虽然服用了汤液醪醴，病却不一定好，这是什么缘故呢？

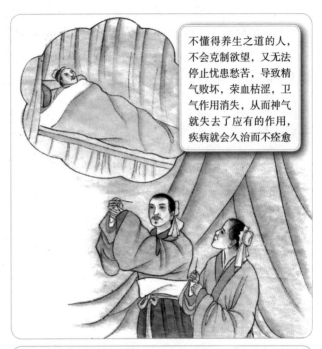

不懂得养生之道的人，不会克制欲望，又无法停止忧患愁苦，导致精气败坏，荣血枯涩，卫气作用消失，从而神气就失去了应有的作用，疾病就会久治而不痊愈

现在的人和中古时代不同，一有疾病，必须用药物内服，用砭石、针灸外治，病才能痊愈。

岐伯说：现在的人和中古时代又不同了，一有疾病，必定要用药物内服，用砭石、针灸外治，病才能痊愈。

黄帝问：病情发展到了形体败坏、气血枯竭的地步，治疗就没有办法见效了，这其中有什么道理？

岐伯说：这是因为病人的神气已经不能发挥应有的作用的关系。

黄帝问：什么叫作神气不能发挥应有的作用？

岐伯说：用针石治病，不过是一种引导血气的方法而已，主要还在于病人自身的精神志意。如果病人的神气已经衰微，志意已经散乱，即使有好的方法，神气也不能发挥应有的作用，病还是不能好。况且，现在病人的情况，是已经到了精神败坏，神气消散，荣卫气血不能再恢复的地步了。为什么病情会发展到这样的地步呢？主要是由于不懂得养生之道，放纵欲望而没有克制，忧患愁苦又不能停止，以致精气败坏，荣血枯涩，卫气作用消失，所以神气也就失去了应有的作用。对治疗措施已经没有任何反应，疾病当然就不会痊愈了。

黄帝问：疾病初起时，病情是极其轻浅隐蔽的，病邪只是潜留在皮肤内。现在，医生一看，都说是疾病已经形成，而且病情的发展和预后很不好，用针石不能治愈，吃汤药也不能达到病灶了。现在的医生都懂得治疗的方法，精通针刺和用药的技术，与病人像亲人兄弟一样亲近，每天都能听到病人声音的变化，每天都能看到病人五色的改变，可是却治不好病，这是不是没有提前治疗的缘故呢？

岐伯说：这是因为疾病的性质和病人自身是"本"，医生的治疗方法和药物为"标"；病人与医生不能很好地配合，病邪就不能驱除。说的就是这种情况啊。

【原文】

帝曰：上古圣人作汤液醪醴，为而不用，何也？

岐伯曰：自古圣人之作汤液醪醴者，以为备耳，夫上古作汤液，故为而弗服也。中古之世，道德稍衰，邪气时至，服之万全。

帝曰：今之世不必已，何也？

岐伯曰：当今之世，必齐毒药攻其中，镵石针艾治其外也。

帝曰：形弊血尽而功不立者何？

岐伯曰：神不使也。

帝曰：何谓神不使？

岐伯曰：针石，道也。精神不进，志意不治，故病不可愈。今精坏神去，荣卫不可复收。何者？嗜欲无穷，而忧患不止，精气弛坏，荣泣卫除，故神去之而病不愈也。

帝曰：夫病之始生也，极微极精，必先入结于皮肤。今良工皆称曰，病成名曰逆，则针石不能治，良药不能及也。今良工皆得其法，守其数，亲戚兄弟远近，音声日闻于耳，五色日见于目，而病不愈者，亦何暇不早乎？

岐伯曰：病为本，工为标。标本不得，邪气不服，此之谓也。

五脏阳气被遏所引起的疾病与治疗

黄帝问：有的病不是从外表皮肤发生的，而是发于五脏的阳气衰竭。水气充满皮肤，阴气旺盛至极，阴气单独留在体内，则阳气在外部耗损严重，身体浮肿，不能穿上原来的衣服，四肢肿急而影响到内脏。这是阴气格拒于内，而水气弛张于外，对这种病应当怎样治疗呢？

岐伯说：要平复水气。要根据病情衡量轻重，驱除体内的瘀血和积水，并让病人的四肢做些轻微运动，使阳气逐渐宣行，穿衣服要注意保暖，以帮助恢复体内的阳气，驱散凝聚的阴气，然后用缪刺的方法，针刺水肿的地方，放出积水以恢复原来的形态。再用发汗和利小便的方法，打开汗孔，泻出膀胱里的水液，使阴精归于平复。通过五脏阳

汤液和醪醴

名称	解释	影响
汤液	以五谷作为原料熬煮而成的清液，可以用来滋养五脏	后世方剂学家在其影响之下，发明了汤剂、酒剂；现代方药中的粳米、秫米、薏米、赤小豆等，也是直接从汤液和醪醴中发展出来的
醪醴	将五谷熬煮之后，发酵酿造而成，可以用来治疗五脏之病	

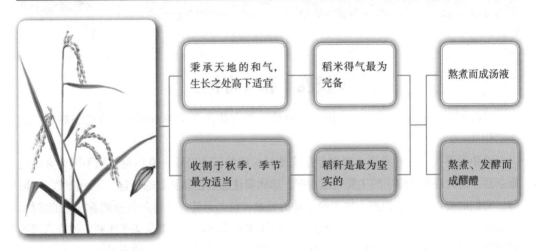

秉承天地的和气，生长之处高下适宜　→　稻米得气最为完备　→　熬煮而成汤液

收割于秋季，季节最为适当　→　稻秆是最为坚实的　→　熬煮、发酵而成醪醴

气的输布，疏通五脏的水液郁积，这样精气自然就会生成，形体也会强盛起来，骨骼与肌肉就能相辅相成，正气自然就恢复正常了。

黄帝说：讲得好。

【原文】

帝曰：其有不从毫毛而生，五脏阳以竭也。津液充郭，其魄独居，孤精于内，气耗于外，形不可与衣相保，此四极急而动中。是气拒于内，而形施于外。治之奈何？

岐伯曰：平治于权衡。去宛陈莝，微动四极，温衣，缪刺其处，以复其形。开鬼门，洁净府，精以时服。五阳已布，疏涤五脏，故精自生，形自盛，骨肉相保，巨气乃平。

帝曰：善。

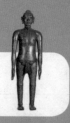

玉版论要篇：察色诊治方法

【导读】

玉版，即用玉石做成的版。玉石是中国古代的珍贵材料，古人习惯将极其重要的文献刻在玉版上。论要，即重要的论述。本篇主要讨论了揆度和奇恒的思想方法，因为这些内容极为重要，所以要刻在玉版之上。

本篇的主要内容包括：一、讲述揆度和奇恒的含义；二、介绍如何根据病色和脉象诊察疾病，确定治疗方法；三、详细说明如何运用揆度和奇恒之法来诊治疾病。

《揆度》和《奇恒》

黄帝问道：我听说揆度、奇恒这两种诊治的方法，意义各不相同，究竟怎样联系起来运用呢？

岐伯回答说：一般来讲，揆度是用来衡量疾病的深浅轻重，奇恒是辨别不同寻常的疑难杂症。请允许我从诊病的主要道理说起。诊病要注意五色和脉象的变化，至于揆度、奇恒等，它们的要点都在于把握人体生命活动的气血神机的运转。人体的气血随着四时的推移，永远向前运转而不向后逆行，如果回折了，就不能正常运转，也就失去了生机。这个道理虽然浅显，但却关乎微妙的神机，应该把它刻录在玉版上，可以与《玉机真脏论》合参。

【原文】

黄帝问曰：余闻揆度、奇恒，所指不同，用之奈何？

岐伯对曰：揆度者，度病之浅深也；奇恒者，言奇病也。请言道之至数，五色脉变，揆度奇恒，道在于一。神转不回，回则不转，乃失其机。至数之要，迫近以微，著之玉版，命曰合《玉机》。

病色在面部的表现

面容的五色变化，呈现在上下左右不同的部位，应当分别观察各自的深浅和逆顺。如果容色较浅，病情就轻，可以用五谷汤液调理，大约十天就会痊愈。如果容色较深，病情就重，就必须服用药剂治疗，大约二十一天才可以恢复。如果容色非常深，就表

明病情更加严重，必须用药酒治
疗，要经过一百天左右才能痊愈。
如果神色枯槁，面容瘦削，就表
明不能治愈，到一百天就会死亡。
除此以外，如果脉气短促而阳气
虚脱，必死无疑；温热病而精血
极虚，也一定会死亡。

面色的变化显现在上下左右，
必须掌握各自的观察要领。病色向
上移动的为逆，向下移动的为顺。
女子病色在右侧的为逆，在左侧的
为顺；男子病色在左侧的为逆，在
右侧的为顺。如果病色变化交替，
倒顺为逆，在男子是重阳，在女子
是重阴，这都是死亡的征象。如果
到了阴阳相反之际，应尽快衡量其

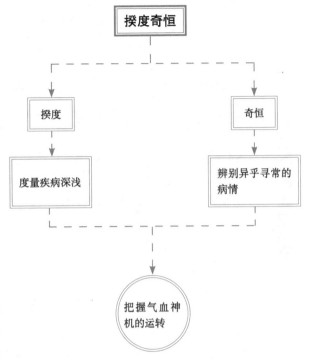

病情，果断地采用适当的治疗方法，使阴阳趋于平衡，这就在于比较正常与异常，揣度
疾病的深浅了。

【原文】

　　容色见上下左右，各在其要。其色见浅者，汤液主治，十日已。其见深者，
必齐主治，二十一日已。其见大深者，醪酒主治，百日已。色夭面脱，不治，百
日尽已。脉短气绝，死；病温虚甚，死。

　　色见上下左右，各在其要。上为逆，下为从。女子右为逆，左为从；男子左
为逆，右为从。易，重阳死，重阴死。阴阳反他。治在权衡相夺，奇恒事也，揆
度事也。

脉象与疾病

　　脉象搏击于指下，是邪盛正衰的表现，有的是痹证，有的是挛证，有的是寒热之气
交合而造成的疾病。如果脉象孤绝，说明是阳气损耗；如果脉象虚弱，而又兼有泄泻，
表明是阴血受到损伤。凡是脉象孤绝的，一定会死亡；脉象虚弱的，都可以治愈。在诊
脉时运用奇恒之法，应当从手太阴经的寸口脉上来诊察。如果所见到的脉象用四时、五

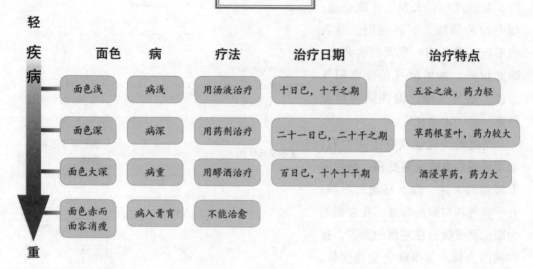

查色诊治之法

轻 疾病 重	面色	病	疗法	治疗日期	治疗特点
	面色浅	病浅	用汤液治疗	十日已，十干之期	五谷之液，药力轻
	面色深	病深	用药剂治疗	二十一日已，二十干之期	草药根茎叶，药力较大
	面色大深	病重	用醪酒治疗	百日已，十个十干期	酒浸草药，药力大
	面色赤而面容消瘦	病入膏肓	不能治愈		

行来分析，属于见于其所不胜的现象，如春见秋脉，夏见冬脉，就是"逆"，就会死亡；如果脉象属于见于其所胜的现象，如春见长夏脉，夏见秋脉，就是"顺"，预后良好。至于八风、四时之间的相互胜复，是循环往复，终而复始的，如果四时气候失常，就不能用常理来推断了。以上所述，就是揆度、奇恒的全部理论要点。

【原文】

搏脉，痹躄，寒热之交。脉孤为消气，虚泄为夺血。孤为逆，虚为从。行奇恒之法，以太阴始。行所不胜曰逆，逆则死；行所胜曰从，从则活。八风四时之胜，终而复始，逆行一过，不复可数。论要毕矣。

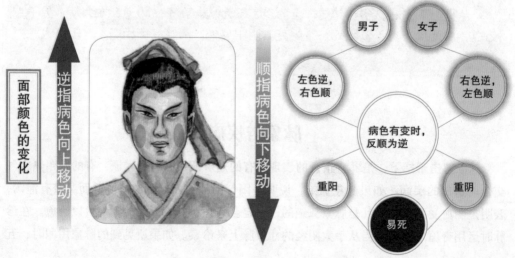

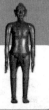

脉要精微论篇：望闻问切四诊法

【导读】

　　本篇专门阐述了各种诊断方法，特别强调了切脉和望色的重要性，并论述了脉诊的要领，这些内容丰富多彩而又精微神妙，所以名为"脉要精微论"。

　　本篇的主要内容有：一、指出针法要以平旦和持脉为常规原则；二、介绍望诊中察看睛明、五色以及脏腑、形体的方法；三、说明脉诊的方法和作用；四、说明脉象与四时的关系；五、介绍通过病人声音、大小便和梦境诊察疾病的方法；六、论述如何根据切脉部位来了解内脏的病变，并对各种脉象所主疾病进行举例说明。

诊脉的要点

　　黄帝问道：诊脉的方法是怎样的呢？

　　岐伯回答说：诊脉的时间通常是以清晨为最好，此时人还没有劳作，阳气未被扰动，阴气尚未耗散，饮食也未曾进入身体，经脉之气尚未充盛，络脉之气也平和均匀，气血未受到扰乱，因而容易诊察出有病的脉象。

　　在诊察脉搏动静变化的同时，还应观察双眼的神色，诊察五色的变化，以观察脏腑的强弱虚实及形体的盛衰，将这几个方面综合考察比较，以判断疾病的吉凶和死生。

　　脉是血液汇聚所在，而血的循行要依赖气的统率。长脉说明气血流畅和平为气治，短脉说明气不足为气病，数脉说明内心烦热，大脉说明邪气方张而病势正在向前发展，上部脉盛说明气逆于上，下部脉盛说明邪滞于下，细脉说明正气衰少，涩脉说明血少气滞。脉来时大而急速如泉水上涌，说明病势正在进展，会有危险；脉来时若有若无，微细无力，或是像弓弦猝然断绝而去，说明气血已绝，生机已断，是死亡的征兆。

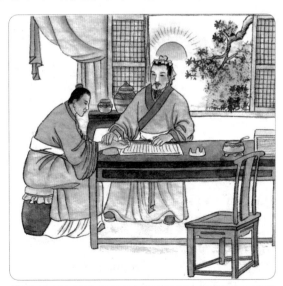

诊脉的时间通常是以清晨为最好。

脉象及其主病

长脉	正常	脉体充满寸、关、尺三部本位，长而和缓		气血流畅和平为气治
	异常	超过本位，长而洪、大、实		邪气盛实而正气亦不衰，正邪搏击
短脉	脉体不足寸、关、尺三部本位		气不足为气病	虚，气虚血少
				实，气滞血瘀
数脉	脉来急速，一息六至或以上	数而有力为实热		内心烦热
		数而无力为虚热		
大脉	正常	脉体宽大而和缓		气血充盛
	异常	大而有力则为邪热实证		病势正在向前发展
		大而无力则为虚损，气不内守		
上盛	上部脉大而有力			气逆于上，胸满气喘
下盛	下部脉大而有力			邪滞于下，腹部胀满
代脉	脉来缓弱而出现有规律的间歇			脏气衰微，其病危重
细脉	脉细如线，但应指清晰			正气衰少
涩脉	脉来不流利，往来艰涩			血少气滞
弦脉	来时若有若无，微细无力，或像弓弦猝然断绝			气血已绝，生机已断

太过与不及

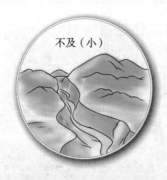

不及（小）

将经脉比作河流，不及、小即如水位不足，太过、大即如水位太高

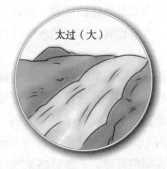

太过（大）

【原文】

黄帝问曰：诊法何如？

岐伯对曰：诊法常以平旦，阳气未动，阴气未散，饮食未进，经脉未盛，络脉调匀，气血未乱，故乃可诊有过之脉。

切脉动静而视精明，察五色，观五脏有余不足，六腑强弱，形之盛衰，以此参伍，决死生之分。

夫脉者，血之府也。长则气治，短则气病，数则烦心，大则病进。上盛则气高，下盛则气胀，代则气衰，细则气少，涩则心痛。浑浑革至如涌泉，病进而色弊；绵绵其去如弦绝，死。

从神色与面色看五脏精气

两目的精明和面部的五色，都是内脏的精气所表现出来的光华。赤色应该像白布包裹朱砂一样，红润而不显露，不应该像赭石那样，色赤带紫，没有光泽；白色应该像鹅的羽毛，白而有光泽，不应该像盐那样白而带灰暗色；青色应该青而明润如碧玉，不应该像青靛那样青而带沉暗色；黄色应该像丝包着雄黄一样，黄而明润，不应该像黄土那样，枯暗无华；黑色应该像重漆之色，光彩明润，不应该像地苍那样，枯暗如尘。假如五脏真色暴露于外，就是真气外脱了，人的寿命也就不长了。两眼精明是用来观察万物，分别黑白，审察长短的，如果长短不明，黑白不清，就是精气衰竭了。

五脏的作用是藏精气而守于内。如果邪气充盛于腹中，脏气壅满，讲话的声音重浊不清，像在室中说话一样，就是中焦湿盛的缘故；声气低微，语言不能连续，是正气虚脱的缘故；不知收拾整理衣服被子，不分亲疏远近，时而亲昵和蔼，时而恶言恶语，是神明错乱的缘故；脾胃不能藏纳水谷精气而大便失禁，是中气失守、肛门不能约束的缘故；小便失禁，是膀胱不能闭藏的缘故。如果五脏功能能够内守，人就能生存；如果五脏精气不能固藏，人就会死亡。

五府是身体强健的基础。头是精神活动的部位，如果头部低垂，目陷无光，精神就将要衰败。背是胸中脏气聚会的部位，如果背弯曲而肩下垂，胸中脏气就将要败坏。腰是肾气聚集的部位，如果不能转动，肾气就将要衰惫。膝是筋汇聚的地方，如果膝部不能屈伸，走路时屈身附体，筋的功能就将要衰惫。骨是精髓藏留

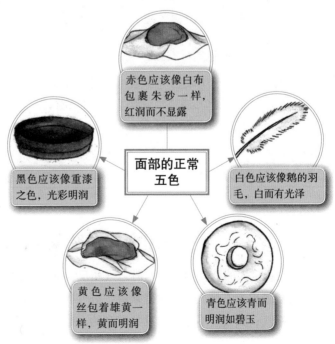

赤色应该像白布包裹朱砂一样，红润而不显露

黑色应该像重漆之色，光彩明润

面部的正常五色

白色应该像鹅的羽毛，白而有光泽

黄色应该像丝包着雄黄一样，黄而明润

青色应该青而明润如碧玉

五府是身体强健的基础

五府	主部位	致病结果	症状
头	精神活动的部位	精神将要衰败	头部低垂，目陷无光
背	胸中脏气聚会的部位	胸中脏气将要败坏	背弯曲而肩下垂
腰	肾气聚集的部位	肾气将要衰惫	不能转动
膝	筋汇聚的地方	筋的功能将要衰惫	膝部不能屈伸，走路时屈身附体
骨	精髓藏留的地方	髓虚，骨的功能将要衰惫	不能久立，走路震颤摇摆

的地方，如果不能久立，走路震颤摇摆，就是髓虚，骨的功能就将要衰惫。总之，如果五府能够恢复强健，人就可以痊愈；如果五府不能恢复强健，人就会死亡。

【原文】

　　夫精明五色者，气之华也。赤欲如白裹朱，不欲如赭；白欲如鹅羽，不欲如盐；青欲如苍璧之泽，不欲如蓝；黄欲如罗裹雄黄，不欲如黄土；黑欲如重漆色，不欲如地苍。五色精微象见矣，其寿不久也。夫精明者，所以视万物，别白黑，审短长。以长为短，以白为黑，如是则精衰矣。

　　五脏者，中之守也。中盛藏满，声如从室中言，是中气之湿也。言而微，终日乃复言者，此夺气也。衣被不敛，言语善恶，不避亲疏者，此神明之乱也。仓廪不藏者，是门户不要也。水泉不止者，是膀胱不藏也。得守者生，失守者死。

　　夫五府者，身之强也。头者，精明之府，头倾视深，精神将夺矣。背者，胸中之府，背曲肩随，府将坏矣。腰者，肾之府，转摇不能，肾将惫矣。膝者，筋之府，屈伸不能，行则偻附，筋将惫矣。骨者，髓之府，不能久立，行则振掉，骨将惫矣。得强则生，失强则死。

阴阳变化在脉象上的表现

　　岐伯说：人的脉气如果与四时之气相反，邪气胜过精气就会表现为有余，血气先已消耗就会表现为不足。按照时令来讲，脏气当旺，脉气应有余，却反见不足的，是邪气胜过了精气；脉气应不足，却反见有余的，是正不胜邪，血气消耗而邪气猖獗。这种阴阳气血不相从，邪正不相应的情况，发生的疾病名叫关格。

黄帝问：脉象是怎样顺应四时的变化而变动的呢？怎样从脉诊上知道病变的所在呢？怎样从脉诊上知道疾病的变化呢？怎样从脉诊上知道病忽然发生在内部呢？怎样从脉诊上知道病忽然发生在外部呢？您能详细为我讲解一下这五个问题吗？

岐伯说：让我讲一讲人体的阴阳升降与天地的运转循环相适应的情况吧。

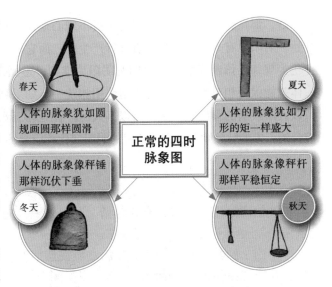

正常的四时脉象图

春天　人体的脉象犹如圆规画圆那样圆滑

冬天　人体的脉象像秤锤那样沉伏下垂

夏天　人体的脉象犹如方形的矩一样盛大

秋天　人体的脉象像秤杆那样平稳恒定

万物之外，六合之内，天地间的变化，阴阳的相应，如春天的气候温暖，发展为夏天的气候暑热，秋天的劲急之气，发展为冬天的寒杀之气。与这种四时气候的变化类似，人体的脉象也不断变化而升降浮沉。春天人体的脉象犹如圆规画圆那样圆滑，夏天人体的脉象犹如方形的矩一样盛大，秋天的脉象像秤杆那样平稳恒定，冬天的脉象像秤锤那样沉伏下垂。四时阴阳的情况也是这样，冬至到立春的四十五天，阳气微升，阴气微降；夏至到立秋的四十五天，阴气微升，阳气微降。

四时阴阳的升降是有一定的时间和规律的，人体脉象的变化也与之相应。如果脉象变化与四时阴阳不相应，就是病态，根据脉象的异常变化就可以知道病发生在哪个脏器，再根据脏气的盛衰和四时衰旺的时期，就可以判断出疾病和死亡的时间。四时阴阳变化

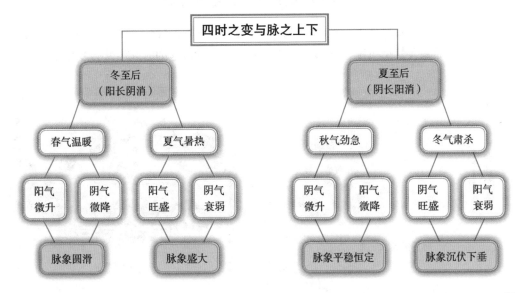

四时之变与脉之上下

冬至后（阳长阴消）

夏至后（阴长阳消）

春气温暖　夏气暑热　秋气劲急　冬气肃杀

阳气微升　阴气微降　阳气旺盛　阴气衰弱　阴气微升　阳气微降　阴气旺盛　阳气衰弱

脉象圆滑　脉象盛大　脉象平稳恒定　脉象沉伏下垂

之微妙，都在脉上有所反映，因此不可不细心地体察；诊察脉象的纲领，是从辨别阴阳开始。阴阳也有开端，它是借着五行产生的；而它的产生又有一定的法则，就是以四时变化为规律。诊断疾病时要以四时阴阳为准则，遵循四时阴阳的变化规律而没有偏离，人体就能保持相对平衡，并与天地阴阳相统一。如果真正掌握了这种看问题的诀窍，就可以判断疾病的预后和死生。所以，人的声音是和五音相应合的，人的气色是和五行相应合的，人的脉象则是和天地四时的阴阳变化相应合的。

【原文】

　　岐伯曰：反四时者，有余为精，不足为消。应太过，不足为精；应不足，有余为消。阴阳不相应，病名曰关格。

　　帝曰：脉其四时动奈何？知病之所在奈何？知病之所变奈何？知病乍在内奈何？知病乍在外奈何？请问此五者，可得闻乎？

　　岐伯曰：请言其与天运转也。万物之外，六合之内。天地之变，阴阳之应，彼春之暖，为夏之暑；彼秋之忿，为冬之怒；四变之动，脉与之上下。以春应中规，夏应中矩，秋应中衡，冬应中权。是故冬至四十五日，阳气微上，阴气微下；夏至四十五日，阴气微上，阳气微下。

　　阴阳有时，与脉为期。期而相失，知脉所分；分之有期，故知死时。微妙在脉，不可不察；察之有纪，从阴阳始。始之有经，从五行生；生之有度，四时为宜。补泻勿失，与天地如一。得一之情，以知死生。是故声合五音，色合五行，脉合阴阳。

从梦看人阴阳之气的变化

　　因此，阴气盛会梦见渡大水而恐惧，阳气盛会梦见大火烧灼，阴阳俱盛则会梦见相互残杀。上部盛会梦见飞腾，下部盛会梦见下坠，吃得过饱的时候，就会梦见赠送东西

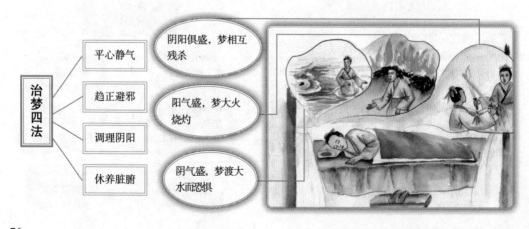

治梦四法
- 平心静气
- 趋正避邪
- 调理阴阳
- 休养脏腑

阴阳俱盛，梦相互残杀

阳气盛，梦大火烧灼

阴气盛，梦渡大水而恐惧

给别人，饥饿时就会梦见去获取东西。肝气盛，做梦就会好发怒气；肺气盛，做梦就会悲哀啼哭。如果腹内短虫多，就会梦见众人集聚；腹内长虫多，则会梦见打架受伤。

【原文】
　　是知阴盛则梦涉大水恐惧，阳盛则梦大火燔灼，阴阳俱盛则梦相杀毁伤。上盛则梦飞，下盛则梦堕，甚饱则梦予，甚饥则梦取。肝气盛则梦怒，肺气盛则梦哭。短虫多则梦聚众，长虫多则梦相击毁伤。

诊脉的原理

　　因此，诊脉要有一定的方法和要诀，必须虚心静气，才能保证诊断的正确。脉象随着季节的不同而不同。春天的脉应该上浮在外，好像鱼浮游于水波之中；夏天的脉在皮肤中，洪大而盛，充满指下，就像夏天万物生长的茂盛状态；秋天的脉在皮肤之下，就像蛰虫将要伏藏；冬天的脉沉伏在骨，就像冬眠之虫闭藏不出，人们也都深居简出一样。所以说：要知道内脏的情况，可以从脉象上区别出来；要知道外部经气的情况，可从经脉循行的经络上诊察来推究致病的根源。以上这春、夏、秋、冬、内、外六个方面，就是诊脉的法则。

　　心脉搏击有力而长，说明心经邪盛，火盛气浮，会出现舌头卷曲而不能言语的症状；如果脉象软而散乱，则是刚脉渐转柔和，等营卫之气循环一周后，疾病就会痊愈。肺脉搏动有力而长，说明火邪犯肺，会出现痰中带血；如果脉象软而散乱，属于肺脉不足，会出现汗出不止的病证，在这种情况下，不能再用发散的方法治疗。肝脉搏动有力而长，面色就会发青，如果不发青，说明病不是从内部产生的，而是跌坠或搏击受伤，因瘀血积于胁下，妨碍了肺气的升降，使人喘逆；如果脉象软而散乱，面目颜色有光泽，就是溢饮病，这是因为口渴暴饮，水不化气，以致水气容易流入肌肉皮肤之间、肠胃之外而引起的。胃脉搏动有力而长，面色发赤，会出现大腿疼痛，像折断了一样；如果脉象软而散乱，则说明胃气不足，这是食痹病。脾脉搏击有力而长，面色发黄，是脾气不运，症状是少气无力；如果脉象软而散乱，面色没有光泽，就是脾虚，不能运化水湿，会出现足胫浮肿，好像水肿病的样子。肾脉搏击坚定有力而长，面部黄里透红，说明心脾之邪盛而侵犯肾，使肾受损，病症是腰疼严重，好像折断了一样；如果脉象软而散乱，则表明精血虚少，身体不能恢复健康。

　　黄帝问：诊脉时，如果心脉劲急，是什么病？病的症状是怎样的呢？

　　岐伯说：这种病名叫心疝，少腹部位一定有症状出现。

　　黄帝问：这是什么道理呢？

　　岐伯说：心为阳脏，心与小肠相表里，脏病下移传到腑，小肠受其影响而引起疝痛，所以少腹部会出现症状。

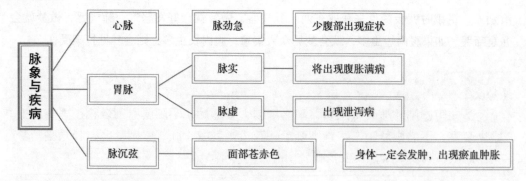

黄帝问：诊察到胃脉有病，会出现什么病变呢？

岐伯说：胃脉实表明邪气有余，将出现腹胀满病；胃脉虚表明胃气不足，将出现泄泻病。

【原文】

是故持脉有道，虚静为保。春日浮，如鱼之游在波；夏日在肤，泛泛乎万物有余；秋日下肤，蛰虫将去；冬日在骨，蛰虫周密，君子居室。故曰：知内者按而纪之，知外者终而始之。此六者，持脉之大法。

心脉搏坚而长，当病舌卷不能言；其耎而散者，当消环自已。肺脉搏坚而长，当病唾血；其耎而散者，当病灌汗，至今不复散发也。肝脉搏坚而长，色不青，当病坠若搏，因血在胁下，令人喘逆；其耎而散，色泽者，当病溢饮，溢饮者，渴暴多饮，而易入肌皮肠胃之外也。胃脉搏坚而长，其色赤，当病折髀；其耎而散者，当病食痹。脾脉搏坚而长，其色黄，当病少气；其耎而散，色不泽者，当病足胻肿，若水状也。肾脉搏坚而长，其色黄而赤者，当病折腰；其耎而散者，当病少血，至今不复也。

帝曰：诊得心脉而急，此为何病？病形何如？

岐伯曰：病名心疝，少腹当有形也。

帝曰：何以言之？

岐伯曰：心为牡脏，小肠为之使，故曰少腹当有形也。

帝曰：诊得胃脉，病形何如？

岐伯曰：胃脉实则胀，虚则泄。

疾病的形成与演变

黄帝问：疾病的形成及其发展变化又是怎样的呢？

岐伯说：感受风邪，可变为寒热病；热邪滞留过久，就成为消中病；气逆上而不止，会成为癫痫病；风气通于肝，风邪经久不愈，木邪侮土，会出现飧泄病；风邪侵入血脉，长久停留则成为疠风病。疾病的发展变化多端，不可胜数。

黄帝问：各种痈肿、筋挛、骨痛的病变，是怎样产生的呢？

岐伯说：这都是因为寒气聚集和八风邪气侵犯人体而发生的变化。

黄帝问：怎样进行治疗呢？

岐伯说：这是四时偏胜的邪气所引起的病变，根据五行相胜的规律去治疗就会痊愈。

【原文】

帝曰：病成而变，何谓？

岐伯曰：风成为寒热，瘅成为消中，厥成为巅疾，久风为飧泄，脉风成为疠。病之变化，不可胜数。

帝曰：诸痈肿筋挛骨痛，此皆安生？

岐伯曰：此寒气之钟，八风之变也。

帝曰：治之奈何？

岐伯曰：此四时之病，以其胜治之，愈也。

旧病和新病的判断

黄帝问：有旧病从五脏发动，因而影响到脉色而发生变化，怎样区别它是旧病还是新病呢？

岐伯说：你问得很详细啊！只要验看脉色，就可以区别开来。脉虽小而面色正常的，是新病；脉正常而面色不正常的，是旧病；脉象与气色都不在正常状态的，也是旧病；脉象与面色都正常的，是新病。脉见沉弦，是肝脉与肾脉并至，如果面部是苍赤色的，就是有毁伤瘀血导致的。外部不见血或见血，身体一定会发肿，就如同被湿邪侵犯或被水气中伤的现象，是瘀血肿胀。

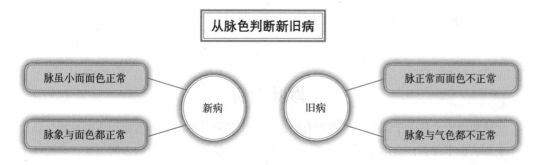

从脉色判断新旧病

脉虽小而面色正常 — 新病 — 脉正常而面色不正常

脉象与面色都正常 — 新病 — 旧病 — 脉象与气色都不正常

【原文】

帝曰：有故病，五脏发动，因伤脉色，各何以知其久暴之病乎？

岐伯曰：悉乎哉问也！征其脉小，色不夺者，新病也；征其脉不夺，其色夺者，此久病也；征其脉与五色俱夺者，此久病也；征其脉与五色俱不夺者，新病也。肝与肾脉并至，其色苍赤，当病毁伤，不见血，已见血，湿若中水也。

尺肤诊脉法

尺脉两旁的内侧可以诊候季胁部。外侧诊候肾脏，中间诊候腹部。关部脉的左手外侧诊候肝脏，内侧诊候膈部，右手的外侧诊候胃腑，内侧诊候脾脏。寸部脉右手外侧诊候肺脏，内侧诊候胸中，左臂外侧诊候心脏，内侧诊候膻中。前可以诊候病人的胸腹部，后可以诊候病人的肩背之后。以按寸部脉的手指向上移动，可以诊候胸部与喉中的疾病；以按尺部脉的手指向下移动，可以诊候少腹、腰、股、膝、胫、足等处的疾病。

尺肤疹法

对于我国古代特有的诊病方法尺肤诊，《内经》做了较多论述。尺肤诊法诊察病理变化，主要是通过触按、观察尺部即手前臂由腕至肘的肌肤的张力与弹性强度，以及润泽与寒热情况，根据其所显示的缓急、滑涩、冷热、浮沉等方面的表现，对疾病的阴阳、虚实、寒热、表里等病理变化做出推测

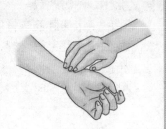

尺肤切诊示意图

【原文】

尺内两傍，则季胁也。尺外以候肾，尺里以候腹。中附上，左外以候肝，内以候鬲；右外以候胃，内以候脾。上附上，右外以候肺，内以候胸中；左外以候心，内以候膻中。前以候前，后以候后。上竟上者，胸喉中事也，下竟下者，少腹、腰、股、膝、胫、足中事也。

诊脉查病

脉象洪大，是由于阴精不足而阳有余，是热中之病。脉象来时迅疾而去时徐缓，是由于上部实而下部虚，会出现厥逆、癫仆一类的疾病。脉象来时徐缓而去时急疾，是由于上

部虚而下部实，容易产生疠风一类的疾病。患这种病的原因，是阳气虚而失去了捍卫的功能，从而感受邪气而发病。两手脉都沉细而数的，是少阴经经气逆乱的疾病。如果脉象沉细数而散乱，就是阴血亏损，容易出现阴虚阳亢的虚劳寒热病。脉浮而散乱，容易产生眩晕仆倒的疾病。

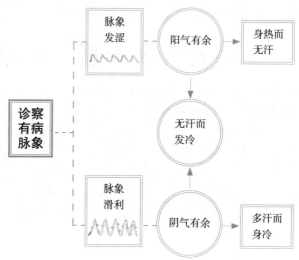

如果脉象浮而不躁急，表示病邪在阳分，容易出现发热的症状，疾病在足三阳经；如果脉象浮而躁急，则病在手三阳经。如果脉象细而沉，表示病在阴分，症状为骨节疼痛，疾病在手三阴经；如果脉象细沉而静，表示病在足三阴经。如果脉搏跳动几次就出现一次停歇，说明病在阳分，这是阳热郁滞的脉象，会出现泄利或大便带脓血的疾病。诊察到各种有病的脉象而切按时，如果脉象发涩，说明阳气有余；脉象滑利，说明阴气有余。阳气有余就会身热而无汗；阴寒有余就会多汗而身冷；阴气阳气都有余，就会无汗而发冷。如果按脉时轻按不见脉动，重按才见脉象沉而不浮，说明病在内而不在外，是心腹有积聚病。如果按脉时重按不见脉动，轻按才见脉象浮而不沉，说明病在外而不在内，是身体发热之证。如果诊脉时，只有上部有搏动，下部则脉象虚弱，就是上实下虚，就会出现腰足清冷的疾病。如果诊脉时，只有下部有搏动，上部则脉象虚弱，就是上虚下实，就会出现头项疼痛的疾病。如果重按到骨头才感觉到虚弱的脉动，表明阳气不足，会出现腰脊疼痛及身体的痹证。

【原文】

粗大者，阴不足阳有余，为热中也。来疾去徐，上实下虚，为厥巅疾。来徐去疾，上虚下实，为恶风也。故中恶风者，阳气受也。有脉俱沉细数者，少阴厥也。沉细数散者，寒热也。浮而散者，为眴仆。

诸浮不躁者，皆在阳，则为热，其有躁者在手。诸细而沉者，皆在阴，则为骨痛，其有静者在足。数动一代者，病在阳之脉也，泄及便脓血。诸过者切之，涩者，阳气有余也；滑者，阴气有余也。阳气有余，为身热无汗；阴气有余，为多汗身寒；阴阳有余，则无汗而寒。推而外之，内而不外，有心腹积也。推而内之，外而不内，身有热也。推而上之，上而不下，腰足清也；推而下之，下而不上，头项痛也。按之至骨，脉气少者，腰脊痛而身有痹也。

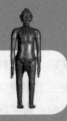

平人气象论篇：健康的脉象

【导读】

　　平人，即气血平和、健康无病的平常之人。气象，指脉气和脉象。本篇主要论述平人的脉动情况，以及各种疾病的脉象和诊察方法，故以此名篇。

　　本篇的主要内容有：一、介绍五脏的平脉、病脉和死脉的脉象，并指出人的脉气以胃气为本；二、论述各种脉象主病的情况。

从脉象和呼吸看人的健康程度

　　黄帝问道：正常人的脉象是怎样的呢？

　　岐伯回答说：正常人呼一次气，脉跳动两次，吸一次气，脉也跳动两次，一呼气一吸气，叫作一息。另外，呼气和吸气之间脉搏又跳动一次，这样一息之内共有五次搏动，闰以太息，就是正常人的脉象。正常人就是健康无病的人。诊脉的法则，通常是用无病的人的呼吸情况，来诊测病人的脉息。医生如果无病，就可以调匀自己的呼吸来计算病人的脉搏次数，这就是诊脉的法则。

　　人呼一次气，脉搏只跳动一次；吸一次气，脉搏也只跳动一次，就是气虚的现象。人呼一次气，脉搏就跳动三次，吸一次气，脉搏也跳动三次并且躁急，尺部皮肤发热，就是得了温病；尺肤不热，脉搏往来流利，就是得了风病。如果人呼一次气，脉搏跳动在四次以上，就是死脉，脉搏断绝不至的是死脉，脉搏散乱无序、忽慢忽快的也是死脉。

呼吸与脉象的关系

呼吸次数	脉象情况	人体表象
呼吸各一次	一息之内共有五次搏动	正常
呼吸各一次	一息之内共两次搏动	气虚
呼吸各一次	一息之内共六次搏动，脉搏躁急并且尺肤发热	温病
呼吸各一次	一息之内共六次搏动，脉搏流利并且尺肤不热	风病
呼气一次	搏动在四次以上	死证

【原文】

　　黄帝问曰：平人何如？

　　岐伯对曰：人一呼脉再动，一吸脉亦再动。呼吸定息脉五动，闰以太息，命曰平人。平人者不病也。常以不病调病人，医不病，故为病人平息，以调之为法。

　　人一呼脉一动，一吸脉一动，曰少气。人一呼脉三动，一吸脉三动而躁，尺热曰病温，尺不热脉滑曰病风。人一呼脉四动以上曰死，脉绝不至曰死，乍疏乍数曰死。

脉象与胃气的关系

　　人的正常脉气来源于胃，胃气就是平人脉息的正常之气。人的脉息如果没有胃气，叫作逆象，有逆象就会致死。

　　春天的脉象，弦中带有柔和的胃气，叫作平脉；如果弦多而胃气少，就是肝病。如果只有弦脉而无胃气，就要死亡；如果虽有胃气，却兼见毛脉，可以预知等到秋天就要生病；如果毛脉太甚，就会立即生病。春天是五脏的真气散发于肝，肝脏是藏筋膜之气的。

　　夏天的脉象，钩中带有柔和的胃气，叫作平脉；如果钩多而胃气少，就是心脏有病。如果只见钩脉而无胃气，就要死亡；如果虽有胃气，却兼见石脉，可以预知等到冬天就要生病；如果石脉太甚，就会立即生病。夏天是五脏真气通于心，心是藏血脉之气的。

　　长夏的脉象，微软弱而有冲和胃气的，叫作平脉；如果弱多而冲和的胃气少，就是脾脏有病。如果只见弱脉而无冲和的胃气，就要死亡；如果软弱脉中，兼见石脉，可以预知到了冬天就要生病；如果石脉太甚，就会立即生病。长夏的五脏真气濡润于脾，脾是藏肌肉之气的。

　　秋季的脉象，微毛而有冲和胃气的，叫作平脉；如果毛多而胃气少，就是肺脏有病。如果只见毛脉而无胃气，就会死亡；如果毛脉中兼见弦脉，可以预知等到春天就会生病；如果弦脉太甚，就会立即生病。秋天五脏真气高藏于肺，肺脏是藏皮毛之气的。

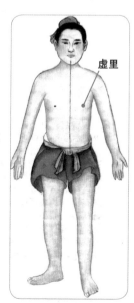

虚里

　　冬季的脉象，沉石而有冲和胃气的，叫作平脉；如果石多而冲和的胃气少，就是肾脏有病。如果只见石脉而无胃气，就要死亡；如果沉石脉中兼见钩象，可以预知等到夏天就要生病；如果钩脉太甚，就会立即生病。冬季五脏真气藏于肾，肾脏是藏骨髓之气的。

　　胃经的大络，叫作虚里。它贯通膈而上络于肺，从左乳下出现，它跳动时可以在衣服外面看见，这是脉的宗气。如果跳动极快并且中间有停歇，就是病在膻中的征象；如果跳动迟缓而有位置横移，表明有积滞；如果脉绝而不至，就要死亡。如果乳下虚里处脉搏跳动剧烈，带动衣服也振动，就是宗气外泄的现象。

【原文】

　　平人之常气禀于胃，胃者，平人之常气也。人无胃气曰逆，逆者死。

　　春胃微弦曰平，弦多胃少曰肝病。但弦无胃曰死，胃而有毛曰秋病，毛甚曰今病。脏真散于肝，肝藏筋膜之气也。

　　夏胃微钩曰平，钩多胃少曰心病。但钩无胃曰死，胃而有石曰冬病，石甚曰

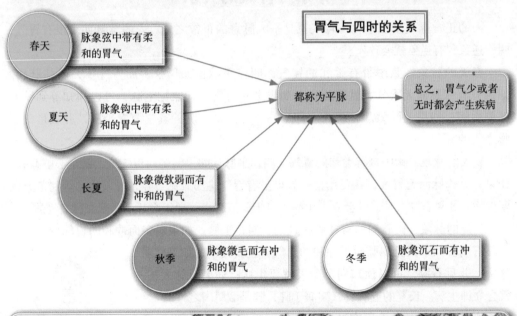

胃气与四时的关系

春天 → 脉象弦中带有柔和的胃气

夏天 → 脉象钩中带有柔和的胃气

长夏 → 脉象微软弱而有冲和的胃气

秋季 → 脉象微毛而有冲和的胃气

冬季 → 脉象沉石而有冲和的胃气

都称为平脉 → 总之，胃气少或者无时都会产生疾病

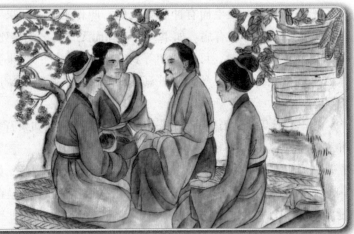

脉有胃气，则为平脉，脉少胃气，则为病变，脉无胃气，则属真脏脉，或为难治或不治之征象，故知晓脉有无胃气对判断疾病凶吉预后有重要的意义。脉有胃气的表现是指下具有从容、徐和、软滑的感觉。平人脉象不浮不沉，不疾不徐，来去从容，节律一致，是为有胃气。

今病。脏真通于心，心藏血脉之气也。

　　长夏胃微软弱曰平，弱多胃少曰脾病。但弱无胃曰死，软弱有石曰冬病，石甚曰今病。脏真濡于脾，脾藏肌肉之气也。

　　秋胃微毛曰平，毛多胃少曰肺病。但毛无胃曰死，毛而有弦曰春病，弦甚曰今病。脏真高于肺，肺藏皮毛之气也。

　　冬胃微石曰平，石多胃少曰肾病。但石无胃曰死，石而有钩曰夏病，钩甚曰今病。脏真下于肾，肾藏骨髓之气也。

　　胃之大络，名曰虚里。贯鬲络肺，出于左乳下，其动应手，脉宗气也。盛喘数绝者，则病在中；结而横，有积矣；绝不至曰死。乳之下，其动应衣，宗气泄也。

寸口脉与疾病

　　切脉要懂得寸口脉的太过和不及。寸口脉应指而短，会出现头痛的症状。寸口脉应指而长，会出现足胫痛的症状。寸口脉应指短促有力，有上无下，会出现肩背痛的症状。寸口脉应指沉而坚实，说明疾病在内部。寸口脉轻浮而洪大，说明疾病在外部。寸口脉沉而微弱，会出现寒热及疝瘕积聚小腹痛等病。寸口脉沉紧并有横斜的形状，表明胁下或腹中有积块作痛。寸口脉沉而急促，会出现寒热病。脉象盛滑而坚的，病邪在外部的六腑；脉象小实而坚的，病邪在内部的五

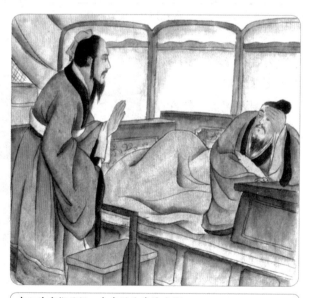

寸口脉应指而短，会出现头痛的症状。

脏。脉象小弱而涩，说明是久病；脉象浮滑而急促，说明是新病。脉象绷急的，会出现疝瘕小腹作痛。脉象滑利的，是风病。脉象涩滞的，是痹病。脉象迟缓而滑利的，是热中病。脉象盛大而坚的，会出现腹胀。总之，如果脉象和四时的阴阳属性一致，比如阳病在阳脉，阴病在阴脉，病就容易痊愈；如果脉象和四时的阴阳属性相反，比如阳病在阴脉，阴病在阳脉，病就很难治愈。脉象与四时相应为顺，即使患病，也无危险；如果脉象与四时相反，病就难以痊愈了。

寸口脉反常脉象

寸口脉应指变化	病症	寸口脉应指变化	病症
短	头痛	小实而坚	病邪在内部的五脏
长	足胫痛	小弱而涩	久病
短促有力，有上无下	肩背痛	浮滑而急促	新病
沉而坚实	病在内部	绷急	疝瘕小腹作痛
轻浮而洪大	病在外部	滑利	风病
沉而微弱	寒热及疝瘕积聚、小腹痛	涩滞	痹病
沉紧而有横斜状	胁下或腹中有积块	迟缓而滑利	热中病
沉而急促	寒热病	盛大而坚	腹胀病
盛滑而坚	病邪在外部的六腑		

臂上有多处青筋暴露，是失血造成的。尺肤和缓而脉象艰涩，是气血不足的表现，容易出现疲惫倦怠、卧床不起的情况。尺肤发热而脉象洪大，说明火旺盛于内，会造成脱血。尺肤涩滞而脉象滑利，表明阳气有余，会出现多汗的症状。尺肤寒而脉象细，表明阴寒之

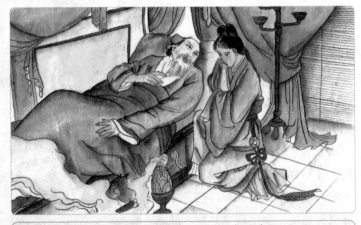
经常出现疲惫倦怠、卧床不起的情况，是气血不足的表现。

气过盛，会出现腹泻的症状。脉象粗大而尺肤常热，是阴盛于内的表现，容易发生热中病。

【原文】

欲知寸口太过与不及。寸口之脉中手短者，曰头痛。寸口脉中手长者，曰足胫痛。寸口脉中手促上击者，曰肩背病。寸口脉沉而坚者，曰病在中。寸口脉浮而盛者，曰病在外。寸口脉沉而弱，曰寒热及疝瘕少腹痛。寸口脉沉而横，曰胁

下有积，腹中有横积痛。寸口脉沉而喘，曰寒热。脉盛滑坚者，曰病在外。脉小实而坚者，曰病在内。脉小弱以涩，谓之久病。脉滑浮而疾者，谓之新病。脉急者，曰疝瘕少腹痛。脉滑曰风，脉涩曰痹。缓而滑曰热中。盛而紧曰胀。脉从阴阳，病易已；脉逆阴阳，病难已。脉得四时之顺，曰病无他；脉反四时及不间脏，曰难已。

臂多青脉，曰脱血。尺脉缓涩，谓之解㑊安卧。尺热脉盛，谓之脱血。尺涩脉滑，谓之多汗。尺寒脉细，谓之后泄。脉尺粗常热者，谓之热中。

真脏脉的死亡日期规律

如果肝的真脏脉出现，到庚辛日就会死亡；心的真脏脉出现，到壬癸日就会死亡；脾的真脏脉出现，到甲乙日就会死亡；肺的真脏脉出现，到丙丁日就会死亡；肾的真脏脉出现，到戊己日就会死亡。这就叫作真脏脉出现，都会死亡。

颈部脉出现非正常搏动，并见喘咳症状的，是水肿病。眼泡浮肿如卧蚕形状的，也是水肿病。小便颜色黄赤且喜卧的，是黄疸病。进食后很快有饥饿感的，是胃疸病。面部浮肿是由风邪造成的风水病，足胫浮肿是由水湿引起的水肿病。眼珠发黄的，是黄疸病。女子两手少阴脉搏动明显，是怀孕的征象。

【原文】

肝见庚辛死；心见壬癸死；脾见甲乙死；肺见丙丁死；肾见戊己死。是谓真脏见，皆死。

颈脉动喘疾咳，曰水。目裹微肿，如卧蚕起之状，曰水。溺黄赤安卧者，黄疸。已食如饥者，胃疸。面肿曰风，足胫肿曰水，目黄者曰黄疸。妇人手少阴脉动甚者，妊子也。

逆四时的脉象

脉象有与四时相应的，也有不相应的。在某个季节不出现该有的脏脉形，却反而出现其他季节的脏脉，如春夏的脉反而瘦小，秋冬的脉反而浮大，就叫作逆四时。风热的脉象应该躁浮，反而沉静；泄泻脱血的病，脉象应该虚细，反而实大；病在内的，脉象应该实，反而虚；病在外的，脉象应该浮滑，反而坚涩。这些脉象相反的病都很难治愈，是因为违反了四时。

人的生命以水谷为根本，所以断绝了水谷，就会死亡。脉没有胃气，也会死亡。所谓没有胃气，就是仅见真脏脉，而没有冲和胃气。所谓脉无冲和胃气，就是肝脉不见弦象，肾脉不见石象。

少阳主时的正月、二月，脉象是乍密乍疏，乍短乍长的；阳明主时的三月、四月，脉象是浮大而短的；太阳主五月、六月，这时的脉象是洪大而长的。

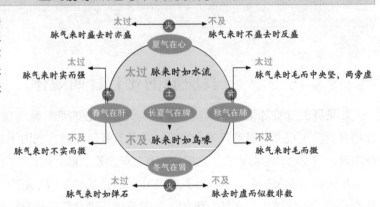

四时脉象太过与不及的表现

正常的四季脉象应为春弦、夏钩、秋毛、冬石。但是有时候也会出现太过与不及的情况，太过会表现为体表的疾病，不及会表现为体内的疾病。

火
太过 脉气来时盛去时亦盛　　不及 脉气来时不盛去时反盛
夏气在心
太过 脉气来时实而强　　太过 脉气来时毛而中央坚，两旁虚
木　土　金
太过 脉来时如水流
春气在肝　长夏气在脾　秋气在肺
不及 脉来时如鸟喙
不及 脉气来时不实而微　　不及 脉气来时毛而微
冬气在肾
太过 脉气来时如弹石　　不及 脉去时虚而似数非数
火

【原文】

脉有逆从四时，未有脏形，春夏而脉瘦，秋冬而脉浮大，命曰逆四时也。风热而脉静；泄而脱血脉实；病在中，脉虚；病在外，脉涩坚者。皆难治，命曰反四时也。

人以水谷为本，故人绝水谷则死。脉无胃气亦死。所谓无胃气者，但得真脏脉，不得胃气也。所谓脉不得胃气者，肝不弦，肾不石也。

少阳脉至，乍数乍疏，乍短乍长；阳明脉至，浮大而短；太阳脉至，洪大以长。

五脏的常脉、病脉和死脉

正常的心脉来时，像一颗颗连珠，连续不断地流转，如琅玕美玉一样圆滑，这叫平脉，夏季的脉象以胃气为本，应当柔和而微钩。如果心脏有病，脉来时就非常急促，带有微曲之象，就叫病脉。脉来时如果前面弯曲后面端直，好像手握带钩一样坚实，毫无和缓之象，就是死脉。

正常的肺脉来时，轻浮虚软，像吹榆叶一样，这是平脉，秋季以胃气为本，应当柔和而微毛。脉来时如果不上不下，像触摸鸡毛一样滞涩，就是病脉。脉来时如果像草浮在水上，又像风吹羽毛，轻浮无根，漂浮不定，就是死脉。

五脏的平脉、病脉和死脉

脉名	平脉	病脉	死脉
心脉	连续不断如连珠，圆滑如琅玕	急促而带有微曲之象	前曲后直，如手握带钩
肺脉	轻浮虚软，如吹榆叶	不上不下，如摸鸡毛	如草浮水上，如风吹羽毛
肝脉	长软如长竿末梢	坚实滑利，坚硬绵长	急而有劲，强硬而绷急
脾脉	从容轻缓，节奏均匀	充实而急数	硬如鸟喙，快如鸟跃
肾脉	连绵不断而圆滑，坚实有根	越来越坚硬，如牵葛藤	急促散乱，而又坚硬

正常的肝脉来时，像举起的长竿末梢一样长软，这是平脉，春季的脉象以胃气为本，应当柔和而微弦。脉来时如果坚实滑利，像抚摩长竿一样坚硬绵长，就是病脉。脉来时如果急而有劲，像新张的弓弦一样强硬而绷急，就是死脉。

正常的脾脉来时，从容轻缓、节律均匀，像鸡爪踏地一样徐缓，这是平脉，长夏季节的脉象以胃气为本，应当舒缓。脉来时如果充实而急数，像鸡往来急走一样急促，就是病脉。脉来时如果像鸟雀的喙一样坚硬，像鸟雀的跳跃一样快速，像屋顶漏水一样时断时续，像水流一样一去不返，就是死脉。

正常的肾脉来时，连绵不断而圆滑，按压时感觉坚实有根，这是平脉，冬季的脉象以胃气为本，应当柔和而微石。脉来时如果如同牵引葛藤一样越来越坚硬，就是病脉。脉来时如果像两人争夺绳索一样急促而散乱，又像用手指弹击手头一样坚硬，就是死脉。

【原文】

夫平心脉来，累累如连珠，如循琅玕，曰心平，夏以胃气为本。病心脉来，喘喘连属，其中微曲，曰心病。死心脉来，前曲后居，如操带钩，曰心死。

平肺脉来，厌厌聂聂，如落榆荚，曰肺平，秋以胃气为本。病肺脉来，不上不下，如循鸡羽，曰肺病。死肺脉来，如物之浮，如风吹毛，曰肺死。

平肝脉来，耎弱招招，如揭长竿末梢，曰肝平，春以胃气为本。病肝脉来，盈实而滑，如循长竿，曰肝病。死肝脉来，急益劲，如新张弓弦，曰肝死。

平脾脉来，和柔相离，如鸡践地，曰脾平。长夏以胃气为本。病脾脉来，实而盈数，如鸡举足，曰脾病。死脾脉来，锐坚如鸟之喙，如鸟之距，如屋之漏，如水之流，曰脾死。

平肾脉来，喘喘累累如钩，按之而坚，曰肾平，冬以胃气为本。病肾脉来，形如引葛，按之益坚，曰肾病。死肾脉来，发如夺索，辟辟如弹石，曰肾死。

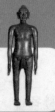

玉机真脏论篇：四季脉象与五脏疾病

【导读】

　　玉机，指可以窥探天道的神机，引申为重要之意。真脏，指脉来无胃气的真脏脉，真脏脉出现，为死证。

　　本篇的主要内容包括：一、论述五脏脉与四时的关系；二、说明疾病的传变顺序，但情志之病或猝发之病除外；三、指出病邪侵入是由浅入深的，要及时治疗，否则会预后不良；四、讲述真脏脉出现预决死期的表现和道理；五、说明要结合气候和环境诊察疾病，并及时治疗；六、介绍五实和五虚的症状和预后。

四季的脉象

　　黄帝问道：春季的脉象如弦，怎样才算是弦？

　　岐伯回答说：春脉通于肝脏，属东方之木，在这个季节里，万物开始生长，因此脉气来时，软弱轻虚而滑利，端直而长，所以叫作弦。如果脉象与此相反，就是病脉。

　　黄帝问：怎样算是相反呢？

　　岐伯说：脉气来时，应指坚实有力，叫作太过，表明疾病在外部；脉气来时微弱不实，叫作不及，表明疾病在内部。

　　黄帝问：春脉太过与不及，会发生怎样的病变？

　　岐伯说：太过会使人记忆力衰退，精神恍惚，头昏目眩，并引发巅顶疾病；不及会使人胸部作痛，牵连背部出现疼痛，往下则引起两侧胁胠部位胀满。

　　黄帝说：讲得好！

　　黄帝问：夏季的脉象如钩，怎样才算是钩？

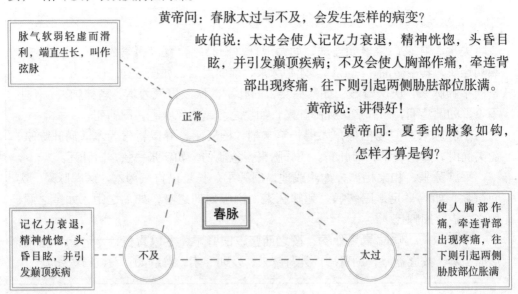

脉气软弱轻虚而滑利，端直生长，叫作弦脉

正常

春脉

记忆力衰退，精神恍惚，头昏目眩，并引发巅顶疾病

不及

太过

使人胸部作痛，牵连背部出现疼痛，往下则引起两侧胁肢部位胀满

岐伯说：夏季脉象通于心脏，属南方之火，在这个季节里，万物生长茂盛。因此，脉气来时充盛，去时轻微，犹如钩的形状，所以叫作钩脉。如果脉象与此相反，就是病脉。

黄帝问：怎样才算是相反呢？

岐伯说：脉气来时充盛去时也充盛，叫作太过，表明疾病在外部；脉气来时不盛，去时却充盛有余，叫作不及，表明疾病在内部。

黄帝问：夏脉太过与不及，会发生怎样的病变？

岐伯说：太过会使人身体发热，皮肤疼痛，热邪侵淫而成疮；不及会使人心虚烦躁，在上出现咳唾涎沫，在下出现失气。

黄帝说：讲得好！

黄帝问：秋天的脉象如浮，怎样才算是浮？

岐伯说：秋季的脉象通于肺脏，属西方之金，在这个季节里，有万物收成的气象。因此，脉气来时轻虚且浮，来急去散，所以叫作浮。如果脉象与此相反，就是病脉。

黄帝问：怎样才算是相反呢？

岐伯说：脉气来时浮软而中间坚实，两旁空虚，叫作太过，表明疾病在外部；脉气来时浮软而微弱，叫作不及，表明疾病在内部。

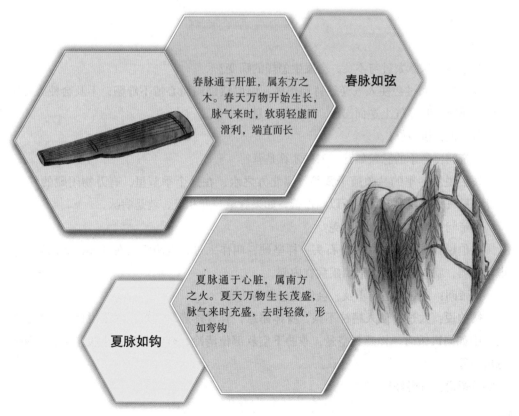

春脉通于肝脏，属东方之木。春天万物开始生长，脉气来时，软弱轻虚而滑利，端直而长

春脉如弦

夏脉通于心脏，属南方之火。夏天万物生长茂盛，脉气来时充盛，去时轻微，形如弯钩

夏脉如钩

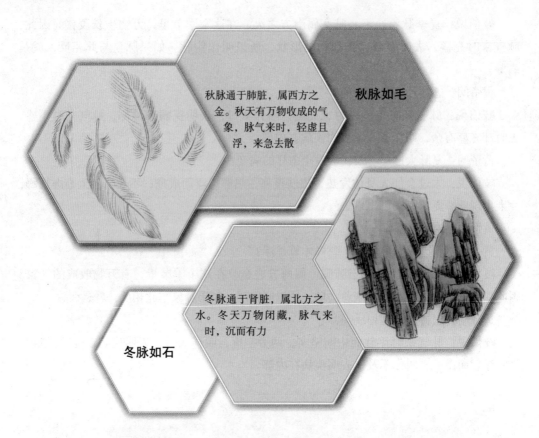

秋脉通于肺脏，属西方之金。秋天有万物收成的气象，脉气来时，轻虚且浮，来急去散

秋脉如毛

冬脉通于肾脏，属北方之水。冬天万物闭藏，脉气来时，沉而有力

冬脉如石

黄帝问：秋脉太过与不及，会发生怎样的病变？

岐伯说：太过会使人气逆，背部作痛，愠愠然郁闷而心情不舒畅；不及会使人呼吸气短，咳嗽气喘，气上逆而出血，胸部有喘息的声音。

黄帝说：讲得好！

黄帝问：冬季的脉象如营，怎样才算是营？

岐伯说：冬季的脉象通于肾脏，属北方之水，在这个季节里，有万物闭藏的气象。因此，脉气来时沉而有力，所以叫作营。如果脉象与此相反，就是病脉。

黄帝问：怎样才算是相反呢？

岐伯说：脉气来时如弹击石头一样坚硬，叫作太过，表明疾病在外部；如果脉去时虚浮软弱，就叫作不及，表明疾病在内部。

黄帝问：冬脉太过与不及，会发生怎样的病变？

岐伯说：太过会使人精神不振，身体懈怠，脊骨疼痛，气短，懒于说话；不及会使人心中如同饥饿时一样感到空悬，季胁下空软部位清冷，脊骨作痛，小腹胀满，小便颜色出现异常。

黄帝说：讲得好！

【原文】

黄帝问曰：春脉如弦，何如而弦？

岐伯对曰：春脉者肝也，东方木也，万物之所以始生也。故其气来，软弱轻虚而滑，端直以长，故曰弦。反此者病。

帝曰：何如而反？

岐伯曰：其气来实而强，此谓太过，病在外；其气来不实而微，此谓不及，病在中。

帝曰：春脉太过与不及，其病皆何如？

岐伯曰：太过则令人善忘，忽忽眩冒而巅疾；其不及，则令人胸痛引背，下则两胁胠满。

帝曰：善。

帝曰：夏脉如钩，何如而钩？

岐伯曰：夏脉者心也，南方火也，万物之所以盛长也。故其气来盛去衰，故曰钩。反此者病。

帝曰：何如而反？

岐伯曰：其气来盛去亦盛，此谓太过，病在外；其气来不盛去反盛，此谓不及，病在中。

帝曰：夏脉太过与不及，其病皆何如？

岐伯曰：太过则令人身热而骨痛，为浸淫；其不及则令人烦心，上见咳唾，下为气泄。

帝曰：善。

帝曰：秋脉如浮，何如而浮？

岐伯曰：秋脉者肺也，西方金也，万物之所以收成也。故其气来，轻虚以浮，来急去散，故曰浮。反此者病。

帝曰：何如而反？

岐伯曰：其气来，毛而中央坚，两傍虚，此谓太过，病在外；其气来，毛而微，此谓不及，病在中。

帝曰：秋脉太过与不及，其病皆何如？

岐伯曰：太过则令人逆气而背痛，愠愠然；其不及，则令人喘，呼吸少气而咳，上气见血，下闻病音。

帝曰：善。

帝曰：冬脉如营，何如而营？

岐伯曰：冬脉者肾也。北方水也，万物之所以合藏也。故其气来沉以濡，故曰营。反此者病。

帝曰：何如而反？

　　岐伯曰：其气来如弹石者，此谓太过，病在外；其去如数者，此谓不及，病在中。

　　帝曰：冬脉太过与不及，其病皆何如？

　　岐伯曰：太过则令人解㑊，脊脉痛，而少气，不欲言；其不及则令人心悬如病饥，䏚中清，脊中痛，少腹满，小便变。

　　帝曰：善。

脾脉的脉象

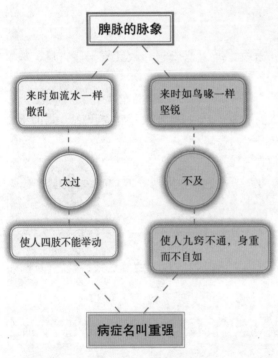

脾脉的脉象

来时如流水一样散乱 → 太过 → 使人四肢不能举动

来时如鸟喙一样坚锐 → 不及 → 使人九窍不通，身重而不自如

病症名叫重强

　　黄帝问：春夏秋冬四时的顺序，导致脉象有逆有从，变化各异，但其中没有说到脾脉，究竟脾脉与哪个时令相通呢？

　　岐伯说：脾脉属土，位居中央为孤脏，具有灌溉滋养四周其他脏腑的功能。

　　黄帝问：脾脉的正常与异常可以看得出来吗？

　　岐伯说：正常的脾脉看不出来，有病的脾脉是可以看出来的。

　　黄帝问：有病的脾脉是怎样的？

　　岐伯说：来时如流水一样散乱，叫作太过，表明疾病在外部；来时如鸟喙一样坚锐，叫作不及，表明疾病在内里。

　　黄帝问：先生说脾为孤脏，位居中央属土，灌溉滋养四周其他脏腑，那么它的太过和不及都会发生些什么病变呢？

　　岐伯说：太过会使人四肢不能举动，不及会使人九窍不通，身重而不自如，这种病症名叫重强。

　　黄帝惊异地肃然起立，恭敬地拜了两拜说：讲得好！我懂得诊脉的要领了，这是天下极其重要的道理。考察五色和四时脉象的变化，诊察脉象的正常与异常，它的精要，归结起来在于一个"神"字。神的功用运转不息，不断向前，就可以保持生机；如果违背顺序，倒退向后，就会失掉生机。这是最高深的道理，极其精微，把它刻录在玉版上面，藏于枢要内府，每天早上诵读，就把它称为《玉机》吧。

【原文】

帝曰：四时之序，逆从之变异也，然脾脉独何主？

岐伯曰：脾脉者土也，孤脏以灌四傍者也。

帝曰：然则脾善恶，可得见之乎？

岐伯曰：善者不可得见，恶者可见。

帝曰：恶者何如可见？

岐伯曰：其来如水之流者，此谓太过，病在外；如鸟之喙者，此谓不及，病在中。

帝曰：夫子言脾为孤脏，中央土以灌四傍，其太过与不及，其病皆何如？

岐伯曰：太过则令人四支不举；其不及则令人九窍不通，名曰重强。

帝瞿然而起，再拜稽首曰：善。吾得脉之大要，天下至数。五色脉变，揆度奇恒，道在于一。神转不回，回则不转，乃失其机。至数之要，迫近以微，著之玉版，藏之脏腑，每旦读之，名曰《玉机》。

病邪在五脏中的传播

五脏疾病的传变，是受病气于其所生之脏，传给其所克之脏，病气滞留于生己之脏，死于克己之脏。当疾病严重到接近死亡的时候，一定先传行到克己之脏，病人才会死，这是病气的逆传，所以会致人死亡。例如，肝从心脏接受病气，然后病气传行于脾脏，滞留于肾脏，传到肺脏会致死。心从脾脏接受病气，病气传行于肺脏，滞留于肝脏，传到肾脏会致死。脾从肺脏接受病气，病气传行于肾脏，滞留于

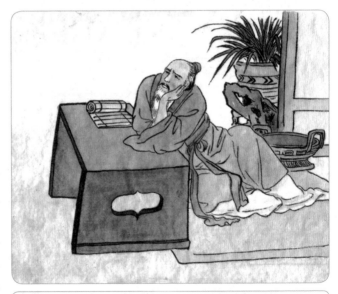

过度忧伤会伤肺。

心脏，传到肝脏会致死。肺从肾脏接受病气，病气传行于肝脏，滞留于脾脏，传到心脏会致死。肾从肝脏接受病气，病气传行于心脏，滞留于肺脏，传到脾脏会致死。以上都是病气的逆传，所以会致死，如果把一日一夜划分为五个阶段，使各个时辰分别与五脏

相对应，就可以推测出死亡的大体时间。

黄帝说：五脏是相互通连的，病气的转移，都有一定的次序。如果五脏有病，病气会各自传行于其所克之脏。如果不能掌握治病的时机，那么长则三个月或六个月，短则三天或六天，病气传遍五脏就会死亡。这是病气相克的顺传次序。所以说，能辨别外证的，可以知道病从哪里来；能辨别里证的，可以知道病的死亡时间，也就是说，各脏将病气传到克己之脏时，就会死亡。

风邪是引起各种疾病的罪魁祸首，所以说它是百病之长。风寒邪气侵入人体后，会使人毫毛竖起，皮肤闭而发热，这时可用发汗的方法治疗；如果风寒之邪侵入经络，出现麻痹不仁或肿痛等症状，可用汤熨（热敷）及火罐、艾灸、针刺等方法来祛散。如果不及时治疗，病气内传于肺，叫作肺痹，会出现咳嗽上气的症状。如果还不及时治疗，就会传行于肝，叫作肝痹，又叫作肝厥，会出现胁痛、吐食的症状，这时可用按摩或者针刺等方法治疗。如果仍不及时治疗，就会传行于脾，叫作脾风，会出现黄疸、腹中热、烦心、小便发黄等症状，这时可用按摩、药物或热汤沐浴等方法治疗。如果还不及时医治，就会传行于肾，叫作疝瘕，会出现少腹烦热疼痛，小便色白而混浊的症状，又叫作蛊病，这时可用按摩或用药物治疗。如果还不医治，病就会由肾传到心，发生筋脉牵引拘挛，叫作瘛病，这时可用灸法或用药物治疗。如果仍治不好，十天之后就会死亡。如果病邪由肾传到心，心又将病反传到肺，就会引发寒热证，该病发生后三天就会死亡，这是疾病传变的一般次序。

肝脏受病传导图

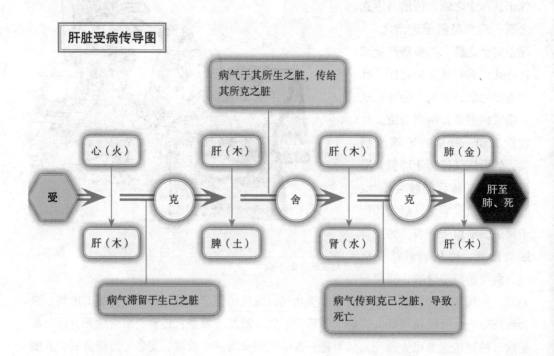

脏腑的相生相克

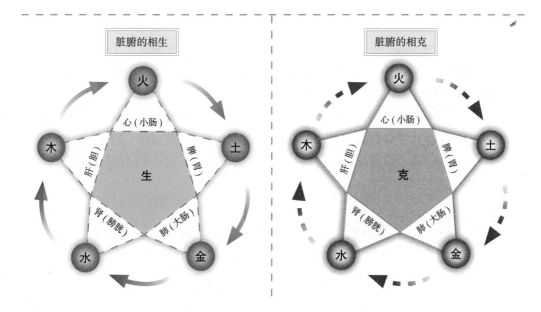

【原文】

五脏受气于其所生，传之于其所胜，气舍于其所生，死于其所不胜。病之且死，必先传行至其所不胜，病乃死，此言气之逆行也。肝受气于心，传之于脾，气舍于肾，至肺而死。心受气于脾，传之于肺，气舍于肝，至肾而死。脾受气于肺，传之于肾，气舍于心，至肝而死。肺受气于肾，传之于肝，气舍于脾，至心而死。肾受气于肝，传之于心，气舍于肺，至脾而死。此皆逆死也。一日一夜五分之，此所以占死者之早暮也。

黄帝曰：五脏相通，移皆有次。五脏有病，则各传其所胜。不治，法三月若六月，若三日若六日，传五脏而当死，是顺传所胜之次。故曰：别于阳者，知病从来；别于阴者，知死生之期，言至其所困而死。

是故风者百病之长也。今风寒客于人，使人毫毛毕直，皮肤闭而为热，当是之时，可汗而发也；或痹不仁肿痛，当是之时，可汤熨及火灸刺而去之。弗治，病入舍于肺，名曰肺痹，发咳上气。弗治，肺传之肝，病名曰肝痹，一名曰厥，胁痛出食，当是之时，可按若刺耳。弗治，肝传之脾，病名曰脾风，发瘅，腹中热，烦心出黄，当此之时，可按可药可浴。弗治，脾传之肾，病名曰疝瘕，少腹冤热而痛，出白，一名曰蛊，当此之时，可按可药。弗治，肾传之心，筋脉相引而急，病名曰瘛，当此之时，可灸可药。弗治，满十日，法当死。肾因传之心，心即复反传而行之肺，发寒热，法当三日死，此病之次也。

疾病的乘传

如果是突然暴发的病，就不必根据这个相传的次序医治。有些病不是完全按照这个次序传变的，比如忧、恐、悲、喜、怒这五种情志之病，病邪就不依照这个次序传变而突然发病。比如因为喜极而伤心，心气虚弱则肾气会乘虚侵袭心；因为大怒而伤肝，则肺气会乘虚侵袭肝；因为思虑过度而伤脾，则肝气会乘虚侵袭脾；因为惊恐而伤肾，肾气内虚则脾气会乘虚侵袭肾；因为过忧而伤肺，肺气内虚则心气会乘虚侵袭肺。这是五种情志过于激动，使病邪不依次序传变的道理。所以，五脏的疾病虽然只有五种，但是通过传变，就有五五二十五种病变，这和正常的传化是相反的。所谓传化，就是乘虚侵犯的意思。

【原文】

然其卒发者，不必治于传。或其传化有不以次，不以次入者，忧恐悲喜怒，令不得以其次，故令人有大病矣。因而喜则肾气乘矣，怒则肺气乘矣，思则肝气乘矣，恐则脾气乘矣，忧则心气乘矣。此其道也。故病有五，五五二十五变，反其传化。传，乘之名也。

五脏的真脏脉

全身大的骨骼软弱，臂腿等部位的主要肌肉瘦削，胸中满闷，呼吸困难，呼吸时身体随之振动，六个月内就会死亡，如果出现了肺的真脏脉，就可以预知死亡日期。

全身大的骨骼软弱，臂腿等部位的主要肌肉瘦削，胸中满闷，呼吸困难，胸部疼痛，牵引肩项也发生疼痛，一个月内就会死亡，如果出现了脾的真脏脉，就可以预知死

肌体与真脏脉的关系

全身大的骨骼软弱，臂腿等部位的主要肌肉瘦削	胸中满闷，呼吸困难	出现肺的真脏脉	六个月内死亡
	胸中满闷，呼吸困难	出现脾的真脏脉	一个月内死亡
	胸中满闷，呼吸困难	出现肝的真脏脉	十日之内死亡
	两肩下垂不能抬起，骨髓消损	没有出现真脏脉	一年之内死亡
	胸中满闷，腹中疼痛	出现肝的真脏脉	立即死亡

亡日期。

全身大的骨骼软弱，臂腿等部位的主要肌肉瘦削，胸中满闷，呼吸困难，胸部疼痛，向上牵引肩项疼痛，全身发热，肌肉消瘦破溃，如果出现了肝的真脏脉，十日之内就会死亡。

全身大的骨骼软弱，臂腿等部位的主要肌肉瘦削，两肩下垂不能抬起，骨髓消损，动作衰颓无力，如果真脏脉没有出现，一年内就会死亡，如果出现了肾的真脏脉，就可以预知死亡日期。

全身大的骨骼软弱，臂腿等部位的主要肌肉瘦削，胸中满闷，腹中疼痛，心中气郁不舒，肩项身上都发热，肌肉破溃，眼眶下陷，如果肝的真脏脉出现，精气衰绝，眼睛看不见人，就会立即死亡；如果尚能看见人，是精气尚未枯竭，等到病气传至其所不胜之脏时，就会死亡。

如果正气暴虚，外邪突然侵入人体，仓促得病，五脏气机闭塞，周身脉道不通，大气不能往来，就像从高处坠落，或是落水淹没一样，就无法预测死亡的具体日期。如果脉息断绝而不再来，或是跳动异常急促，一次呼气脉搏就跳动五六次，虽然形体没有衰败，真脏脉也没有出现，仍然是要死亡的。

肝脏的真脏脉来时，内外劲急，就像按在刀口上一样震震作响，又像按在新开的弓弦上一样硬直，面部呈现出青白色而没有光泽，毫毛枯焦，就意味着要死亡了。心脏的真脏脉来时，坚硬而搏手有力，就像触摸到薏苡子那样小而圆实，面部呈现出赤黑色而没有光泽，毫毛枯焦，就意味着要死亡了。肺脏的真脏脉来时，大而空虚，好像用毛羽拂拭人的皮肤一样轻虚，面部呈现出白赤色而没有光泽，毫毛枯焦，就意味着要死亡了。肾脏的真脏脉来时，搏手有力，就像拉断绳索那样有力，又像用手弹击石头一样坚实，面部呈现出黑黄色而没有光泽，毫毛枯焦，就意味着要死亡了。脾脏的真脏脉来时，软弱无力，快慢不匀，面部显现出黄青色而没有光泽，毫毛枯焦，就意味着要死亡了。总之，凡是见到五脏的真脏脉，都是不治之症。

【原文】

大骨枯槁，大肉陷下，胸中气满，喘息不便，其气动形，期六月死，真脏脉见，乃予之期日。

大骨枯槁，大肉陷下，胸中气满，喘息不便，内痛引肩项，期一月死，真脏见，乃予之期日。

大骨枯槁，大肉陷下，胸中气满，喘息不便，内痛引肩项，身热，脱肉破䐃。真脏见，十月之内死。

大骨枯槁，大肉陷下，肩髓内消，动作益衰，真脏来见，期一岁死，见其真脏，乃予之期日。

大骨枯槁，大肉陷下，胸中气满，腹内痛，心中不便，肩项身热，破䐃脱肉，目匡陷，真脏见，目不见人，立死；其见人者，至其所不胜之时则死。

急虚身中卒至，五脏绝闭，脉道不通，气不往来，譬如堕溺，不可为期。其脉绝不来，若人一息五六至，其形肉不脱，真脏虽不见，犹死也。

真肝脉至，中外急，如循刀刃责责然，如新张弓弦，色青白不泽，毛折，乃死。真心脉至，坚而搏，如循薏苡子累累然，色赤黑不泽，毛折，乃死。真肺脉至，大而虚，如以毛羽中人肤，色白赤不泽，毛折，乃死。真肾脉至，搏而绝，如指弹石辟辟然，色黑黄不泽，毛折，乃死。真脾脉至，弱而乍数乍疏，色黄青不泽，毛折，乃死。诸真脏脉见者，皆死不治也。

真脏脉主死的原因

黄帝问：见到真脏脉，就要死亡，这是什么道理呢？

岐伯说：五脏的营养，都依赖于胃腑水谷的精微之气，因此胃是五脏的根本。五脏的脉气，不能自行到达手太阴寸口，而是必须借助于胃气的输注，才能到达手太阴。所以，五脏的脉气能够在各自所主的时间，以各自的脉象出现于手太阴寸口。如果邪气过盛，必定使精气衰绝，所以疾病严重时，胃气就不能与五脏的脉气一齐到达手太阴，使得某一脏的真脏脉单独出现。真脏脉单独出现，就是邪气过盛而脏气受损，所以说是要死亡的。

黄帝说：讲得好！

【原文】

黄帝曰：见真脏曰死，何也？

岐伯曰：五脏者，皆禀气于胃，胃者五脏之本也。脏气者，不能自致于手太阴，必因于胃气，乃至于手太阴也。故五脏各以其时，自为而至于手太阴也。故邪气胜者，精气衰也。故病甚者，胃气不能与之俱至于手太阴，故真脏之气独见。独见者病胜脏也，故曰死。

帝曰：善。

脉象逆四时

黄帝说：凡是治病，首先要诊察人的形体、气机、色泽，以及脉象的虚实、疾病的新旧等，然后及时进行治疗，这样才不会错过最佳时机。病人的形体和气机相称，是可治之症；面色光润鲜明，疾病就容易治愈；脉搏与四时相适应，说明可以治愈。脉象弱而流利，是有胃气的表现，疾病也容易治疗，但必须抓紧时间进行治疗。形体与气机不相称，说明疾病难以治愈；面色枯槁，没有光泽，说明疾病难以治愈；脉象坚实，病情必然会加重；脉象与四时相逆，说明疾病无法治愈。一定要仔细诊察这四种不易治愈的疾病，清楚地告诉病人。

所谓脉与四时相逆，是指春季见到肺脉，夏季见到肾脉，秋季见到心脉，冬季见到脾脉，而且脉来时悬绝无根，或是沉涩不起，这就叫作逆四时。如果五脏的脉气不能随着时令表现在外部，在春夏的时令反见沉涩的脉象，秋冬的时令反见浮大的脉象，就都叫作逆四时。

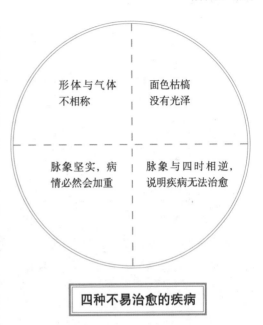

四种不易治愈的疾病

形体与气体不相称	面色枯槁没有光泽
脉象坚实，病情必然会加重	脉象与四时相逆，说明疾病无法治愈

热病的脉象应该洪大反而平静，泄泻的脉象应该微小反而洪大，脱血病的脉象应该虚弱反而坚实，疾病在内里脉象却反而实坚，疾病在外部脉象却反而不实坚，都是病证与脉象相反的情况，这样的疾病都很难治愈。

【原文】

黄帝曰：凡治病，察其形气色泽，脉之盛衰，病之新故，乃治之，无后其时。形气相得，谓之可治；色泽以浮，谓之易已；脉从四时，谓之可治。脉弱以滑，是有胃气，命曰易治。取之以时。形气相失，谓之难治；色夭不泽，谓之难已；脉实以坚，谓之益甚；脉逆四时，为不可治。必察四难而明告之。

所谓逆四时者，春得肺脉，夏得肾脉，秋得心脉，冬得脾脉，其至皆悬绝沉涩者，命曰逆。四时未有脏形，于春夏而脉沉涩，秋冬而脉浮大，名曰逆四时也。

病热脉静，泄而脉大，脱血而脉实，病在中脉实坚，病在外脉不实坚者，皆难治。

五实与五虚

黄帝说：我听说根据病情的虚实可以预测生死，希望听您讲讲这其中的道理。

岐伯说：五实和五虚都是死症。

黄帝问：请问什么叫作五实、五虚？

五实五虚的表现及转机

五实	脉来势盛	心受邪气过盛	五脏皆实	死
	皮肤发热	肺受邪气过盛		
	腹胀	脾受邪气过盛	身热无汗的能够出汗了，大小便不通的通利了	活
	大小便不通	肾受邪气过盛		
	心烦意乱	肝受邪气过盛		
五虚	脉细	心气不足	五脏皆虚	死
	皮肤发冷	肺气不足		
	气短	肝气不足		
	大便泄泻	肾气不足	能吃些粥浆，慢慢恢复胃气，大便泄泻停止	活
	不欲饮食	脾气不足		

岐伯说：脉来势盛是心受邪气过盛，皮肤发热是肺受邪气过盛，腹胀是脾受邪气过盛，大小便不通是肾受邪气过盛，心烦意乱是肝受邪气过盛，这叫作五实。脉细是心气不足，皮肤发冷是肺气不足，气短是肝气不足，大便泄泻是肾气不足，不欲饮食是脾气不足，这叫作五虚。

黄帝问：得了五实、五虚之证，有时也有痊愈的，又是什么道理？

岐伯说：如果病人能够吃些粥浆，慢慢地恢复胃气，大便泄泻停止，那么五虚之证也可以痊愈；如果原来身热无汗的，现在能够出汗，原来大小便不通的，现在大小便通利了，那么五实之证也可以痊愈。这就是根据虚实而决断死生的道理。

【原文】

黄帝曰：余闻虚实，以决死生，愿闻其情。

岐伯曰：五实死，五虚死。

帝曰：愿闻五实五虚。

岐伯曰：脉盛、皮热、腹胀、前后不通、闷瞀，此谓五实。脉细、皮寒、气少、泄利前后、饮食不入，此谓五虚。

帝曰：其时有生者，何也？

岐伯曰：浆粥入胃，泄注止，则虚者活；身汗得后利，则实者活。此其候也。

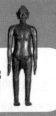

三部九候论篇：三部九候断疾病

【导读】

　　三部，即人体的头、手、足上中下三个诊脉的部位；九候，是指三部之中，每一部又分为天、地、人三候。通过对三部九候的诊察，就可以了解病证、确定刺法并判断预后。

　　本篇的主要内容有：一、论述天地至数和人体三部九候的关系；二、介绍三部九候相应疾病的诊察方法、预后判断和治疗方法。

三部九候

　　黄帝问道：我听先生讲了九针的道理后，深感它博大精深，不可尽述。我想了解其中的主要道理，以教导子孙，传于后世，深刻领会，铭记于心，并严守誓言绝不会随便泄露，使这些道理与天体运行的规律相应，有始有终，上与日月星辰周历天度的运转相应，下与四时五行阴阳盛衰的变化相合。就五行来说有盛有衰，就四时来说冬阴夏阳，人是

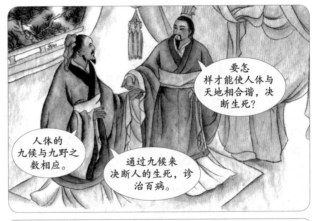

黄帝向岐伯请教九候与天地的道理。

怎样适应这些自然规律的呢？希望听您讲讲这方面的道理。

　　岐伯回答说：问得多好啊！这是天地间最深奥精微的道理。

　　黄帝问：我希望了这解天地间最精微的道理，并使它与人体和谐，疏通气血，决断死生，怎样做才能达到这个目的呢？

　　岐伯说：天地的至数是从一开始，到九终止。一为阳，代表天，二为阴，代表地，人生天地之间，所以三代表人。天地人合而为三，将天地人分别再分为三份，三三为九，与九野之数相应。所以人有三部脉，每部各有三候，可以用它来决断死生，诊断百病，从而调治虚实，祛除病邪。

　　黄帝问：什么叫作三部呢？

岐伯说：有下部，有中部，有上部，每部各有三候。所谓三候，是以天、地、人来代表的，必须有老师的指导，才能懂得其中的真谛。上部天，即两额太阳穴处动脉；上部地，即两颊大迎穴处动脉；上部人，即耳前耳门穴处动脉；中部天，即两手太阴气口、经渠穴处的动脉；中部地，即两手阳明经合谷处的动脉；中部人，即两手少阴经神门处的动脉；下部天，即足厥阴经五里穴或太冲穴处动脉；下部地，即足少阴经太溪穴处动脉；下部人，即足太阴经箕门穴处动脉。因此，下部的天可以用来诊候肝脏的病变，下部的地可以诊候肾脏的病变，下部的人可以诊候脾胃的病变。

黄帝问：中部之候的情况怎样？

岐伯说：中部也有天、地、人三候。中部的天可以诊候肺脏的病变，中部的地可以

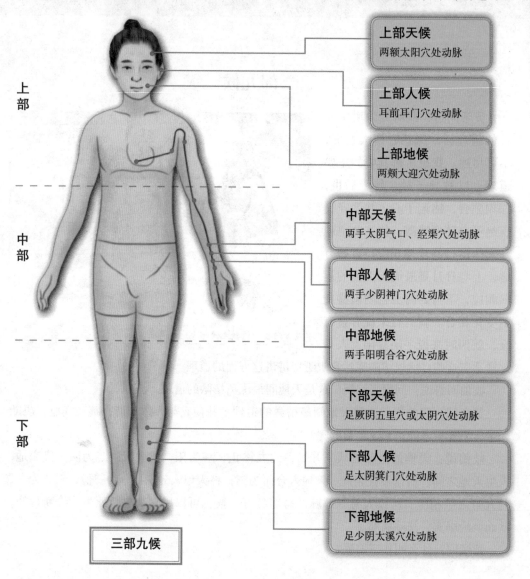

上部

中部

下部

上部天候
两额太阳穴处动脉

上部人候
耳前耳门穴处动脉

上部地候
两颊大迎穴处动脉

中部天候
两手太阴气口、经渠穴处动脉

中部人候
两手少阴神门穴处动脉

中部地候
两手阳明合谷穴处动脉

下部天候
足厥阴五里穴或太阴穴处动脉

下部人候
足太阴箕门穴处动脉

下部地候
足少阴太溪穴处动脉

三部九候

诊候胸中的病变。中部的人可以诊候心脏的病变。

黄帝问：上部之候的情况又怎样？

岐伯说：上部也有天、地、人三候。上部的天可以诊候头角的病变，上部的地可以诊候口齿的病变，上部的人可以诊候耳目的病变。总之，三部之中，各有天、各有地、各有人。三候为天，三候为地，三候为人，三三相乘，合为九候。脉的九候，与地的九野相对应；地有九野，与人的九脏相对应。所以人有肝、肺、心、脾、肾五个神脏和膀胱、胃、大肠、小肠四个形脏，合为九脏。如果五脏衰败，神色就会出现枯槁，神色枯槁就说明病情危重，这就是死亡的征象。

【原文】

黄帝问曰：余闻九针于夫子，众多博大，不可胜数。余愿闻要道，以属子孙，传之后世，著之骨髓，藏之肝肺，歃血而受，不敢妄泄，令合天道，必有终始，上应天光星辰历纪，下副四时五行。贵贱更立，冬阴夏阳，以人应之奈何？愿闻其方。

岐伯对曰：妙乎哉问也！此天地之至数。

帝曰：愿闻天地之至数，合于人形血气，通决死生，为之奈何？

岐伯曰：天地之至数，始于一，终于九焉。一者天，二者地，三者人，因而三之，三三者九，以应九野。故人有三部，部有三候，以决死生，以处百病，以调虚实，而除邪疾。

帝曰：何谓三部？

岐伯曰：有下部，有中部，有上部，部各有三候，三候者，有天有地有人也，必指而导之，乃以为真。故下部之天以候肝，地以候肾，人以候脾胃之气。

帝曰：中部之候奈何？

岐伯曰：亦有天，亦有地，亦有人。天以候肺，地以候胸中之气，人以候心。

帝曰：上部以何候之？

岐伯曰：亦有天，亦有地，亦有人。天以候头角之气，地以候口齿之气，人以候耳目之气。三部者，各有天，各有地，各有人。三而成天，三而成地，三而成人，三而三之，合则为九。九分为九野，九野为九脏。故神脏五，形脏四，合为九脏。五脏已败，其色必夭，夭必死矣。

三部九候的诊断方法

黄帝问：诊察的方法是怎样的？

岐伯说：必须先观察测量病人身形的肥瘦，了解其正气虚实。实证要用泻法，虚证要用补法。首先要去除血脉中的凝滞，然后再调补气血的虚实，不论治疗什么病，都以达到气血平调为准则。

黄帝问：怎样决断死生？

岐伯说：形体充盛，脉象反而细弱，气短，呼吸困难，危险。身体瘦弱，脉搏反而洪大，胸中喘满而多气的大多会死亡。一般来说，形体与脉气一致的人能活；脉息时快时慢，错杂不调的人会生病。如果三部九候之脉都失去了正常脉象，人就会死亡。上下左右的脉象如果像春杵捣谷一样参差不齐，说明病情非常严重。上下左右的脉息失去和谐，以至于无法计数，是死亡的征候。中部之脉虽然和谐调匀，但上部和下部的众脏之脉已经失常的，也会死亡；中部的脉较上下两部偏少的人可能会死亡。眼眶内陷，是正气衰竭的现象，也会死亡。

黄帝问：怎样知道疾病的部位呢？

| 上部天候 |
| 上部人候 |
| 上部地候 |
| 中部天候 |
| 中部人候 |
| 中部地候 |
| 下部天候 |
| 下部人候 |
| 下部地候 |

三部九候诊法

		振动范围超过五寸，软滑而匀和	无病
诊踝法	左手按病人左脚距离内踝五寸处，右手指轻弹病人足内踝，左手即有振动感	振动微弱，应收迟缓	有病
		急剧迅疾，快速而混乱不清	
		振动范围不及五寸，弹之无反应	死证
其他脉象	中部之脉或快或慢，五规律		气脉败乱、死证
	出现代脉或钩脉		病在络脉

岐伯说：诊察九候脉的异常变化，就能知道病变的部位。九候之中，有一部独小，或是独大、独疾、独迟、独热、独寒、独陷下，都是有病的现象。将左手放在病人的左脚上，距离内踝五寸的地方按着，用右手指在病人足内踝上轻弹，这时医生的左手就会有振动的感觉，如果振动的范围超过五寸，软滑而匀和，说明正常无病；如果振动急剧迅疾，应手快速而混乱不清，说明身体有病；如果振动微弱，应手迟缓，说明身体有病；如果振动不能达到五寸，用较大的力量弹仍没有反应，就是死候。身体极度消瘦，体弱

不能行动，是死亡之证。中部之脉或快或慢，无规律，是气脉败乱的征兆，也是死证。如果脉象出现代脉或钩脉，说明病在络脉。九候之脉，应相互适应，上下一致，不应该有参差不齐的现象。如果九候之中有一候不一致，就是病态；二候不一致，则说明病重；三候不一致，则说明病已经很危险。所谓不一致，就是九候之间，脉动的节律不同。诊察病邪所在的脏腑，就可以推测死生的时间。临症诊察，一定要先知道正常的脉象，然后才能辨别有病的脉象。如果见到真脉脉象，且病邪胜，就会死亡。足太阳经脉气绝的人，两脚不能屈伸，死亡的时候一定会出现眼睛上视的症状。

【原文】

帝曰：以候奈何？

岐伯曰：必先度其形之肥瘦，以调其气之虚实，实则泻之，虚则补之。必先去其血脉，而后调之，无问其病，以平为期。

帝曰：决死生奈何？

岐伯曰：形盛脉细，少气不足以息者危。形瘦脉大，胸中多气者死。形气相得者生，参伍不调者病。三部九候皆失者死。上下左右之脉相应如参春者病甚。上下左右相失不可数者死。中部之候虽独调，与众脏相失者死，中部之候相减者死。目内陷者死。

帝曰：何以知病之所在？

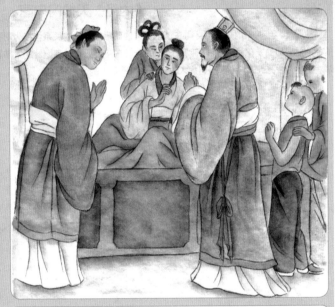

诊察时先要观察测量病人的胖瘦情况和病人身体的正气虚实。

岐伯曰：察九候独小者病，独大者病，独疾者病，独迟者病，独热者病，独寒者病，独陷下者病。以左手足上，上去踝五寸按之，庶右手足当踝而弹之，其应过五寸以上蠕蠕然者，不病；其应疾，中手浑浑然者，病；中手徐徐然者，病；其应上不能至五寸，弹之不应者，死。是以脱肉身不去者，死。中部乍疏乍数者，死。其脉代而钩者，病在络脉。九候之相应也，上下若一，不得相失。一候后则病，二候后则病甚，三候后则病危。所谓后者，应不俱也。察其腑脏，以知死生之期。必先知经脉，然后知病脉。真脏脉见者，胜死。足太阳气绝者，其足不可屈伸，死必戴眼。

脉象的冬阴夏阳

黄帝问：冬为阴，夏为阳，是什么意思？

岐伯说：九候的脉象，如果都是沉细悬绝的，为阴，好比冬令，冬季死于阴气极盛的半夜时分。脉象盛大躁动而喘数的，为阳，好比夏令，所以死于阳气旺盛的中午。寒热交替发作的病，死于阴阳交会的平旦。热中及热病，死于日中阳极时分。伤于风而患风病的，死于傍晚阳气衰退的时候；伤于水而患水病的，死于夜半阴气正盛的时候。如果脉象忽快忽慢，忽缓忽急，说明是脾气内绝，死于辰戌丑未的时辰，也就是平旦、日

《内经》天地门户图

　　这是《易经》中的一幅图，用在这里是想说明阴阳之间的关系：夜为阴昼为阳，冬为阴夏为阳。脉象的变化与昼夜冬夏时间的变化相对应，所以有阴脉的人常在夜半死亡，有阳脉的人常在日中死亡。《内经》中的"冬阴夏阳"即是此意，中医大夫常由此根据病人的脉象来推断病人的死亡时间。

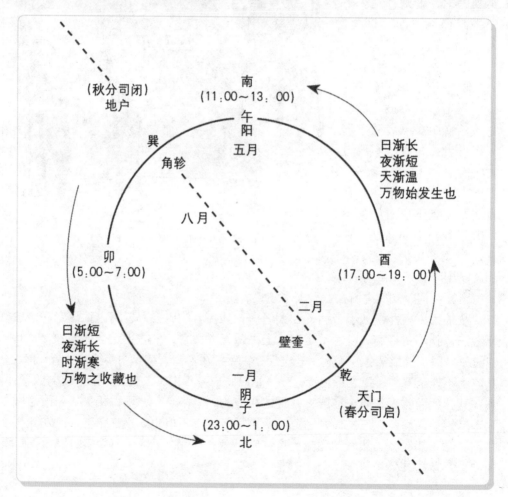

中、日夕、夜半、日乘四季的时候。如果形体败坏，肌肉溃烂，即使九候协调，也是死亡的征象。如果七诊的脉象虽然出现，而九候都与四时顺应，就不一定是死证。所谓的不死的病，是指新感风病，或是月经之病，即使出现类似七诊的病脉，实质上是有所区别的，所以说不是死证。如果七诊出现，脉候有败坏现象，则是死证。死的时候，一定会出现呃逆的症状。所以，治病时，必须详细询问病人的发病情形和现在的症状，然后切循病人的脉搏，以观察其经络的浮沉，根据上下逆顺来诊脉。如果脉来流畅，就说明没有病；脉来迟缓，说明有病；脉不往来，说明是死证。长期患病，肌肉瘦削、皮肤干枯及至皮包骨头的，也是死证。

黄帝问：那些能够医治的病，应当怎样治疗呢？

岐伯说：病在经的，刺其经；病在孙络的，刺其孙络使它出血；血病而有身体疼痛症状的，则治其经与络。如果病邪留在大络，则用右边发病刺左边，左边发病刺右边的缪刺法治之。如果邪气长期滞留，应当在骨节交会的地方针刺。上实下虚的，应当先切脉，然后找到络脉郁结所在的部位，刺出血，以通其气。如果眼睛上视，就是太阳经气不足。眼睛上视而又不能转动，是太阳经气已绝的表现。这是判断死生的要诀，不可不认真研究啊。刺手指及手外踝上五指，留针。

【原文】

帝曰：冬阴夏阳，奈何？

岐伯曰：九候之脉，皆沉细悬绝者为阴，主冬，故以夜半死。盛躁喘数者为阳，主夏，故以日中死。是故寒热病者，以平旦死。热中及热病者，以日中死。病风者，以日夕死。病水者，以夜半死。其脉乍疏乍数、乍迟乍疾者，日乘四季死。形肉已脱，九候虽调，犹死。七诊虽见，九候皆从者，不死。所言不死者，风气之病，及经月之病，似七诊之病而非也，故言不死。若有七诊之病，其脉候亦败者死矣。必发哕噫。必审问其所始病，与今之所方病，而后各切循其脉，视其经络浮沉，以上下逆从循之。其脉疾者不病，其脉迟者病，脉不往来者死。皮肤著者死。

帝曰：其可治者奈何？

岐伯曰：经病者，治其经；孙络病者，治其孙络血；血病身有痛者，治其经络。其病者在奇邪，奇邪之脉则缪刺之。留瘦不移，节而刺之。上实下虚，切而从之，索其结络脉，刺出其血，以见通之。瞳子高者，太阳不足；戴眼者，太阳已绝。此决死生之要，不可不察也。手指及手外踝上五指留针。

经脉别论篇：疾病的形成及治疗

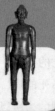

【导读】

　　三部，即人体的头、手、足上中下三个诊脉的部位；九候，是指三部之中，每一部又分为天、地、人三候。通过对三部九候的诊察，就可以了解病证，确定刺法并判断预后。

　　本篇的主要内容有：一、论述天地至数和人体三部九候的关系；二、介绍三部九候相应疾病的诊察方法、预后判断和治疗方法。

各种因素对疾病形成的影响

　　黄帝问道：人们的居住环境、劳逸和性情的勇敢怯懦有所不同，其经脉血气也随之发生变化吗？

　　岐伯回答说：人在惊恐、愤怒、劳累、活动或安静的情况下，经脉血气都要受到影响而发生变化。所以，夜间远行劳累，就会扰动肾气，使肾气不能闭藏而外泄，同时气喘从肾脏发出，其偏胜之气，就会侵犯肺脏。如果因坠堕而受到恐吓，就会扰动肝气，同时气喘从肝发出，其偏胜之气就会侵犯脾脏。如果有所惊恐，则神越气乱，扰动肺气，气喘从肺发出，其偏胜之气就会侵犯心脏。如果渡水而跌仆，跌仆伤骨，肾主骨，水湿之气与肾相通，导致肾气和骨气受到扰动，气喘从肾和骨发出，在这种情况下，身体强盛的人，气血畅行，病就会自愈；怯弱的人，气血留滞，就会发生病变。所以说：诊察疾病，必须观察病人的勇怯及骨骼、肌肉、皮肤的变化，从而了解病情，并以此作为诊病的方法。

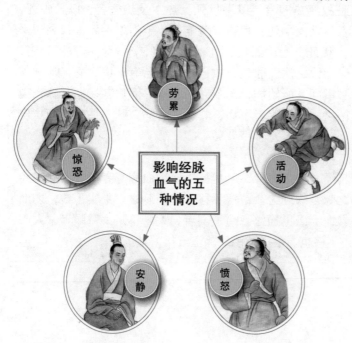

所以，如果饮食过饱，就会使得食气蒸发而胃部出汗；惊恐就会神气浮越，导致心气受伤而心出汗；负重而远行的时候，骨劳气越，会出现肾气受伤而肾出汗；疾走而恐惧的时候，由于疾走伤筋，恐惧伤魂，则会出现肝气受伤而肝出汗；劳累过度的时候，由于脾主肌肉四肢，会出现脾气受伤而脾出汗。春、夏、秋、冬四季阴阳的变化都有其规律，人在这些变化中发生疾病，就是因为身体的体力、饮食、劳累、精神等过度，这是通常的情况。

【原文】

黄帝问曰：人之居处、动静、勇怯，脉亦为之变乎？

岐伯曰：凡人之惊恐恚劳动静，皆为变也。是以夜行则喘出于肾，淫气病肺。有所堕恐，喘出于肝，淫气害脾。有所惊恐，喘出于肺，淫气伤心。度水跌仆，喘出于肾与骨，当是之时，勇者气行则已，怯者则着而为病也。故曰：诊病之道，观人勇怯骨肉皮肤，能知其情，以为诊法也。

故饮食饱甚，汗出于胃；惊而夺精，汗出于心；持重远行，汗出于肾；疾走恐惧，汗出于肝；摇体劳苦，汗出于脾。故春秋冬夏，四时阴阳，生病起于过用，此为常也。

食物在体内的运化

食物进入胃中消化，化生的一部分精微之气输散到肝脏，再由肝将精微之气滋养全身的筋脉。饮食进入胃中，所化生的另一部分浓厚的精微之气，进入心，再由心将精气滋养血脉。血气流行在经脉当中，到达肺，肺又将血气输送到全身百脉中去，最后把精气输送到皮毛。皮毛和经脉的精气汇合，又回流到脉中，脉中的精微之气，运行到六腑。六腑的精气化生神明，输入流于四脏。这些正常的生理活动，都要取决于气血阴阳的平衡；气血阴阳平衡，会表现在气口的脉象变化上；气口的脉象变化，可以用来判断疾病的死生。

水液入胃以后，游溢布散其精气，上行输送到脾；经过脾对精华的布散转输，向上输送到肺；肺气运行，通调水道，向下输送到膀胱。这样，水精四布，在外布散于皮毛，向内灌输于五脏的经脉，并能与四时寒暑的更替和五脏阴阳的变化相符合，就是可以测度的经脉的正常生理现象。

【原文】

食气入胃，散精于肝，淫气于筋。食气入胃，浊气归心，淫精于脉。脉气流经，经气归于肺，肺朝百脉，输精于皮毛。脉合精，行气于腑。腑精神明，留于四脏。气归于权衡，权衡以平，气口成寸，以决死生。

　　饮入于胃，游溢精气，上输于脾；脾气散精，上归于肺，通调水道，下输膀胱。水精四布，五经并行，合于四时五脏阴阳，揆度以为常也。

六经气逆产生的疾病与治疗方法

　　太阳经脉偏盛，就会发生厥逆、喘息、虚气上逆等症状，这是阴不足而阳有余的缘故，表里两经都应当用泻法，取足太阳经的束骨穴和足少阴经的太溪穴。阳明经脉偏盛，是太阳、少阳之气盛实于阳明，应当用泻阳补阴的治疗方法，要泻足阳明经的陷谷穴，补足太阴经的太白穴。少阳经脉偏盛，就要发生厥气上逆，所以阳跷脉前的少阳脉猝然盛大，应当取足少阳经的临泣穴。少阳经脉偏盛而单独到来，说明是少阳太过。太阴经脉鼓搏有力，应当细心审查是否有真脏脉出现，如果五脏的脉气都减少，胃气又不平和，就是足太阴脾经太过，应当用补阳泻阴的治疗方法，补足阳明的陷谷穴，泻足太阴的太白穴。二阴经脉独盛，是少阴厥气上逆，而阳气并越于上部，心、肝、脾、肺四脏受到影响，四脏之脉争张于外，病的根源在于肾，应当治其表里的经络，泻足太阳经的经穴昆仑、络穴飞扬，补足少阴的经穴复溜、络穴大钟。一阴经脉偏盛，是厥阴经脉所主，出现真气虚弱，心中酸痛不适的症状，厥气留于经脉与正气相搏而出现大汗，应该注意饮食调养和药物的治疗，如果用针刺，应取厥阴经下部的太冲穴，以泻除邪气。

　　黄帝问：太阳经的脉象是怎样的呢？

太阳经偏盛	脉象	阴不足阳有余
	症状	厥逆、喘息、虚气上逆
	诊法	表里两经都用泻法，取足太阳经的束骨穴和足少阴经的太溪穴
少阳经偏盛	脉象	厥气
	症状	阳跷脉前的少阳脉猝然盛大
	诊法	取少阳经的临泣穴进行治疗
阳明经偏盛	脉象	太阳、少阳之气过盛
	诊法	用泻阳补阴疗法，泻足阳明经的陷谷穴，补足太阴经的太白穴

审查是否有真脏脉出现	脉象	太阴经脉鼓博有力
五脏的脉气都减少，胃气又不平和	症状	
用补阳泻阴疗法，补足阳明经的陷谷穴，泻足太阴经的太白穴	诊法	
厥气留于经脉，与正气相搏	脉象	厥阴经偏盛
真气虚弱，心中酸痛不适，大汗	症状	
注意饮食调养和药物治疗，取厥阴经下部的太冲穴，泻出邪气	诊法	
阳气过盛	脉象	少阴经单独亢盛
少阴厥气上逆，阳气并越于上部，心、肝、脾、肺四脏之脉争张于外，病根在肾	症状	
治其经络的表里，泻足太阳经穴昆仑穴、络穴飞扬穴，补足少阴经穴复溜穴，络穴大钟穴	诊法	

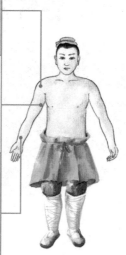

岐伯说：其脉象好像三阳之气浮盛于外，所以脉象较为轻浮。

黄帝问：少阳经的脉象是怎样的呢？

岐伯说：其脉象好像一阳之初生，所以滑利而不坚实。

黄帝问：阳明经的脉象是怎样的呢？

岐伯说：其脉象洪大而浮。太阴经的脉象搏动，虽然沉伏而指下仍感觉搏击有力；二阴经脉搏动，则是肾脉沉而不浮的现象。

【原文】

太阳脏独至，厥喘虚气逆，是阴不足阳有余也，表里当俱泻，取之下俞。阳明脏独至，是阳气重并也，当泻阳补阴，取之下俞。少阳脏独至，是厥气也，跻前卒大，取之下俞。少阳独至者，一阳之过也。太阴脏搏者，用心省真，五脉气少，胃气不平，三阴也，宜治其下俞，补阳泻阴。一阳独啸，少阳厥也，阳并于上，四脉争张，气归于肾，宜治其经络，泻阳补阴。一阴至，厥阴之治也，真虚㾓心，厥气留薄，发为白汗，调食和药，治在下俞。

帝曰：太阳脏何象？

岐伯曰：象三阳而浮也。

帝曰：少阳脏何象？

岐伯曰：象一阳也，一阳脏者，滑而不实也。

帝曰：阳阴脏何象？

岐伯曰：象大浮也。太阳脏搏，言伏鼓也；二阴搏至，肾沉不浮也。

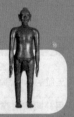

脏气法时论篇：五脏的保养

【导读】

　　本篇根据五行生克的规律，论述了五脏之气与四时的关系，提出了五脏之气的生克制化均取法于四时五行的观点，所以名为"脏气法时论"。

　　本篇的主要内容有：一、论述依据四时五行的生克制化规律，结合人体五脏之气来治疗疾病的道理；二、阐明五脏病痊愈、加重、稳定、好转的时间，及其禁忌与治疗原则；三、论述五脏虚实的证候及治疗方法；四、论述五色、五味、五谷、五果、五畜、五菜对五脏之所宜。

五脏和四时、五行的关系

　　黄帝问道：结合人体五脏之气的具体情况，运用四时五行的生克制化规律来治疗疾病，怎样是从，怎样是逆呢？我想了解治疗方法中的从逆和得失的情况。

　　岐伯回答说：五行就是金、木、水、火、土，配合时令气候，有衰旺胜克的变化，从这些变化中可以预测疾病的生死，分析治疗的成败，确定五脏之气的盛衰、疾病轻重的时间，以及生死的日期。

　　黄帝说：我想听您详尽地讲一讲。

　　岐伯说：肝属木，旺于春，肝与胆互为表里，春天是足厥阴肝经和足少阳胆经主治的时间，甲乙属木，足少阳胆经为甲木，足厥阴肝经为乙木，所以肝胆在甲乙日最为旺盛；肝对应五种情志中的怒，怒则气急，而甘味能缓解气急，因此应当进食甘味来缓解它。心属火，旺于夏，心与小肠互为表里，夏天是手少阴心经和手太阳小肠经主治的时间；丙丁属火，手少阴心经为丁火，手太阳小肠经为丙火，所以心与小肠在丙丁日最为旺盛；心对应五种情志中的喜，喜则气缓，心气过缓则心气虚而散，酸味能收敛，所以应当进食酸味来收敛它。脾属土，旺于长夏六月，脾与胃互为表里，长夏是足太阴脾经和足阳明胃经主治的时间；戊己属土，足太阴脾经是己土，足阳明胃经是戊土，所以脾与胃在戊己日最为旺盛；脾性恶湿，湿盛则伤脾，苦味能燥湿，因此应当进食苦味来燥湿健脾。肺属金，旺于秋；肺与大肠互为表里，秋天是手太阴肺经和手阳明大肠经主治的时间；庚辛属金，手太阴肺经是辛金，手阳明大肠经是庚金，所以肺与大肠在庚辛日最为旺盛；肺主气，其性清肃，如果气上逆，就会引发肺病，苦味能泄，所以应当进食苦味来宣泄它。肾属水，旺于冬，肾与膀胱互为表里，冬天是足少阴肾经与足太阳膀胱

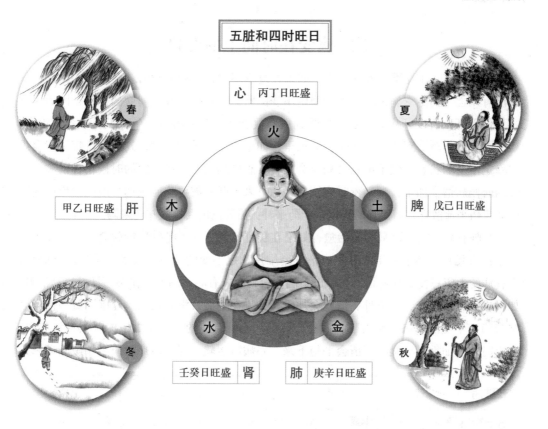

五脏和四时旺日

心 丙丁日旺盛

火

甲乙日旺盛 肝 木 土 脾 戊己日旺盛

春

夏

水 金

壬癸日旺盛 肾 肺 庚辛日旺盛

冬

秋

经主治的时间；壬癸属水，足少阴肾经是癸水，足太阳膀胱经是壬水，所以肾与膀胱在壬癸日最为旺盛；肾为水脏，喜润而恶燥，所以应当进食辛味来润泽它。这样才能开发腠理，输布津液，疏通五脏之气。

【原文】

黄帝问曰：合人形以法四时五行而治，何如而从？何如而逆？得失之意，愿闻其事。

岐伯对曰：五行者，金木水火土也，更贵更贱，以知死生，以决成败，而定五脏之气，间甚之时，死生之期也。

帝曰：愿卒闻之。

岐伯曰：肝主春，足厥阴少阳主治，其日甲乙；肝苦急，急食甘以缓之。心主夏，手少阴太阳主治，其日丙丁；心苦缓，急食酸以收之。脾主长夏，足太阴阳明主治，其日戊己；脾苦湿，急食苦以燥之。肺主秋，手太阴阳明主治，其日庚辛，肺苦气上逆，急食苦以泄之。肾主冬，足少阴太阳主治，其日壬癸，肾苦燥，急食辛以润之。开腠理，致津液，通气也。

五脏病变在时间上的变化

　　肝脏有病，在夏季最容易治愈；如果在夏季不愈，到秋季病情就会加重；如果在秋季没有死亡，到冬季病情就会维持稳定不变的状态；到来年春季病就会好转，因为风气容易侵犯肝，所以肝病病人要避免受到风邪侵袭。有肝病的人，在丙丁日最容易治愈；如果丙丁日不愈，到庚辛日病情就会加重；如果庚辛日没有死亡，到壬癸日病情就会维持稳定不变的状态，到了甲乙日病就会好转。患肝病的人，在早晨的时候精神清爽，傍晚的时候病情会加重，到半夜时病情会平稳下来。肝病需要疏泄调达，因此治疗肝病应用辛味药来疏散它，需要补的要以辛味药来补，需要泻的要以酸味药来泻。

　　心脏有病，在长夏最容易治愈；如果在长夏不愈，到了冬季病情就会加重；如果在冬季没有死亡，到了来年的春季病情就会维持稳定不变的状态，到了夏季病就会好转；心有病的人应忌食温热食物，衣服也不能穿得太暖。有心病的人，在戊己日最容易治愈；如果戊己日不愈，到壬癸日病情就会加重；如果在壬癸日没有死亡，到甲乙日病情就会维持稳定不变的状态，到丙丁日病就会好转。心脏有病的人，在中午的时候神清气爽，半夜时病情加重，早晨时病情会平稳下来。心病需缓软，因此治疗时应当用咸味药来柔

五脏病	肝病	心病	脾病	肺病	肾病
治愈季	夏	长夏	秋	冬	春
加重季	秋	冬	春	夏	长夏
稳定季	冬	春	夏	长夏	秋
好转季	春	夏	长夏	秋	冬
禁忌	受风邪侵袭	食温热食物，衣服太过温暖	食温热食物，饮食过饱，居湿地，穿湿衣	食寒冷食物，穿得太单薄	食火烤油炸的过热食物，穿经火烘烤过的衣服
治愈日	丙丁日	戊己日	庚辛日	壬癸日	甲乙日
加重日	庚辛日	壬癸日	甲乙日	丙丁日	戊己日
稳定日	壬癸日	甲乙日	丙丁日	戊己日	庚辛日
好转日	甲乙日	丙丁日	戊己日	庚辛日	壬癸日
清爽时	早晨时	中午时	午后时	傍晚时	半夜时
加重时	傍晚时	夜半时	日出时	中午时	辰戌丑未四时
平稳时	夜半时	早晨时	傍晚时	半夜时	傍晚时
调理	肝病须疏泄，应当用辛味药	心病须缓软，应当用咸味药	脾病须缓和，应当用甘味药	肺气须收敛，用酸味药	肾气须坚固，应当用苦味药
补药	辛味药	咸味药	甘味药	酸味药	苦味药
泻药	酸味药	甘味药	苦味药	辛味药	咸味药

软它，需要补的要以咸味药来补，需要泻的要以甘味药来泻。

脾脏有病，在秋季最容易治愈；如果在秋季不愈，到春季病情就会加重；如果在春季没有死亡，到夏季病情就会维持稳定不变的状态，到长夏病情就会好转。脾病应禁食温热性食物并避免饮食过饱、居湿地、穿湿衣等。脾有病的人，在庚辛日最容易治愈；如果在庚辛日不愈，到甲乙日就会加重；如果在甲乙日没有死亡，到丙丁日病情就会维持稳定不变的状态，到了戊己日病情就会好转。脾有病的人，在午后的时间精神清爽，日出时病情加重，傍晚时病情会平稳下来。脾脏病需要缓和，甘能缓中，所以应当服用甘味药来缓和它，需要泻的要用苦味药来泻，需要补的要以甘味药来补。

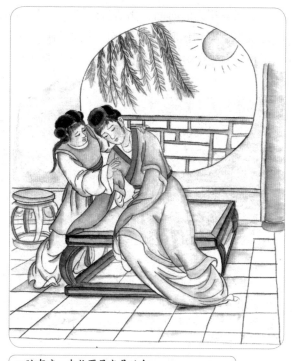

心脏有病，在长夏最容易治愈。

肺脏有病，在冬季最容易治愈；如果在冬季不愈，到夏季病情就会加重；如果在夏季没有死亡，至长夏时病情就会维持稳定不变的状态，到了秋季病情就会好转。肺有病应禁忌寒冷饮食及穿得太单薄。肺有病的人，在壬癸日最容易治愈；如果在壬癸日不愈，到丙丁日病情就会加重；如果在丙丁日不死，到戊己日病情就会维持稳定不变的状态，到了庚辛日就会好转。肺有病的人，傍晚的时候精神舒爽，到中午时病情加重，到半夜时病情会平稳下来。肺气需要收敛，所以应当进食酸味药来收敛它，需要补的要用酸味药来补，需要泻的要用辛味药来泻。

肾脏有病，在春季最容易治愈；如果在春季不愈，到长夏时病情就会加重；如果在长夏没有死亡，到秋季病情就会维持稳定不变的状态，到冬季病情就会好转。肾病禁食火烤油炸的过热食物和穿经火烘烤过的衣服。肾有病的人，在甲乙日最容易治愈；如果在甲乙日不愈，到戊己日病情就会加重；如果在戊己日没有死亡，到庚辛日病情就会维持稳定不变的状态，到壬癸日病就会好转。肾有病的人，在半夜的时候精神舒爽，在一日当中辰、戌、丑、未四个时辰病情加重，在傍晚时病情会平稳下来。肾主闭藏，治疗肾病需要坚固肾气，因此应当服用苦味药来坚固它，需要补的要用苦味药来补，需要泻的要用咸味药来泻。

凡是邪气侵袭人体，都是以强凌弱，遇到与所生之脏相应的时间，疾病就能痊愈；

遇到与该脏相克的时间，病情就会加重；遇到与生己之脏相对应的时间，疾病就会呈现稳定状态；遇到该脏应当旺盛的时间，疾病就会好转。但必须先明确五脏的平脉脉象，然后才能推测疾病的轻重时间及死生的日期。

【原文】

病在肝，愈于夏；夏不愈，甚于秋；秋不死，持于冬；起于春，禁当风。肝病者，愈在丙丁；丙丁不愈，加于庚辛；庚辛不死，持于壬癸，起于甲乙。肝病者，平旦慧，下晡甚，夜半静。肝欲散，急食辛以散之，用辛补之，酸泻之。

病在心，愈在长夏；长夏不愈，甚于冬；冬不死，持于春，起于夏；禁温食热衣。心病者，愈在戊己；戊己不愈，加于壬癸；壬癸不死，持于甲乙，起于丙丁。心病者，日中慧，夜半甚，平旦静。心欲耎，急食咸以软之，用咸补之，甘泻之。

病在脾，愈在秋，秋不愈，甚于春；春不死，持于夏，起于长夏；禁温食饱食，湿地濡衣。脾病者，愈在庚辛；庚辛不愈，加于甲乙；甲乙不死，持于丙丁，起于戊己。脾病者，日昳慧，日出甚，下晡静。脾欲缓，急食甘以缓之，用苦泻之，甘补之。

病在肺，愈于冬；冬不愈，甚于夏；夏不死，持于长夏，起于秋；禁寒饮食、寒衣。肺病者，愈在壬癸；壬癸不愈，加于丙丁；丙丁不死，持于戊己，起于庚辛。肺病者，下晡慧，日中甚，夜半静。肺欲收，急食酸以收之，用酸补之，辛泻之。

病在肾，愈在春；春不愈，甚于长夏；长夏不死，持于秋，起于冬；禁犯焠㶼热食，温炙衣。肾病者，愈在甲乙；甲乙不愈，甚于戊己；戊己不死，持于庚辛，起于壬癸。肾病者，夜半慧，四季甚，下晡静。肾欲坚，急食苦以坚之，用苦补之，咸泻之。

夫邪气之客于身也，以胜相加，至其所生而愈，至其所不胜而甚，至于所生而持，自得其位而起。必先定五脏之脉，乃可言间甚之时，死生之期也。

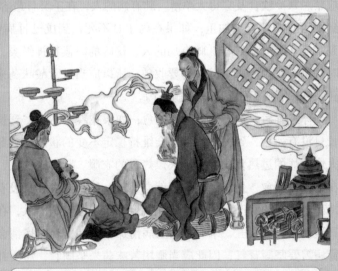

凡是邪气侵袭人体，如遇到与相关脏器相克的时间，病情就会加重。

五脏病变的症状与治疗

　　肝脏有病，会出现两胁下疼痛牵引少腹的症状，使人容易发怒，这是肝气实的症状；如果肝气虚，则出现两眼昏花而视物不明，两耳也听不见声音，容易恐惧，好像有人要逮捕他一样的症状。治疗时，取用厥阴肝经和少阳胆经的经穴。如果肝气上逆，则会引发头痛、耳聋而听觉失灵、面颊肿胀，应取厥阴、少阳经脉，进行针刺放血治疗。

　　心脏有病，会出现胸中疼痛，胁部支撑胀满，胁下疼痛，胸膺部、背部及肩胛间疼痛，两臂内侧疼痛的症状，这是心实的症状。心虚，则出现胸腹部胀大，胁下和腰部牵引作痛的症状。治疗时，取用少阴心经和太阳小肠经的经穴，并刺舌下的廉泉穴进行放血治疗。如果病情有变化，与刚发病时有所不同，应当针刺阴郄穴放血治疗。

　　脾脏有病，会出现身体沉重，容易饥饿，肌肉痿软无力，两脚弛缓不收，行走时容易抽搐，脚下疼痛，这是脾实的症状；脾虚则腹部胀满，肠鸣，泄下而食物不化。治疗时，取用太阴脾经、阳明胃经和少阴肾经的经穴，进行放血治疗。

　　肺脏有病，会出现喘咳气逆，肩背部疼痛，出汗，尻、阴股、膝、髀、小腿肚、小腿下半部、脚等部都发生疼痛，这是肺实的症状；如果肺虚，就出现少气、呼吸困难而难于接续、耳聋、咽干等症状。治疗时，取用太阴肺经的经穴，以及足太阳经的外侧，足厥阴内侧，即足少阴肾经的经穴，进行放血治疗。

　　肾脏有病，会出现腹部胀大，胫部浮肿，气喘，咳嗽，身体沉重，睡后出汗，恶风，这是肾实的症状；如果肾虚，就出现胸中疼痛，大腹和小腹疼痛，四肢厥冷，心中闷闷不乐的症状。治疗时，取用足少阴肾经和足太阳膀胱经的经穴，进行放血治疗。

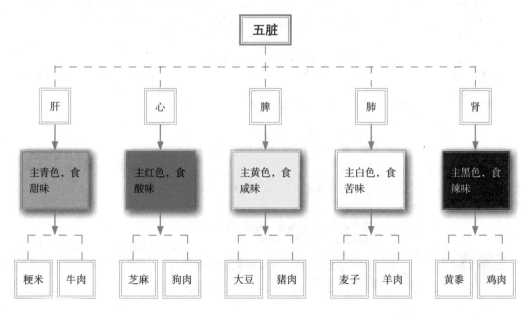

【原文】

肝病者，两胁下痛引少腹，令人善怒；虚则目𥆧𥆧无所见，耳无所闻，善恐，如人将捕之。取其经，厥阴与少阳。气逆，则头痛，耳聋不聪，颊肿，取血者。

心病者，胸中痛，胁支满，胁下痛，膺背肩甲间痛，两臂内痛；虚则胸腹大，胁下与腰相引而痛。取其经，少阴太阳，舌下血者。其变病，刺郄中血者。

脾病者，身重善肌，肉痿，足不收，行善瘈，脚下痛；虚则腹满肠鸣，飧泄食不化。取其经，太阴阳明，少阴血者。

肺病者，喘咳逆气，肩背痛，汗出，尻、阴股、膝、髀、腨、胻、足皆痛。虚则少气，不能报息，耳聋嗌干。取其经，太阴足太阳之外，厥阴内，血者。

五脏之病症及疗法

五脏	症状		治疗
肝	实证	两胁下疼痛牵引少腹，容易发怒	取厥阴肝经和少阳胆经的经穴
	虚证	两眼昏花，视物不清，两耳听不见声音，容易恐惧	
	气逆	头痛，耳聋而听觉失灵，面颊肿胀	取厥阴、少阳的经脉，针刺放血
心	实证	胸中疼痛，胁部支撑胀满，胁下、胸膺部、背部、肩胛间、两臂内侧疼痛	取少阴心经和太阳小肠经的经穴，并刺舌下的廉泉穴放血，病情有变化，则刺阴郄穴放血
	虚证	胸腹部胀大，胁下和腰部牵引作痛	
脾	实证	身体沉重，容易饥饿，肌肉萎软无力，行走时容易抽搐，脚下疼痛	取太阴脾经、阳明胃经和少阴神经的经穴，针刺放血
	虚证	腹部胀满，肠鸣，泄下而食物不化	
肺	实证	喘咳气逆，肩背部疼痛，尻、阴、股、膝、髋、小腿肚、小腿下半部、脚部都发生疼痛	取太阴肺经的经穴，以及足太阳经的外侧，足厥阴内侧，即足少阴肾经的经穴
	虚证	少气，呼吸困难而难于接续，耳聋，咽干	
肾	实证	腹部胀大，胫部浮肿，气喘，咳嗽，身体沉重，睡后出汗，恶风	取足少阴肾经和足太阳膀胱经的经穴，针刺放血
	虚证	胸中疼痛，大腹和小腹疼痛，四肢厥冷，心中闷闷不乐	

肾病者，腹大胫肿，喘咳身重，寝汗出，憎风；虚则胸中痛，大腹小腹痛，清厥，意不乐。取其经，少阴太阳血者。

五脏、五色、五味

肝与青色相合，肝病宜吃甜食，粳米、牛肉、大枣、葵菜都是甜的。心与红色相合，心病宜吃酸物，小豆、狗肉、李子、韭菜都是酸的。肺与白色相合，肺病宜吃苦食，小麦、羊肉、杏、薤都是苦味的。脾与黄色相合，脾病宜吃咸食，大豆、猪肉、板栗、藿都是咸味的。肾与黑色相合，肾病宜吃辛食，黄黍、鸡肉、桃、葱都是辛味的。

辛味有发散作用，酸味有收敛作用，甘味有弛缓作用，苦味有坚燥作用，咸味有软坚作用。用毒药攻伐邪气，以五谷为滋养，五果为辅助，五畜肉为补益，五菜为补充。用谷肉果菜气味调和服食，可以补益精气。五谷、五肉、五果、五菜，都有辛酸甘苦咸味，五味各有作用，有的可发散，有的可收敛，有的可松缓，有的可坚燥，有的可软坚，治病时根据四时五脏的具体情况，适当选用五味。

五味与五脏疾病的治疗

中医认为，五脏与五味有一一对应的关系，当某一脏发生病变时，就是根据五脏所喜之味采取或补或泻的方法。

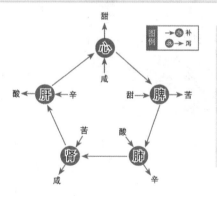

中医认为

肝气喜散，应服用辛味药物促其散，用辛味药补，用酸味药泻。

心适宜药软，应服咸味药使其软，用咸味药补，用甜味药泻。

脾喜弛缓，应服甜味药使其缓，用甜味药补，用苦味药泻。

肺喜收敛，要服酸味药使其收。用酸味药补，用辛味药泻。

肾喜坚实，应立刻服苦味药使其坚实，用苦味药补，用咸味药泻。

【原文】

肝色青，宜食甘，粳米、牛肉、枣、葵，皆甘。心色赤，宜食酸，小豆、犬肉、李、韭，皆酸。肺色白，宜食苦，麦、羊肉、杏、薤，皆苦。脾色黄，宜食咸，大豆、豕肉、栗、藿，皆咸。肾色黑，宜食辛，黄黍、鸡肉、桃、葱，皆辛。辛散，酸收，甘缓，苦坚，咸软。

毒药攻邪。五谷为养，五果为助，五畜为益，五菜为充，气味合而服之，以补精益气。此五者，有辛酸甘苦咸，各有所利，或散或收，或缓或急，或坚或软，四时五脏病，随五味所宜也。

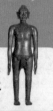

宣明五气篇：五味与五脏的关系

【导读】

　　宣明，即宣扬阐明之意。五气，即五脏之气。本篇上接《脏气法时论篇》的内容，对于人体五脏之气的功能变化规律进行了更加深入细致的宣扬和阐明，所以名为"宣明五气"。

　　本篇主要讲述了与五脏之气相关的五味所宜、发病情况、饮食禁忌、药食性味、病情变化、脏腑功能、脉象表现等内容，以作为诊断治疗时的指导原则。

五气对人的影响

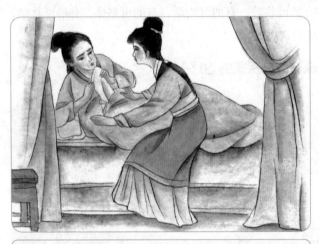

肺气失调使人咳嗽。

　　饮食五味进入胃中后，各自进入与其相应的脏腑：酸味入肝，辛味入肺，苦味入心，咸味入肾，甘味入脾，这就是五入。

　　五脏之气失调后所发生的病变：心气失调会嗳气，肺气失调会咳嗽，肝气失调会多言，脾气失调会吞酸，肾气失调则会呵欠，打喷嚏。胃气失调则气逆为哕，会有恐惧感；大肠、小肠病则不能泌别清浊，传送糟粕，而为泄泻；下焦不能通调水道，则水液

泛溢于皮肤而为水肿；膀胱之气化不利，则为癃闭，不能约制，则为遗尿；胆气失调则易发怒。这是五脏之气失调而发生的病变。

　　五脏之精气相并所发生的疾病：精气并于心则喜，精气并于肺则悲，精气并于肝则忧，精气并于脾则畏，精气并于肾则恐。这就是所说的五并，都是五脏乘虚相并所致。

　　五脏各有所厌恶：心厌恶热，肺厌恶寒，肝厌恶风，脾厌恶湿，肾厌恶燥。这是五脏所恶。

　　五脏化生的液体：心之液化为汗，肺之液化为涕，肝之液化为泪，脾之液化为涎，肾之液化为唾。这是五脏化生的五液。

　　疾病所禁食的五味：辛味走气分，气病不可多食辛味；咸味走血液，血病不可多食咸味；苦味走骨骼，骨病不可多食苦味；甜味走肌肉，肉病不可多食甜味；酸味走筋膜，筋病不可多食酸味。这就是五味的禁忌，要自我节制，不能多食。

　　五脏发病的部位和季节各不相同：肾为阴脏而主骨，阴病多发生于骨骼；心为阳脏而主血脉，阳病多发生于血液；饮食五味伤脾，发病多为肌肉痿弱无力；阳虚而病，阳病多发生于冬季；阴虚而病，阴病多发生于夏季。这就是五病所发。

　　五脏为邪所扰的病变：病邪侵入阳分，则阳偏盛，会出现狂病；病邪侵入阴分，则阴偏盛，会出现痹病；病邪侵入阳分，与阳气相争则阳气受伤，会出现头部疾患；病邪侵入阴分，与阴气相争则阴气受伤，会出现音哑之疾；病邪从阳分入于阴分，则从阴而表现得安静；病邪由阴分出于阳分，则从阳而容易发怒。这就是所谓五乱。

　　五脏克贼之邪所表现的脉象：春天见到秋天的毛脉，是金克木；夏天见到冬天的石脉，是水克火；长夏见到春天的弦脉，是木克土；秋天见到夏天的钩脉，是火克金；冬天见到长夏的濡脉，是土克水。这就是所谓的五邪脉，其预后相同，都属于不治的死证。

　　五脏所藏的精神活动：心脏藏神，肺脏藏魄，肝脏藏魂，脾脏藏意，肾脏藏精。这

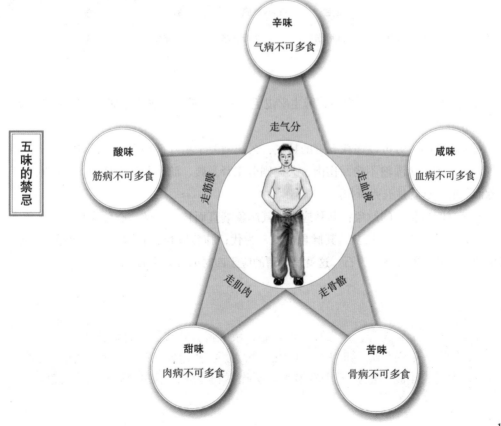

五味的禁忌

辛味
气病不可多食

酸味
筋病不可多食

咸味
血病不可多食

甜味
肉病不可多食

苦味
骨病不可多食

走气分
走筋膜
走血液
走肌肉
走骨骼

五脏的五行归类

五行	火	金	木	土	水
五脏	心	肺	肝	脾	肾
五味所入	苦入心	辛入肺	酸入肝	甘入脾	咸入肾
五气所病	心为噫气	肺为咳嗽	肝为多言	脾为吞酸	肾为呵欠、喷嚏
五精所并	并于心则喜	并于肺则悲	并于肝则忧	并于脾则畏	并于肾则恐
五恶	热	寒	风	湿	燥
五脏化液	汗	涕	泪	涎	唾
五禁	咸	辛	酸	甜	苦
五脏病发	发于血液	发于夏季	发于冬季	发于肌肉	发于骨骼
五邪所见	夏见石脉	秋见钩脉	春见毛脉	长夏见弦脉	冬见濡脉
五藏	神	魄	魂	意	志
五主	血脉	皮毛	筋膜	肌肉	骨骼
五伤	久视伤血	久卧伤气	久行伤筋	久坐伤肉	久立伤骨

就是五脏所藏。

五脏各有所主：心主宰血脉，肺主宰皮毛，肝主宰筋膜，脾主宰肌肉，肾主宰骨骼。这就是五主。

五种过度的疲劳可以伤耗五脏的精气：久视则劳于精气而伤血，久卧则阳气不伸而伤气，久坐则血脉灌输不畅而伤肉，久立则劳于肾及腰、膝、胫等而伤骨，久行则劳于筋脉而伤筋。这就是五劳所伤。

五脏与四时相应的脉象：肝脉应春，其脉象端直而长，为弦；心脉应夏，其脉象来盛去衰，为钩；脾旺于长夏，其脉象虚弱，为代；肺脉应秋，其脉象轻虚而浮，为毛；肾脉应冬，其脉象沉坚，为石。这就是所谓的应于四时的五脏平脉。

【原文】

五味所入：酸入肝，辛入肺，苦入心，咸入肾，甘入脾，是谓五入。

五气所病：心为噫，肺为咳，肝为语，脾为吞，肾为欠、为嚏。胃为气逆、为哕、为恐，大肠、小肠为泄，下焦溢为水，膀胱不利为癃，不约为遗溺，胆为怒。是谓五病。

五精所并：精气并于心则喜，并于肺则悲，并于肝则忧，并于脾则畏，并于肾则恐。是谓五并，虚而相并者也。

五脏所恶：心恶热，肺恶寒，肝恶风，脾恶湿，肾恶燥。是谓五恶。

五脏化液：心主汗，肺主涕，肝主泪，脾主涎，肾主唾。是谓五液。

五味所禁：辛走气，气病，无多食辛；咸走血，血病，无多食咸；苦走骨，骨病，无多食苦；甘走肉，肉病，无多食甘；酸走筋，筋病，无多食酸。是谓五禁，无令多食。

五病所发：阴病发于骨，阳病发于血，阴病发于肉，阳病发于冬，阴病发于夏。是谓五发。

五邪所乱：邪入于阳则狂，邪入于阴则痹，搏阳则为巅疾，搏阴则为瘖，阳入之阴则静，阴出之阳则怒。是谓五乱。

五邪所见：春得秋脉，夏得冬脉，长夏得春脉，秋得夏脉，冬得长夏脉，名曰阴出之阳，病善怒，不治。是谓五邪，皆同命，死不治。

五脏所藏：心藏神，肺藏魄，肝藏魂，脾藏意，肾藏志。是谓五脏所藏。

五脏所主：心主脉，肺主皮，肝主筋，脾主肉，肾主骨。是谓五主。

五劳所伤：久视伤血，久卧伤气，久坐伤肉，久立伤骨，久行伤筋。是谓五劳所伤。

五脉应象：肝脉弦，心脉钩，脾脉代，肺脉毛，肾脉石。是谓五脏之脉。

五味走向与四季养生

一切食味都具有其不同的特点，味辛的有发散作用，味酸的有收敛作用，味甜的有缓和作用，味苦的有坚燥作用，味咸的有软坚作用等。所以根据四季特点饮食也要调和五味。

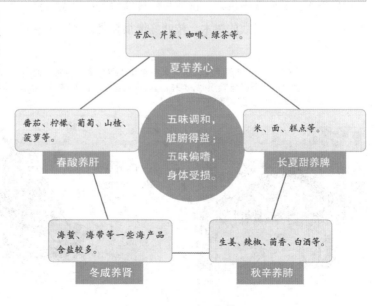

苦瓜、芹菜、咖啡、绿茶等。

夏苦养心

番茄、柠檬、葡萄、山楂、菠萝等。

春酸养肝

五味调和，脏腑得益；五味偏嗜，身体受损。

米、面、糕点等。

长夏甜养脾

海蜇、海带等一些海产品含盐较多。

冬咸养肾

生姜、辣椒、茴香、白酒等。

秋辛养肺

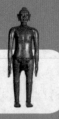

宝命全形论篇：顺应四时规律是养生的根本原则

【导读】

　　宝命，即以命为宝，珍重生命的意思。全形，即保全形体。人为万物之灵，天地之间，人的生命最为宝贵，所以必须懂得宝命全形之道。

　　本篇的主要内容有：一、指出医生诊察疾病时要细心观察疾病的证候，并且提醒我们要注意人体与天地阴阳的变化关系；二、介绍针刺的五种针法、针刺正法以及虚实补泻、得气勿失的道理。

治病之道

　　黄帝问道：天地之间，万物具备，但没有什么比人更宝贵了。人依靠天地之气和水谷精气生存，并随着四时生长收藏的规律而生活着。上至君主，下至平民，任何人都愿意保全形体的健康，但往往是身体有了病，却因病情轻浅而不能察知，造成病邪滞留并逐渐发展，日益深重，乃至深入骨髓而无法去除。我对此感到非常忧虑，我想用针刺解除他们的痛苦，应该怎样办呢？

　　岐伯回答说：诊断疾病，应该注意观察它所表现的症候。比如盐味是咸的，贮藏在器具中的时候，看到渗出水来，这就是盐气的外泄；比如琴弦将要断的时候，就会发出嘶败的声音；内部已经溃败的树木，枝叶好像很繁茂，实际上外盛中空，非常容易萎谢；人在

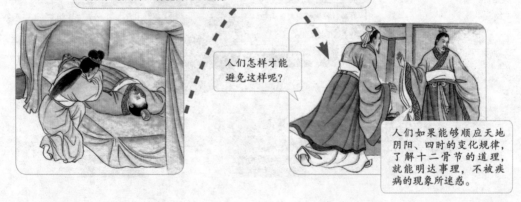

无论是君主还是平民，所有人都希望求得形体的健康，但在身体有病但病情轻浅时，很多人都不能察知，因而病邪滞留并发展，最终深入骨髓而无法去除

人们怎样才能避免这样呢？

人们如果能够顺应天地阴阳、四时的变化规律，了解十二骨节的道理，就能明达事理，不被疾病的现象所迷惑。

疾病深重的时候，就会产生呃逆。人要是有了这样的现象，说明内脏已有严重破坏，药物和针灸都将失去治疗作用，因为皮肤肌肉受损败坏，血气各不相得，疾病已经很难挽回了。

　　黄帝问：我很同情病人的痛苦，心中有些慌乱疑惑，如果治疗不当反而会使病势加重，我又不能替代他们。百姓听我这样说，会认为我残忍粗暴，究竟怎么办才好呢？

　　岐伯说：人生活在地上，又和天密切关联，天地之气相合，才产生了人。人能适应四时变迁，那么自然界的一切都会成为他生命的泉源；能够知道万物生长收藏道理的人，就能够承受和运用万物。人和自然是相应的，天有阴阳，人有十二骨节；天有寒暑，人有虚实盛衰。所以，能够顺应天地阴阳的变化，就不会违背四时的规律；能够了解十二骨节的道理，就能明达事理，就不会被疾病的现象所迷惑；能够掌握八风的演变规律和五行的盛衰，又能够通达虚实的变化，就一定能够洞晓病情，哪怕是病人的呼吸那样极其微小而不易察觉的变化，也能够明察秋毫，洞察分明。

【原文】
　　黄帝问曰：天覆地载，万物悉备，莫贵于人。人以天地之气生，四时之法成。君王众庶，尽欲全形，形之疾病，莫知其情，留淫日深，著于骨髓。心私虑之，余欲针除其疾病，为之奈何？
　　岐伯对曰：夫盐之味咸者，其气令器津泄；弦绝者，其音嘶败；木敷者，其叶发；病深者，其声哕。人有此三者，是为坏腑，毒药无治，短针无取，此皆绝

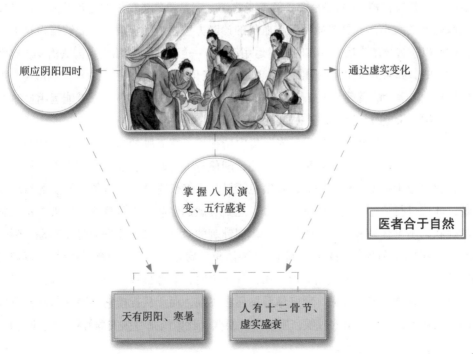

顺应阴阳四时

通达虚实变化

掌握八风演变、五行盛衰

医者合于自然

天有阴阳、寒暑

人有十二骨节、虚实盛衰

皮伤肉，血气争黑。

帝曰：余念其痛，心为之乱惑，反甚其病，不可更代。百姓闻之，以为残贼，为之奈何？

岐伯曰：夫人生于地，悬命于天，天地合气，命之曰人。人能应四时者，天地为之父母；知万物者，谓之天子。天有阴阳，人有十二节；天有寒暑，人有虚实。能经天地阴阳之化者，不失四时；知十二节之理者，圣智不能欺也；能存八动之变，五胜更立；能达虚实之数者，独出独入，呿吟至微，秋毫在目。

针刺的五个要领

黄帝说：人从出生就有了形体，离不开阴阳的变化；天地二气相合，生成了世界上的万物，从地理上来讲，可以分为九野；从气候上来讲，可以分为四时。月份有大小，日夜有长短，这都是阴阳消长变化的体现，天地间万物的生长变化更是不可胜数，我只希望解除病人的痛苦，请问应当运用什么方法呢？

岐伯说：治疗的方法，可以根据五行变化的道理来分析。木遇到金，就会被折伐；火碰到水，就会熄灭；土被木殖，就会疏松；金遇到火，就会熔化；水遇到土，就会被遏止。这些变化，万物都是一样，不胜枚举。所以，用针刺来治疗疾病，能够使天下百姓受益的，有五大要领，都已经向天下公布了，但人们都弃之不顾，不懂得这些道理。所谓五大要领：一是要精神专一，二是要了解养身之道，三是要熟悉药物的真正性能，四是要注意制取砭石的大小，五是要懂得脏腑血气的诊断方法。治疗疾病时，能够懂得这五项要领，就可以掌握缓急先后。现在的医生运用针刺，一般都用补法治虚，泻法治实，这是大家所共知的。如果能按照天地阴阳的道理，随其变化而施针法，就能取得如响应声、如影随形的疗效。医学的道理并没有什么神秘，只要对这些道理深刻领会，就能运用自如了。

黄帝说：希望听您讲一讲其中的道理。

岐伯说：用针的正法，在于首先要集中精神，了解五脏的虚实，三部九候脉象的变化，然后下针。在针刺时，必须全神贯注，即使有人旁观，也要像看不见人一样，有人喧哗，也要像听不见一样。同时还要察色诊脉，不能仅看外形，必须将发病的机理揣摩清楚，才能进行治疗。病人有虚实之分，见到五虚的症状，不可草率下针去泻；见到五实的症状，不可轻易放弃而不去泻，要掌握针刺的时机，在应该进针时，就是一瞬间也不耽搁。针刺时手的动作要专一协调，针要洁净而均匀。要平心静意，观察病人的呼吸，选准适当的时间。血气的变化无形无相，气至之时，好像群鸟一样集合，气盛之时，好像庄稼一样繁茂。气之往来，就好像看见鸟在飞翔，而无从捉摸它形迹的起落。所以用针的方法在于，当气未至的时候，应该留针候气，就像满张弓弦安静等待；气应的时候，则应当迅速起针，就像弩箭迅速发射而出。

黄帝问：怎样用针刺治疗虚证？又怎样治疗实证？

岐伯说：刺虚证，要用补法；刺实证，要用泻法。当针下感到经气已到时，应当慎重掌握，不失时机地运用补泻方法。针刺无论深浅，都在于灵活掌握，取穴无论远近，候针取气的道理是相同的。针刺时都必须精神专一，好像面临万丈深渊一样小心谨慎，又好像手中捉着猛虎那样坚定有力，全神贯注，不为其他事物分神。

【原文】

帝曰：人生有形，不离阴阳；天地合气，别为九野，分为四时。月有大小，日有短长，万物并至，不可胜量，虚实呿吟，敢问其方？

岐伯曰：木得金而伐，火得水而灭，土得木而达，金得火而缺，水得土而绝。万物尽然，不可胜竭。故针有悬布天下者五，黔首共余食，莫知之也。一曰治神，二曰知养身，三曰知毒药为真，四曰制砭石小大，五曰知腑脏血气之诊。五法俱立，各有所先。今末世之刺也，虚者实之，满者泄之，此皆众工所共知也。若夫法天则地，随应而动，和之者若响，随之者若影。道无鬼神，独来独往。

帝曰：愿闻其道。

岐伯曰：凡刺之真，必先治神，五脏已定，九候已备，后乃存针。众脉不见，众凶弗闻。外内相得，无以形先，可玩往来，乃施于人。人有虚实，五虚勿近，五实勿远，至其当发，间不容瞚。手动若务，针耀而匀。静意视息，观适之变，是谓冥冥，莫知其形，见其乌乌，见其稷稷，徒见其飞，不知其谁，伏如横弩，起如发机。

帝曰：何如而虚？何如而实？

岐伯曰：刺虚者须其实，刺实者须其虚。经气已至，慎守勿失。深浅在志，远近若一。如临深渊，手如握虎，神无营于众物。

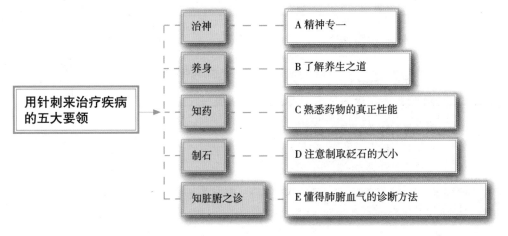

用针刺来治疗疾病的五大要领	治神	A 精神专一
	养身	B 了解养生之道
	知药	C 熟悉药物的真正性能
	制石	D 注意制取砭石的大小
	知脏腑之诊	E 懂得肺腑血气的诊断方法

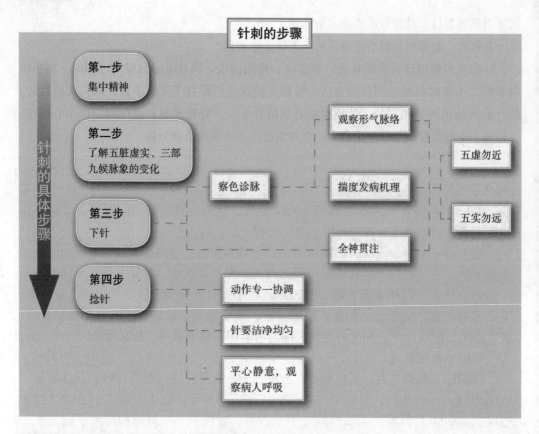

针刺的步骤

第一步
集中精神

针刺的具体步骤

第二步
了解五脏虚实、三部九候脉象的变化

第三步
下针

第四步
捻针

察色诊脉

观察形气脉络

揣度发病机理

全神贯注

五虚勿近

五实勿远

动作专一协调

针要洁净均匀

平心静意，观察病人呼吸

呼吸与针刺时的补泻

体内邪气太盛时，要泻；体内正气不足时，要补。针刺补泻最讲究时机，我们以呼吸为依据决定入针、捻针和出针的时间，如下图所示：

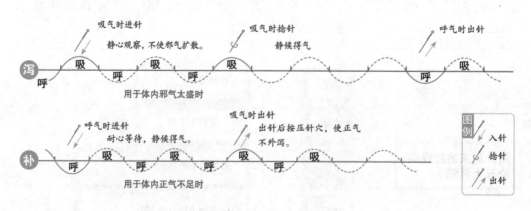

泻

吸气时进针
静心观察，不使邪气扩散。

吸气时捻针
静候得气

呼气时出针

用于体内邪气太盛时

补

呼气时进针
耐心等待，静候得气。

吸气时出针
出针后按压针穴，使正气不外泻。

用于体内正气不足时

图例
入针
捻针
出针

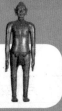

八正神明论篇：针刺也要有规律

【导读】

　　八正，即一年当中春分、秋分、夏至、冬至、立春、立夏、立秋、立冬八个节气的正气，在本篇中代指四时八正、日月星辰的变化。神明，即心领神会，明白透彻的意思，在本篇中喻指上工神医高超的诊疗水平。

　　本篇的主要内容包括：一、说明用针刺治疗，必须结合四时八正、日月星辰的变化，准确把握这些变化对人体气血虚实的影响；二、介绍针刺补泻中"方"和"圆"的关键要领；三、提出诊疗水平上"形"与"神"两种不同的境界。

针刺的方法和原则

　　黄帝问道：用针的技术，必然有一定的方法准则，究竟有什么方法，什么准则呢？

　　岐伯回答说：要取法于天地阴阳，并结合日月星辰之光来研究。

　　黄帝说：希望详尽地了解一下。

　　岐伯说：大凡针刺之法，均在于必须观察日月星辰盈亏消长及四时八正的气候变化，这样才可以运用针刺的方法。如果气候温和，日色晴朗，人的血液就流行滑润而卫气上浮于表，血容易泻，气容易行；气候寒冷，天气阴霾，那么人的血行也会滞涩不畅而卫

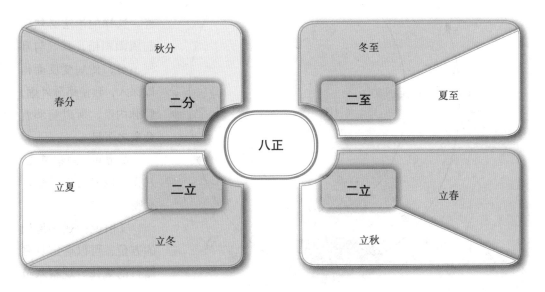

月亮变化时的不当疗法及结果

月亮变化	月初生	月正圆	月黑无光
不当的疗法	用泻法	用补法	用针刺
治疗效果	会使内脏虚弱	会使血气充溢于皮表，以致络脉中血液滞留	会扰乱经气
病症名称	叫重虚	叫重实	叫乱经

气沉伏于里。月亮初生的时候，人体的血气开始流利，卫气开始畅行；月亮正圆的时候，人体的血气充实，肌肉坚实；月黑无光的时候，人体的肌肉消瘦，经络空虚，卫气衰减，形体独居。所以，要顺着天时而调节血气。因此，天气寒冷，不要进行针刺；天气温和，不要犹疑迟缓；月亮初生的时候，不可以用泻法；月亮正圆的时候，不可以用补法；月黑无光的时候，不要进行针刺。这就是所谓顺应天时而调治气血的法则。要按照天时推移的次序，结合人身血气的盛衰，来确定气的所在，并聚精会神地等待治疗的最好时机。

阴阳与针刺

人体内阴阳之气的盛衰会影响到针刺时的效果，所以有的时候适合针刺，有的时候忌讳针刺，如图所示：

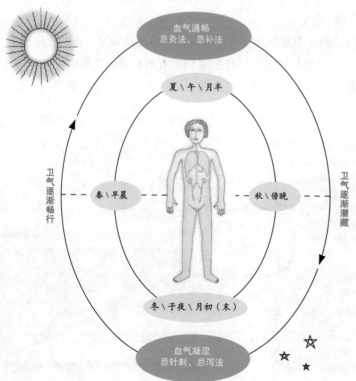

血气通畅
忌灸法、忌补法

夏\午\月半

卫气逐渐畅行

春\早晨

秋\傍晚

卫气逐渐潜藏

冬\子夜\月初（末）

血气凝涩
忌针刺、忌泻法

所以说，月牙初生时用泻法，就会使内脏虚弱，叫作重虚；月亮正圆时用补法，就会使血气充溢于皮表，以致络脉中血液滞留，这叫作重实；月黑无光的时候用针刺，就会扰乱经气，叫作乱经。这样的治法必然引起阴阳相错，真气与邪气不分，使病变反而得以深入，致使络脉外虚，经脉内乱，所以病邪就会乘之而起。

黄帝问：观察星辰、八正、四时可以候察什么呢？

岐伯说：观察星辰的方位，可以确定日月循行的规律。观察八节常气的交替，可以预测出异常的八方之风是什么时候来的，是怎样对人造成危害的；观察四时，可以区分春夏秋冬正常气候的所在，以便根据时序来进行调养气血，避免八方不正之风的侵犯。假如体质虚弱，再遭受自然界虚邪贼风的侵袭，两虚相感，邪气就可以侵犯筋骨，再深入一步，就可以伤害五脏。懂得气候变化的医生，就能及时挽救病人，使其不至于受到严重的伤害。所以说，天时的宜忌，不可以不了解。

黄帝说：讲得好。关于取法星辰运行规律来调理治病的道理，我已经知道了，希望再听您讲讲有关怎样效法往古的道理。

岐伯说：要取法和运用前人的学术，先要懂得《针经》。要想把古人的针术运用在现在的治疗中，一定要先知道天气的寒温，月相的盈亏，四时气候的浮沉，以此来调治病人，就可以看到这种方法确实是有效的。所谓"观察于冥冥"，就是说荣卫气血的变化虽不显露于外，而医生却能懂得。这就是把天气的寒温，月相的盈亏，四时气候的浮沉等情况，进行综合分析，做出判断，然后进行调治。因此，医生对于疾病，经常会有先见之明，然而疾病并未显露于外，所以说这是"观察于冥冥"。所谓"通于无穷"，是说医生能够运用这种方法，通达各种事理，他的高超医术就可以流传于后世，这是学识经验丰富的医生不同于一般人的地方。然而，病情不会显露在表面，所以一般人都不容易发现，看不到形迹，尝不出味道，所以叫作冥冥，好像神灵一样似有若无、难以捉摸。

【原文】

黄帝问曰：用针之服，必有法则焉，今何法何则？

岐伯对曰：法天则地，合以天光。

帝曰：愿卒闻之。

岐伯曰：凡刺之法，必候日月星辰，四时八正之气，气定乃刺之。是故天温日明，则人血淖液而卫气浮；天寒日阴，则人血凝泣而卫气沉。月始生，则血气始精，卫气始行；月郭满，则血气实，肌肉坚；月郭空，则肌肉减，经络虚，卫气去，形独居。是以因天时而调血气也。是以天寒无刺，天温无疑；月生无泻，月满无补；月郭空无治。是谓得时而调之。因天之序，盛虚之时，移光定位，正立而待之。故曰月生而泻，是谓重虚；月满而补，血气盈溢，络有留血，命曰重实；月郭空而治，是谓乱经。阴阳相错，真邪不别，沉以留止，外虚内乱，淫邪乃起。

帝曰：星辰八正何候？

岐伯曰：星辰者，所以制日月之行也。八正者，所以候八风之虚邪，以时至者也；四时者，所以分春秋冬夏之气所在，以时调之也。八正之虚邪，而遇之勿犯也。以身之虚，而逢天之虚，两虚相感，其气至骨，入则伤五脏。工候救之，弗能伤也。故曰：天忌不可不知也。

帝曰：善。其法星辰者，余闻之矣，愿闻法往古者。

岐伯曰：法往古者，先知《针经》也。验于来今者，先知日之寒温，月之虚盛，以候气之浮沉，而调之于身，观其立有验也。观于冥冥者，言形气荣卫之不形于外，而工独知之。以日之寒温，月之虚盛，四时气之浮沉，参伍相合而调之。工常先见之，然而不形于外，故曰观于冥冥焉。通于无穷者，可以传于后世也，是故工之所以异也。然而不形见于外，故俱不能见也。视之无形，尝之无味，故谓冥冥，若神仿佛。

虚邪和正邪

虚邪，就是四时八节的虚邪贼风。正邪，就是人在劳累时出汗和腠理张开，偶尔遭受虚风侵袭。正邪对人的伤害比较轻微，没有明显的感觉，也没有明显的病状表现，所以一般医生观察不出病情，也看不到它的病象。医术高明的医生，在疾病初起时就开始救治，先去诊候三部九候的脉气，并进行早期救治，不使脉气衰败，这样疾病就容易治愈，所以称为医术高明的"上工"。医术低劣的"下工"临证，是要等到疾病已经形成，甚至是到了恶化阶段，才进行治疗。之所以要等到疾病形成阶段才能进行治疗，是因为不懂得三部九候的脉气混乱是由疾病发展所导致的，因而会致使疾病发展而恶化。医术低劣的医生之所谓知道疾病的所在，只不过是知道三部九候病脉的所在部位而已。所以，这就像把守门户一样，已经陷入了被动的地位。其原因就是不了解病理，而只看到了病症的表面现象。

【原文】

虚邪者，八正之虚邪气也。正邪者，身形若用力，汗出，腠理开，逢虚风，其中人也微，故莫知其情，莫见其形。上工救其萌芽，必先见三部九候之气，尽

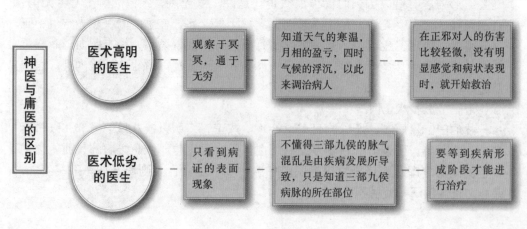

神医与庸医的区别

医术高明的医生 — 观察于冥冥，通于无穷 — 知道天气的寒温，月相的盈亏，四时气候的浮沉，以此来调治病人 — 在正邪对人的伤害比较轻微，没有明显感觉和病状表现时，就开始救治

医术低劣的医生 — 只看到病证的表面现象 — 不懂得三部九候的脉气混乱是由疾病发展所导致，只是知道三部九候病脉的所在部位 — 要等到疾病形成阶段才能进行治疗

调不败而救之，故曰上工。下工救其已成，救其已败。救其已成者，言不知三部九候之相失，因病而败之也。知其所在者，知诊三部九候之病脉处而治之。故曰守其门户焉，莫知其情而见邪形也。

针刺的补法和泻法

黄帝说：我听说针刺有补法和泻法两种，却不懂得它的内在含义。

岐伯说：泻法必须掌握一个"方"字。所谓"方"，就是邪气正盛，月亮正满，天气正温和，身心尚稳定的时候。并且，要在病人吸气的时候进针，再等到他吸气的时候转针，还要等他呼气的时候慢慢地拔出针来。所以说泻必用"方"，才能发挥泻的作用，使邪气泻去而正气运行，病就会痊愈。补法必须掌握一个"圆"字。所谓"圆"，就是行气，行气就是导移其气以到达病所，针刺时必须达到荣分，还要在病人吸气时推移其针。所以说，"圆"与"方"，都要用排针之法。一个医术高超而善用针术的医生，必须清楚病人形体的肥瘦，营卫血气的盛衰。因为血气是人的神气的寄存之处，必须谨慎地保养。

【原文】

帝曰：余闻补泻，未得其意。

岐伯曰：泻必用方。方者，以气方盛也，以月方满也，以日方温也，以身方

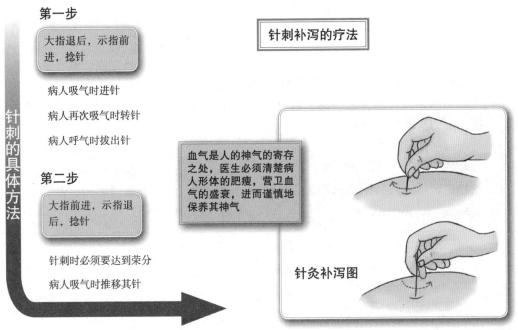

第一步

大指退后，示指前进，捻针

病人吸气时进针
病人再次吸气时转针
病人呼气时拔出针

第二步

大指前进，示指退后，捻针

针刺时必须要达到荣分
病人吸气时推移其针

针刺的具体方法

针刺补泻的疗法

血气是人的神气的寄存之处，医生必须清楚病人形体的肥瘦，营卫血气的盛衰，进而谨慎地保养其神气

针灸补泻图

定也。以息方吸而内针，乃复候其方吸而转针，乃复候其方呼而徐引针。故曰泻必用方，其气乃行焉。补必用员。员者行也，行者移也，刺必中其荣，复以吸排针也。故员与方，排针也。故养神者，必知形之肥瘦，荣卫血气之盛衰。血气者，人之神，不可不谨养。

形和神

黄帝说：多么精妙的讲述啊！把人体的变化和阴阳四时的虚实联系起来，虚实的感应，无形的病况，要不是先生，谁能够明白呢！然而先生屡次说到形和神，究竟什么叫形？什么叫神？请您详尽地讲一讲。

岐伯说：请让我先讲形。所谓形，就是说还没有对疾病看得很清楚。要问明发病的原因，再仔细诊察经脉变化，病情才能清楚地摆在面前。要是按寻后仍然不能明白实情，那么就不容易知道他的病情了。因为靠诊察形体，才能了解病情，所以叫作形。

黄帝问：什么叫神？

岐伯说：请让我再讲神。所谓神，就是耳朵不闻杂声，眼睛不见异物，心志开朗明澈，非常清醒地领悟其中的道理，这种心领神会的领悟，不能用言语来形容。这就好比观察一个东西，大家都没有看到，但他却能够独自看得清楚；好像在黑暗之中，大家都感到昏黑，但他却能够昭然独明；好像风吹云散一样。这就叫作神。对神的领会，是以三部九候脉法作为本原的，能够到达这种程度，就不必拘泥于九针之论了。

【原文】

帝曰：妙乎哉论也！合人形于阴阳四时，虚实之应，冥冥之期，其非夫子孰能通之？然夫子数言形与神，何谓形？何谓神？愿卒闻之。

岐伯曰：请言形，形乎形，目冥冥。问其所病，索之于经，慧然在前。按之不得，不知其情，故曰形。

帝曰：何谓神？

岐伯曰：请言神。神乎神，耳不闻，目明心开而志先，慧然独悟，口弗能言。俱视独见，适若昏，昭然独明，若风吹云，故曰神。三部九候为之原，九针之论不必存也。

热论篇：热性疾病的传变与治疗

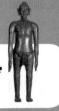

【导读】

　　热病，指一切由外感发热引起的疾病。本篇是我国现存的最早的研究热病的专篇，所以篇名"热论"，篇中对热病的含义、病因、症状、传变、治疗、禁忌和预后等进行了详细而系统的论述。

　　黄帝问道：现在所说的外感发热的疾病，都属于伤寒一类。其中有的会痊愈，有的则会死亡，死亡的往往在六七天之间，痊愈的都在十天以上，这是什么道理呢？我不知道缘故，想听听其中的道理。

　　岐伯回答说：足太阳经为六经之长，统摄阳分，所以人体的所有阳经都隶属于太阳经。太阳的经脉连于风府，与督脉、阳维相交会，因为督脉对全身阳经脉气有统率作用，所以太阳为诸阳主气，主一身之表。人感受寒邪以后，就要发热，如果单是发热，即便发热严重，一般也不会死亡。如果阴阳二经表里同时感受寒邪而发病，就不能避免死亡了。

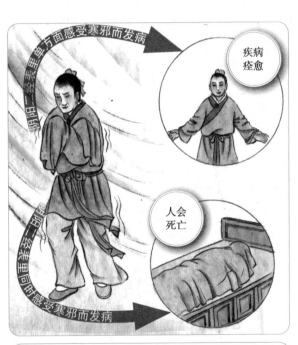

外感发热的疾病，都属于伤寒一类。其中有的会痊愈，有的则会死亡。

【原文】

　　黄帝问曰：今夫热病者，皆伤寒之类也。或愈或死，其死皆以六七日之间，其愈皆以十日以上者，何也？不知其解，愿闻其故。

　　岐伯对曰：巨阳者，诸阳之属也。其脉连于风府，故为诸阳主气也。人之伤于寒也，则为病热，热虽甚不死。其两感于寒而病者，必不免于死。

伤寒在六经的传变

黄帝说：我想听您讲讲伤寒的症状。

岐伯说：患伤寒病的第一天，太阳经先感受寒邪，因为太阳主一身之表，所以会出现头颈部疼痛，腰脊部肌肉僵直的症状。第二天，阳明经感受风邪，阳明主管肌肉，足阳明经脉挟鼻上行络于目，下行至腹部，所以会出现身热、目痛、鼻干和不能安卧等症状。第三天，少阳经感受病邪，少阳主管胆，足少阳经脉循胁肋而上络于耳，所以会出现胸胁痛而耳聋的症状。如果三阳经络都感受病邪，但病邪尚未深入脏腑，可以用发汗的方法治愈。第四天，太阴经感受病邪，足太阴经脉散布于胃中，上络于咽，所以会出现腹中胀满和咽干等症状。第五天，少阴经感受病邪，足少阴经脉贯通于肾，络于肺，连于舌根，所以会出现口干舌燥而口渴的症状。第六天，厥阴经感受病邪，足厥阴经脉

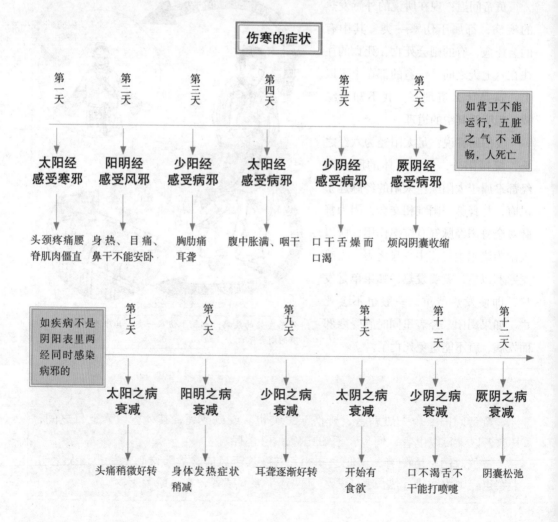

伤寒的症状

第一天	第二天	第三天	第四天	第五天	第六天	如营卫不能运行，五脏之气不通畅，人死亡
太阳经感受寒邪	阳明经感受风邪	少阳经感受病邪	太阳经感受病邪	少阴经感受病邪	厥阴经感受病邪	
头颈疼痛腰脊肌肉僵直	身热、目痛、鼻干不能安卧	胸肋痛耳聋	腹中胀满、咽干	口干舌燥而口渴	烦闷阴囊收缩	

如疾病不是阴阳表里两经同时感染病邪的	第七天	第八天	第九天	第十天	第十一天	第十二天
	太阳之病衰减	阳明之病衰减	少阳之病衰减	太阴之病衰减	少阴之病衰减	厥阴之病衰减
	头痛稍微好转	身体发热症状稍减	耳聋逐渐好转	开始有食欲	口不渴舌不干能打喷嚏	阴囊松弛

环绕阴器而络于肝，所以会出现烦闷和阴囊收缩等症状。如果三阴三阳经脉和五脏六腑都感受了病邪，以致营卫不能运行，五脏之气不通畅，人就要死亡了。

如果疾病不是阴阳表里两经同时感染寒邪的，到第七天，太阳之病就会衰减，头痛也会稍有好转。到第八天，阳明之病就会衰减，身体发热的症状稍微减退。到第九天，少阳之病就会衰减，耳聋将逐渐好转而能听到一些声音。到第十天，太阴之病就会衰减，腹部胀满的情况消除，恢复正常，开始有了食欲。到第十一天，少阴之病就会衰减，口不渴，不胀满，舌不干，能打喷嚏。到第十二天，厥阴之病就会衰减，阴囊松弛下来，逐渐从少腹部下垂，少腹部也觉得舒服，至此，大邪之气已经消除，病也会逐渐痊愈。

【原文】

帝曰：愿闻其状。

岐伯曰：伤寒一日，巨阳受之，故头项痛，腰脊强。二日，阳明受之，阳明主肉，其脉侠鼻络于目，故身热，目疼而鼻干，不得卧也。三日，少阳受之，少阳主胆，其脉循胁络于耳，故胸胁痛而耳聋。三阳经络皆受其病，而未入于脏者，故可汗而已。四日，太阴受之，太阴脉布胃中，络于嗌，故腹满而嗌干。五日，少阴受之，少阴脉贯肾络于肺，系舌本，故口燥舌干而渴。六日，厥阴受之，厥阴脉循阴器而络于肝，故烦满而囊缩。三阴三阳，五脏六腑皆受病，荣卫不行，五脏不通，则死矣。

其不两感于寒者，七日，巨阳病衰，头痛少愈。八日，阳明病衰，身热少愈。九日，少阳病衰，耳聋微闻。十日，太阴病衰，腹减如故，则思饮食。十一日，少阴病衰，渴止不满，舌干已而嚏。十二日，厥阴病衰，囊纵，少腹微下，大气皆去，病日已矣。

伤寒病的治疗

黄帝问：怎样治疗呢？

岐伯说：治疗时，应根据病在哪一脏、哪一经，分别予以治疗，疾病就会日渐衰退而痊愈。对这类病的一般治疗原则是，病发不超过三天，病邪仍在阳表的，可以用发汗的方法治愈；病发超过三天，病邪已经深入阴里的，用泻法泻除病邪，疾病就可以痊愈。

黄帝问：热病已经痊愈，常常会有余邪不尽，是什么原因呢？

岐伯说：各种余邪不尽的情况的出现，都是因为在发热较重的时候强行进食，所以

139

有余热遗留。像这样的病，都是病势虽然已经衰退，但仍有余热蕴藏在身体内部，如果勉强病人进食，就必定会因为饮食不消化而生热，与残存的余热相互迫近，两热相合，又重新发热，所以有余热不尽的情况出现。

黄帝说：讲得好。那么怎样治疗余热不尽呢？

岐伯说：应当先诊察疾病的虚实，或者采用补法，或者采用泄法，进行适当的治疗，就可以使其痊愈。

黄帝问：发热的病人在护理上有什么禁忌呢？

岐伯说：当病人热势稍微衰减的时候，如果吃了肉类食物，病就会复发；如果饮食过多，则会出现余热不尽，这都是热病所应当禁忌的。

伤寒病的发展与治疗

寒邪在体内的传播有一定顺序和规律，如图所示。须要注意的是，如果疾病刚有好转就开始进食难消化的食物，就会在体内郁积生热，两热相交，造成余热不退的现象。

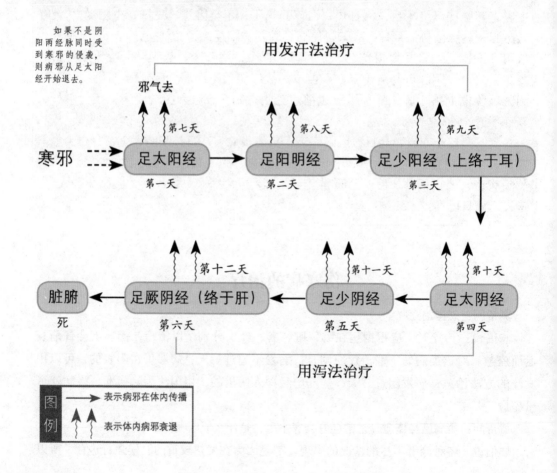

如果不是阴阳两经脉同时受到寒邪的侵袭，则病邪从足太阳经开始退去。

用发汗法治疗

邪气去

寒邪 → 足太阳经 → 足阳明经 → 足少阳经（上络于耳）
第一天　　　　第二天　　　　　第三天
第七天　　　　第八天　　　　　第九天

脏腑死 ← 足厥阴经（络于肝） ← 足少阴经 ← 足太阴经
第六天　　　　　第五天　　　　第四天
第十二天　　　　第十一天　　　第十天

用泻法治疗

图例　→ 表示病邪在体内传播
　　　⇈ 表示体内病邪衰退

【原文】

帝曰：治之奈何？

岐伯曰：治之各通其脏脉，病日衰已矣。其未满三日者，可汗而已；其满三日者，可泄而已。

帝曰：热病可愈，时有所遗者，何也？

岐伯曰：诸遗者，热甚而强食之，故有所遗也。若此者，皆病已衰而热有所藏，因其谷气相薄，两热相合，故有所遗也。

帝曰：善。治遗奈何？

岐伯曰：视其虚实，调其逆从，可使必已矣。

帝曰：病热当何治之？

岐伯曰：病热少愈，食肉则复，多食则遗，此其禁也。

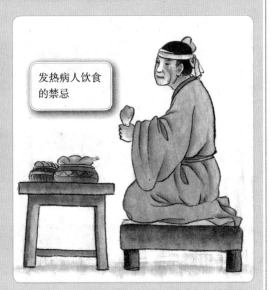

发热病人饮食的禁忌

当热病还有余热遗留时，勉强病人进食，就必定会因为饮食不消化而生热，与残存的余热相互迫近，两热相合，又重新发热。

表里经脉同时受寒邪的症状

黄帝问：表里两经同时感染寒邪的两感症，脉象和症状是怎样的呢？

岐伯说：阴阳两经表里同时感受寒邪的两感症，第一天，太阳与少阴两经同时受病，症状既有太阳的头痛，又有少阴的口干和烦闷；第二天，阳明与太阴两经同时受病，症状既有阳明的身热、胡言乱语，又有太阳的腹部胀满、不想进食；第三天，少阳与厥阴两经同时受病，症状既有少阳的耳聋，又有厥阴的阴囊收缩和四肢发冷。如果病势发展到水浆不入，昏迷不醒，不省人事的程度，到第六天就会死亡。

黄帝问：病情已发展到五脏已伤，六腑不通，营卫不行的地步，像这样的病人，三天以后死亡，是什么道理呢？

岐伯说：阳明是十二经之长。其经脉的气血最旺盛，所以病人容易神志昏迷，三天以后，阳明的气血已经竭尽，所以会死亡。

凡是伤于寒邪而成为温热病的，病发于夏至以前的就称为温病，病发于夏至以后的就称为暑病。暑病应当有汗出，可使暑热通过汗液疏散泄出，所以得了暑病出汗时，不要遏止。

阴阳两经表里同时感受寒邪的两感症

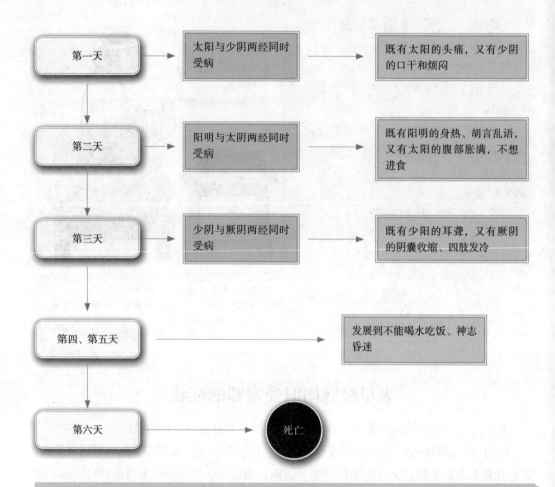

第一天 → 太阳与少阴两经同时受病 → 既有太阳的头痛，又有少阴的口干和烦闷

第二天 → 阳明与太阴两经同时受病 → 既有阳明的身热、胡言乱语，又有太阳的腹部胀满，不想进食

第三天 → 少阴与厥阴两经同时受病 → 既有少阳的耳聋，又有厥阴的阴囊收缩、四肢发冷

第四、第五天 → 发展到不能喝水吃饭、神志昏迷

第六天 → 死亡

【原文】

帝曰：其病两感于寒者，其脉应与其病形何如？

岐伯曰：两感于寒者，病一日，则巨阳与少阴俱病，则头痛，口干而烦满；二日，则阳明与太阴俱病，则腹满，身热，不欲食，谵言；三日，则少阳与厥阴俱病，则耳聋，囊缩而厥。水浆不入，不知人，六日死。

帝曰：五脏已伤，六腑不通，荣卫不行，如是之后，三日乃死，何也？

岐伯曰：阳明者，十二经脉之长也。其血气盛，故不知人，三日其气乃尽，故死矣。

凡病伤寒而成温者，先夏至日者为病温，后夏至日者为病暑。暑当与汗皆出，勿止。

评热病论篇：热病的变症与治疗

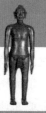

【导读】

　　本篇主要论述了阴阳交、风厥、劳风、肾风等病证的发病和治疗，以上诸病都是正气不足，风热外表所致，且多有发热的症状，属于热病一类的疾病，所以名为"评热病论"。

　　本篇的主要内容有：一、提出"邪之所凑，正气必虚"的观点，揭示疾病的发生是正气和邪气相互对抗斗争的过程这一道理；二、介绍阴阳交、风厥、劳风、肾风这四种热病的成因、病机、症状、预后和治疗方法。

阴阳交

　　黄帝问道：有得温病的人，出汗以后身体又发热，脉象躁动，病情也不因汗出而减弱，并且出现胡言乱语、饮食不下等症状，这是什么病呢？

　　岐伯回答说：这种病名叫阴阳交，是一种死证。

　　黄帝说：希望能听您讲讲其中的道理。

　　岐伯说：人之所以出汗，是由于水谷入胃，化生精微之气，水谷精气充盛，就能战

热病的变症与治疗

阴阳交	邪气与精气在骨肉之间相争	邪气退而精气胜则汗出，能吃东西，不再发热			愈
		汗出而复热，说明邪气仍在，不吃东西则精气得不到充养，热邪更盛，危及生命	三种死候	不能进食	重
				汗出而脉躁盛	
				狂言失志	
风厥	发热、出汗、烦闷，汗出而闷不解	太阳经主气，主一身之表	先受病邪	阴随阳上即为风厥	
		少阴主身之里	受太阳发热影响，随之上逆		
	治疗	外刺太阳、少阴两经穴位			
		内服汤药			

胜邪气而出汗。如果邪正在骨肉之间相争而出汗，则是由于邪气退而精气胜。精气胜就应该能吃东西，而不再发热。还发热，是邪气仍在而引起的；出汗则是精气的反映。如果出汗而又发热，说明邪气已经胜过正气了。不能进食，精气就得不到充养，而精气缺乏会使热邪更盛，就将会危及病人的生命。《热论》中曾说过：汗出而脉象躁动旺盛则死。如果

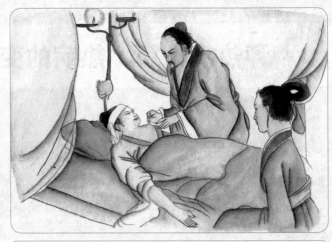

得了风厥应采用刺太阳和少阴两经穴位，同时内服汤药的方法治疗。

脉象与出汗不相符，则是精气不能胜过病邪，死的征象已经很明显了。至于胡言乱语，是神志失常的缘故，也会导致死亡。如果出现了三种死候，而不见一点生机，那么即使有好转的迹象，也是必定要死的。

【原文】

黄帝问曰：有病温者，汗出辄复热，而脉躁疾不为汗衰，狂言不能食，病名为何？

岐伯对曰：病名阴阳交，交者死也。

帝曰：愿闻其说。

岐伯曰：人所以汗出者，皆生于谷，谷生于精，今邪气交争于骨肉而得汗者，是邪却而精胜也。精胜，则当能食而不复热。复热者，邪气也；汗者，精气也。今汗出而辄复热者，是邪胜也，不能食者，精无俾也，病而留者，其寿可立而倾也。且夫《热论》曰：汗出而脉尚躁盛者死。今脉不与汗相应，此不胜其病也，其死明矣。狂言者，是失志，失志者死。今见三死，不见一生，虽愈必死也。

风厥

黄帝问：有人身体发热，出汗，烦闷，烦闷不因出汗而缓解，这又是什么病？

岐伯说：汗出而身体发热，是由风邪引起的；汗出而烦闷难解，是由于下气上逆。这种病名叫风厥。

黄帝说：希望听听其中的道理。

岐伯说：太阳经主宰诸阳之气，主一身之表，所以容易先受病邪，而少阴和太阳为表里关系，如果少阴受太阳发热的影响，从而随之上逆，就会成为厥。

黄帝问：怎样治疗呢？

岐伯说：刺太阳和少阴两经的穴位，同时内服汤药。

【原文】

帝曰：有病身热，汗出烦满，烦满不为汗解，此为何病？

岐伯曰：汗出而身热者，风也；汗出而烦满不解者，厥也。病名曰风厥。

帝曰：愿卒闻之。

岐伯曰：巨阳主气，故先受邪，少阴与其为表里也，得热则上从之，从之则厥也。

帝曰：治之奈何？

岐伯曰：表里刺之，饮之服汤。

劳风

黄帝问：劳风病的症状是怎样的？

岐伯说：劳风发病的部位是在肺下。这种病的症状是头项僵直，目视不明，吐黏痰，怕风而且浑身寒战。

黄帝问：怎样治疗呢？

岐伯说：首先要引导太阳经气，疏通郁闭，以通利肺气，使其呼吸通畅调和，俯仰自如。通过这样的治疗，青壮年三天可以痊愈，中年人精气稍衰，五天可以痊愈；老年人或精气不足的，七天才能痊愈。这种病人，会咳出青黄的痰，样子像脓，凝结成块，大小像弹丸。这种稠痰应当从口中或鼻中排出才好，如果不能咳出，就要伤肺，伤了肺就会死亡。

【原文】

帝曰：劳风为病，何如？

岐伯曰：劳风法在肺下。其为病也，使人强上冥视，唾出若涕，恶风而振寒，此为劳风之病。

帝曰：治之奈何？

岐伯曰：以救俯仰。巨阳引。精者三日，中年者五日，不精者七日。咳出青黄涕，其状如脓，大如弹丸，从口中若鼻中出，不小则伤肺，伤肺则死也。

肾风

黄帝问：有患肾风的病人，面部足背浮肿，目下壅起像卧蚕一般，说话也感觉困难，像这样的病人，可以针刺吗？

岐伯说：这种病是虚证，不能用刺法，如果用了刺法，五天后病气必然会再来，甚至病情会更加严重。

黄帝问：病气来了会怎样？

岐伯说：如果病气来了，一定会感到气短，热感从胸背上至头部，出汗，手热，口渴，小便色黄，眼睑浮肿，腹中鸣响，身体沉重，行动困难。如果妇女发病，月经就会停止，胸闷，不能吃东西，不能仰卧，仰卧就咳嗽得非常厉害，这种病又叫风水，在《刺法》篇里有详细的论述。

黄帝说：希望您能讲讲这其中的缘由。

岐伯说：邪气的聚集，是因为正气的不足。肾阴不足时，阳邪就乘虚聚合在一起，

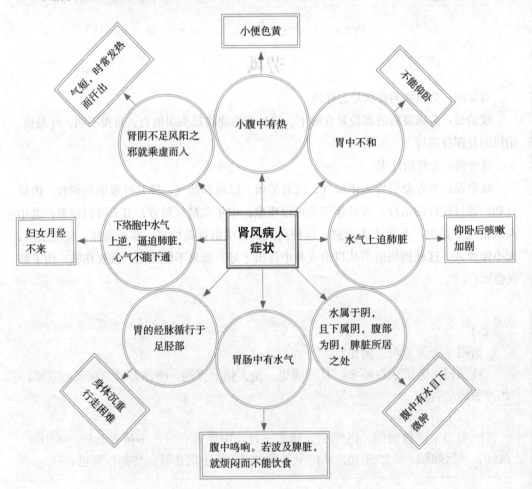

所以会出现气短，时常发热而出汗。小便色黄，是因为有了内热。不能仰卧，是胃中不和。仰卧就咳嗽加重，是水气向上压迫肺。凡是有水气的病人，微肿的预兆可以从眼睛下部看出。

黄帝问：为什么这样说？

岐伯说：水属于阴，目下也属阴，腹部为至阴之处，所以腹中有水，目下必然出现微肿。心之火气上逆，所以口苦舌干，不能仰卧，仰卧就会咳出清水。凡是水气病人，都不能仰卧，因为卧后会感到

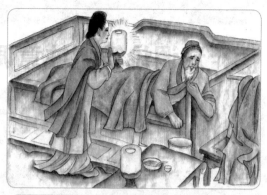

如果病气来了，一定会感到气短，时而发热，并从胸背上至头部，出现出汗、手热、口渴、身体沉重、行动困难等症状。

惊恐不安，而惊恐会使咳嗽加重。腹中鸣响，是由于胃肠中有水气流动。水气压迫脾就会烦闷而不想吃东西。食物不能下咽，是胃中有阻隔。身体沉重，难以行动，是胃的经脉下行于足部的缘故。妇女月经不来，是因为胞脉闭塞。胞脉属于心脏，而下络于胞中。如果水气上逆于肺，逼迫肺脏，就会使心气不能下通，所以月经不来。

黄帝说：讲得好！

【原文】

帝曰：有病肾风者，面胕痝然壅，害于言，可刺不？

岐伯曰：虚不当刺。不当刺而刺，后五日，其气必至。

帝曰：其至何如？

岐伯曰：至必少气时热，时热从胸背上至头，汗出手热，口干苦渴，小便黄，目下肿，腹中鸣，身重难以行，月事不来，烦而不能食，不能正偃，正偃则咳，病名曰风水，论在《刺法》中。

帝曰：愿闻其说。

岐伯曰：邪之所凑，其气必虚。阴虚者，阳必凑之，故少气时热而汗出也。小便黄者，少腹中有热也。不能正偃者，胃中不和也。正偃则咳甚，上迫肺也。诸有水气者，微肿先见于目下也。

帝曰：何以言？

岐伯曰：水者，阴也；目下，亦阴也；腹者，至阴之所居，故水在腹者，必使目下肿也。真气上逆，故口苦舌干，卧不得正偃，正偃则咳出清水也。诸水病者，故不得卧，卧则惊，惊则咳甚也。腹中鸣者，病本于胃。薄脾则烦不能食，食不下者，胃脘隔也。身重难以行者，胃脉在足也。月事不来者，胞脉闭也。胞脉者，属心而络于胞中。今气上迫肺，心气不得下通，故月事不来也。

帝曰：善。

逆调论篇：注意调理保养不生病

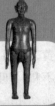

【导读】

逆调，即调逆，人体的气机运行以顺为常，逆则为病，所以要调整逆行的状况，使其恢复顺行。本篇论述了寒热、骨痹、肉苛、气逆等病证，从而阐明了阴阳偏盛、荣卫不调会导致病变的道理，因为这些病证都是因为气逆不调而致病，所以篇名"逆调论"。

从症状看疾病

黄帝问道：有的病人，并没有穿衣穿得太暖或太热，却会出现发热、烦闷的症状，这是什么原因呢？

岐伯回答说：阴气少而阳气胜，所以发热而烦闷。

黄帝问：有的人穿的衣服并不单薄，也没有感受寒邪，却总觉得寒冷从体内生出，这是什么原因呢？

岐伯说：这种人多痹气，阳气少而阴气多，所以经常感觉身体发冷，像从冷水中出来一样。

黄帝问：有的人四肢发

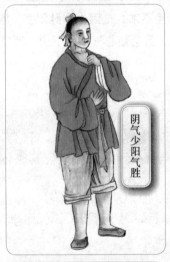

阴气少阳气胜

有的病人，并没有穿衣穿得太暖或太热，却会出现发热、烦闷的症状。

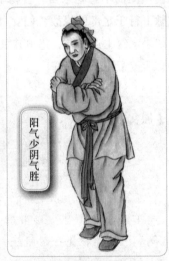

阳气少阴气胜

有的人多痹气，阳气少而阴气多，所以经常感觉身体发冷，像从冷水中出来一样。

热，一遇到风寒，就热得更厉害，觉得身上像热火熏炙一样，这是什么原因呢？

岐伯说：这种人大多身体阴虚而阳气偏胜。四肢属阳，风邪也属阳，属阳的四肢感受属阳的风邪，是两阳相并，所以阳气更加亢盛，阳气益盛则阴气日益虚少，导致衰少的阴气不能熄灭旺盛的阳火，形成了阳气独旺的局面。阳气独旺，便不能生化成长；阳气独胜，就会导致生机停止。所以，这种四肢遇到风邪就感觉体热，像火烤一样的人，肌肉必定会逐渐消瘦。

黄帝问：有的人身体寒凉，即使用热水温熨或烤火也不能使他感到热，多穿衣服也不能使他温暖，但却不恶寒战栗，这是什么病呢？

岐伯说：这种人平时就肾水气盛，又经常接近水湿，导致水寒之气偏盛，而太阳之阳气偏衰，太阳之阳气偏衰，肾脂就会枯竭不长。肾是水脏，主生长骨髓，肾脂不生则骨髓不能充满，所以寒冷至骨。之所以不会战栗，是因为肝是一阳，心是

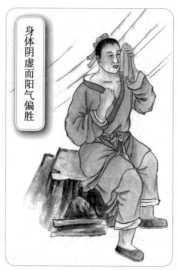

有的人四肢发热，一遇到风寒，就热得更厉害，觉得身上像热火熏炙一样。

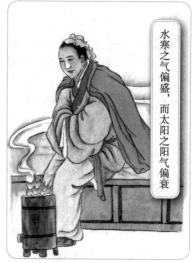

有的人身体寒凉，即使穿很多衣服，并且用火烤也感觉不到温暖，总感觉恶寒战栗。

二阳，肾是孤脏，一个独阴的肾水，胜不过心肝二阳之火，所以虽然寒冷，但不会战栗，这种病叫"骨痹"，病人必定会出现骨节拘挛的症状。

黄帝问：有的人皮肉麻木沉重，即使穿上棉衣，仍然毫无感觉，这是什么病呢？

岐伯说：这是营气虚而卫气实的缘故。营气虚弱会使皮肉麻木不仁，卫气虚弱会使肢体不能举动，营气与卫气都虚弱，就会既麻木不仁，又不能举动，所以皮肉就会更加麻木沉重。如果人的形体与内脏的神志不能协调适应，就要死亡。

【原文】

黄帝问曰：人身非常温也，非常热也，为之热而烦满者，何也？

岐伯曰：阴气少而阳气胜，故热而烦满也。

帝曰：人身非衣寒也，中非有寒气也，寒从中生者，何？

岐伯曰：是人多痹气也，阳气少，阴气多，故身寒如从水中出。

帝曰：人有四支热，逢风寒如炙如火者，何也？

岐伯曰：是人者，阴气虚，阳气盛。四支者阳也。两阳相得而阴气虚少，少水不能灭盛火，而阳独治。独治者，不能生长也，独胜而止耳。逢风而如炙如火者，是人当肉烁也。

帝曰：人有身寒，汤火不能热，厚衣不能温，然不冻栗，是为何病？

岐伯曰：是人者，素肾气胜，以水为事，太阳气衰，肾脂枯不长，一水不能胜两火。肾者水也，而生于骨，肾不生则髓不能满，故寒甚至骨也。所以不能冻

栗者，肝一阳也，心二阳也，肾孤脏也，一水不能胜二火，故不能冻栗，病名曰骨痹，是人当挛节也。

帝曰：人之肉苛者，虽近衣絮，犹尚苛也，是谓何疾？

岐伯曰：荣气虚，卫气实也，荣气虚则不仁，卫气虚则不用，荣卫俱虚，则不仁且不用，肉如故也。人身与志不相有，曰死。

气逆病的表现和成因

黄帝说：人出现气逆而不顺的病证时，有的不能安卧而且呼吸有声；有的不能安卧但呼吸无声；有的起居如常然而呼吸有声；有的能够安卧，行动则气喘；有的不能安卧，也不能行动，却会气喘；有的不能安卧，躺卧则气喘。是哪些脏腑发病而出现这样的症状呢？我想知道是什么缘故。

岐伯说：不能安卧而呼吸有声的，是阳明经脉之气上逆。足三阳的经脉，从头到足，都是下行的，现在足阳明经脉之气上逆而行，所以呼吸不畅而喘息有声。阳明是胃脉，胃是六腑之海，胃气也是以下行为顺。如果阳明经脉之气上逆，胃气就不能循常道而下

肾的功能

肾藏精纳气，主管人体内的津液，以其阴制约心火，并通过气化作用将体内多余的水分排出体表，肾阴肾阳在体内相互制约，相互依存，共同维持着人体的生理平衡。如果这一平衡状态被打破，人体就会发生疾病，如当人的肾精大虚时，就会出现气喘、不能平卧的现象。

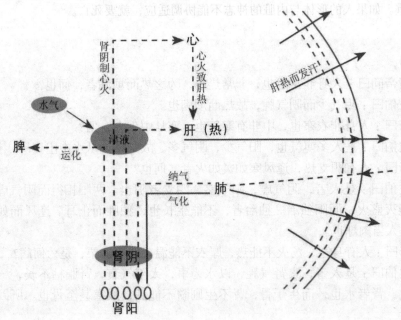

胃不和则卧不安

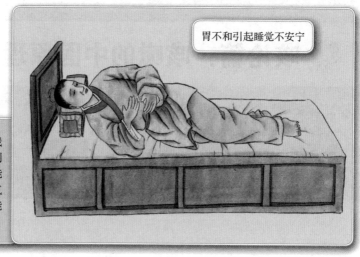

胃不和引起睡觉不安宁

阳明经是胃脉，胃气路线下行。如果阳明气逆，则胃气不能下行，也就不能平躺了。另外，如果水气侵犯肺脏，也会引起不能平躺

行，所以不能平卧。《下经》中所记载的"胃不和则卧不安"，就是这个意思。如果起居如常而呼吸有声，则是由于肺的脉络不顺，络脉不能随着经脉之气上下循行，所以其气滞留于经脉而不能循行于络脉。但络脉生病是比较轻微的，所以虽然呼吸不畅而喘息有声，但起居如常。如果不能安卧，躺卧则气喘，则是水气侵犯肺所致。水气是循着津液流行的道路而流动的。肾是水脏，主管津液，如果肾病不能主水，水气上逆而侵犯肺，人就不能平躺而且气喘。

黄帝说：讲得好。

【原文】

帝曰：人有逆气不得卧而息有音者；有不得卧而息无音者；有起居如故而息有音者；有得卧，行而喘者；有不得卧，不能行而喘者；有不得卧，卧而喘者。皆何脏使然？愿闻其故。

岐伯曰：不得卧而息有音者，是阳明之逆也。足三阳者下行，今逆而上行，故息有音也。阳明者胃脉也，胃者六腑之海，其气亦下行。阳明逆，不得从其道，故不得卧也。《下经》曰："胃不和则卧不安。"此之谓也。夫起居如故而息有音者，此肺之络脉逆也，络脉不得随经上下，故留经而不行。络脉之病人也微，故起居如故而息有音也。夫不得卧，卧则喘者，是水气之客也。夫水者，循津液而流也，肾者水脏，主津液，主卧与喘也。

帝曰：善。

咳论篇：咳嗽的中医原理

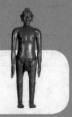

【导读】

本篇是关于咳嗽的专篇，所以名为"咳论"，篇中系统地论述了各种咳嗽的病因、病机、症状、传变及治疗。其中特别指出，咳嗽的病变虽然属于肺，但五脏六腑的病变，又都能影响肺，使之功能失常而发为咳嗽。

五脏咳

黄帝问道：肺脏有病，都能使人咳嗽，这是为什么呢？

岐伯回答说：五脏六腑有病都能使人咳嗽，不只是肺病如此。

黄帝说：希望听您讲讲各种咳嗽的症状。

岐伯回答：皮毛与肺是相应合的。皮毛感受了邪气，邪气就会影响到肺脏。如果喝了冷水或吃了寒冷的食物，胃里的寒气也会沿着肺脉上升至肺，也会引起肺寒，这样就使内外寒邪互相结

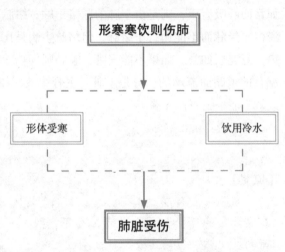

合，停留于肺脏，这是肺咳的情况。五脏在它们各自所主的时令受病，并不是肺在它所主的时令受病，而是各脏之病传给它的。人和自然界是相应和的，所以五脏在其所主的时令受了寒邪，人就会得病。如果是轻微的，就会发生咳嗽；严重的，寒气侵入体内就产生腹泻、腹痛等症状。一般情况是，在秋天的时候，肺先受寒；在春天的时候，肝先受寒；在夏天的时候，心先受寒；在长夏太阴所主的时令，脾先受邪；在冬天的时候，肾先受寒。

黄帝问：这些咳嗽怎样鉴别呢？

岐伯说：肺咳的症状是，咳嗽时喘息而有声音，严重的会唾血。心咳的症状是，咳嗽时感到心痛，喉中好像有东西堵塞一样，严重的会导致咽喉肿痛闭塞。肝咳的症状是，咳嗽时两侧肋下疼痛，严重的会痛得不能行走，如果行走，两脚就会浮肿。脾咳的症状是，咳嗽时右胁下疼痛，并隐隐然牵引肩背疼痛，严重的会不能够活动，一动就会使咳

152

嗽加剧。肾咳的症状是，咳嗽时腰背互相牵引作痛，严重的会咳吐痰涎。

【原文】

黄帝问曰：肺之令人咳，何也？

岐伯对曰：五脏六腑皆令人咳，非独肺也。

帝曰：愿闻其状。

岐伯曰：皮毛者，肺之合也。皮毛先受邪气，邪气以从其合也。其寒饮食入胃，从肺脉上至于肺则肺寒，肺寒则外内合邪，因而客之，则为肺咳。五脏各以其时受病，非其时，各传以与之。人与天地相参，故五脏各以治时感于寒则受病。微则为咳，甚者为泄为痛。乘秋则肺先受邪，乘春则肝先受之，乘夏则心先受之，乘至阴则脾先受之，乘冬则肾先受之。

帝曰：何以异之？

岐伯曰：肺咳之状，咳而喘，息有音，甚则唾血。心咳之状，咳则心痛，喉中介介如梗状，甚则咽肿喉痹。肝咳之状，咳则两胁下痛，甚则不可以转，转则两胠下满。脾咳之状，咳则右胁下痛，阴阴引肩背，甚则不可以动，动则咳剧。肾咳之状，咳则腰背相引而痛，甚则咳涎。

六腑咳

黄帝问：六腑咳嗽的症状是怎样的？又是如何得病的呢？

岐伯说：五脏咳嗽日久不愈，就会转移到六腑。如果脾咳日久不见好，胃就会受病；胃咳的症状是咳而呕吐，严重的时候甚至会呕出蛔虫。肝咳日久不见好，胆就会受病；胆咳的症状是咳嗽起来会呕吐出胆汁。肺咳日久不见好，大肠就会受病；大肠咳的症状是咳嗽的时候会大便失禁。心咳日久不见好，小肠就会受病；小肠咳的症状是咳嗽的时候会放屁，咳嗽与放屁往往会同时出现。肾咳日久不见好，膀胱就会受病；膀胱咳的症状是咳嗽的时候会小便失禁。以上各种咳嗽，如果经久不愈，就会使三焦受病；三焦咳的症状是，咳嗽的时候腹内胀满，不想饮食。这些咳嗽，无论是哪一脏腑的病变，其寒邪一定是在胃中聚合，而后沿着肺的经脉影响到肺，才能使人多吐稠痰而流鼻涕，面部浮肿，咳嗽气逆。

黄帝问道：如何治疗呢？

岐伯说：治疗五脏咳，多针刺各脏的腧穴；治疗六腑咳，则针刺各腑的合穴；凡咳嗽所引起的浮肿，治疗时要针刺各经的经穴。

黄帝说：讲得很好。

【原文】

帝曰：六腑之咳奈何？安所受病？

岐伯曰：五脏之久咳，乃移于六腑。脾咳不已，则胃受之；胃咳之状，咳而呕，呕甚则长虫出。肝咳不已，则胆受之；胆咳之状，咳呕胆汁。肺咳不已，则大肠受之；大肠咳状，咳而遗失。心咳不已，则小肠受之；小肠咳状，咳而失气，气与咳俱失。肾咳不已，则膀胱受之；膀胱咳状，咳而遗溺。久咳不已，则三焦受之，三焦咳状，咳而腹满，不欲食饮。此皆聚于胃，关于肺，使人多涕唾而面

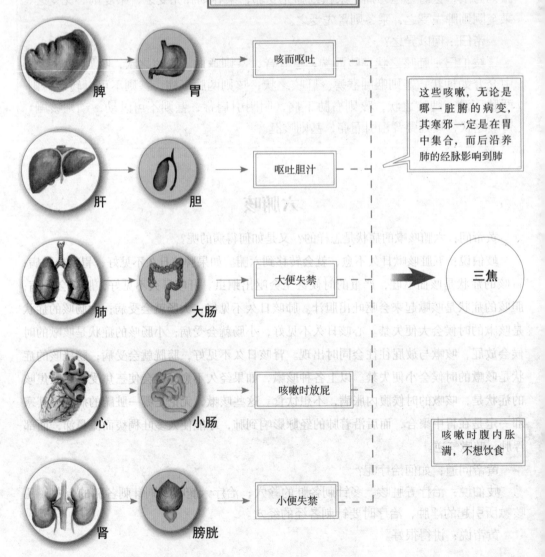

五脏久咳，转移到六腑

脾 → 胃 → 咳而呕吐

肝 → 胆 → 呕吐胆汁

肺 → 大肠 → 大便失禁

心 → 小肠 → 咳嗽时放屁

肾 → 膀胱 → 小便失禁

三焦

这些咳嗽，无论是哪一脏腑的病变，其寒邪一定是在胃中集合，而后沿养肺的经脉影响到肺

咳嗽时腹内胀满，不想饮食

浮肿气逆也。

　帝曰：治之奈何？

　岐伯曰：治脏者，治其俞；治腑者，治其合；浮肿者，治其经。

　帝曰：善。

六腑合穴

六腑合穴又称"六腑下合穴"，针刺六腑的合穴，可以治疗六腑的咳。同样，针刺五脏的腧穴，可以治疗五脏的咳。

六 腑	所在经脉	下合穴
小肠	手太阳	下巨虚
三焦	手少阳	委阳
大肠	手阳明	上巨虚
膀胱	足太阳	委中
胆	足少阳	阳陵泉
胃	足阳明	足三里

肺咳与五脏六腑

外寒	皮毛感受了邪气		影响到肺	肺咳	实际上是五脏咳	
内寒	寒冷饮食使胃受寒					不管是哪一脏腑的咳嗽，都会对脾胃造成影响，进而肺也会受病，造成多痰，气逆，面目浮肿
五脏于所主时令受病	春	肝受寒	五脏咳嗽日久不愈，即转移到六腑	肝传至胆	久咳不止伤三焦	
	夏	心受寒		心传至小肠		
	长夏	脾受邪		脾传至胃		
	秋	肺受寒		肺传至大肠		
	冬	肾受寒		肾传至膀胱		

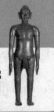

风论篇：风邪侵入人体引发的疾病

【导读】

　　本篇论述了风邪的性质、致病特点、以及风邪侵入人体引起各种风病的病因、病机、分类、症状和诊疗方法等，因为是专论风病的专篇，所以名为"风论"。

　　本篇的要点包括：一、论述风邪的致病特点，指出风邪是引起各种疾病的首要因素，病证变化多端；二、论述多种风病的发病和诊治；三、介绍五脏风病的面诊部位和色泽；四、指出风证普遍具有汗出恶风的共同症状。

风邪引起的疾病

　　黄帝问道：风邪侵犯人体，有的引起寒热病，有的成为热中病，有的成为寒中病，有的引起疠风病，有的引起偏枯病这些病都是由风邪引起的，由于病变表现不同，所以病名也不一样。有的侵入内部，达到五脏六腑之间。我不知道怎样解释，想听您说说。

　　岐伯回答说：风邪侵犯人体，常常留滞于皮肤之中，使腠理开合失常，经脉不能通调于内，卫气不能发泄于外。风邪来去迅速，变化多端。要是使腠理开张，则阳气外泄而使人恶寒；要是使腠理闭塞，则阳气内郁而使身热烦闷。恶寒则引起饮食减少，发热则会使肌肉消瘦，所以人会突然寒而不能饮食，这种病称为寒热病。

　　风邪由阳明经入胃，沿着经脉上行到目内眦。如果病人身体肥胖，腠理致密，风邪

不同风病的起因及症状

风邪由阳明经入胃	沿经脉上行到目内眦	肥者	不易发泄，稽留体内	热中病	眼珠发黄
		瘦者	容易外泄，人发冷	寒中病	时常流泪
风邪由太阳经侵入人体	流行于各经腧穴，散布分肉之间，与卫气纠缠在一起	卫气道路不通，肌肉肿胀高起		疮疡	寒热
		卫气凝涩不行，肌肤麻木不知痛痒；营气因热而腐坏，血气污浊不清，鼻柱皮色衰败、皮肤溃烂		疠风	

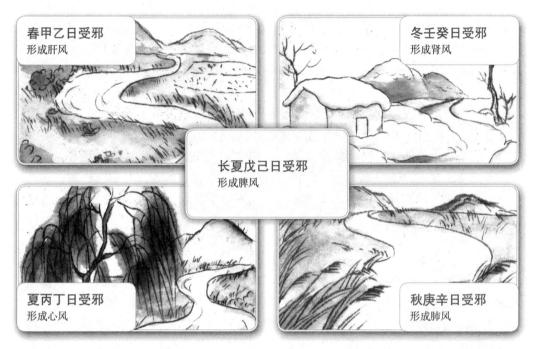

四季风邪与五脏

春甲乙日受邪
形成肝风

冬壬癸日受邪
形成肾风

长夏戊己日受邪
形成脾风

夏丙丁日受邪
形成心风

秋庚辛日受邪
形成肺风

就不易向外发泄，稽留体内，成为内热，出现眼珠发黄；假如病人身体瘦弱，腠理疏松，阳气就容易外泄，人会感到寒冷，形成寒中病，症状是时常流泪。

风邪由太阳经脉侵入人体，流行于各经腧穴，散布在分肉之间，与卫气纠缠在一起。这样，卫气运行的道路不通利，肌肉就会肿胀高起而产生疮疡。如果卫气凝涩而不能运行，肌肤就会麻木不知痛痒。疠风病是营气因热而腐坏，血气污浊不清所致，所以会使鼻柱受损而皮色衰败，皮肤溃烂。病是因风寒侵入经脉久留不去而生，所以病名叫疠风，有的又称寒热。

在春季甲乙日感受风邪的，形成肝风；在夏季丙丁日感受风邪的，形成心风；在长夏戊己日感受风邪的，形成脾风；在秋季庚辛日感受风邪的，形成肺风；在冬季壬癸日感受风邪的，形成肾风。

风邪侵入五脏六腑的腧穴，也就成为五脏六腑的风，无论是络、经、脏、腑，只要风邪从其门户入侵，就成为偏风。风邪由风府穴上行入脑，就成为脑风病；风邪侵入头部累及目系，就成为目风病；睡觉着凉，并且饮酒之后感受风邪，就成为漏风病；行房汗出时感受风邪，就成为内风病；刚洗过头时感受风邪，就成为首风病；风邪久留不去，伤及脾胃，就形成肠风飧泄病；风邪停留于腠理，就成为泄风病。所以，风邪是引起多种疾病的首要因素。它的变化很多，而且侵入人体后产生变化，能引起其他各种疾病，就没有一定常规了，但是致病的原因，归根到底还是风邪入侵。

【原文】

黄帝问曰：风之伤人也，或为寒热，或为热中，或为寒中，或为疠风，或为偏枯，或为风也。其病各异，其名不同。或内至五脏六腑。不知其解，愿闻其说。

岐伯对曰：风气藏于皮肤之间，内不得通，外不得泄。风者善行而数变，腠理开则洒然寒，闭则热而闷。其寒也则衰食饮，其热也则消肌肉。故使人怢慄而不能食，名曰寒热。

风气与阳明入胃，循脉而上至目内眦。其人肥，则风气不得外泄，则为热中而目黄；人瘦则外泄而寒，则为寒中而泣出。

风气与太阳俱入，行诸脉俞，散于分肉之间，与卫气相干。其道不利，故使肌肉愤䐜而有疡。卫气有凝而不行，故其肉有不仁也。疠者，有荣气热胕，其气不清，故使其鼻柱坏而色败，皮肤疡溃。风寒客于脉而不去，名曰疠风，或名曰寒热。

以春甲乙伤于风者为肝风，以夏丙丁伤于风者为心风，以季夏戊己伤于邪者为脾风，以秋庚辛中于邪者为肺风，以冬壬癸中于邪者为肾风。

风中五脏六腑之俞，亦为脏腑之风，各入其门户，所中则为偏风。风气循风府而上，则为脑风；风入系头，则为目风；眠寒，饮酒中风，则为漏风；入房汗出中风，则为内风；新沐中风，则为首风；久风入中，则为肠风、飧泄；外在腠理，则为泄风。故风者，百病之长也。至其变化，乃为他病也，无常方，然致有风气也。

风病的诊断

黄帝问：五脏风症的临床表现有什么不同？希望你讲讲诊断关键和病态表现。

岐伯说：肺风的症状，是多汗恶风，面色淡白，不时咳嗽气短。白天减轻，傍晚加重。诊察时要注意眉上部位，眉间往往会出现白色。

心风的症状，是多汗恶风，形体干瘦，容易发怒，面色发红。病重时，说话不爽利。诊察时要注意舌部，舌质往往会可呈现红色。

肝风的症状，是多汗恶风，常悲伤，面色微青，咽喉干燥，容易发怒，有时厌恶女性。诊察时要注意目下，眼圈往往会出现青色。

脾风的症状，是多汗恶风，身体疲倦，四肢懒于活动，面色微微发黄，食欲不振。诊察时要注意鼻尖部，鼻尖往往会出现黄色。

肾风的症状，是多汗恶风，面部浮肿，腰脊疼痛，不能长时间站立，面色黑得像烟煤，小便不通畅。诊察时要注意面颊，面部往往会出现黑色。

胃风的症状，是颈部多汗恶风，吞咽饮食困难，膈部阻塞不通，腹部容易胀满，衣服穿少了，腹部就容易胀满，吃了凉东西，就要泄泻。诊察时要注意病人形瘦腹大的特点。

头风的症状，是头面部多汗恶风，每当起风的前一天病情就加重，以至头痛得不敢离开室内。等到起风的当日，头痛的情况，反而会减轻。

漏风的症状，是多汗，不能穿单薄的衣服，

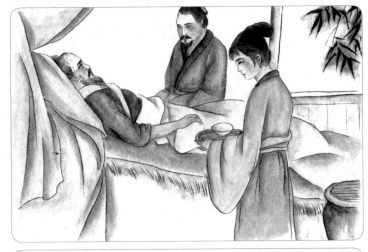

脾风的症状，是多汗恶风，身体疲倦，四肢懒于活动，面色微微发黄，食欲不振。

一吃饭就出汗，甚至全身汗出喘息、怕风，衣服常被汗浸湿，口干易渴，受不了劳累。

内风的症状，是多汗，汗多了就沾湿衣服，口中干燥，禁不住劳累，周身疼痛并且怕冷。

黄帝说：讲得好！

【原文】

　　帝曰：五脏风之形状不同者何？愿闻其诊及其病能。

　　岐伯曰：肺风之状，多汗恶风，色皏然白，时咳短气。昼日则差，暮则甚。诊在眉上，其色白。

　　心风之状，多汗恶风，焦绝，善怒吓，赤色。病甚则言不可快。诊在口，其色赤。

　　肝风之状，多汗恶风，善悲。色微苍，嗌干善怒，时憎女子。诊在目下，其色青。

　　脾风之状，多汗恶风，身体怠惰，四肢不欲动。色薄微黄，不嗜食。诊在鼻上，其色黄。

　　肾风之状，多汗恶风，面痝然浮肿，脊痛不能正立。其色炲，隐曲不利。诊在肌上，其色黑。

　　胃风之状，颈多汗，恶风，食饮不下，鬲塞不通，腹善满。失衣则䐜胀，食寒则泄。诊形瘦而腹大。

　　首风之状，头面多汗恶风，当先风一日则病甚，头痛不可以出内。至其风日，则病少愈。

五脏之风的症状及诊察要点

肺

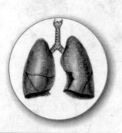

症状：多汗恶风，面色淡白，不时咳嗽气短。白天轻，晚上重

心

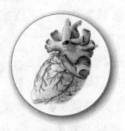

症状：多汗恶怕风，形体干瘦，容易发怒，面红。病重时，说话不爽利

肝

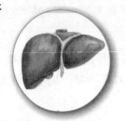

症状：多汗恶风，常悲伤。面色微青，咽喉干燥，容易发怒，不时厌恶女性

脾

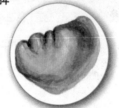

症状：多汗恶风，身体疲倦，四肢懒于活动，面色微微发黄，食欲不振

肾

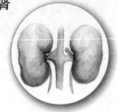

症状：多汗恶风，面部浮肿，腰脊疼痛，不能长时间站立。面色黑，小便不通畅

其他部位	症状
胃风	颈部多汗恶风，吞咽饮食困难，膈部阻塞不通，腹胀满，衣服穿少了易腹胀，吃凉东西则易泄泻
首风	头面部多汗，在起风的前一天，病情加重，起风当日，反而会减轻
漏风	多汗，不能穿单薄的衣服，一吃饭就出汗，甚至全身汗出喘息，怕风，衣服常被汗浸湿，口干易渴，受不了劳累
内风	多汗，汗多了就沾湿衣服，口中干燥，禁不住劳累，周身疼痛并且怕冷

漏风之状，或多汗，常不可单衣。食则汗出，甚则身汗，喘息恶风。衣常濡，口干善渴，不能劳事。

泄风之状，多汗，汗出泄衣上。口中干，不能劳事，身体尽痛则寒。

帝曰：善。

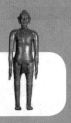

痹论篇：痹病分析与治法

【导读】

　　本篇主要论述了多种痹病的病因、病机、症状、分类、治疗方法及预后等要素，是论述痹病的专篇，所以名为"痹论"。痹病，是一种由于邪风侵袭于人体肌肉骨节经络之间，导致气血运行不畅或痹阻不通，引起肢体关节疼痛、麻木、活动不便的病证。

　　本篇的主要内容包括：一、论述痹病的含义，并指出其发病原因；二、从成因、四时、位置等不同角度对痹病进行分类归纳；三、说明痹病的发生与身体内部的血气失调有关；四、讲述痹病的性质、发病部位和预后的关系。

痹病的产生和分类

　　黄帝问：痹病是怎样产生的？

　　岐伯说：由风、寒、湿三种邪气杂合伤人而形成痹病。其中，风邪偏胜的叫行痹，寒邪偏胜的叫痛痹，湿邪偏重的叫著痹。

　　黄帝问：痹病又可分为五种，都是什么？

　　岐伯说：在冬天得病的称为骨痹；在春天得病的称为筋痹；在夏天得病的称为脉痹；

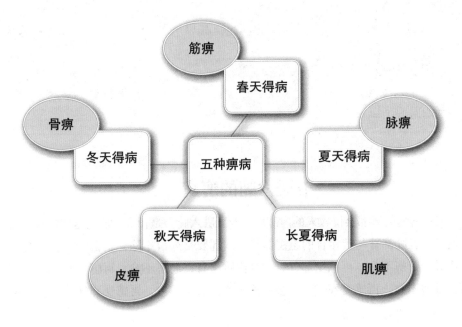

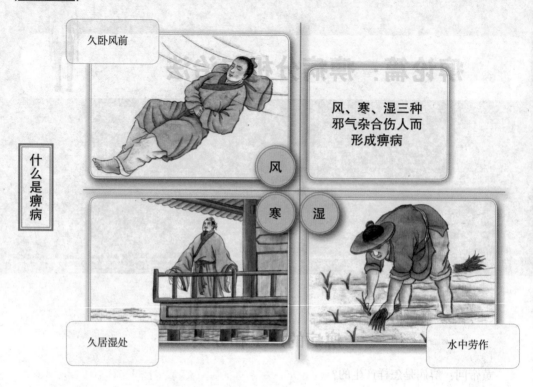

久卧风前

风、寒、湿三种
邪气杂合伤人而
形成痹病

什么是痹病

风

寒　湿

久居湿处

水中劳作

在长夏得病的称为肌痹；在秋天得病的称为皮痹。

【原文】

黄帝问曰：痹之安生？

岐伯对曰：风寒湿三气杂至合而为痹也。其风气胜者为行痹，寒气胜者为痛痹，湿气胜者为著痹也。

黄帝曰：其有五者何也？

岐伯曰：以冬遇此者为骨痹；以春遇此者为筋痹；以夏遇此者为脉痹；以至阴遇此者为肌痹；以秋遇此者为皮痹。

五脏六腑的痹病

黄帝问：痹病的病邪会侵入人的内部而累及五脏六腑，是什么气使它这样的呢？

岐伯说：五脏都有与其相合的组织器官，病邪要是久留不除，就会侵入它所相应的内脏。所以，骨痹不愈，再感受邪气，就会内藏于肾；筋痹不愈，再感受邪气，就会藏于肝；脉痹不愈，再感受邪气，就会内藏于心；肌痹不愈，再感受邪气，就会内藏于脾；皮痹不愈，再感受邪气，就会内藏于肺。总之，这些痹证是各脏在所主季节里重复感受了风、寒、湿三气所造成的。

凡痹病侵入到五脏，症状各有不同：肺痹的症状是烦闷胀满，喘逆呕吐；心痹的症状是血脉不通畅，烦躁且心悸，突然气逆上塞而喘息，喉咙干，易嗳气，厥阴上逆则引起恐惧；肝痹的症状是夜眠多惊，饮水多而小便频繁，疼痛沿肝经由上而下牵引少腹如怀孕之状；肾痹的症状是腹部易作胀，骨萎而足不能行，行步时臀部着地，脊柱曲屈畸行，高耸过头；脾痹的症状是四肢倦怠无力，咳嗽，呕吐清水，上腹部闭塞不通。肠痹的症状是频频饮水而小便困难，腹中肠鸣，时而发生完谷不化的泄泻；膀胱痹的症状是少腹膀胱部位按之疼痛，如同灌了热水，小便涩滞不爽，上部鼻流青涕。

人体的阴气，安静时就精神内守，躁动就易于耗散。如果饮食过量，肠胃就要受损。气失其平和而喘息短促，是风寒湿的痹证发生在肺；气失平和而忧伤思虑，是痹证发生在心；气失平和而遗尿，是痹证发生在肾；气失平和而疲乏口渴，是痹证发生在肝；气失平和而过饥伤胃，是痹证发生在脾。

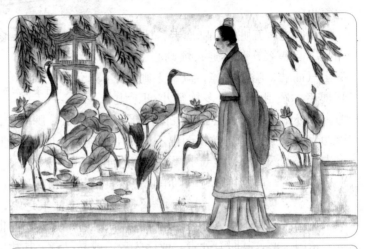

人体的阴气，安静时就精神内守。

总之，各种痹病日久不愈，病变就会进一步向内深入。如果属于风气较胜的，病人就比较容易痊愈。

黄帝问：患了痹病后，有的死亡，有的疼痛很久也不好，有的很快就好，这是什么缘故？

岐伯说：痹病内犯到五脏就会死亡，缠绵在筋骨间则痛久难愈，停留在皮肤间的容易痊愈。

黄帝问：痹病有的侵入到六腑，是什么情况？

岐伯说：这是由于饮食不加节制、起居失度，这是产生腑痹的根本原因。六腑也各有腧穴，风、寒、湿三气在外侵袭它的腧穴，而又内伤饮食，外内相应，病邪就沿着腧穴而入，留滞在本腑。

黄帝问：怎样用针刺治疗痹证呢？

岐伯说：五脏各有腧穴，六腑各有合穴，循着经脉所行的部位，各有发病的部位，只要在各发生疾病的地方进行治疗，病就可以痊愈了。

【原文】

帝曰：内舍五脏六腑，何气使然？

岐伯曰：五脏皆有合，病久而不去者，内舍于其合也。故骨痹不已，复感于邪，内舍于肾；筋痹不已，复感于邪，内舍于肝；脉痹不已，复感于邪，内舍于心；肌痹不已，复感于邪，内舍于脾；皮痹不已，复感于邪，内舍于肺。所谓痹者，各以其时重感于风寒湿之气也。

凡痹之客五脏者，肺痹者，烦满喘而呕；心痹者，脉不通，烦则心下鼓，暴上气而喘，嗌干善噫，厥气上则恐；

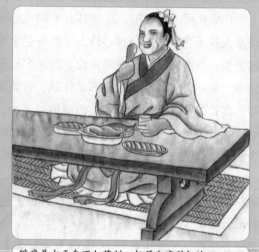
腑痹是由于食不加节制、起居失度引起的。

肝痹者，夜卧则惊，多饮数小便，上为引如怀；肾痹者，善胀，尻以代踵，脊以代头；脾痹者，四支解堕，发咳呕汁，上为大塞；肠痹者，数饮而出不得，中气喘争，时发飧泄；胞痹者，少腹膀胱按之内痛，若沃以汤，涩于小便，上为清涕。

阴气者，静则神藏，躁则消亡。饮食自倍，肠胃乃伤。淫气喘息，痹聚在肺；淫气忧思，痹聚在心；淫气遗溺，痹聚在肾；淫气乏竭，痹聚在肝；淫气肌绝，痹聚在脾。诸痹不已，亦益内也。其风气胜者，其人易已也。

帝曰：痹，其时有死者，或疼久者，或易已者，其故何也？

岐伯曰：其入脏者死，其留连筋骨间者疼久，其留皮肤间者易已。

帝曰：其客于六腑者，何也？

岐伯曰：此亦其食饮居处，为其病本也。六腑亦各有俞，风寒湿气中其俞，而食饮应之，循俞而入，各舍其府也。

帝曰：以针治之奈何？

岐伯曰：五脏有俞，六腑有合，循脉之分，各有所发，各随其过，则病瘳也。

营气、卫气与痹病

黄帝问：营气、卫气与风、寒、湿三气相合也会成痹病吗？

岐伯说：营气是水谷所化生的精气。它协调地运行于五脏，散布于六腑，然后进入脉中，循着经脉的道路上下运行，起到连贯五脏、联络六腑的作用。卫气是水谷所化生的悍气，流动迅疾而滑利，不能进入脉中，所以循行于皮肤肌肉之间，上熏蒸于肓膜，

营气、卫气与麻痹

　　麻痹的出现与营卫之气运行失调有关，而营卫失调又是由于邪气的入侵，所以解决办法最好是泻去体内的邪气。

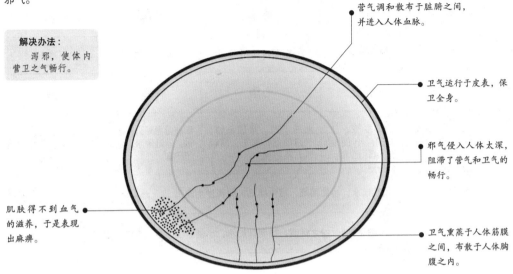

营气调和散布于脏腑之间，并进入人体血脉。

解决办法：
　　泻邪，使体内营卫之气畅行。

卫气运行于皮表，保卫全身。

邪气侵入人体太深，阻滞了营气和卫气的畅行。

肌肤得不到血气的滋养，于是表现出麻痹。

卫气熏蒸于人体筋膜之间，布散于人体胸腹之内。

　　下聚合于胸腹。要是卫气的循行逆乱，就会生病，但只要其气顺行，病就会痊愈。总的来说，卫气是不与风、寒、湿三气相合的，所以不会引起痹病。

【原文】

　　帝曰：荣卫之气，亦令人痹乎？

　　岐伯曰：荣者，水谷之精气也。和调于五脏，洒陈于六腑，乃能入于脉也，故循脉上下，贯五脏，络六腑也。卫者，水谷之悍气也，其气慓疾滑利，不能入于脉也，故循皮肤之中，分肉之间，熏于肓膜，散于胸腹。逆其气则病，从其气则愈。不与风寒湿气合，故不为痹。

痹病的各种表现及成因

　　黄帝说：讲得好！痹病，有的疼痛，有的麻木，有的表现为寒，有的表现为热，有的皮肤干燥，有的皮肤湿润，这是为什么呢？

　　岐伯说：痛是寒气偏多，有寒气就疼痛。不痛而麻木，是患病很久的缘故，病邪深入，营卫之气运行涩滞，但经络还能疏通，所以不痛。皮肤得不到营养，所以麻木不仁。表现为寒象，是由于机体阳气不足，阴气偏盛。阴气助长了风寒湿的痹气，所以表现为

痹病的不同症状

骨痹	筋痹	脉痹	肌痹	皮痹
身重	屈曲不能伸	血凝涩而不畅	麻木不仁	寒冷
肾痹	肝痹	心痹	脾痹	肺痹
腹部作胀，骨萎而足不能行，脊骨高耸过头	夜眠多惊，饮水多，小便也多，痛引少腹	血脉不通，烦躁心悸，气逆喘息，喉干，易嗳气，易恐惧	四肢倦怠无力，咳嗽，呕吐清水，上腹闭塞	烦闷胀满，喘逆呕吐
肠痹	频频饮水，小便困难，腹中肠鸣，时而发生泄泻			
胞痹	少腹膀胱部位按之疼痛，如灌有热水，小便涩滞不爽，鼻流清涕			

寒象。表现为热象，是由于机体阳气偏盛，阴气不足。病气过强，阳为阴迫，所以出现热象。多汗而皮肤湿润，是由于感受湿气太甚。阳气不足，阴气偏盛，阴气与湿气相结合，所以就会出汗而皮肤湿润。

黄帝问：痹病有不痛的，这是什么缘故？

岐伯说：痹发生在骨则身重，发生在脉则血凝涩而不畅，发生在筋则曲屈不能伸，发生在肌肉则麻木不仁，发生在皮肤则寒冷。如果有这五种症状，就不会有疼痛。大凡痹病之类，遇寒则筋脉拘急，遇热则筋脉弛缓。

黄帝道：讲得好！

【原文】

帝曰：善。痹，或痛，或不仁，或寒，或热，或燥，或湿，其故何也？

岐伯曰：痛者，寒气多也，有寒故痛也。其不痛不仁者，病久入深，荣卫之行涩，经络时疏，故不痛；皮肤不营，故为不仁。其寒者，阳气少，阴气多，与病相益，故寒也。其热者，阳气多，阴气少，病气胜，阳遭阴，故为痹热。其多汗而濡者，此其逢湿甚也。阳气少，阴气盛，两气相感，故汗出而濡也。

帝曰：夫痹之为病，不痛何也？

岐伯曰：痹在于骨则重；在于脉则血凝而不流，在于筋则屈不伸，在于肉不仁，在于皮则寒。故具此五者，则不痛也。凡痹之类，逢寒则急，逢热则纵。

帝曰：善。

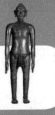

调经论篇：经脉永远都是最重要的

【导读】

调经，即调治经络。本篇主要论述了人体经络发生病变的原理及其调治方法，故名"调经论"。

本篇的主要内容有：一、说明人体神、气、血、形、志五种有余不足所导致的病变和针刺补泻方法；二、论述各种阴阳、虚实、内外病证的发病原理和补虚泻实的针刺方法；三、讲述诊察病人的九候来针刺治疗各类病变的道理。

有余和不足

黄帝问道：我听《刺法》上所说，病属有余的用泻法，病属不足的用补法。但什么是有余，什么是不足呢？

岐伯回答说：病属有余的有五种，病属不足的也有五种，你要问的是哪一种呢？

黄帝说：我希望你能全部讲给我听听。

岐伯说：神有有余，有不足；气有有余，有不足；血有有余，有不足；形有有余，有不足；志有有余，有不足。这十种情况，随气流变，变化无穷。

黄帝问：人有精、气、津液、四肢、九窍、五脏、十六部、三百六十五节，能够发生各种疾病，而各种疾病的发生，都有虚实的不同。现在先生说病属有余的有五种，病属不足的也有五种，究竟是怎样发生的呢？

岐伯说：五种有余不足，都是生于五脏的。心藏神，肺藏气，肝藏血，脾藏肉，肾藏志，由五脏所藏之神、气、血、肉、志，组成了人的形体。但必须保持志意通达，内与骨髓联系，才能使身形与五脏成为一个整体。五脏相互联系的通道都是经脉，通过经脉

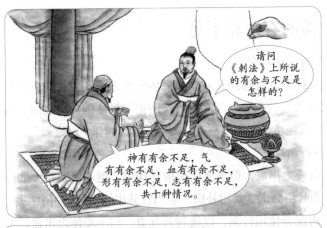

黄帝向岐伯请教什么是《刺法》上所说的有余与不足。

以运行血气。如果人的血气不调和，就会变化而发生各种疾病。所以诊断和治疗，都要以经脉作为依据。

【原文】

黄帝问曰：余闻刺法言，有余泻之，不足补之，何谓有余？何谓不足？

岐伯对曰：有余有五，不足亦有五，帝欲何问？

帝曰：愿尽闻之。

岐伯曰：神有余有不足，气有余有不足，血有余有不足，形有余有不足，志有余有不足。凡此十者，其气不等也。

帝曰：人有精气津液，四支九窍，五脏十六部，三百六十五节，乃生百病，百病之生，皆有虚实。今夫子乃言有余有五，不足亦有五，何以生之乎？

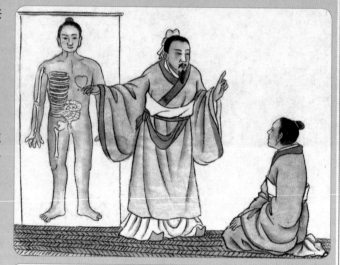

疾病的诊断和治疗，都要以经脉作为依据。

岐伯曰：皆生于五脏也。夫心藏神，肺藏气，肝藏血，脾藏肉，肾藏志，而此成形。志意通，内连骨髓，而成身形五脏。五脏之道，皆出于经隧，以行血气。血气不和，百病乃变化而生。是故守经隧焉。

神的有余和不足

黄帝问：神有余和神不足会有什么症状呢？

岐伯说：神有余就喜笑不止，神不足就感到悲哀。如果病邪尚未与气血相并，五脏还处于安定状态，还没有出现或笑或悲的现象，邪气就只是滞留在身体的皮肤表面，病人只是觉得肌肤毫毛恶寒，尚未侵入经络，这属于心经的微邪，所以叫作"神之微"。

黄帝问：怎样运用补泻之法进行治疗呢？

岐伯说：神有余的应刺其小络使之出血，但不要向里推针深刺，更不要刺伤大的经脉，神气自然就会平复。神不足的其络必虚，要用补法，应当在其虚络处，先用手按摩，使气血充实于虚络，以达病所，再配合使用针刺，以疏利其气血，但不要使之出血，也不要使气外泄，只需疏通它的经脉，神气就可以平复。

黄帝问：针刺微邪应该怎样呢？

岐伯说：按摩的时间要久一些，针刺时不要向里深推，只是引导转移病人之气，使之充足，神气就可以平复。

【原文】

帝曰：神有余不足何如？

岐伯曰：神有余则笑不休，神不足则悲。血气未并，五脏安定，邪客于形，洒淅起于毫毛，未入于经络也，故命曰神之微。

帝曰：补泻奈何？

岐伯曰：神有余，则泻其小络之血，出血勿之深斥，无中其大经，神气乃平。神不足者，视其虚络，按而致之，刺而利之，无出其血，无泄其气，以通其经，神气乃平。

帝曰：刺微奈何？

岐伯曰：按摩勿释，著针勿斥，移气于不足，神气乃得复。

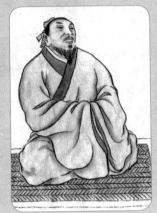

神有余的病人会喜笑不止。

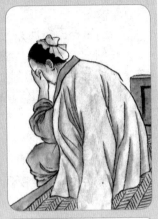

神不足的病人会感到悲哀。

气的有余和不足

黄帝说：讲得好。气有余和气不足会出现什么症状呢？

岐伯说：气有余就会喘咳，上逆，气不足则会呼吸不利，气息短少。如果邪气尚未与气血相并，五脏还处于安定状态时有邪气侵袭，就只是邪气滞留在皮肤而发生的皮肤上的微病，使肺气微泄，病情尚轻，所以叫作"白气微泄"。

黄帝问：怎样运用补泻之法进行治疗呢？

岐伯说：气有余的应当泻其经髓，但不要伤了经脉，不要使之出血，不要使其气泄。气不足的则应补其经隧，不要使其出气。

黄帝问：怎样刺微邪呢？

岐伯说：应当先按摩病处，时间要久一些，然后拿出针来给病人看，并假意说：我要深刺。但在刚进针时还是改为浅刺，达到病处即可，这样可使病人的精气深注于内，邪气就会散乱在浅表，而无所留止。邪气从腠理外泄了，真气就会通达而恢复正常。

【原文】

帝曰：善。气有余不足奈何？

岐伯曰：气有余则喘咳上气，不足则息利少气。血气未并，五脏安定，皮肤微病，命曰白气微泄。

帝曰：补泻奈何？

岐伯曰：气有余，则泻其经隧，无伤其经，无出其血，无泄其气。不足，则补其经隧，无出其气。

帝曰：刺微奈何？

岐伯曰：按摩勿释，出针视之，曰故将深之。适人必革，精气自伏，邪气散乱，无所休息，气泄腠理，真气乃相得。

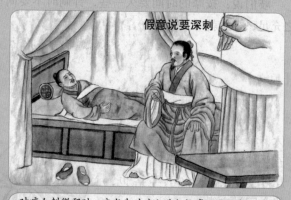

假意说要深刺

对病人刺微邪时，应当先对病人进行按摩，再假意深刺，这样即可将病人治愈。

血的有余和不足

黄帝说：讲得好。血有余和不足会出现什么症状呢？

岐伯说：血有余就会发怒，血不足则会恐惧。如果邪气尚未与气血相并，五脏还处于安定状态的时候有邪气侵袭，则邪气只是滞留在孙络。孙络盛满外溢则流于经脉，经脉就会有血液留滞。

黄帝问：怎样运用补泻之法进行治疗呢？

岐伯说：血有余的应当泄其充盛的经脉，针刺使其出血。血不足的应当观察虚弱的经脉采用补法。在进针刺中经脉后，如果病人脉象正常，就要长时间留针观察；如果病人的脉象出现洪大之象，就要迅速出针，但不要使其出血。

黄帝问：刺留血的方法是怎样的呢？

岐伯说：诊察并看准哪里有流血的血络，刺出其血，但注意不要使恶血回流进入经脉而引起其他疾病。

【原文】

帝曰：善。血有余不足奈何？

岐伯曰：血有余则怒，不足则恐。血气未并，五脏安定，孙络外溢，则络有留血。

帝曰：补泻奈何？

岐伯曰：血有余，则泻其盛经出其血；不足，则视其虚经，内针其脉中。久留而视，脉大，疾出其针，无令血泄。

帝曰：刺留血奈何？

岐伯曰：视其血络，刺出其血，无令恶血得入于经，以成其疾。

形的有余和不足

黄帝说：讲得好。形有余和形不足会出现哪些症状呢？

岐伯说：形有余就会腹部胀满，大小便不利；形不足则四肢不能运动。如果邪气尚未与气血相并，五脏仍处于安定的时候有邪气侵袭，则邪气只是滞留在肌肉，使肌肉有蠕动的感觉，这叫作"微风"。

黄帝问：怎样运用补泻之法进行治疗呢？

岐伯说：形有余应当泻足阳明的经脉，使邪气从内外泻；形不足的应当补足阳明的络脉，使气血得以内聚。

黄帝问：怎样针刺微风之病呢？

岐伯说：应当刺病人的分肉之间，不要刺中经脉，也不要伤及脉络，卫气得到恢复后，邪气就能消除。

【原文】

帝曰：善。形有余不足奈何？

岐伯曰：形有余则腹胀，泾溲不利；不足则四支不用。血气未并，五脏安定，肌肉蠕动，命曰微风。

帝曰：补泻奈何？

岐伯曰：形有余则泻其阳经，不足则补其阳络。

帝曰：刺微奈何？

岐伯曰：取分肉间，无中其经，无伤其络，卫气得复，邪气乃索。

志的有余和不足

黄帝说：讲得好。志有余和志不足会出现哪些症状呢？

岐伯说：志有余就会腹胀飧泄，志不足则会手足厥冷。如果邪气尚未与气血相并，五脏还处于安定的时候有邪气侵袭，则邪气只是滞留在骨中，使骨节间好像有东西一样有微微震动的感觉。

黄帝问：怎样运用补泻之法进行治疗呢？

岐伯说：志有余的应当泻然谷并针刺出血，志不足的则应当取复溜穴采用补法。

黄帝问：当邪气尚未与气血相并，邪气只是滞留在骨骼时，应当怎样针刺呢？

岐伯说：应当在骨节有鼓动处立即刺治，但不要伤及经脉，只是针刺邪气滞留的地方，这样邪气就会马上除去。

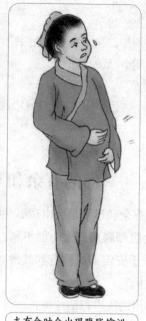

志有余时会出现腹胀飧泄

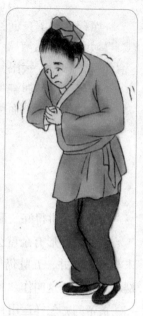

志不足时会出现手足厥冷

【原文】

　　帝曰：善。志有余不足奈何？

　　岐伯曰：志有余则腹胀飧泄，不足则厥。血气未并，五脏安定，骨节有动。

　　帝曰：补泻奈何？

　　岐伯曰：志有余则泻然筋血者，不足则补其复溜。

　　帝曰：刺未并奈何？

　　岐伯曰：即取之，无中其经，邪所乃能立虚。

气血逆乱与疾病的形成

黄帝说：讲得好。关于虚实的各种情况我已经知道了，但是还不了解它是怎样发生的。

岐伯说：虚实的发生，是由于邪气与气血混杂，阴阳间失去协调平衡而有所偏倾。这样就会导致气窜乱于卫分，血逆行于经络，血气各自都离开了本位，就形成了一虚一实的现象。如果血与阴邪相混，气与阳邪相混，就会产生惊狂的病证。如果血与阳邪相混，气与阴邪相混，就会产生内热的病证。如果血与邪气在人体的上部混杂，气与邪气在人体的下部混杂，就会产生心中烦闷而易怒的病证。如果血与邪气在人体的下部混杂，气与邪气在人体的上部混杂，则会使人精神散乱而健忘。

黄帝问：血与阴邪混杂，气与阳邪混杂，像这样血气离开各自的本位的病证，怎样算是实，怎样算是虚呢？

岐伯说：血和气都是喜欢温暖而厌恶寒冷的。这是因为寒冷会使气血滞涩而流行不畅，温暖则会使滞涩的气血消

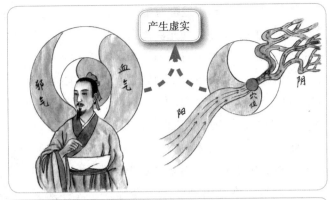

产生虚实

人体内的血气与邪气相混，阴阳失去平衡时就会产生虚实的变化。

散而容易运行，因而气若偏盛，则血少，就会有血虚的现象；而血若偏盛，则气少，就会有气虚的现象。

【原文】

帝曰：善。余已闻虚实之形，不知其何以生。

岐伯曰：气血以并，阴阳相倾。气乱于卫，血逆于经，血气离居，一实一虚。血并于阴，气并于阳，故为惊狂。血并于阳，气并于阴，乃为炅中。血并于上，气并于下，心烦惋善怒。血并于下，气并于上，乱而喜忘。

帝曰：血并于阴，气并于阳，如是血气离居，何者为实？何者为虚？

岐伯曰：血气者，喜温而恶寒。寒则泣不能流，温则消而去之，是故气之所并为血虚，血之所并为气虚。

虚证和实证的形成

黄帝问：人体最重要的物质就是血和气。现在先生说血偏盛的是虚，气偏盛的也是虚，难道就没有实吗？

岐伯说：多余的就是实，不足的就是虚。所以，气偏盛则血不足，是气实血虚；血偏盛则气不足，是血实气虚。血和气各离本位，失去了正常联系，所以就成为虚的了。人身络脉和孙脉的气血都流注到经脉，如果血与气混杂，就成为实的了。如果血与气混杂后，循着经络上逆，就会产生"大厥"病，使人突然昏厥如同暴死。患这种病，如果气血能得以及时下行，则可以生还，如果气血壅于上而不能下行，就会死亡。

黄帝问：实是通过什么渠道来的？虚又是通过什么渠道去的？虚和实形成的关键，希望能听您讲一讲。

　　岐伯说：阴经和阳经都有输入和会合的腧穴，以互相沟通。如果阳经的气血灌注到阴经，阴经的气血盛满则充溢流走到其他地方，来保持阴阳平调，使形体得到充足的气血滋养，九候的脉象也表现一致，这就是正常的人。凡邪气伤人而发生病变，有的发生于阴的内脏，有的发生于阳的体表。病生于阳经在表的，都是感受了风雨寒暑邪气的侵袭；病生于阴经在里的，都是饮食不节、起居失常、房事过度、喜怒无常所致。

　　黄帝问：风雨之邪伤人的情况是怎样的呢？

　　岐伯说：风雨之邪伤人，先侵入皮肤，然后由皮肤传入孙脉，孙脉满则传入络脉，络脉满则注入大经脉。血气与邪气并聚于分肉腠理之间，其脉象必定坚实而大，所以叫作实证。实证感受邪气的，表面大多坚实充满，肌肤不能够触按，按触就会感觉疼痛。

　　黄帝问：寒湿之邪伤人的情况是怎样的呢？

　　岐伯说：寒湿之邪气伤人，会使人皮肤失去收缩功能，肌肉坚紧，营血滞涩，卫气离去，所以叫作虚证。虚证大多会出现皮肤松弛而有皱纹、卫气不足、营血滞涩等症状。按摩可以致气，使气充足，温煦营血，所以按摩则会卫气充实，营血畅行，就会觉得舒服而不痛了。

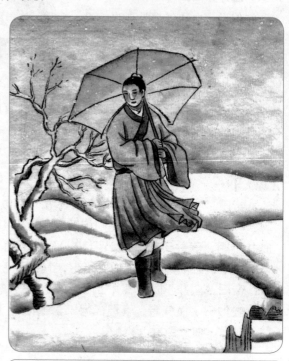

风雨之邪伤人时，会使人出现实证。

　　黄帝说：讲得好！阴分所发生的实证是怎样的呢？

　　岐伯说：人如果经常发怒而不加节制，就会使阴气上逆，阴气上逆则下部的阴气就要不足，下部的阴气不足，阳气就要过来填充，所以叫作实证。

　　黄帝问：阴分所发生的虚证是怎样的呢？

　　岐伯说：人如果过度喜乐，则气易下陷；过度悲哀，则气易消散。气消散则血行迟缓，脉道空虚。如果再吃生冷的饮食，寒气乘虚而充满于经脉，就会使血气滞涩而气耗，所以叫作虚证。

　　黄帝说：医经上所说阳虚则产生外寒，阴虚则产生内热，阳盛则产生外热，阴盛则产生内寒。我已听说过这种说法，但不知其中的原因是什么。

　　岐伯说：诸阳之气，都是受气于上焦，以温煦皮肤分肉之间的。如果寒气侵袭于外，就会使上焦之气不能宣通，阳气不能充分外达以温煦皮肤分肉之间，以致寒气独留在肌肤外表，因而发生恶寒战栗。

黄帝问：阴虚则产生内热是怎样的呢？

岐伯说：过度劳倦则伤脾，脾虚不能运化，必定会形气衰少，不能转输水谷的精微，这样上焦就不能宣发五谷气味，下脘也不能布化水谷之精，胃气郁而生热，热气上熏于胸中，因而发生内热。

黄帝问：阳盛则产生外热是怎样的呢？

岐伯说：如果上焦不通利，就会使皮肤致密，腠理闭塞，汗孔不通，这样卫气就不能发泄散越，郁而发热，所以发生外热。

黄帝问：阴盛则产生内寒是怎样的呢？

岐伯说：由于寒厥之气向上逆冲，寒气会积于胸中而不下泄。寒气不泻，阳气就会耗伤。阳气耗伤，而寒气独留，寒性凝敛，营血滞涩，脉行不畅，其脉搏必定出现盛大而涩的脉象，所以成为内寒。

【原文】

帝曰：人之所有者，血与气耳。今夫子乃言血并为虚，气并为虚，是无实乎？

岐伯曰：有者为实，无者为虚，故气并则无血，血并则无气，今血与气相失，故为虚焉。络之与孙脉俱输于经，血与气并，则为实焉。血之与气并走于上，则为大厥，厥则暴死，气复反则生，不反则死。

帝曰：实者何道从来？虚者何道从去？虚实之要，愿闻其故。

岐伯曰：夫阴与阳皆有俞会。阳注于阴，阴满之外，阴阳匀平，以充其形，九候若一，命曰平人。夫邪之生也，或生于阴，或生于阳。其生于阳者，得之风雨寒暑；其生于阴者，得之饮食居处，阴阳喜怒。

帝曰：风雨之伤人奈何？

岐伯曰：风雨之伤人也，先客于皮肤，传入于孙脉，孙脉满则传入于络脉，络脉满则输于大经脉，血气与邪并客于分腠之间，其脉坚大，故曰实。实者外坚充满，不可按之，按之则痛。

帝曰：寒湿之伤人奈何？

岐伯曰：寒湿之中人也，皮肤不收，肌肉坚紧，荣血泣，卫气去，故曰虚。虚者，聂辟气不足，按之则气足以温

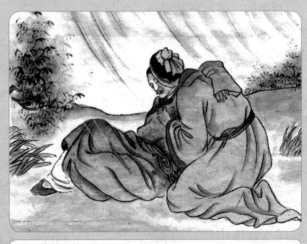

寒湿之邪气伤人时，会使人出现虚证。

之，故快然而不痛。

帝曰：善！阴之生实奈何？

岐伯曰：喜怒不节则阴气上逆，上逆则下虚，下虚则阳气走之，故曰实矣。

帝曰：阴之生虚奈何？

岐伯曰：喜则气下，悲则气消。消则脉虚空。因寒饮食，寒气熏满，则血泣气去，故曰虚矣。

帝曰：经言阳虚则外寒，阴虚则内热，阳盛则外热，阴盛则内寒。余已闻之矣，不知其所由然也。

岐伯曰：阳受气于上焦，以温皮肤分肉之间。今寒气在外，则上焦不通，上焦不通，则寒气独留于外，故寒慄。

帝曰：阴虚生内热奈何？

岐伯曰：有所劳倦，形气衰少，谷气不盛，上焦不行，下脘不通，胃气热，热气熏胸中，故内热。

帝曰：阳盛生外热奈何？

岐伯曰：上焦不通利，则皮肤致密，腠理闭塞，玄府不通，卫气不得泄越，故外热。

帝曰：阴盛生内寒奈何？

岐伯曰：厥气上逆，寒气积于胸中而不泻，不泻则温气去，寒独留，则血凝泣，凝则脉不通，其脉盛大以涩，故中寒。

虚实证的补泻原则

黄帝问：阴与阳相混杂，气与血相混杂，疾病已经形成时，怎样进行刺治呢？

岐伯说：刺治这种疾病，应取其经髓治疗，并刺脉中营血和脉外卫气，同时还要根据病人形体的肥瘦高矮，四时气候的寒热温凉，确定针刺次数的多少和取穴部位的高下。

黄帝问：血气和邪气混杂，疾病已经形成，阴阳失去平衡的，刺治时应怎样用补法和泻法呢？

岐伯说：泻实证时，应在气盛

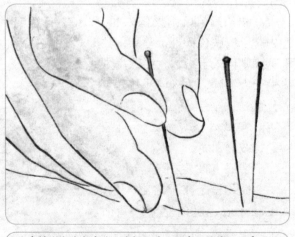

治疗刺治这种疾病时，应根据病人的高矮胖瘦和四季的变化，决定针刺的次数和取穴部位的高低。

的时候进针，即在病人吸气时进针，使针与气同时入内，刺其腧穴以开放邪气外泄的门
户，并在病人呼气时出针，使针与气同时外出。这样可使精气不受伤，邪气也能够外泄。
在针刺时还要使针孔不要闭塞，以排泄邪气。这就要摇大其针孔，从而通利邪气外出的
道路。这叫作"大泻"。出针时先以左手轻轻切按针孔周围，然后迅速出针，这样亢盛的
邪气就会退尽。

黄帝问：补虚的方法又是怎样的呢？

岐伯说：以手持针，不要立即刺入，先安定神气。等到病人呼气时进针，气呼出来
了，针也就该已经进去了。这样就能使针孔周围与针体紧密贴合，使精气没有空隙外泄。
当气至针下正实时，迅速出针，但要在病人吸气时出针，气入针出。这样就能使针下的
热气不能随针而出。出针后立即按闭针孔，堵住精气的散失之路，使精气得以保存。总
而言之，针刺时要耐心等待，不论是入针还是出针都要掌握好时机，这样就能使已得之
气不会从针孔散失，远处未至之气可以引导而来，这叫作补法。

黄帝说：先生说虚证和实证共有十种，都是产生于五脏，具体说是与五脏相联系的
五脉。但五脏只有五条经脉，而人体的十二经脉，每经都能产生各种疾病，先生现在只
是谈了五脏，况且十二经脉又都联络三百六十五个气穴，每个气穴有病也必然波及经脉，
经脉所发生的疾病，又都有虚有实，这些虚证和实证，与五脏的虚证和实证的关系又是
怎样的呢？

岐伯说：五脏和六腑，本身有表里的关系，其经络和肢节，各有其所发生的虚证和
实证。应根据其病变的所在，以及病情的虚实变化，进行适当的调治。如果病在脉，可
以调治其血；病在血，可以调治其络脉；病在气分，可以调治其卫气；病在肌肉，可以
调治其分肉间；病在筋，可以调治其筋；病在骨，可以调治其骨。可以用火针劫刺其病

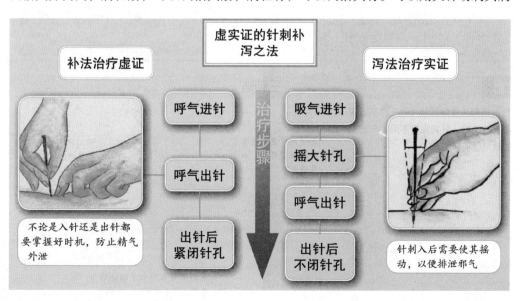

处和筋脉挛急之处。如果病在骨，可以用火针深刺，并用药温熨病处；如果病人不知疼痛，可以针刺阳跷、阴跷二脉；如果人的身体有疼痛，而九候之脉没有病象，就用缪刺法治疗；如果疼痛在左侧，而右脉却出现病象，就用巨刺法治疗。总之，必须谨慎地诊察九候的脉象，根据病情运用针刺进行调治，只有这样，针刺的道理才算完备了。

【原文】

帝曰：阴与阳并，血气以并，病形以成，刺之奈何？

岐伯曰：刺此者取之经隧，取血于营，取气于卫，用形哉，因四时多少高下。

帝曰：血气以并，病形以成，阴阳相倾，补泻奈何？

岐伯曰：泻实者气盛乃内针，针与气俱内，以开其门，如利其户。针与气俱出，精气不伤，邪气乃下。外门不闭，以出其疾。摇大其道，如利其路，是谓大泻。必切而出，大气乃屈。

帝曰：补虚奈何？

岐伯曰：持针勿置，以定其意。候呼内针，气出针入。针空四塞，精无从去。方实而疾出针，气入针出，热不得还。闭塞其门，邪气布散，精气乃得存。动气候时，近气不失，远气乃来，是谓追之。

帝曰：夫子言虚实者有十，生于五脏，五脏五脉耳。夫十二经脉皆生其病，今夫子独言五脏。夫十二经脉者，皆络三百六十五节，节有病必被经脉，经脉之病皆有虚实，何以合之？

岐伯曰：五脏者，故得六腑与为表里，经络支节，各生虚实。其病所居，随而调之。病在脉，调之血；病在血，调之络；病在气，调之卫；病在肉，调之分肉；病在筋，调之筋；病在骨，调之骨。燔针劫刺其下及与急者。病在骨，焠针药熨；病不知所痛，两跷为上；身形有痛，九候莫病，则缪刺之；痛在于左而右脉病者，巨刺之。必谨察其九候，针道备矣。

三刺法

三刺法是就针刺时的三种不同深度而命名的，针刺深度不同，所达到的效果也不一样。

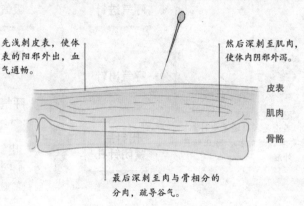

先浅刺皮表，使体表的阳邪外出，血气通畅。

然后深刺至肌肉，使体内阴邪外泻。

皮表
肌肉
骨骼

最后深刺至肉与骨相分的分肉，疏导谷气。

标本病传论篇：疾病的标本与针刺

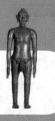

【导读】

　　标本，是中医学的重要范畴，其含义非常丰富。本指病机，则标指病状；本指久病，则标指新病；本指病人，则标指医生；等等。病传，即疾病的传变转移。本篇所论以标本和病传两方面内容为主，故名"标本病传论"。

　　本篇的主要内容为：一、论述疾病诊治过程中的标本和逆从理论；二、讲述各个脏腑发生病变后的传变规律和预后。

病的标本属性与逆治、从治

　　黄帝问道：疾病有标病和本病的分别，刺法有逆治和从治的不同，这是什么意思？

　　岐伯回答说：大凡针刺的准则，必须辨别疾病的阴阳属性，把病情的前期和后期联系起来研究，然后恰当地运用逆治和从治的方法，灵活地处理治疗中的治标和治本的关系。所以说，有的病在标就治标，有的病在本就治本，有的病在本却治标，有的病在标却治本。所以，在治疗上，有治标而缓解的，有治本而见效的，有逆治而痊愈的，有从治而成功的。所以，懂得了逆治和从治的原则，就能进行正确的治疗而没有疑虑；知道了治标和治本之间的轻重缓急，治疗时就能手到病除，万无一失；如果不懂得标本，就是胡乱施治了。

　　关于阴阳、逆从、标本的道理，作为一种原则，可以使人由小到大地认识疾病，所以从阴阳标本逆从的道理，就可以知道许多疾病的利害关系；由少可以推多，执简可以驭繁，所以从一种疾病可以推知许多疾病的道理。从浅显入手可以推知深微，观察目前的现象可以

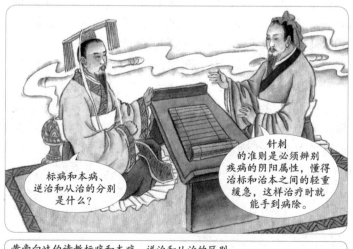

标病和本病、逆治和从治的分别是什么？

针刺的准则是必须辨别疾病的阴阳属性，懂得治标和治本之间的轻重缓急，这样治疗时就能手到病除。

黄帝向岐伯请教标病和本病、逆治和从治的区别。

了解它的过去和未来，谈论标本的道理，这两个字容易理解，但真正掌握与熟练运用就不容易做到了。

迎着病邪而泻的方法就是"逆治"，顺应经气而补的方法就是"从治"。先患某病而后发生气血逆乱的，先治它的本病；先气血逆乱而后生病的，也应先治它的本病；先感受寒邪而后生病的，先治它的本病；先有病而后感受寒邪的，也应先知它的本病；先患热病而后生病的，先治它的本病；先患热病而后生中满腹胀的，先治它的标病；先有某病而后发生泄泻的，先治它的本病；先有泄泻而后发生其他疾病的，先治它的本病。必须先把泄泻调治好，然后再治别的病。先患某病而后发生中满腹胀的，先治它的标病；先患中满腹胀而后出现烦心不舒症状的，先治它的本病。人体在发生疾病的过程中有邪气和正气的相互作用。凡是出现了大小便不利的，先通利大小便以治其标病；大小便通利的，则先治其本病。疾病发作表现为有余的实证，就用"本而标之"的治法，即先祛邪以治其本，而后调理气血，恢复生理功能以治其标病；疾病发作表现为正气不足的虚证，就用"标而本之"的治法，即先固护正气防止虚脱以治其标，而后祛除邪气以治其本。总之，必须谨慎地观察疾病的轻重深浅，以及缓解期与发作期中标本缓急的不同，根据病情用心治疗调理。病轻或处于缓解期的，可以标本同治；病重或处于发作期的，应当采用专一的治本或治标的方法。另外，如果先有大小便不利而后并发其他疾病，应当先治其本病。

【原文】

黄帝问曰：病有标本，刺有逆从，奈何？

岐伯对曰：凡刺之方，必别阴阳，前后相应，逆从得施，标本相移。故曰：有其在标而求之于标，有其在本而求之于本，有其在本而求之于标，有其在标而求之于本。故治有取标而得者，有取本而得者，有逆取而得者，有从取而得者。故知逆与从，正行无问，知标本者，万举万当；不知标本，是谓妄行。

夫阴阳、逆从、标本之为道也，小而大，言一而知百病之害；少而多，浅而博，可以言一而知百也。以浅而知深，察近而知远，言标与本，易而勿及。

治反为逆，治得为从。先病而后逆者治其本，先逆而后病者治其本，先寒而后生病者治其本，先病而后生寒者治其本，先热而后生病者治其本，先热而后生中满者治其标，先病而后泄者治其本，先泄而后生他病者治其本。必且调之，乃治其他病。先病而后生中满者治其标，先中满而后烦心者治其本。人有客气，有同气。大小不利治其标，小大利治其本。病发而有余，本而标之，先治其本，后治其标，病发而不足，标而本之，先治其标，后治其本。谨察间甚，以意调之，间者并行，甚者独行。先小大不利而后生病者治其本。

脏腑疾病的传变规律

　　大凡疾病的传变规律，心病先感到心痛，过一天病就传入肺而致咳嗽，再过三天病主传入肝而致胁肋胀痛，再过五天病就传入脾而致大便闭塞不通，身体疼痛沉重，再过三天不愈，人就要死亡。冬天死于半夜，夏天死于中午。

　　肺病则先出现喘咳；三天不好则病传入肝而胁肋胀满疼痛；再过一天病邪就传入脾，导致身体沉重疼痛；再过五天病邪就传入胃，导致腹胀；再过十天不愈，人就要死亡。冬天死于日落之时，夏天死于日出之时。

　　肝病则先感到头疼目眩，胁肋胀满；三天后病就传入脾而致身体沉重疼痛；再过五天病就传入胃而致腹胀；再过三天病就传入肾，出现腰脊少腹疼痛，腿胫发酸；再过三天不愈，人就要死亡。冬天死于日落之时，夏天死于吃早饭的时候。

　　脾病则先出现身体沉重疼痛；一天后病邪就传入胃，导致腹胀；再过二天病邪就传入肾，导致少腹腰椎疼痛，腿胫发酸；再过三天病邪就传入膀胱，导致背脊筋骨疼痛，小便不通；再过十天不愈，人就要死亡。冬天死于申时之后，夏天死于寅时之后。

　　肾病则先出现少腹腰脊疼痛，腿胫发酸；三天后病邪就传入膀胱，就背脊筋骨疼痛，小便不通；再过三天病邪就传入胃，产生腹胀；再过三天病邪就传入肝，就两胁胀痛；再过三天不愈，人就要死亡。冬天死于天亮时，夏天死于黄昏。

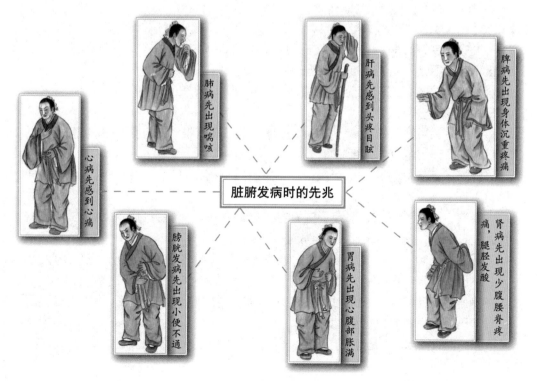

脏腑发病时的先兆

肺病先出现喘咳

肝病先感到头疼目眩

脾病先出现身体沉重疼痛

心病先感到心痛

膀胱发病先出现小便不通

胃病先出现心腹部胀满

肾病先出现少腹腰脊疼痛，腿胫发酸

疾病的乘传

五脏中的任何一脏感受了邪气都可能会传给其他脏，根据传播的距离长短可以表现出五种疾病。除此之外，忧、恐、悲、喜、怒五种情志因素也会引起五脏气虚，其中一个脏器因为情志影响而气虚，相克的脏气会乘其虚。所以疾病的转变一共有五五二十五种变化。

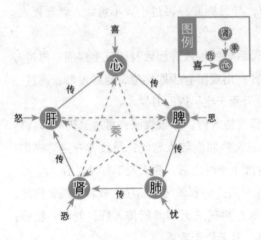

胃病则先出现心腹部胀满；五天后病邪就传入肾，主少腹腰脊疼痛，腿胫发酸；再过三天病邪就传入膀胱，就背脊筋骨疼痛，小便不通；再过五天病邪就传入脾，导致身体沉重；再过六天不愈，人就要死亡。冬天死于半夜之后，夏天死于午后。

膀胱发病则先出现小便不通；五天后病邪就传入肾，就少腹胀满，腰脊疼痛腿胫发酸；再过一天病邪就传入胃，就腹胀；再过一天病邪就传入脾，就身体疼痛；再过两天不愈，人就要死亡。冬天死于半夜后，夏天死于下午。

各种疾病按次序相传，正如上面所说的这样，都有一定的死期，不可以用针刺治疗；如果是间脏相传就不易再传下去，即使间传过三脏、四脏，还是可以用针刺治疗的。

【原文】

夫病传者，心病，先心痛，一日而咳，三日胁支痛；五日，闭塞不通，身痛体重，三日不已，死。冬夜半，夏日中。

肺病，喘咳，三日而胁支满痛，一日身重体痛，五日而胀，十日不已，死。冬日入，夏日出。

肝病，头目眩，胁支满，三日体重身痛，五日而胀，三日腰脊少腹痛，胫酸，三日不已，死。冬日入，夏早食。

脾病，身痛体重，一日而胀，二日少腹腰脊痛，胫酸，三日背脂筋痛，小便闭，十日不已，死。冬人定，夏晏食。

肾病，少腹腰脊痛，胻痠，三日背膂筋痛，小便闭，三日腹胀，三日两胁支痛，三日不已，死。冬大晨，夏晏晡。

胃病，胀满，五日少腹腰脊痛，胻痠，三日背脂筋痛，小便闭，五日身体重，六日不已，死。冬夜半后，夏日昳。

膀胱病，小便闭，五日少腹胀，腰脊痛，骨行痠，一日腹胀，一日身体痛，二日不已，死。冬鸡鸣，夏下晡。

诸病以次相传，如是者皆有死期，不可刺；间一脏止，及至三四脏者，乃可刺也。

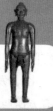

天元纪大论篇：五运六气话养生

【导读】

　　天元纪，意为本篇所阐述的天地运气是宇宙万物生化的本元和纲纪。大论，意为本篇所论理深篇长、玄妙精微。本篇是论述"五运六气"学说的第一篇，连同后面的"五运行""六微旨""气交变""五常政""六元正纪""至真要"，合称为"运气七篇"。

　　本篇的主要内容是阐述运气学说的基本法则，介绍了五运、六气、四时、形气等概念的含义及其相互之间的关系，说明了运气对宇宙万物的作用和影响。

五运与三阴三阳的关系

　　黄帝问道：天有木、火、土、金、水五行，统率东、西、南、北、中五个方位，从而产生寒、暑、燥、湿、风等气候变化。人有五脏，化生五气，从而产生喜、怒、思、忧、恐等情志变化。《六节脏象论》中说道：五运之气递相因袭，各有其固定的顺序，到了一年终结的那天是一个周期，然后重新开始循环。这些道理我已经知道了，我还想再听听，五运和三阴三阳这六气是怎样结合的呢？

　　鬼臾区恭敬地两次行礼回答说：你这个问题问得很高明啊！五运和阴阳是自然界变

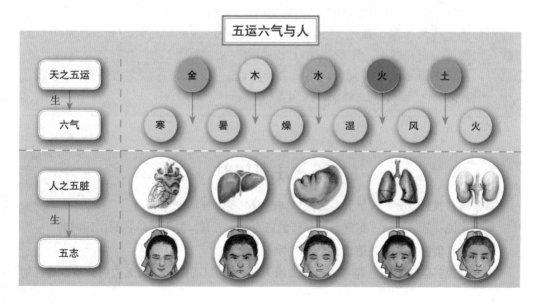

化的根本规律，是自然万物的总的纲领，是事物发展变化的起源和生长毁灭的根本，是宇宙间无穷尽的变化的根本动力，这些道理怎么能不通晓呢！所以，事物的开始发生叫作"化"，发展到极点叫作"变"，难以探测的阴阳变化叫作"神"，神的作用变化无边、没有方所叫作"圣"。阴阳变化的作用，在天就表现为深远无穷的宇宙，在人则表现为社会人事的道理，在地则表现为万物的生化。地能够化生物质，从而产生了万物的五味；人认识了自然规律，就产生了智慧；天深奥难测，所以产生了无穷尽的变化。神明的作用，在天为风，在地为木；在天为热，在地为火；在天为湿，在地为土；在天为燥，在地为金；在天为寒，在地为水。所以在天为无形的六气，在地为有形的五行，形和气相互交相感应，就能变化和产生万物。天覆于上，地载于下，所以天地是万物的上下范围；阳升于左，阴降于右，所以左右是阴阳升降的道路；水属阴，火属阳，所以水火是阴阳的象征；万物生发于春属木，成实于秋属金，所以秋春是生长收成的终结和开始。阴阳之气并不是一成不变的，它有多少的不同，有形物质在发展过程中也有旺盛和衰老的区别，在上之气和在下之质交相感应，事物或者强盛，或者衰弱的形象就都显露出来了。

【原文】

　　黄帝问曰：天有五行，御五位，以生寒、暑、燥、湿、风。人有五脏，化五气，以生喜、怒、思、忧、恐。《论》言：五运相袭而皆治之，终期之日，周而复始。余已知之矣，愿闻其与三阴三阳之候奈何合之？

　　鬼臾区稽首再拜对曰：昭乎哉问也！夫五运阴阳者，天地之道也，万物之纲纪，变化之父母，生杀之本始，神明之府也，可不通乎！故物生谓之化，物极谓之变，阴阳不测谓之神，神用无方谓之圣。夫变化之为用也，在天为玄，在人为道，在地为化。化生五味，道生智，玄生神。神在天为风，在地为木；在天为热，在地为火；在天为湿，在地为土；在天为燥，在地为金；在天为寒，在地为水。故在天为气，在地成形，形气相感而化生万物矣。然天地者，万物之上下也；左右者，阴阳之道路也；水火者，阴阳之征兆也；金木者，生成之终始也。气有多少，形有盛衰，上下相召，而损益彰矣。

五运主管四时

黄帝问：我想听听，关于五运分主四时的情况是怎样的呢？

鬼臾区说：五气运行，每气各尽一年的三百六十五日，并不是单独只主四时的。

黄帝说：请你把其中的道理讲给我听听。

鬼臾区说：臣很早就已经考查过《太始天元册》，里面说：广阔无边的天空，是万物化生的本元基础，万物依靠它开始生长，五运终而复始地运行于宇宙之中，布施天地真元之气，统摄大地生化的本元。九星悬照天空，七曜按周天之度旋转，于是在天有了阴阳的不断变化，在地有了柔刚的不同性质。昼夜的幽暗和显明按一定的规律出现，寒冷和暑热按一定的季节更替。这些生生不息之机，变化无穷之道，宇宙万物的不同形象，都表现出来了。我家研究这些道理已经十世了，所研究的也就是前面所讲的这些道理。

【原文】

帝曰：愿闻五运之主时也何如？

鬼臾区曰：五气运行，各终期日，非独主时也。

帝曰：请闻其所谓也。

鬼臾区曰：臣积考《太始天元册》文曰：太虚廖廓，肇基化元，万物资始，五运终天，布气真灵，摁统坤元。九星悬郎，七曜周旋，曰阴曰阳，曰柔曰刚。幽显既位，寒暑弛张。生生化化，品物咸章。臣斯十世，此之谓也。

气的盛衰规律

五运	六气		阴阳	称谓
木	风		厥阳	厥阴风木
火	暑、火	君火	少阴	少阴君火
		相火	少阳	少阴相火
土	湿		太阴	太阴湿土
金	燥		阳明	阳明燥金
水	寒		太阳	太阳寒水

黄帝说：讲得好。气有多少，形有盛衰指的是什么？

鬼臾区说：阴气和阳气各有多少的不同，厥阴为一阴，少阴为二阴，太阴为三阴，少阳为一阳，阳明为二阳，太阳为三阳，所以说有三阴三阳。形有盛衰，指天干所主的运气，各有太过和不及的区别。例如：如果开始是太过的阳年，阳年过后，随之而来的就是不及的阴年，不及的阴年过后，随后而来的就是太过的阳年。只要明白了迎之而至的是属于什么气，随之而至的是属于什么气，对一年中运气的盛衰情况，就可以预先知道。一年的中运之气与司天之气相符的，属于"天符"之年，一年的中运之气与年支的五行相同的，属于"岁直"之年，一年的中运之气与司天之气和年支的五行均相合的，则属于"三合"之年，也就是"治"。

【原文】

帝曰：善。何谓气有多少，形有盛衰？

鬼臾区曰：阴阳之气，各有多少，故曰三阴三阳也。形有盛衰，谓五行之治，各有太过不及。故其始也，有余而往，不足随之；不足而往，有余从之。知迎知随，气可与期。应天为天符，承岁为岁直，三合为治。

天地之气的循环规律

黄帝问：天气和地气相互感召的情况是怎样的呢？

鬼臾区说：寒、暑、燥、湿、风、火，是天的阴阳，三阴三阳与之相应。木、火、土、金、水、火，是地的阴阳，生长化收藏与之相应。

天是阳生阴长的，地是阳杀阴藏的。天气有阴阳，地气也有阴阳。因此说，天地相合，阳中有阴，阴中有阳。这就是我们要知道天地之阴阳的原因。五行应于天干而为五运，常动而不息，因此经过五年就右迁一步；六气应于地支，为三阴三阳，其运行较迟，静守其位，因此经过六年才循环一周。动和静互相感召，天气和地气互相加临，阴气和阳气互相交错，运气的变化就产生了。

黄帝问：天气和地气，循环周旋，有没有一定的规律呢？

鬼臾区说：司天之气，以六为节，司地之气，以五为制。司天之气，六年循环一周，称为一备；司地之气，五年循环一周，称为一周。主运之气的火运，君火有名而不主令，相火代君宣化火令。六气和五运互相结合，三十年中共有七百二十个节气，称为一纪，经过一千四百四十个节气，共六十年而成为甲子一周。在这六十年中，气和运的太过和不及，都可以显现出来了。

黄帝说：先生所谈论的，上则说完了天气，下则穷尽了地理，可以说是很详尽了。

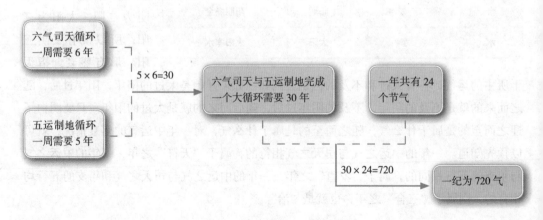

我想在听后把它们牢记心中保存下来，上以治疗百姓的疾苦，下以保养自己的身体，并使百姓也都明白这些道理，上下和睦亲爱，德泽广泛流行，并能传之于子孙后代，使他们无忧无虑，并且没有终止的时候，可以再听你谈谈吗？

鬼臾区说：五运六气结合的机理，切近深细而精微奥妙。它来的时候，是可以看见的；它去的时候，是可以追溯的。遵从这些规律，就能保持健康；违背这些规律，就要招致灾害，甚至死亡；不遵守五运六气的规律，而只按个人的意志去盲目行事，必然要遇到天降的灾殃；所以，必须谨慎地顺应五运六气的自然天道。现在请让我根据自然规律讲讲其中的至理要道吧。

黄帝说：凡是善于谈论事物的起始的人，必然也能知道它的结果；善于谈论近处的事情的人，必然也能推及远处的事理。只有这样，对五运六气的道理才不会感到困惑，对其具体方术才能深刻地把握，这就是所谓的彻底明了的境界。请先生把这些道理，进一步加以推演，使其更有条理，简明而又无遗漏，永远相传而不至于绝亡，容易掌握而不会忘记，使其成为医道的纲领。五运六气的至理要道，我想听你详细地讲讲。

鬼臾区说：你说的道理很明白，提的问题也很高明啊！好像鼓槌敲击在鼓上的应声，又好像发出声音立即得到回响一样。臣听说过，甲年和己年都是由土运统领；乙年和庚年都是由金运统领；丙年和辛年都是由水运统领；丁年和壬年都是由木运统领；戊年和癸年都是由火运统领。

【原文】

帝曰：上下相召，奈何？

鬼臾区曰：寒暑燥湿风火，天之阴阳也，三阴三阳上奉之。木火土金水火，地之阴阳也，生长化收藏下应之。天以阳生阴长，地以阳杀阴藏。天有阴阳，地亦有阴阳。故阳中有阴，阴中有阳。所以欲知天地之阴阳者。应天之气，动而不息，故五岁而右迁；应地之气，静而守位，故六期而环会。动静相召，上下相临，阴阳相错，而变由生也。

帝曰：上下周纪，其有数乎？

鬼臾区曰：天以六为节，地以五为制。周天气者，六期为一备；终地纪者，五岁为一周。君火以明，相火以位。五六相合，而七百二十气为一纪，凡三十岁；千四百四十气，凡六十岁而为一周。不及太过，斯皆见矣。

帝曰：夫子之言，上终天气，下毕地纪，可谓悉矣。余愿闻而藏之，上以治民，下以治身，使百姓昭著，上下和亲，德泽下流，子孙无忧，传之后世，无有终时。可得闻乎？

鬼臾区曰：至数之机，迫迮以微，其来可见，其往可追，敬之者昌，慢之者亡，无道行私，必得夭殃，谨奉天道，请言真要。

帝曰：善言始者，必会于终；善言近者，必知其远。是则至数极，而道不惑，所谓明矣。愿夫子推而次之，令有条理，简而不匮，久而不绝，易用难忘，为之纲纪。至数之要，愿尽闻之。

鬼臾区曰：昭乎哉问！明乎哉道！如鼓之应桴，响之应声也。臣闻之，甲己之岁，土运统之；乙庚之岁，金运统之；丙辛之岁，水运统之；丁壬之岁，木运统之；戊癸之岁，火运统之。

五运与三阴三阳的配合

黄帝问：三阴三阳与五运是怎样相配合的呢？

鬼臾区说：子年午年是少阴司天；丑年未年是太阴司天；寅年申年是少阳司天；卯年酉年是阳明司天；辰年戌是太阴司天；巳年亥年是厥阴司天。地支十二，始于子年，终于亥年，子是少阴司天，亥是厥阴司天，所以按照这个顺序排列，少阴是起首，厥阴是终结。

厥阴司天，以风气为主；少阴司天，以热气为主；太阴司天，以湿气为主；少阳司天，以相火为主；阳明司天，以燥气为主；太阳司天，以寒气为主。因为风、热、湿、火、燥、寒是三阴三阳的本气，它们是天元一气化之为六，所以叫作六元。

黄帝说：您所说的道理真是光明伟大啊，您的论述真是明白真切啊！我将把它刻在玉版上，藏在金匮内，署名叫作《天元纪》。

【原文】

帝曰：其于三阴三阳，合之奈何？

鬼臾区曰：子午之岁，上见少阴；丑未之岁，上见太阴；寅申之岁，上见少阳；卯酉之岁，上见阳明；辰戌之岁，上见太阳；巳亥之岁，上见厥阴。少阴所谓标也，厥阴所谓终也。厥阴之上，风气主之；少阴之上，热气主之；太阴之上，湿气主之；少阳之上，相火主之；阳明之上，燥气主之；太阳之上，相火主之；阳明之上，燥气主之；太阳之上，寒气主之。所谓本也，是谓六元。

帝曰：光乎哉道！明乎哉论！请著之玉版，藏之金匮，署曰《天元纪》。

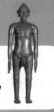

至真要大论篇：人体与天地变化

【导读】

　　至真要，意为本篇所论极为精深而重要。至，极致之意。真，精深、精微。要，重要、切要。本篇总括前面八篇内容的精义，所论内容精深而重要，故以此名篇。

　　本篇的主要内容有：一、论述六气司天、在泉，有正化、有胜复的规律；二、讲述六气运行所致疾病的病状、诊断和治疗，包括标本寒热、调治逆从、五味阴阳、制方奇偶等内容。

六气主岁时的情况

　　黄帝问道：五运之气相互交和主岁，太过与不及交替为用，我已经知道了。六气分时主治，其主管的司天、在泉之气到来时引起的变化是怎样的？

　　岐伯行礼再拜，回答说：您的提问太高明了！这是天地变化的基本规律，也是人体的机能活动与天地变化相适应的规律。

　　黄帝说：我希望您讲讲人体与司天在泉之气相适应的情况，怎么样？

　　岐伯说：这是医学至理中的核心部分，也是一般医生所疑惑不解的。

　　黄帝说：我想听听其中的道理。

　　岐伯说：厥阴司天，气从风化；少阴司天，气从热化；太阴司天，气从湿化；少阳司天，气从火化；阳明司天，气从燥化；太阳司天，气从寒化。根据客气所临的脏位，来确定疾病的名称。

　　黄帝问：在泉之气的气化是怎样的？

　　岐伯说：与司天遵循同一规律，间气也是如此。

　　黄帝问：什么是间气呢？

　　岐伯说：间隔于司天和

一岁主气情况分析表

三阴三阳	岁运	司天	在泉	间气
厥阴	苍化	风化	酸化	动化
少阴	不司气化	热化	苦化	灼化
太阴	黅化	湿化	甘化	柔化
少阳	丹化	火化	苦化	明化
阳明	素化	燥化	辛化	清化
太阳	玄化	寒化	咸化	藏化

在泉之气左右的，就叫作间气。

黄帝问：它与司天、在泉之气有何分别？

岐伯说：司天、在泉之气是主岁之气，主管一年的气化，间气则主一步（六十日）的气化。

黄帝说：讲得对。一岁之中气化的情况是怎样的呢？

岐伯说：厥阴司天为风化，在泉为酸化，岁运为苍化，间气为动化。少阴司天为热化，在泉为苦化，岁运不司为气化，间气为灼化。太阴司天为湿化，在泉为甘化，岁运为黅化，间气为柔化。少阳司天为火化，在泉为苦化，岁运为丹化，间气为明化。阳明司天为燥化，在泉为辛化，岁运为素化，间气为清化。太阳司天为寒化，在泉为咸化，岁运为玄化，间气为藏化。所以，作为治病的医生，必须清楚六气所司的气化，以及五味、五色的产生与五脏的所宜，然后才能够理清气化的太过、不及和疾病发生的关系。

【原文】

黄帝问曰：五气交合，盈虚更作，余知之矣。六气分治，司天地者，其至何如？

岐伯再拜对曰：明乎哉问也！天地之大纪，人神之通应也。

帝曰：愿闻上合昭昭，下合冥冥，奈何？

岐伯曰：此道之所主，工之所疑也。

帝曰：愿闻其道也。

岐伯曰：厥阴司天，其化以风；少阴司天，其化以热；太阴司天，其化以湿；少阳司天，其化以火；阳明司天，其化以燥；太阳司天，其化以寒。以所临脏位，命其病者也。

帝曰：地化奈何？

岐伯曰：司天同候，间气皆然。

帝曰：间气何谓？

岐伯曰：司左右者，是谓间气也。

帝曰：何以异之？

岐伯曰：主岁者纪岁，间气者纪步也。

帝曰：善。岁主奈何？

岐伯曰：厥阴司天为风化，在泉为酸化，司气为苍化，间气为动化。少阴司天为热化，在泉为苦化，不司气化，居气为灼化。太阴司天为湿化，在泉为甘化，司气为黅化，间气为柔化。少阳司天为火化，在泉为苦化，司气为丹化，间气为明化。阳明司天为燥化，在泉为辛化，司气为素化，间气为清化。太阳司天为寒化，在泉为咸化，司气为玄化，间气为藏化。故治病者，必明六化分治，五味五色所生，五脏所宜，乃可以言盈虚，病生之绪也。

风化的运行与疾病的治疗

黄帝说：厥阴在泉而从酸化，我已经知道了。风的气化运行情况又是怎样的呢？

岐伯说：风气行于地，是本于地之气而为风化，其他火、湿、燥、热、寒诸气也是这样。因为六气本属于天的就是天之气，本属于地的就是地之气，天地之气相互化合，六节之气划分而后万物才能化生。所以说：要谨慎地审查六气适宜的时令，不可违反病机。说的就是这个意思。

黄帝问：那些主治疾病的药物怎样？

岐伯说：根据岁气来采备其所生化的药物，药物就不会有所遗漏了。

黄帝问：要采备岁气所生化的药物，这是为什么？

岐伯说：因为得岁气的药物能得到天地纯净之精气，药效最佳。

黄帝问：司岁运的药物是怎样的？

岐伯说：司岁运的药物与主岁气的药物相同，其不同在于岁运有太过与不及的区别。

黄帝问：不得司岁之气生化的药物，情况怎样呢？

岐伯说：其气分散而不精专，所以与得司岁之气化的药物相比，形质虽然相同，却有等级品质的差别。气味有厚薄的不同，性能有躁静的不同，用量有多少的不同，药力所及也有深浅的区别。说的就是这个道理。

黄帝问：主岁之气伤害五脏，应当怎样来理解？

岐伯说：用脏气所不胜之气来说明，就是这个问题的要领。

黄帝问：治疗的方法是怎样的？

岐伯说：司天之气淫胜于下的，以其所胜之气来平调；在泉之气淫胜于内的，以其所胜之气来治疗。

黄帝说：讲得好。但也有岁气平和之年得病的，应该如何治疗？

岐伯说：仔细观察阴阳病变的所在，来加以调整，使其达到平衡。正病用正治法，反病用反治法。

黄帝说：先生说观察阴阳之所在来调治，医论中说人迎和寸口脉相应，像牵引绳索一样大小相等的，称为平脉。那么阴脉在寸口的脉象是怎样的呢？

岐伯说：看主岁的是南政还是北政，就可以得知了。

黄帝说：请您详尽地讲给我听。

岐伯说：北政的年份，少阴在泉，则寸口脉沉伏而不应于指；厥阴在泉，则右寸口脉沉伏而不应于指；太阴在泉，则左寸口脉沉伏而不应于指。南政的年份，少阴司天，则寸口脉沉伏而不应于指；厥阴司天，则右寸口脉沉伏而不应于指；太阴司天，则左寸口脉沉伏而不应于指。凡是寸口脉沉伏而不应于指的，尺寸倒候或覆其手就可以诊见了。

黄帝问：尺部的脉候是怎样的呢？

岐伯说：北政的年份，三阴在泉，则寸口不应；三阴司天，则尺部不应。南政的年份，三阴司天，则寸口不应；三阴在泉，则尺部不应。左右脉是相同的。所以说，能掌握其要领的，用很少的语言就可以概括，如果不知其要领，就会茫无头绪。说的就是这个道理。

【原文】

帝曰：厥阴在泉而酸化先，余知之矣。风化之行也，何如？

岐伯曰：风行于地，所谓本也，余气同法。本乎天者，天之气也；本乎地者，地之气也。天地合气，六节分，而万物化生矣。故曰：谨候气宜，无失病机。此之谓也。

帝曰：其主病，何如？

岐伯曰：司岁备物，则无遗主矣。

帝曰：先岁物，何也？

岐伯曰：天地之专精也。

帝曰：司气者，何如？

岐伯曰：司气者主岁同，然有余不足也。

帝曰：非司岁物，何谓也？

岐伯曰：散也，故质同而异等也。气味有薄厚，性用有躁静，治保有多少，力化有浅深。此之谓也。

帝曰：岁主脏害，何谓？

岐伯曰：以所不胜命之，则其要也。

帝曰：治之奈何？

岐伯曰：上淫于下，所胜平之；外淫于内，所胜治之。

帝曰：善。平气何如？

岐伯曰：谨察阴阳所在而调之，以平为期。正者正治，反者反治。

帝曰：夫子言察阴阳所在而调之，论言人迎与寸口相应，若引绳小大齐等，命曰平。阴之所在寸口，何如？

岐伯曰：视岁南北，可知之矣。

帝曰：愿卒闻之。

岐伯曰：北政之岁，少阴在泉，则寸口不应；厥阴在泉，则右不应；太阴在泉，则左不应。南政之岁，少阴司天，则寸口不应；厥阴司天，则右不应；太阴司天，则左不应。诸不应者，反其诊，则见矣。

帝曰：尺候何如？

岐伯曰：北政之岁，三阴在下，则寸不应；三阴在上，则尺不应。南政之岁，三阴在天，则寸不应；三阴在泉，则尺不应。左右同。故曰：知其要者，一言而终；不知其要，流散无穷。此之谓也。

在泉之气侵入人体产生的疾病与治疗

黄帝说：讲得好。司天在泉之气，向内侵入人体而发病的情况是怎样的？

岐伯说：厥阴在泉之年，风气淫盛，则地气不明，原野昏暗不清，草类提前繁茂。人们多病洒洒然振栗，恶寒，常常伸腰呵欠，心痛而有撑满感，两侧胁里拘急不舒，饮食不下，胸膈咽部不利，进食后则呕吐，腹胀，多嗳气，大便或放屁后感觉轻松，好像病情有所减轻，全身沉重。

少阴在泉之年，热气淫盛，河川湖泽中阳气蒸腾，阴处反觉光明。人们多患腹中时常鸣响、逆气上冲胸脘、气喘不能久立、寒热、皮肤痛、视力模糊、牙痛、面颊肿、恶寒发热如疟状、少腹疼痛、腹部胀大等病。此时因为气候温热，虫类迟迟不伏藏。

太阴在泉之年，草类提早繁茂，湿气淫盛，山岩峡谷之间昏暗浑浊，黄色见于水位，水湿与至阴土气相交和。人们多患痰饮积聚、心痛、耳聋、头目不清、咽喉肿胀、喉痹、阴病出血、少腹疼痛、小便不通、气上冲而致头痛、眼痛如欲脱出、项部似拔、腰似折断、大腿不能转动、膝弯积滞不灵、小腿肚好像裂开了一样等疾病。

少阳在泉之年，火气淫盛，则郊野火焰明照，天气时寒时热。人们多病泄泻如注，下痢赤白，少腹疼痛，小便赤色，甚至便血。其余症候与少阴在泉之年相同。

阳明在泉之年，燥气淫盛，则雾气清冷昏暗。人们多病经常呕吐，呕吐苦水，经常叹息，心胁部疼痛不能转侧，甚至咽喉干燥，面暗如蒙尘，身体干枯而无光泽，足外侧反热。

太阳在泉之年，寒气淫盛，则天地间有凝肃惨栗之象。人们多病少腹疼痛牵引睾丸、腰脊，向上冲心而痛，出血，咽喉疼痛，颌部肿。

黄帝说：讲得好。应该怎样治疗呢？

岐伯说：凡是在泉之气，风气太过而侵入人体的，主治用辛凉药，辅佐用苦味药，以甘味药缓和肝木，以辛味药疏散风邪。热气太过而侵入人体的，主治用咸寒药，辅佐用甘苦药，以酸味药收敛阴气，以苦味药发泄热邪。湿气太过而侵入人体的，主治用苦热药，辅佐用酸淡药，以苦味药燥湿，以淡味药渗泄湿邪。火气太过而侵入人体的，主治用咸冷药，辅佐用苦辛药，以酸味药收敛阴气，以苦味药发泄火邪。燥气太过而侵入人体的，主治用苦温药，辅佐用甘辛药，以苦味药泄下。寒气太过而侵入人体的，主治用甘热药，辅佐用苦辛药，以咸味药泻水寒，以辛味药来温润，以苦味药巩固阳气。

六气在泉的症状

风气太过而侵入人体

厥阴在泉

振栗恶寒，常打呵欠，心痛，胁里拘急不舒等

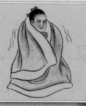

治以辛凉，佐以苦，以甘缓之，以辛散之

热气太过而侵入人体

少阴在泉

腹中鸣响，逆气上冲胸腕，寒热气喘，牙痛等

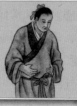

治以咸寒，佐以甘苦，以酸收之，以苦发之

湿气太过而侵入人体

太阴在泉

痰饮积聚，心痛，耳聋，头目不清，喉痹等

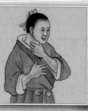

治以苦热，佐以酸淡，以苦燥之，以淡泄之

治以咸冷，佐以苦辛，以酸收之，以苦发之

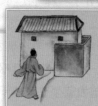

少阳在泉

泄泻如注，下痢赤白，少腹疼痛，小便赤色等

火气太过而侵入人体

治以苦温，佐以甘辛，以苦下之

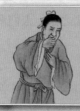

阳明在泉

呕吐苦水，经常叹息，心胁疼痛不能反侧等

燥气太过而侵入人体

治以甘热，佐以苦辛，以咸泻之，以辛润之以苦竖之

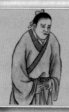

太阳在泉

少腹疼痛牵引睾丸、腰脊，心痛，出血等

寒气太过而侵入人体

【原文】

帝曰：善。天地之气，内淫而病，何如？

岐伯曰：岁厥阴在泉，风淫所胜，则地气不明，平野昧，草乃早秀。民病洒洒振寒，善伸数欠，心痛支满，两胁里急，饮食不下，鬲咽不通，食则呕，腹胀善噫，得后与气，则快然如衰，身体皆重。

岁少阴在泉，热淫所胜，则焰浮川泽，阴处反明。民病腹中肠鸣，气上冲胸，喘，不能久立，寒热，皮肤痛，目瞑，齿痛，颊肿，恶寒发热如疟，少腹中痛，腹大。蛰虫不藏。

岁太阴在泉，草乃早荣，湿淫所胜，则埃昏岩谷，黄反见黑，至阴之交，民病饮积，心痛，耳聋，浑浑焞焞，溢肿喉痹，阴病血见，少腹痛肿，不得小便，病冲头痛，目似脱，项似拔，腰似折，髀不可以回，腘如结，腨如别。

岁少阳在泉，火淫所胜，则焰明郊野，寒热更至。民病注泄赤白，少腹痛，溺赤，甚则血便。少阴同候。

岁阳明在泉，燥淫所胜，则霿雾清暝。民病喜呕，呕有苦，善太息，心胁痛，不能反侧，甚则嗌干面尘，身无膏泽，足外反热。

岁太阳在泉，寒淫所胜，则凝肃惨慄。民病少腹控睾、引腰脊，上冲心痛，血见，嗌痛颔肿。

帝曰：善。治之奈何？

岐伯曰：诸气在泉，风淫于内，治以辛凉，佐以苦，以甘缓之，以辛散之。热淫于内，治以咸寒，佐以甘苦，以酸收之，以苦发之。湿淫于内，治以苦热，佐以酸淡，以苦燥之，以淡泄之。火淫于内，治以咸冷，佐以苦辛，以酸收之，以苦发之。燥淫于内，治以苦温，佐以甘辛，以苦下之。寒淫于内，治以甘热，佐以苦辛，以咸泻之，以辛润之，以苦坚之。

司天之气侵入人体产生的疾病与治疗

黄帝说：讲得好。司天之气的变化又是怎样的呢？

岐伯说：厥阴司天，风气淫胜，则天空尘埃昏暗，云雾为风鼓荡而扰动不宁，寒季行春令，流水不能结冰，蛰虫不去潜伏。人们多病胃脘、心部疼痛，上撑两胁，咽膈不通利，饮食不下，舌本强硬，食则呕吐，冷泻，腹胀，大便溏泄，气聚成瘕，小便不通，发病的根源在脾脏。如果冲阳脉绝，多属不治的死证。

少阴司天，热气淫胜，则天气郁热，君火行其政令，热极则大雨降下。人们多病胸中烦热，咽喉干燥，右胁胀满，皮肤疼痛，寒热，咳喘，唾血，便血，衄血，鼻塞流涕，喷嚏，呕吐，小便颜色异常，严重时会患疮疡，浮肿，肩、背、臂、臑以及缺盆等处疼痛，心痛，肺胀，腹部胀满，气喘咳嗽，发病的根源在肺脏。如果尺泽脉绝，多属不治的死证。

太阴司天，湿气淫胜，则天气阴沉，乌云满布，雨多反使草木枯槁。人们多病浮肿，骨痛，阴痹而按之不知痛处，腰脊头项疼痛，经常眩晕，大便困难，阳痿，饥饿而不欲进食，咳唾则有血，心悸如悬，发病的根源在肾脏。如果太谿脉绝，多属不治的死证。

少阳司天，火气淫胜，则温热之气流行，秋金之令失其清肃。人们多病头痛，发热恶寒而发疟疾，热气上行，皮肤疼痛，小便黄赤，传于里则变为水病，身面浮肿，腹部胀满，仰面喘息，泄泻暴注，赤白下痢，疮疡，咳嗽吐血，心烦，胸中热，甚至鼻流涕出血，发病的根源在肺脏。如果天府脉绝，多属不治的死证。

阳明司天，燥气淫胜，则树木繁荣推迟，草类生长较晚。在人体则筋骨发生变化，大凉之气使天气反常，树木生发之气被抑制而郁伏于下，草类的花叶均现焦枯，应该蛰伏的虫类反而外出活动。人们多病左胠胁疼痛，感受寒凉清肃之气之后则为疟疾，咳嗽，腹中鸣响，暴注泄泻，大便稀溏，心胁突然剧痛不能转侧，咽喉干燥，面色如蒙尘，腰痛，男子癫疝，妇女少腹疼痛，眼目昏昧不明，眼角疼痛，疮疡痈痤，发病的根源在肝脏。如果太冲脉绝，多属不治的死证。

太阳司天，寒气淫胜，则寒气非时而至，水多结冰，如遇戊癸火运炎烈，则有暴雨冰雹。人们多病血脉变化于内，发生痈疡，厥逆心痛，呕血，便血，衄血，鼻塞流涕，善悲，时常眩晕仆倒，胸腹胀满，手热，肘臂挛急，腋部肿，心悸不安，胸胁胃脘不舒，面赤目黄，善嗳气，咽喉干燥，甚至面黑如炲，口渴欲饮，发病的根源在心脏。如果神门脉绝，多属不治的死证。所以说，由脉气的搏动，可以测知其脏器的发病情况。

黄帝说：讲得好。应该怎样治疗呢？

岐伯说：司天之气，风气淫胜，治疗用辛凉药，佐以苦甘药，以甘味药缓其急，以酸味药泻其邪。热气淫胜，治疗用咸寒药，佐以苦甘药，以酸味药收敛阴气。湿气淫胜，治疗用苦热药，佐以酸辛药，以苦味药燥湿，以淡味药泄湿邪。如果湿邪甚于上部而有热，治疗用苦味温性之药，佐以甘味药，以汗解法恢复其常态即可。火气淫胜，治疗用咸冷药，佐以苦甘药，以酸味药收敛阴气，以苦味药发泄火邪，以酸味药复其真气。热淫与火淫所胜相同。燥气淫胜，治疗用苦温药，佐以酸辛药，以苦味药下其燥结。寒气淫胜，治疗用辛热药，佐以苦甘药，以咸味药泄其寒邪。

【原文】

帝曰：善。天气之变，何如？

岐伯曰：厥阴司天，风淫所胜，则太虚埃昏，云物以扰，寒生春气，流水不冰，蛰虫不去。民病胃脘当心而痛，上支两胁，膈咽不通，饮食不下，舌本强，食则呕，冷泄腹胀，溏泄，瘕，水闭，病本于脾。冲阳绝，死不治。

少阴司天，热淫所胜，怫热，大雨且至，火行其政。民病胸中烦热，溢干，右胠满，皮肤痛，寒热咳喘，唾血血泄，鼽衄嚏呕，溺色变，甚则疮疡胕肿，肩背臂臑，及缺盆中痛，心痛，肺䐜，腹大满，膨膨而咳喘，病本于肺。尺泽绝，死不治。

太阴司天，湿淫所胜，则沉阴且布，雨变枯槁。胕肿，骨痛，阴痹。阴痹者，按之不得，腰脊头项痛，时眩，大便难，阴气不用，饥不欲食，咳唾则有血，心如悬，病本于肾。太谿绝，死不治。

少阳司天，火淫所胜，则温气流行，金政不平。民病头痛，发热恶寒而疟，热上，皮肤痛，色变黄赤，传而为水，身面胕肿，腹满仰息，泄注赤白，疮疡，咳唾血，烦心，胸中热，甚则鼽衄，病本于肺。天府绝，死不治。

阳明司天，燥淫所胜，则木乃晚荣，草乃晚生。筋骨内变，大凉革候，名木敛，生菀于下，草焦上首，蛰虫来见。民病左胠胁痛，寒清于中，感而疟，咳，腹中鸣，注泄鹜溏，心胁暴痛，不可反侧，嗌干，面尘，腰痛，丈夫㿗疝，妇人少腹痛，目眛眦疡，疮痤痈，病本于肝。太冲绝，死不治。

太阳司天，寒淫所胜，则寒气反至，水且冰，运火炎烈，雨暴乃雹。民病血变于中，发为痈疡，厥心痛，呕血，血泄，鼽衄，善悲，时眩仆，胸腹满，手热，肘挛，掖肿，心澹澹大动，胸胁胃脘不安，面赤目黄，善噫，嗌干，甚则色炲，渴而欲饮，病本于心。神门绝，死不治。所谓动气，知其脏也。

帝曰：善。治之奈何？

岐伯曰：司天之气，风淫所胜，平以辛凉，佐以苦甘，以甘缓之，以酸泄之。热淫所胜，平以咸寒，佐以苦甘，以酸收之。湿淫所胜，平以苦热，佐以酸辛，以苦燥之，以淡泄之。湿上甚而热，治以苦温，佐以甘辛，以汗为故而止。火淫所胜，平以咸冷，佐以苦甘，以酸收之，以苦发之，以酸复之，热淫同。燥淫所胜，平以苦温，佐以酸辛，以苦下之。寒淫所胜，平以辛热，佐以甘苦，以咸泻之。

在泉之气不足和司天之气不足的治疗原则

黄帝说：讲得好。本气不足而邪气反胜所致之病，应当怎样治疗？

岐伯说：风气在泉，而反被清气胜的，治疗用酸温药，佐以苦甘药，以辛味药平调之。热气在泉，而寒气反胜的，治疗用甘热药，佐以苦辛药，以咸味药平调之。湿气在泉，而热气反胜的，治疗用苦冷药，佐以咸甘药，以苦味药平调之。火气在泉，而寒气反胜的，治疗用甘热药，佐以苦辛药，以咸味药平调之。燥气在泉，而热气反胜的，治疗用平寒药，佐以苦甘药，以酸味药平调之，以冷热平和为方制所宜。寒气在泉，而热气反胜的，治疗用咸冷药，佐以甘辛药，以苦味药平调之。

黄帝问：司天之气被邪气反胜所致之病，应当怎样治疗？

岐伯说：风气司天而清凉之气反胜的，治疗用酸温药，佐以甘苦药。热气司天而寒水之气反胜的，治疗用甘温药，佐以苦酸辛药。湿气司天而热气反胜的，治疗用苦寒药，佐以苦酸药。火气司天而寒气反胜的，治疗用甘热药，佐以苦辛药。燥气司天而热气反胜的，治疗用辛寒药，佐以苦甘药。寒气司天而热气反胜的，治疗用咸冷药，佐以苦辛药。

平以咸寒，佐以苦甘，以酸收之

少阴司天易患之病：

胸中烦热，咽喉干燥，右胁胀满，皮肤疼痛，寒热，咳喘，唾血，便血等

平以辛凉，佐以苦甘，以甘缓之，以酸泄之

厥阴司天易患之病：

胃脘、心部疼痛，上撑两胁，咽膈不通，饮食不下，食则呕吐，冷泄，腹胀，大便溏泄等

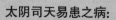

平以苦热，佐以酸辛，以苦燥之，以淡泄之

太阴司天易患之病：

浮肿，骨痛，阴痹而不知痛处，腰脊头项疼痛，经常眩晕，大便困难，饥饿而不欲进食等

司天过胜的症状和治疗

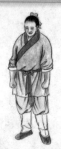

太阳司天易患之病：

血脉变化于内，发生痈疡，厥逆，心痛，呕血，便血，衄血，鼻塞流涕，善悲等

平以辛热，佐以甘苦，以咸泻之

少阳司天易患之病：

头痛，发热恶寒而发疟疾，皮肤疼痛，小便黄赤，身面浮肿，腹部胀满，喘息，泄泻等

平以咸冷，佐以苦甘，以酸收之，以苦发之，以酸复之

阳明司天易患之病：

左肢胁疼痛，疟疾，咳嗽，腹中鸣响，泄泻暴注，大便稀溏等

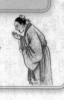

平以苦湿，佐以酸辛，以苦下之

【原文】

帝曰：善。邪气反胜，治之奈何？

岐伯曰：风司于地，清反胜之，治以酸温，佐以苦甘，以辛平之。热司于地，寒反胜之，治以甘热，佐以苦辛，以咸平之。湿司于地，热反胜之，治以苦冷，佐以咸甘，以苦平之。火司于地，寒反胜之，治以甘热，佐以苦辛，以咸平之。燥司于地，热反胜之，治以平寒，佐以苦甘，以酸平之，以和为利。寒司于地，热反胜之，治以咸冷，佐以甘辛，以苦平之。

帝曰：其司天邪胜，何如？

岐伯曰：风化于天，清反胜之，治以酸温，佐以甘苦。热化于天，寒反胜之，治以甘温，佐以苦酸辛。湿化于天，热反胜之，治以苦寒，佐以苦酸。火化于天，寒反胜之，治以甘热，佐以苦辛。燥化于天，热反胜之，治以辛寒，佐以苦甘。寒化于天，热反胜之，治以咸冷，佐以苦辛。

六气过盛导致的疾病与治疗方法

黄帝问：六气偏胜引起人体发病的情况是怎样的？

岐伯说：厥阴风气偏胜，症见耳鸣头眩、胃中翻腾混乱而欲吐、胃脘横膈处寒冷，大风屡起，倮虫不能滋生，人们多病肢胁气滞，化而成热，则小便黄赤，胃脘当心处疼痛，向上支撑两胁胀满，肠鸣飧泄，少腹疼痛，下痢赤白，病甚则呕吐，咽膈之间堵塞不通。

少阴热气偏胜，症见心下热、常觉饥饿、脐下有动气上逆、热气游走三焦。炎暑到来，树木因之流津，草类因之枯萎。人们病呕逆，烦躁，腹部胀满疼痛，大便溏泻甚至传变成血痢。

太阴湿气偏胜，火气郁结于内则酿成疮疡，流散在外则病生于肢胁，甚则心痛，热气阻格在上部，所以发生头痛、喉痹、颈项强硬等症状。如果单纯由于湿气偏胜而内郁，寒迫下焦，就会出现头顶疼痛并牵引至眉间，胃中满闷。多雨之后，湿化之象开始出现，人们就会出现少腹满胀、腰臀部沉重而强直、房事不利、泄泻如注、足下温暖、头部沉重、足胫浮肿、水饮发于内而浮肿出现于上部等疾病。

少阳火气偏胜，热气侵入胃中，人们易患烦心、心痛、目赤、欲呕、呕酸、易饥饿、耳痛、小便赤色、易惊、谵妄等病，暴热之气消烁津液，草木萎枯，河水干涸，介虫屈伏不动，人们多患少腹疼痛、下痢赤白等病。

阳明燥金偏胜，则清凉之气发于内，导致人左肢胁疼痛，大便溏泄，在内则表现为咽喉窒塞，呼吸吞咽不利，在外则为癫疝。大凉肃杀之气施布，草木之花叶改色，有毛的虫类死亡，人们多患胸中不舒、咽喉窒塞而咳嗽等病。

太阳寒气偏胜，凝肃凛冽之气到来，冰冻非时而出现，羽类之虫延迟生化。人们多发痔疮、疟疾，寒气入胃而发心病，阴部生疮疡，房事不利，疼痛连及两股内侧，筋肉拘急麻木，血脉凝滞，所以络脉郁滞充盈而色变，或为便血，皮肤因气血郁塞而肿胀，腹中胀满，饮食减少，热气上逆，因而头项巅顶脑户等处疼痛，眼珠疼如脱出，寒气侵入下焦，传变成为水泻。

黄帝问：怎样治疗这些疾病？

岐伯说：厥阴风气偏胜致病，治疗用甘清药，佐以苦辛药，用酸味药泻其胜气。少阴热气偏胜致病，治疗用辛寒药，佐以苦咸药，用甘味药泻其胜气。太阴湿气偏胜致病，治疗用咸热药，佐以辛甘药，用苦味药泻其胜气。少阳火气偏胜致病，治疗用辛寒药，佐以甘咸药，用甘味药泻其胜气。阳明燥金偏胜致病，治疗用酸温药，佐以辛甘药，用苦味药泻其胜气。太阳寒气偏胜致病，治疗用甘热药，佐以辛酸药，用咸味药泻其胜气。

厥阴风气偏胜，大风屡起，人们多病胠胁气滞化热，小便黄赤，胃脘当心处疼痛，肠鸣飧泄，少腹疼痛，下痢赤白，呕吐，咽膈不通

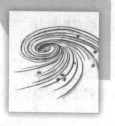

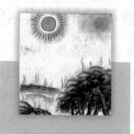

少阴热气偏胜，炎暑到来，人们多病呕逆，烦躁，腹部胀满疼痛，大便溏泻甚至传变成血痢

太阴湿气偏胜，天气多雨，人们多病少腹满胀，腰臀部沉重而强直，房事不利，泄泻如注，足下温暖，头部沉重，足胫浮肿等

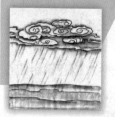

六气相胜的疾病

阳明燥金偏胜，大凉肃杀之气施布，草木之花叶改色，有毛的虫类死亡，人们多病胸中不舒，咽喉窒塞而咳嗽

少阳火气偏胜，暴热之气消烁津液，草木萎枯，河水干涸，介虫屈伏不动，人们多病少腹疼痛，下痢赤白

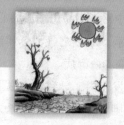

太阳寒气偏胜，凝肃凛冽之气到来，冰冻非时而出现，羽类之虫延迟生化，人们多病痔疮，疟疾，寒气入胃等

【原文】

帝曰：六气相胜，奈何？

岐伯曰：厥阴之胜，耳鸣头眩，愦愦欲吐，胃鬲如寒，大风数举，倮虫不滋，胠胁气并，化而为热，小便黄赤，胃脘当心而痛，上支两胁，肠鸣，飧泄，少腹痛，注下赤白，甚则呕吐，鬲咽不通。

少阴之胜，心下热，善饥，脐下反动，气游三焦。炎暑至，木乃津，草乃萎。呕逆烦躁，腹满痛，溏泄，传为赤沃。

太阴之胜，火气内郁，疮疡于中，流散于外，病在胠胁，甚则心痛，热格，头痛，喉痹，项强，独胜则湿气内郁，寒迫下焦，痛留顶，互引眉间，胃满。雨数至，湿化乃见，少腹满，腰脽重强，内不便，善注泄，足下温，头重，足胫胕肿，饮发于中，胕肿于上。

少阳之胜，热客于胃，烦心心痛，目赤欲呕，呕酸善饥，耳痛溺赤，善惊谵妄，暴热消烁，草萎水涸，介虫乃屈，少腹痛，下沃赤白。

阳明之胜，清发于中，左胠胁痛，溏泄，内为嗌塞，外发癫疝。大凉肃杀，华英改容，毛虫乃殃，胸中不便，嗌塞而咳。

太阳之胜，凝溧且至，非时水冰，羽乃后化。痔疟发，寒厥入胃，则内生心痛，阴中乃疡，隐曲不利，互引阴股，筋肉拘苛，血脉凝泣，络满色变，或为血泄，皮肤否肿，腹满食减，热反上行，头项囟顶，脑户中痛，目如脱，寒入下焦，传为濡泻。

帝曰：治之奈何？

岐伯曰：厥阴之胜，治以甘清，佐以苦辛，以酸泻之。少阴之胜，治以辛寒，佐以苦咸，以甘泻之。太阴之胜，治以咸热，佐以辛甘，以苦泻之。少阳之胜，治以辛寒，佐以甘咸，以甘泻之。阳明之胜，治以酸温，佐以辛甘，以苦泻之。太阳之胜，治以甘热，佐以辛酸，以咸泻之。

六气相复对人和自然界的影响

黄帝问：六气报复而致病的情况是怎样的？

岐伯说：您问得真详细啊！厥阴风气之复，在人则病发为少腹部坚满，腹胁之内拘急暴痛。在自然界则表现为树木吹倒，尘沙飞扬，倮虫不得繁荣。人们易患厥心痛、多汗、呕吐、饮食不下或食入后又吐出、筋脉抽痛、眩晕、手足逆冷等病，甚至会出现风邪入脾，食入痹阻不能消化而吐出。如果冲阳脉绝，多属不治的死证。

少阴火气来复，则懊恼烦热从内部发生，出现烦躁、鼻塞流涕、喷嚏、少腹绞痛等症状，火势旺盛而现于外，则会咽喉干燥，大便时泄时止，动气生于左腹部而向上逆行于右侧，咳嗽，皮肤疼痛，突然失音，心痛，昏迷不省人事，甚至恶寒，振栗寒战，谵语妄动，寒退而发热，口渴欲饮水，少气，骨软萎弱，肠道梗塞而大便不通，肌肤浮肿，呃逆，嗳气。少阴火热之气生化推迟，因此流水不能结冰，热气流行过甚，介虫不蛰伏，人们多患痱疹、疮疡、痈蛆、痤、痔等外证，甚至会出现热邪入肺、咳嗽、鼻渊等症状。如果天府脉绝，多属不治的死证。

太阴湿气来复，则湿气变化而流行，在人体多发生身体沉重、胸腹满闷、饮食不消化、阴气上逆、胸中不爽、水饮生于内、咳喘有声等病。大雨时常降下，洪水淹没田地，鱼类游行于陆地。人们多病头顶疼痛而沉重，头部掉摇抽掣加剧，呕吐，神情默默，口吐清水，甚至会出现湿邪入肾、泄泻频仍不止的症状。如果太谿脉绝，多属不治的死证。

少阳热气来复，则大热将要到来，干燥灼热，有介虫死亡，人们多患惊恐瘛疭、咳嗽、衄血、心热烦躁、小便频数、怕风、厥逆之气上行、面如土色、眼跳不止等病，火气内生则上为口腔糜烂、呕逆、吐血，下为便血，发为疟疾，就会有恶寒鼓栗、寒极转热、咽喉干燥、口渴多饮、小便黄赤、少气、筋脉萎弱等病，气蒸热化则形成水病，传

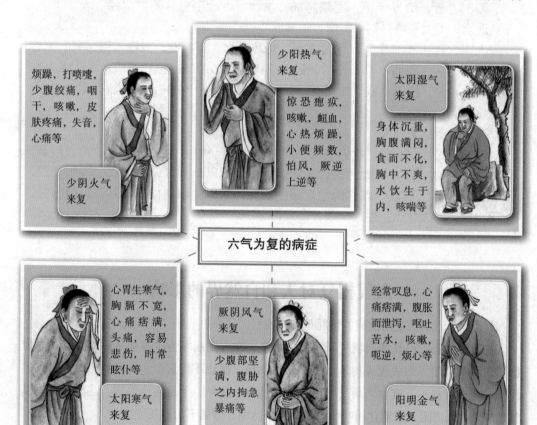

六气为复的病症

少阴火气来复：烦躁，打喷嚏，少腹绞痛，咽干，咳嗽，皮肤疼痛，失音，心痛等

少阳热气来复：惊恐瘛疭，咳嗽，衄血，心热烦躁，小便频数，怕风，厥逆上逆等

太阴湿气来复：身体沉重，胸腹满闷，食而不化，胸中不爽，水饮生于内，咳喘等

太阳寒气来复：心胃生寒气，胸膈不宽，心痛痞满，头痛，容易悲伤，时常眩仆等

厥阴风气来复：少腹部坚满，腹胁之内拘急暴痛等

阳明金气来复：经常叹息，心痛痞满，腹胀而泄泻，呕吐苦水，咳嗽，呃逆，烦心等

变为浮肿，甚则邪气入肺，咳嗽，便血。如果尺泽脉绝，多属不治的死证。

阳明燥金来复，则清肃之气流行，树木苍老干枯，兽类因之多发生疫病。人们的疾病多发生于胠胁，燥气偏行于左侧，经常叹息，甚则心痛痞满，腹胀而泄泻，呕吐苦水，咳嗽，呃逆，烦心，病在膈中，头痛，甚则邪气入肝，引发惊骇、筋挛等病。如果太冲脉绝，多属不治的死证。

太阳寒气来复，则寒气上行，雨水凝结成冰雹，禽类因此死亡。人们多病心胃生寒气，胸膈不宽，心痛痞满，头痛，容易悲伤，时常眩仆，饮食减少，腰臀部疼痛，屈伸不便。大地裂坼，冰厚而坚，阳光不温暖，人们就多病少腹痛牵引睾丸并连及腰脊，逆气上冲于心口，以致唾出清水或呃逆嗳气，甚则邪气入心，善忘善悲。如果神门脉绝，多属不治的死证。

【原文】

帝曰：六气之复，何如？

岐伯曰：悉乎哉问也！厥阴之复，少腹坚满，里急暴痛。偃木飞沙，倮虫不荣。厥心痛，汗发呕吐，饮食不入，入而复出，筋骨掉眩，清厥，甚则入脾，食痹而吐。冲阳绝，死不治。

少阴之复，燠热内作，烦躁鼽嚏，少腹绞痛，火见燔焫，嗌燥，分注时止，气动于左，上行于右，咳，皮肤痛，暴瘖心痛，郁冒不知人，乃洒淅恶寒，振栗谵妄，寒已而热，渴而欲饮，少气骨痿，隔肠不便，外为浮肿，哕噫。赤气后化，流水不冰，热气大行，介虫不复。病痱胗疮疡，痈疽痤痔。甚则入肺，咳而鼻渊。天府绝，死不治。

太阴之复，湿度乃举，体重中满，食饮不化，阴气上厥，胸中不便，饮发于中，咳喘有声。大雨时行，鳞见于陆。头顶痛重，而掉瘈尤甚，呕而密默，唾吐清液，甚则入肾，窍泻无度。太谿绝，死不治。

少阳之复，大热将至，枯燥燔爇，介虫乃耗，惊瘛咳衄，心热烦躁，便数憎风，厥气上行，面如浮埃，目乃𥆧瘈，火气内发，上为口糜呕逆，血溢血泄，发而为疟，恶寒鼓栗，寒极反热，嗌络焦槁，渴引水浆，色变黄赤，少气脉萎，化而为水，传为胕肿，甚则入肺，咳而血泄。尺泽绝，死不治。

阳明之复，清气大举，森木苍干，毛虫乃厉。病生胠胁，气归于左，善太息，甚则心痛否满，腹胀而泄，呕苦，咳哕，烦心，病在鬲中，头痛，甚则入肝，惊骇筋挛。太冲绝，死不治。

太阳之复，厥气上行，水凝雨冰，羽虫乃死，心胃生寒，胸膈不利，心痛否满，头痛善悲，时眩仆，食减，腰脽反痛，屈伸不便，地裂冰坚，阳光不治，少腹控睾，引腰脊，上冲心，唾出清水，及为哕噫，甚则入心，善忘善悲。神门绝，死不治。

六气相复所致疾病的治疗

黄帝说：讲得好。应该怎样治疗呢？

岐伯说：厥阴复气所致的病，治疗用酸寒药，佐以甘辛药，以酸味药泻其邪，以甘味药缓其急。少阴复气所致的病，治疗用咸寒药，佐以苦辛药，以甘味药泻其邪，以酸味药收敛，以辛苦味药发散，以咸味药软坚。太阴复气所致的病，治疗用苦热药，佐以酸辛药，以苦味药泻其邪，燥其湿，泄其湿。少阳复气所致的病，治疗用咸冷药，佐以苦辛味药，以咸味药软坚，以酸味收敛，以辛苦味药发汗。发汗之药不必避忌热天，但不要触犯温凉的药物。少阴复气所致的病，用发汗药物时与此法相同。阳明复气所致的病，治疗用辛温药，佐以苦甘药，以苦味药渗泄，以苦味药通下，以酸味药补虚。太阳复气所致的病，治疗用咸热药，佐以甘辛药，以苦味药坚其脆弱。凡治疗各种胜气复气所致之病，寒病用热药，热病用寒药，温病用凉药；凉病用温药，元气耗散的用收敛药，

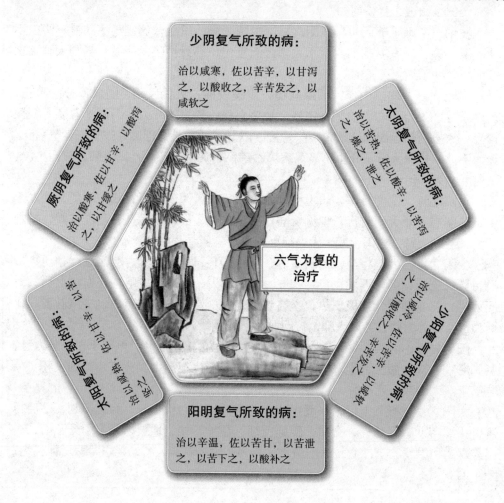

少阴复气所致的病：

治以咸寒，佐以苦辛，以甘泻之，以酸收之，辛苦发之，以咸软之

太阴复气所致的病：

治以苦热，佐以酸辛，以苦泻之，燥之，泄之

厥阴复气所致的病：

治以酸寒，佐以甘辛，以酸泻之，以甘缓之

少阳复气所致的病：

治以咸冷，佐以苦辛，以咸软之，以酸收之，辛苦发之

太阳复气所致的病：

治以咸热，佐以甘辛，以苦坚之

六气为复的治疗

阳明复气所致的病：

治以辛温，佐以苦甘，以苦泄之，以苦下之，以酸补之

气机抑郁的用发散药，干燥的用滋润药，气急的用缓和药，坚硬的用柔软药，脆弱的用坚固药，衰弱的补虚，亢盛的泻邪。用各种方法安定正气，使其清静安宁，邪气就能消退，余气各归其类属，自然就没有偏胜之害。这是治疗上的基本方法。

【原文】

帝曰：善。治之何？

岐伯曰：厥阴之复，治以酸寒，佐以甘辛，以酸泻之，以甘缓之。少阴之复，治以咸寒，佐以苦辛，以甘泻之，以酸收之，辛苦发之，以咸软之。太阴之复，治以苦热，佐以酸辛，以苦泻之，燥之，泄之。少阳之复，治以咸冷，佐以苦辛，以咸软之，以酸收之，辛苦发之。发不远热，无犯温凉。少阴同法。阳明之复，治以辛温，佐以苦甘，以苦泄之，以苦下之，以酸补之。太阳之复，治以咸热，佐以甘辛，以苦坚之。治诸胜复，寒者热之，热者寒之，温者清之；清者温之，散者收之，抑者散之，燥者润之，急者缓之，坚者软之，脆者坚之，衰者补之，强者泻之。各安其气，必清必静，则病气衰去，归其所宗。此治之大体也。

气的分属与人体的对应关系

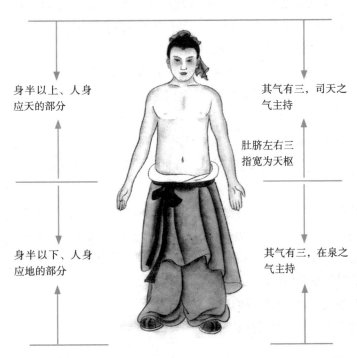

身半以上、人身应天的部分

其气有三，司天之气主持

肚脐左右三指宽为天枢

身半以下、人身应地的部分

其气有三，在泉之气主持

黄帝说：讲得好。人体之气有上下之分，是什么意思？

岐伯说：身半以上，气有三，是人身应天的部分，所以是司天之气所主持的；身半以下，气也有三，是人身应地的部分，所以是在泉之气所主持的。用上下来指明它的胜气和复气，用六气来指明人身部位而说明疾病。"半"就是指天枢。所以上部的三气胜而下部的三气都病的，以地气之名来命名人身受病的脏气；下部的三气胜而上部的三气都病的，以天气之名来命名人身受病的脏气。以上所说，是就胜气已经到来，而复气还屈伏未发时而言的。如果复气已经到来，就不能以司天在泉之名来区别了，而应当以复气的情况为准则。

【原文】

帝曰：善。气之上下，何谓也？

岐伯曰：身半以上，其气三矣，天之分也，天气主之；身半以下，其气三矣，地之分也，地气主之。以名命气，以气命处，而言其病。半，所谓天枢也。故上胜而下俱病者，以地名之；下胜而上俱病者，以天名之。所谓胜至，报气屈伏而未发也。复至则不以天地异名，皆如复气为法也。

胜气、复气的变动与疾病的发生

黄帝问：胜复之气的运动，有一定的时间吗？胜复之气的来与不来，有一定的规律吗？

岐伯说：四时有一定的常位，而胜复之气的到来，却不是必然的。

黄帝说：希望听听其中的道理。

岐伯说：初之气至三之气，是司天之气所主，是胜气常见的时位；四之气到终之气，是在泉气之所主，是复气常见的时位。有胜气才有复气，没有胜气就没有复气。

黄帝说：讲得好。复气已退而又有胜气发生，是怎样的情况？

岐伯说：有胜气就会有复气，没有一定的次数限制，直到气衰才会停止。复气衰退之后又有胜气发生，如果没有复气发生，就会有灾害，这是因为破坏了万物的生机。

黄帝问：复气反而致病，是什么道理呢？

岐伯说：复气到来之时，不是它时令的正位，与主时之气不相融洽。所以，如果复气大复其胜气，则复气本身就虚，而反被主时之气所胜，因此反而致病。这是就火、燥、热三气来说的。

黄帝问：治疗之法是怎样的？

岐伯说：六气之胜所致的疾病，轻微的随顺它，严重的制止它。复气所致的疾病，和缓的平调它，暴烈的消弱它。对这些病，都要随着胜气来安定其被抑伏之气，不论用药次数多少，以达到和平为目的。这是治疗的一般规则。

黄帝说：讲得好。客气与主气的胜复是怎样的情况？

岐伯说：客气与主气二者之间，只有胜没有复。

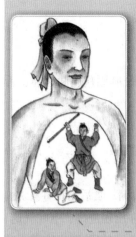

司天之气所主的初之气至三之气的时位，五行之一亢盛而发生的超常的气候叫胜气；在泉气之所主的四之气到终之气的时位，与上半年相反的气候叫复气

四时有一定的常位，胜复之气的到来则并非必然的。有胜气就会有复气，直到气衰为止，如果没有复气发生，就会有灾害

何为胜复之气

"胜"
是主动的，可以理解为强势

"复"
是被动的，可理解为报复

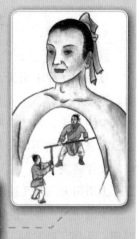

黄帝问：其逆与顺怎样区别？

岐伯说：主气胜是逆，客气胜是顺，这是天道自然的规律。

【原文】

帝曰：胜复之动，时有常乎？气有必乎？

岐伯曰：时有常位，而气无必也。

帝曰：愿闻其道也。

岐伯曰：初气终三气，天气主之，胜之常也。四气尽终气，地气主之，复之常也。有胜则复，无胜则否。

帝曰：善。复已而胜，何如？

岐伯曰：胜至而复，无常数也，衰乃止耳。复已而胜，不复则害，此伤生也。

帝曰：复而反病，何也？

岐伯曰：居非其位，不相得也。大复其胜，则主胜之，故反病也。所谓火燥热也。

帝曰：治之何如？

岐伯曰：夫气之胜也，微者随之，甚者制之。气之复也，和者平之，暴者夺之。皆随胜气，安其屈伏，无问其数，以平为期。此其道也。

帝曰：善。客主之胜复，奈何？

岐伯曰：客主之气，胜而无复也。

帝曰：其逆从，何如？

岐伯曰：主胜逆，客胜从，天之道也。

客主相胜时出现的疾病与治疗

黄帝问：客气与主气相胜所致之病是怎样的？

岐伯说：厥阴司天，客气胜则病耳鸣，眩晕，甚至咳嗽；主气胜则病胸胁疼痛，舌强难以说话。

少阴司天，客气胜则病鼻塞流涕，喷嚏，颈项强硬，肩背部闷热，头痛，少气，发热，耳聋，视物不清，甚至浮肿，出血，疮疡，咳嗽气喘；主气胜则心热烦躁，甚则胁痛，支撑胀满。

太阴司天，客气胜则病头面浮肿，呼吸气喘；主气胜则病胸腹满，食后精神昏乱。

少阳司天，客气胜则病赤疹发于皮肤，进而发为赤游丹毒，并出现疮疡、呕吐气逆、喉痹、头痛、咽喉肿、耳聋、血溢等症状，内症为手足抽搐之症；主气胜则病胸满，咳嗽，仰息，甚至咯血，两手发热。

阳明司天，清气复胜而有余于内，则病咳嗽，衄血，咽喉窒塞，心膈中热，如果出现咳嗽不止而面白吐血的情况，就会死亡。

太阳司天，客气胜则病胸闷不利，鼻流清涕，一旦受寒即咳嗽；主气胜则病喉有痰鸣的声响。

厥阳在泉，客气胜则病大关节不利，内为痉强、拘挛、瘛疭，外为运动不便；主气胜则病筋骨振摇强直，腰腹时常疼痛。

少阴在泉，客气胜则病腰痛，尻、股、膝、髀足部发病，以及闷乱烦热，浮肿不能久立，大小便失常；主气胜则病逆气上冲，心痛发热，膈内及诸痹都发作，病发于胅胁，汗出不止，四肢厥冷。

太阴在泉，客气胜则病足痿，下肢沉重，大小便不时排泄，如果湿侵下焦，则发为濡泻以及浮肿、前阴病变；主气胜则病寒气上逆而痞满，饮食不下，甚至发为疝痛。

少阳在泉，客气胜则病腰腹痛而恶寒，甚至下痢白沫，小便清白；主气胜则热反上行而侵犯到心胸，出现心痛、发热、中焦格拒而呕吐等病。其他症状与少阴在泉所致者相同。

阳明在泉，客气胜则清凉之气扰动于下部，少腹坚满而频频腹泻；主气胜则病腰重，腹痛，少腹生寒，大便溏泄，寒气逆于肠，上冲胸中，甚则气喘不能久立。

太阳在泉，寒气复胜而有余于内，则病腰、尻疼痛，屈伸不便，股、胫、足、膝中疼痛。

黄帝说：讲得好。应该怎样治疗呢？

岐伯说：上冲的抑之使其下降，陷下的举之使其上升，有余的折其盛势，不足的补其虚弱。以有利于正气的药物来辅助，以适宜的药食来调和。必须使主客之气安泰，根据其寒温。客主之气相同的用逆治法，相反的用从治法。

【原文】

帝曰：其生病，何如？

岐伯曰：厥阴司天，客胜则耳鸣掉眩，甚则咳；主胜则胸胁痛，舌难以言。少阴司天，客胜则鼽嚏，颈项强，肩背瞀热，头痛少气，发热，耳聋目瞑，甚则胕肿血溢，疮疡咳喘；主胜则心热烦躁，甚则胁痛支满。

太阴司天，客胜则首面胕肿，呼吸气喘；主胜则胸腹满，食已而瞀。

少阳司天，客胜则丹胗外发，及为丹熛疮疡，呕逆喉痹，头痛嗌肿，耳聋血溢，内为瘛疭；主胜则胸满，咳，仰息，甚而有血，手热。

阳明司天，清复内余，则咳衄嗌塞，心鬲中热，咳不止，面白血出者死。

太阳司天，客胜则胸中不利，出清涕，感寒则咳；主胜则喉嗌中鸣。

厥阴在泉，客胜则大关节不利，内为痉强拘瘛，外为不便；主胜则筋骨繇并，腰腹时痛。

少阴在泉，客胜则腰痛，尻股膝髀腨胻足病，瞀热以酸，胕肿不能久立，溲便变；主胜则厥气上行，心痛发热，鬲中众痹皆作，发于胠胁，魄汗不藏，四逆而起。

太阴在泉，客胜则足痿下重，便溲不时，湿客下焦，发而濡泻，及为肿，隐曲之疾；主胜则寒气逆满，食饮不下，甚则为疝。

少阳在泉，客胜则腰腹痛，而反恶寒，甚则下白，溺白；主胜则热反上行，而客于心，心痛发热，格中而呕。少阴同候。

阳明在泉，客胜则清气动下，少腹坚满，而数便泻，主胜则腰重腹痛，少腹生寒，下为鹜溏，则寒厥于肠，上冲胸中，甚则喘，不能久立。

太阳在泉，寒复内余，则腰尻痛，屈伸不利，股胫足膝中痛。

帝曰：善。治之奈何？

岐伯曰：高者抑之，下者举之，有余折之，不足补之。佐以所利，和以所宜。必安其主客，适其寒温。同者逆之，异者从之。

用药性与五脏、五气的关系来治病

黄帝说：治疗寒病用热药，治疗热病用寒药，主客之气相同的用逆治法，相反的用从治法。这些我已经知道了。五行补泻应该怎样运用适宜的药物性味呢？

岐伯说：厥阴风木主气之时，其泻用酸味药，其补用辛味药。少阴君火与少阳相火主气之时，其泻用甘味药，其补用咸味药。太阴湿土主气之时，其泻用苦味药，其补用甘味药。阳明燥金主气之时，其泻用辛味药，其补用酸味药。太阳寒水主气之时，其泻用咸味药，其补用苦味药。

药物的性味与五脏、五气的关系

五脏、五气和五味都有一一对应的关系（如图所示），治疗疾病时要以此为依据进行补和泻。

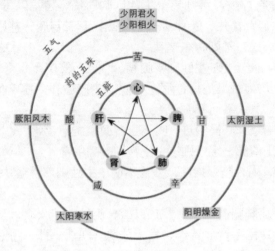

厥阴客气为病，补用辛味药，泻用酸味药，缓用甘味药。少阴客气为病，补用咸味药，泻用甘味药，收用酸味药。太阴客气为病，补用甘味药，泻用苦味药，缓用甘味药。少阳客气为病，补用咸味药，泻用甘味药，软坚用咸味药。阳明客气为病，补用酸味药，泻用辛味药，泄用苦味药。太阳客气为病，补用苦味药，泻用咸味药，坚用苦味药，润用辛味药。这样就能开发腠理，使津液和利，阳气通畅。

【原文】

帝曰：治寒以热，治热以寒。气相z得者逆之，不相得者从之。余以知之矣。其于正味，何如？

岐伯曰：木位之主，其泻以酸，其补以辛。火位之主，其泻以甘，其补以咸。土位之主，其泻以苦，其补以甘。金位之主，其泻以辛，其补以酸。水位之主，其泻以咸，其补以苦。

厥阴之客，以辛补之，以酸泻之，以甘缓之。少阴之客，以咸补之，以甘泻之，以酸收之。太阴之客，以甘补之，以苦泻之，以甘缓之。少阳之客，以咸补之，以甘泻之，以咸软之。阳明之客，以酸补之，以辛泻之，以苦泄之。太阳之客，以苦补之，以咸泻之，以苦坚之，以辛润之。开发腠理，致津液，通气也。

三阴三阳划分的依据与治病准则

黄帝说：讲得好。请问阴阳各分之为三，是什么意思？

岐伯说：因为阴阳之气各有多少，作用也各有不同。

黄帝问：为什么称为阳明？

岐伯说：太阳和少阳相合而明，所以称为阳明。

黄帝问：为什么称为厥阴？

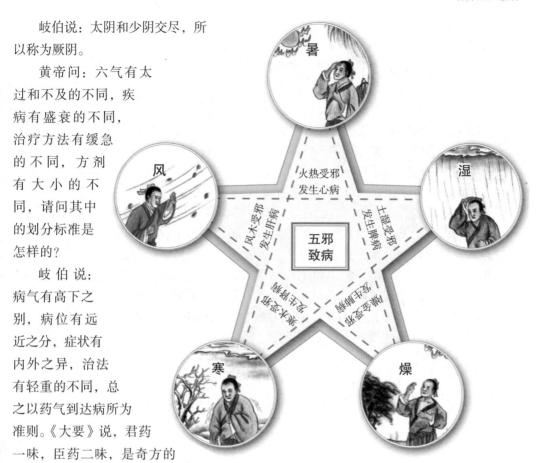

岐伯说：太阴和少阴交尽，所以称为厥阴。

黄帝问：六气有太过和不及的不同，疾病有盛衰的不同，治疗方法有缓急的不同，方剂有大小的不同，请问其中的划分标准是怎样的？

岐伯说：病气有高下之别，病位有远近之分，症状有内外之异，治法有轻重的不同，总之以药气到达病所为准则。《大要》说，君药一味，臣药二味，是奇方的规制；君药二味，臣药四味，是偶方的规制；君药二味，臣药三味，是奇方的规制；君药二味，臣药六味，是偶方的规制。所以说，补益与治疗上部的方制宜缓，补益与治疗下部的方制宜急；药性迅急的药物气味厚，药性舒缓的药物气味薄。方制用药要恰到病处，就是就此而言的。如果病位远，药物运行到中途药力就已不足，就应考虑在饭前或饭后服药，不要违反这个准则。所以，适当的治疗方法在于，病位近，无论用奇方还是偶方，其制方服量都要小；病位远，无论用奇方还是偶方，其制方服量都要大。方剂大的是药的味数少而量重，方制小的是药的味数多而量轻。味数多的可至九味，味数少的可用两味。假如用奇方而病不去，则用偶方，叫作重方。用偶方而病不去，则用相反的药味来反佐，以达到治疗的目的，所谓反佐，就是佐药的性味反而与病情的寒热温凉相同。

黄帝说：讲得好。病生于风、热、湿、火、燥、寒六气的，我已经知道了。那么生于三阴三阳之标的应该怎样治疗？

岐伯说：知道了与本病相反，就会明白病生于标；与治疗本病相反的方法，就是治疗标病的方法。

【原文】

帝曰：善。愿闻阴阳之三也，何谓？

岐伯曰：气有多少，异用也。

帝曰：阳明，何谓也？

岐伯曰：两阳合明也。

帝曰：厥阴，何也？

岐伯曰：两阴交尽也。

帝曰：气有多少，病有盛衰，治有缓急，方有大小，愿闻其约奈何？

岐伯曰：气有高下，病有远近，证有中外，治有轻重，适其至所为故也。《大要》曰：君一臣二，奇之制也；君二臣四，偶之制也；君二臣三，奇之制也；君二臣六，偶之制也。故曰，近者奇之，远者偶之；汗者不以奇，下者不以偶；补上治上制以缓，补下治下制以急；急则气味厚，缓则气味薄。适其至所，此之谓也。病所远，而中道气味乏者，食而过之，无越其制度也。是故平气之道，近而奇偶，制小其服也；远而奇偶，制大其服也。大则数少，小则数多。多则九之，少则二之。奇之不去则偶之，是谓重方。偶之不去，则反佐以取之，所谓寒热温凉，反从其病也。

帝曰：善。病生于本，余知之矣。生于标者，治之奈何？

岐伯曰：病反其本，得标之病；治反其本，得标之方。

六气的变化对发病和治病的影响

黄帝说：讲得好。如果六气偏胜，应该如何诊察疾病？

岐伯说：在胜气到来的时候进行候察。清气大来是燥气之胜，风木受邪，肝病就要发生。热气大来是火气之胜，燥金受邪，肺病就要发生。寒气大来，是水气之胜，火热受邪，心病就要发生。湿气大来，是土气之胜，寒水受邪，肾病就要发生。风气大来，是木气之胜，土湿受邪，脾病就要发生。这些都是感受胜气之邪而生病的。如果遇到运气不足之年，则邪气更重。如果主时之气不和，邪气也会更重。遇到月廓空虚的时候，所感受的邪气也会更重。重复感受邪气，其病就危重了。有了胜气，其后必然会有复气。

黄帝问：六气到来时的脉象是怎样的呢？

岐伯说：厥阴之气到来，其脉为弦；少阴之气到来，其脉为钩；太阴之气到来，其脉为沉；少阳之气到来，其脉为大而浮；阳明之气到来，其脉为短而涩；太阳之气到来，其脉为大而长。气至而脉和缓的是平和之态，气至而脉过甚的是病态，气至而脉相反的是病态，气至而脉不至的是病态，气未至而脉已至的是病态，阴阳更易而脉位交错的病情危重。

黄帝问：六气的标本，从化不同，是什么原因？

岐伯说：六气有从本化的情况，有从标本的情况，有不从标本的情况。

黄帝说：我希望听您详细地讲讲。

岐伯说：少阳、太阴从本化，少阴、太阴既从本又从标，阴明、厥阴不从标本而从其中气。所以，从本的病化生于本，从标的病化生于标，从中气的病化生于中气。

黄帝问：脉象与病证看似相同而实际上相反的，应该怎样诊察呢？

岐伯说：脉象与病证看似符合，但按而无力不能应指而搏，好像是阳证又不是阳证，就是各种真寒假热证，其脉象和疾病本质不一致。

黄帝问：在各种阴证中，如果脉象和病证相反，如何根据脉象诊察？

岐伯说：脉象和病证看似符合，但切按以后脉搏有力，就是各种真热假寒证，其脉象和疾病本质不相符。

所以，各种疾病发生时，有的发生于六气之本，有的发生于三阴三阳之标，有的发生于中气。在疾病的治疗方面，病生于本的治其本就能痊愈，病生于标的治其标就

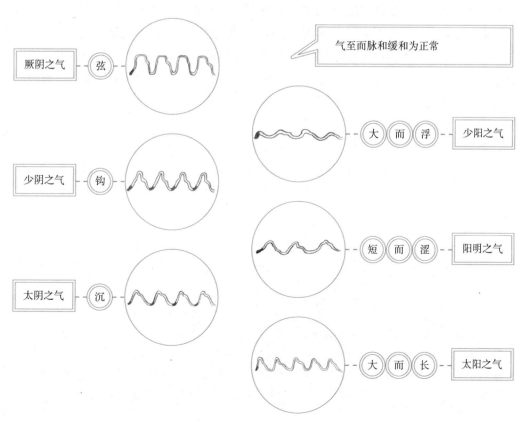

六气到来时的脉象

厥阴之气 — 弦

气至而脉和缓和为正常

大 而 浮 — 少阳之气

少阴之气 — 钩

短 而 涩 — 阳明之气

太阴之气 — 沉

大 而 长 — 太阳之气

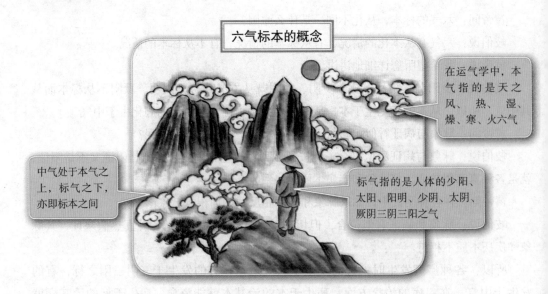

六气标本的概念

在运气学中，本气指的是天之风、热、湿、燥、寒、火六气

中气处于本气之上，标气之下，亦即标本之间

标气指的是人体的少阳、太阳、阳明、少阴、太阴、厥阴三阴三阳之气

能痊愈，病生于中气的治其中气就能痊愈，病生于标本的治其标本就能痊愈，有的病逆治可以痊愈，有的病从治就会痊愈。逆，是指逆其病气而治，其实是顺治；顺，是指顺从标本病气而治，其实是逆治。所以说，通晓了标本理论，临证治疗时就不会有困难，明白了逆治和顺治，就能够进行正确的治疗而不会产生疑惑。说的就是这个道理。不明白这些理论的人，就不足以谈论诊法，反而会扰乱经旨。所以，《大要》说：医术低劣的医生，沾沾自喜，自以为什么都懂得了，临证时刚刚说是热证，而寒性证候又开始出现了。这是由于感受了同一病邪之气，所患疾病的临床表现却完全不同，如果不明白六气标本逆从的道理，就不可能对疾病做出正确的诊断，对经义的理解也会错乱。就是这个道理。关于标本的理论，简要而广泛，精细而博大，只要掌握其中的要领，就能知晓各种疾病的诊断和治疗。所以，掌握了标本的理论，就能治疗得当而不会造成伤害；查明了标本的变化，就能根据气候和发病规律正确地调理机体。明白了胜气、复气的道理，就可以将其当作指导人们进行养生防病的准则。天地自然的变化之道，就能彻底明白了。

【原文】

帝曰：善。六气之胜，何以候之？

岐伯曰：乘其至也。清气大来，燥之胜也，风木受邪，肝病生焉。热气大来，火之胜也，金燥受邪，肺病生焉。寒气大来，水之胜也，火热受邪，心病生焉。湿气大来，土之胜也，寒水受邪，肾病生焉。风气大来，木之胜也，土湿受邪，脾病生焉。所谓感邪而生病也。乘年之虚，则邪甚也。失时之和，亦邪甚也。遇月之空，亦邪甚也。重感于邪，则病危矣。有胜之气，其来必复也。

帝曰：其脉至，何如？

岐伯曰：厥阴之至，其脉弦；少阴之至，其脉钩；太阴之至，其脉沉；少阳之至，大而浮；阳明之至，短而涩；太阳之至，大而长。至而和则平，至而甚则病，至而反者病，至而不至者病，未至而至者病，阴阳易者危。

帝曰：六气标本，所从不同，奈何？

岐伯曰：气有从本者，有从标本者，有不从标本者也。

帝曰：愿卒闻之。

岐伯曰：少阳、太阴从本，少阴、太阳从本从标，阳明、厥阴，不从标本，从乎中也。故从本者，化生于本；从标本者，有标本之化；从中者，以中气为化也。

帝曰：脉从而病反者，其诊何如？

岐伯曰：脉至而从，按之不鼓，诸阳皆然。

帝曰：诸阴之反，其脉何如？

岐伯曰：脉至而从，按之鼓甚而盛也。

是故百病之起，有生于本者，有生于标者，有生于中气者。有取本而得者，有取标而得者，有取中气而得者，有取标本而得者，有逆取而得者，有从取而得者。逆，正顺也；若顺，逆也。故曰：知标与本，用之不殆，明知逆顺，正行无问。此之谓也。不知是者，不足以言诊，足以乱经。故《大要》曰：粗工嘻嘻，以为可知，言热未已，寒病复始。同气异形，迷诊乱经。此之谓也。夫标本之道，要而博，小而大，可以言一，而知百病之害。言标与本，易而勿损；察本与标，气可令调。明知胜复，为万民式。天之道，毕矣。

胜气和复气的变化规律

黄帝问：胜气复气的变化，时间的早晚是怎样的？

岐伯说：胜气的致病情况是，胜气到来就发病，等到病气积聚之时，复气就开始萌动了。复气的致病情况是，在胜气终了时疾病就开始发作，得其气之时位则加剧。胜气有轻重之分，复气也有多少之别，胜气和缓，复气也和缓；胜气虚，复气也虚，这是天道自然变化的常规。

黄帝问：胜复之气的发作，萌动之时不当其时位，或后于时位而出现，是什么缘故？

岐伯说：因为气的发生和变化，盛衰有所不同。寒、暑、温、凉盛衰的作用，表现在辰、戌、丑、未四季月之时。所以，阳气的发动，始于温而盛于暑；阴气的发动，始于凉而盛于寒。春、夏、秋、冬四季之间，有一定的时差。所以，《大要》说：春天的温暖，成为夏天的暑热；秋天的肃杀，成为冬天的凛冽。谨慎体察四季月的变化，就能察知气候的回归规律，由此可以见到六气变化的结束，又可以知道六气变化的开始。说的

胜气和复气的变化规律

胜气和复气是中医学中一对重要的概念，是自然变化的重要规律。明确了胜气和复气，就对致病的自然因素有了把握。

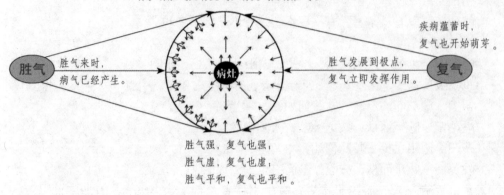

胜气与复气是一对相互矛盾又不可分割的整体。有胜气必有复气，有复气必有胜气。

疾病蕴蓄时，复气也开始萌芽。

胜气来时，病气已经产生。

胜气发展到极点，复气立即发挥作用。

胜气强，复气也强；
胜气虚，复气也虚；
胜气平和，复气也平和。

就是这个意思。

黄帝问：四时之气候的时差有常数吗？

岐伯说：大多三十天。

黄帝问：其在脉象上的表现是怎样的？

岐伯说：时差的脉象与正常时的脉象变化相同，当令的气候过去时，应时的脉象也随之消失。《脉要》说：春脉无沉象，夏脉无弦象，冬脉无涩象，秋脉无数象，是四时的气候互不相通的缘故。春天沉而太过的是病脉，夏天弦而太过的是病脉，冬天涩而太过的是病脉，秋天数而太过的是病脉；脉象参差错乱的是病脉，脉象反复出现的是病脉；气未去而脉先去的是病脉，气去而脉不去的是病脉，脉与气相反的是死脉。所以说，季节的气化变化与人体的脉象变化是完全一致的，就像秤杆和秤砣，只有相互协调才能维持平衡。阴阳之气清静和缓、消长平衡，生机就能协调平治；阴阳之气扰动不宁、消长失衡，就会引发疾病。说的就是这个道理。

黄帝问：什么是幽和明呢？

岐伯说：太阴和少阴两阴相交至尽的时位就是幽；太阳和少阳两阳相接合明的时位就是明。幽和明与阴阳相配，就有了寒与暑的分别。

黄帝问：什么是分和至呢？

岐伯说：阴阳之气至而盛极的季节就叫作至，阴阳之气平分均等的季节就叫作分；冬至、夏至的时候，前后季节的气候变化和时令是一致的，春分、秋分的时候，前后季节的气候变化有明显的区别。所以，冬至、夏至二至和春分、秋分二分是天地间气候变化的纲纪。

【原文】

帝曰：胜复之变，早晏何如？

岐伯曰：夫所胜者，胜至已病，病已愠愠，而复已萌也。夫所复者，胜尽而起，得位而甚。胜有微甚，复有少多。胜和而和，胜虚而虚。天之常也。

帝曰：胜复之作，动不当位，或后时而至，其故何也？

岐伯曰：夫气之生，与其化，衰盛异也。寒暑温凉，盛衰之用，其在四维。故阳之动，始于温，盛于暑；阴之动，始于清，盛于寒。春夏秋冬，各差其分。故《大要》曰：彼春之暖，为夏之暑，彼秋之忿，为冬之怒。谨按四维，斥候皆归，其终可见，其始可知。此之谓也。

帝曰：差有数乎？

岐伯曰：又凡三十度也。

帝曰：其脉应，皆何如？

岐伯曰：差同正法，待时而去也。《脉要》曰：春不沉，夏不弦，冬不涩，秋不数，是谓四塞。沉甚曰病，弦甚曰病，涩甚曰病，数甚曰病；参见曰病，复见曰病；未去而去曰病，去而不去曰病，反者死。故曰：气之相守司也，如权衡之不得相失也。夫阴阳之气，清净则生化治，动则苛疾起。此之谓也。

帝曰：幽明何如？

岐伯曰：两阴交尽，故曰幽；两阳合明，故曰明。幽明之配，寒暑之异也。

帝曰：分至何如？

岐伯曰：气至之谓至，气分之谓分；至则气同，分则气异。所谓天地之正纪也。

六气变化对补泻的影响

黄帝说：先生说春分、秋分气候始于交节之前，冬至、夏至气候始于交节之后，这些道理我已经明白了。然而六气往复循环，主岁却不是固定不变的，那么应当怎样选用补法用药和泻法用药呢？

岐伯说：要根据该年司天、在泉之气的变化选用治疗用药，根据六气所宜，选择适宜的药味，这是临床用药的准则。左右间气的用药，也应遵循这一法则。《大要》说：少阳相火主令的时候，先用甘味药，后用咸味药；阳明燥金主令的时候，先用辛味药，后用酸味药；太阳寒水主令的时候，先用咸味药，后用苦味药；厥阴风木主令的时候，先用酸味药，后用辛味药；少阴君火主令的时候，先用甘味药，后用咸味药；太阴湿土主令的时候，先用苦味药，后用甘味药。六气主时发病的治疗，除了上述主要用药规律外，还应适当选用相关的辅佐药物，资助其化生的本源之气，这样就完全掌握了六气发病的治疗用药规律了。

黄帝说：讲得好。疾病的发生，都是由风、寒、暑、湿、燥、火六气的气化和变化所造成的。医经上说，实证用泻法治疗，虚证用补法治疗。我把这些治疗原则传教给医生们，但是他们在临床上运用以后，还是不能达到十全的效果。我想使这些重要的理论能得到广泛的运用，其疗效准确显著，达到如同用槌敲鼓、用手拔刺、用水洗污一样有把握的程度，使他们都能成为技巧娴熟、医术高明的医生，您能讲给我听听吗？

岐伯说：要仔细地分析病机，诊断准确无误，不违背六气平和的准则，说的就是这个道理。

【原文】

帝曰：夫子言春秋气始于前，冬夏气始于后，余已知之矣。然六气往复，主岁不常也，其补泻奈何？

岐伯曰：上下所主，随其攸利，正其味，则其要也。左右同法。《大要》曰：少阳之主，先甘后咸；阳明之主，先辛后酸；太阳之主，先咸后苦；厥阴之主，先酸后辛；少阴之主，先甘后咸；太阴之主，先苦后甘。佐以所利，资以所生，是谓得气。

帝曰：善。夫百病之生也，皆生于风寒暑湿燥火，以之化之变也。经言盛者泻之，虚则补之。余锡以方士，而方士用之，尚未能十全，余欲令要道必行，桴鼓相应，犹拔刺雪污，工巧神圣，可得闻乎？

岐伯曰：审察病机，无失气宜，此之谓也。

节气的划分

六气循环变化，出现了寒暑交替，有了一年四季的划分。根据六气变化程度又有了二十四节气的划分。气至时气相同，气分时气不同，这是自然界四时之气变化的基本规律。

气分时为分，秋分时昼夜平分。

气到来为至，夏至时阳气最盛。

气到来为至，冬至时阴气最盛。

气分时为分，春分时昼夜平分。

六气致病的机理

黄帝说：我想听您讲讲，病机的内容是什么？

岐伯说：凡是因风病而出现震颤、摇动、眩晕等症状，病位都在肝。凡是因寒病而出现收敛、缩挛、牵引等症状，病位都在肾。凡是因气病而出现喘急、胀满、郁闷等症状，病位都在肺。凡是因湿病而出现水肿、胀满等症状，病位都在脾。凡是因热病而出现视物昏花、肢体抽搐等症状，病因都属于火。凡是疼痛、瘙痒、疮疡等症状，病位都在心。凡是厥逆、二便固涩或下泄等症状，病位都在下焦。凡是痿病、喘息、呕吐等症状，病位都在上焦。凡是口噤、战栗、口齿叩击、神志不安等症状，病因都属于火。凡是痉病项强等症状，病因都属于湿。凡有逆气上冲的症状，病因都属于火。凡是胀满腹大等症状，病因都属于热。凡是躁动不安、发狂妄动的症状，病因都属于火。凡是身体突然强直的症状，病因都属于风。凡是腹胀，触诊时发现如鼓声的症状，病因都属于热。凡是局部红肿疼痛、惊骇不宁的症状，病因都属于火。凡是筋脉拘挛、排出的尿液混浊的症状，病因都属于热。凡是排出的尿液清亮、寒冷的症状，病因都属于寒。凡是呕吐酸水、急剧泻泄而里急后重的症状，病因都属于热。所以，《大要》说：要谨慎地遵守病机理论，根据疾病的属性，对已出现的症状，要推求为什么有这样的症状；对未出现的症状，要推求其为什么不出现这些症状；对属实证的疾病要探求为什么会发生实证；对属虚证的疾病要探求为什么会发生虚证。在分析病机的过程中，首先要明确五运之气的哪一气偏胜了，五脏中的哪一脏发病了，然后再疏通人体气血，使气血调和畅达，回归平和。说的就是这个道理。

【原文】

帝曰：愿闻病机何如？

岐伯曰：诸风掉眩，皆属于肝。诸寒收引，皆属于肾。诸气膹郁，皆属于肺。诸湿肿满，皆属于脾。诸热瞀瘛，皆属于火。诸痛痒疮，皆属于心。诸厥固泄，皆属于下。诸痿喘呕，皆属于上。诸禁鼓慄，如丧神守，皆属于火。诸痉项强，皆属于湿。诸逆冲上，皆属于火。诸胀腹大，皆属于热。诸躁狂越，皆属于火。诸暴强直，皆属于风。诸病有声，鼓之如鼓，皆属于热。诸病胕肿，疼酸惊骇，皆属于火。诸转反戾，水液浑浊，皆属于热。诸病水液，澄彻清冷，皆属于寒。诸呕吐酸，暴注下迫，皆属于热。故《大要》曰：谨守病机，各司其属，有者求之，无者求之，盛者责之，虚者责之，必先五胜，疏其血气，令其调达，而致和平。此之谓也。

药物的阴阳和配方原则

药物的阴阳属性

阴阳是中国传统文化中一对重要的概念，万事万物都能划分出阴和阳，图中所示为对药物阴阳属性的划分，从不同的角度，有不同的划分方式。

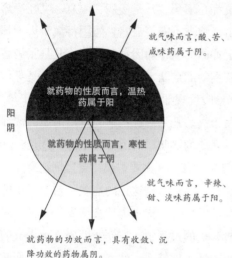

就药物的功效而言，具有发散、升浮功效的药物属阳。

就气味而言，酸、苦、咸味药属于阴。

就药物的性质而言，温热药属于阳

就药物的性质而言，寒性药属于阴

就气味而言，辛辣、甜、淡味药属于阳。

就药物的功效而言，具有收敛、沉降功效的药物属阴。

阳

阴

黄帝说：讲得好。药物的五味阴阳属性及其作用又是怎样的呢？

岐伯说：辛味、甘味的药物具有发散作用，属性为阳；酸味、苦味的药物具有催吐导泻作用，属性为阴；咸味药具有催吐导泻作用，属性为阴；淡味药具有渗利作用，属性为阳。分别具有辛、甘、酸、苦、咸、淡这六种性味的药物，有的能收敛，有的能发散，有的缓和，有的迅急，有的能燥湿，有的能滋润，有的能软坚，有的能坚阴。临证选用时，要根据它们的功能来选用，以调整气机，使其恢复平衡。

黄帝问：有的疾病不是调气所能治好的，应当如何治疗呢？有毒药物和无毒的药物，哪种先用，哪种后用呢？我想听一听其中的规则。

岐伯说：有毒药物和无毒药物的运用，以能治疗疾病为标准，要根据病情的轻重来确定方剂的制方大小。

黄帝说：请你讲一讲制方的原则。

岐伯说：君药一味，臣药二味，是小方的组成原则；君药一味，臣药三味，佐药五味，是中等方剂的组成原则；君药一味，臣药三味，佐药九味，是大方的组成原则。寒性病，要用热药治疗；热性病，要用寒药治疗。病情轻的，要逆其病气性质来治疗；病情严重的，就要顺从病气性质来治疗；病邪坚实的，用削减的方法治疗；病邪停留在体内的，用驱除邪气的方法治疗；病属劳损气虚的，用温养的方法治疗；病属结滞不畅的，用疏散的方法治疗；病邪滞留的，用攻伐邪气的方法治疗；病属干燥的，就用滋润的方法治疗；病属拘急的，就用缓解的方法治疗；病属气血耗散的，用收敛方法治疗；病属损伤阳气的，用温补的方法治疗；病属留止逸滞的，用行滞疏通的方法治疗；病属惊悸不安的，用镇静的方法治疗；邪气上逆的，用散越的方法治疗；病位在下的，用下泻的方法治疗。或用按摩的方法，或用汤浴的方法，或用敷贴的方法，或用截断制止的方法，或用宣通开泄的方法，或用发散的方法。运用时都要适合病情，酌情而定。

【原文】

帝曰：善。五味阴阳之用，何如？

岐伯曰：辛甘发散为阳，酸苦涌泄为阴，咸味涌泄为阴，淡味渗泄为阳。六者，或收或散，或缓或急，或燥或润，或软或坚，以所利而行之，调其气，使其平也。

帝曰：非调气而得者，治之奈何？有毒无毒，何先何后，愿闻其道。

岐伯曰：有毒无毒，所治为主，适大小为制也。

帝曰：请言其制。

岐伯曰：君一臣二，制之小也；君一臣三佐五，制之中也；君一臣三佐九，制之大也。

寒者热之，热者寒之，微者逆之，甚者从之，坚者削之，客者除之，劳者温之，结者散之，留者攻之，燥者濡之，急者缓之，散者收之，损者温之，逸者行之，惊者平之，上之下之，摩之浴之，薄之劫之，开之发之，适事为故。

逆治、从治、反治

黄帝问：什么叫作逆治和从治呢？

岐伯说：逆治法就是正治，从治法就是反治，要根据具体病情确定药物用量的多少。

黄帝问：什么是反治呢？

岐伯说：用热性药物治疗具有假热症状的病证，用寒性药物治疗具有假寒症状的病证，用补益药物治疗虚性闭塞不通的病证，用通利的药物治疗实性通泻的病证。要想制服疾病的根本，必须先找出致病的原因。反治方法的用药，开始时看似与病情的寒热性质相同，但是所得的结果却并不相同。这样的治疗，可以破除积滞，消散坚块，调和气机，治愈疾病。

黄帝说：讲得好。那么，应和六气变化而患的病，应当如何治疗呢？

岐伯说：有的用逆治法，有的用从治法，也有先用逆治法而后又用从治法的，也有先用从治法而后又用逆治法的，目的都是疏通气血，调和气机，这就是治病的原则。

黄帝说：讲得好。应当怎样治疗内外相互影响的疾病呢？

岐伯说：体内病证发展为体表病证时，体内的病证以原发病为本，所以先调治体内病证；体表病证发展为体内病证时，体表病证以原发病为本，所以先治体表病证；如果体内病证发展为体表病证，而且体表病证偏盛有余，治疗时先调治体内病证，再调治体表病证；如果体表病证发展为体内病证，而且体内病证偏盛有余，治疗时先调治体表病

黄帝说：讲得好。火热为复气时发病，病人恶寒发热，好像疟疾症状，有的一天发作一

次，有的间隔几天发作一次，这是什么缘故呢？

岐伯说：这是胜气、复气相遇时，阴阳之气的多少不同所造成的。如果是阴气多而阳气少，症状发作间隔的时间就较长；如果是阳气多而阴气少，症状发作间隔的时间就短。这是胜气、复气相互搏击，阴气、阳气互有盛衰的缘故。疟疾病的发作规律与此相同。

黄帝说：医论曾说，治疗寒性病用热性药物，治疗热性病用寒性药物，医生们不能废弃这个治疗准则而违反原则。但是，有的热证用寒药进行治疗反而更热，有的寒证用热药治疗反而更寒，原来的寒证热证还在，又发生新病，应当怎样治疗呢？

岐伯说：凡是热性病用寒药治疗反而发热的，应当用养阴的方法治疗；寒性病用热性药物治疗反而出现寒象的，应当用补阳的方法治疗。这就是治疗寒证、热证时寻求各自属类的方法。

黄帝说：讲得好。服用寒药反而发热，服用热药反而有寒象，是什么原因呢？

岐伯说：只治疾病的旺盛之气，没有兼顾脏腑本气，所以有相反的结果。

黄帝说：已经做到了治求其属，而不是只治旺盛之气，但有时仍然会出现这种相反的结果，是什么原因呢？

岐伯说：您问得很全面啊！这种情况，是由对药物的五味运用不当造成的。五味进入肠胃之后，各自有其主要作用的部位，所以酸味的药物先作用于肝，苦味的药物先作用于心，甘味的药物先作用于脾，辛味的药物先作用于肺，咸味的药物先作用于肾。长期服用，能够增强脏腑之气，这是气机生化的一般规律；如果长期地增补某一脏气，使某一脏气长期处于偏盛状态，就一定会发生疾病，这就是导致病夭的原因。

【原文】

帝曰：何谓逆从？

岐伯曰：逆者正治，从者反治，从少从多，观其事也。

帝曰：反治何谓？

岐伯曰：热因寒用，寒因热用，塞因塞用，通因通用。必伏其所主，而先其所因。其始则同，其终则异。可使破积，可使溃坚，可使气和，可使必已。

帝曰：善。气调而得者，何如？

岐伯曰：逆之，从之，逆而从之，从而逆之，疏气令调，则其道也。

帝曰：善。病之中外何如？

岐伯曰：从内之外者调其内；从外之内者治其外；从内之外而盛于外者，先调其内而后治其外；从外之内而盛于内者，先治其外而后调其内；中外不相及则治主病。

帝曰：善。火热复，恶寒发热，有如疟状，或一日发，或间数日发，其故何也？

岐伯曰：胜复之气，会遇之时，有多少也。阴气多而阳气少，则其发日远；阳气多而阴气少，则其发日近。此胜复相薄，盛衰之节。疟亦同法。

帝曰：论言治寒以热，治热以寒，而方士不能废绳墨而更其道也。有病热者寒之而热，有病寒者热之而寒，二者皆在，新病复起，奈何治？

岐伯曰：诸寒之而热者取之阴，热之而寒者取之阳，所谓求其属也。

帝曰：善。服寒而反热，服热而反寒，其故何也？

岐伯曰：治其王气，是以反也。

帝曰：不治王而然者何也？

岐伯曰：悉乎哉问也！不治五味属也。夫五味入胃，各归所喜，故酸先入肝，苦先入心，甘先入脾，辛先入肺，咸先入肾。久而增气，物化之常也；气增而久，夭之由也。

君药、臣药、使药

黄帝说：讲得好。方剂组成中的君臣是什么意思呢？

岐伯说：治病的主要药物就是君药，辅佐君药的药物就是臣药，辅助臣药发挥作用的药物就是使药，并不是上、中、下三品的意思。

黄帝问：什么是药物的上、中、下三品呢？

岐伯说：药物的上、中、下三品是用以区分药物毒性的有无大小的。

黄帝说：讲得好。疾病的内外及其治疗原则是怎样的呢？

岐伯说：调治病气的方法在于，必须分辨疾病的阴阳属性，确定病位的内外，各自依其所属的病位，内病就从内治疗，外病就从外治疗，病情轻微就用调和之法治疗，病情较重就用平定之法治疗，病势急重就用攻夺之法治疗。病在体表的用发汗法治疗，病在内里的用攻下法治疗，要分辨疾病的寒热温凉性质，根据根据疾病的属性，随其所宜，

疾病的反治	寒证	用寒性药物治疗	具有假寒症状的病证，实际上是因热盛而生的，所以应该用寒性药物去除内热
	热证	用热性药物治疗	具有假热症状的病证，实际上是因寒盛而生的，所以应该用热性药物去除内热
	虚证	用通利的药物治疗	下泄若为实热停滞所致，应用下泄法去实热
	实证	用补益药物治疗	闭塞不通之证，若为脾虚所致，应用补虚法补足脾气，从而消除胀满

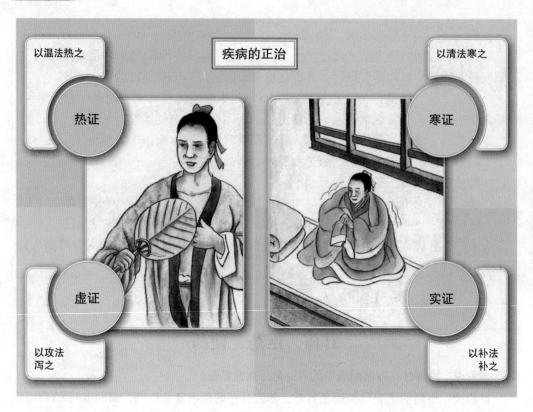

使病邪减退。谨慎地遵守这些治疗法则，就能取得全效，使气血和平，安享天年。

黄帝说：讲得好。

【原文】

帝曰：善。方制君臣何谓也？

岐伯曰：主病之谓君，佐君之谓臣，应臣之谓使，非上中下三品之谓也。

帝曰：三品何谓？

岐伯曰：所以明善恶之殊贯也。

帝曰：善。病之中外何如？

岐伯曰：调气之方，必别阴阳，定其中外，各守其乡，内者内治，外者外治，微者调之，其次平之，盛者夺之。汗之下之，寒热温凉，衰之以属，随其攸利。谨道如法，万举万全，气血正平，长有天命。

帝曰：善。

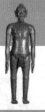

疏五过论篇：面面俱到治病最合理

【导读】

疏，梳理陈述。五过，五种过错。本篇主要论述了诊治疾病中的五种过错，所以名为"疏五过论"。

本篇的主要内容有：一、讲述在诊治过程中，医生容易犯下的不结合病人的饮食、情志、贫富、贵贱、脉象、本末等诊治的各类错误；二、在篇末讲述诊治的几项关键要领。

黄帝说：哎呀！真是深远奥妙啊！研究医学的道理就好像在俯视幽深的渊谷，好像在仰视天空的浮云。俯视渊谷尚可测量其深度，仰视浮云，却不能测知其边际。圣人的医术，可作为百姓依循的典范，其讨论决定医学上的认识，必定有一定的法则。遵守自然的常规和法则，依照医学的原则治疗疾病，从而为百姓造福。所以，医事上有五过的说法，你知道吗？

雷公离开座位再拜，回答说：我年少识浅，天资愚笨，见闻不广，没有听说过五过的说法，只能在疾病的表象和名称上进行比类，空洞地引用经文，而心里却无法回答您所提出的问题。

【原文】

黄帝曰：呜呼远哉！闵闵乎若视深渊，若迎浮云。视深渊尚可测，迎浮云莫知其际。圣人之术，为万民式，论裁志意，必有法则。循经守数，按循医事，为万民副。故事有五过，汝知之乎？

雷公避席再拜曰：臣年幼小，蒙愚以惑，不闻五过，比类形名，虚引其经，心无所对。

避免治病中的五种过失

黄帝说：凡在诊病的时候，必须询问患者的职业情况和职位高低。如果以前地位高而后来失势，病人即使不中外邪，疾病也会由内而生，这种病叫"脱营"。如果是因以前富裕而后来破产贫困而发病的，病名就叫"失精"。这两种病都是情志不舒，五脏的邪气郁结，

225

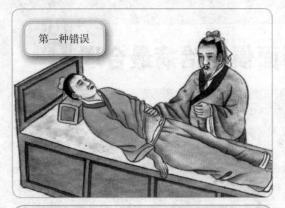

第一种错误

粗陋的医生在看病时，容易犯的第一种错误是，因为不了解病情而误诊。

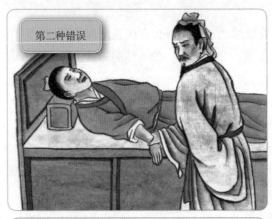

第二种错误

粗陋的医生在看病时，容易犯的第二种错误是，不知该用补法还是泻法而误诊。

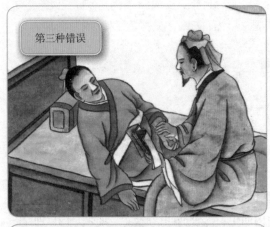

第三种错误

粗陋的医生在看病时，容易犯的第三种错误是，因为不懂得比类、奇恒和疾病的变化规律而误诊。

使得病势有所兼并而日趋深重所造成的。医生在为其诊察时，发现病位不在脏腑，躯体形态也没有明显变化，所以就容易产生疑惑，不能确定是什么病，但患者的身体却日渐消瘦，气虚精竭，病势深重，到时候就会阳气消散、恶寒、时常惊骇不安。这种病之所以会逐渐深重，是情志郁结，在外则耗损了卫气，在内则劫夺了营血的缘故。医生在诊治疾病时，因为不了解病情而发生失误。这是诊治上的第一种易犯的过失。

凡是诊察病人，必须先问他饮食起居和周围环境情况。精神上的突然的欢乐，或是突然的痛苦，或是先欢乐而后痛苦，都会耗伤精气，使人精气衰竭，形体败坏。暴怒会损伤阴气，暴喜会损伤阳气。阴阳有伤，则厥逆之气上行，充满经脉，就会使人形体羸瘦。愚陋粗浅的医生诊治这些疾病时，不知道该用补法还是用泻法，也不了解病情，以致病人五脏的精气日渐耗脱，邪气乘虚而更加坚实。这是诊治上的第二种易犯的过失。

善于诊脉的医生，必然能够别异比类，分析奇恒，细致深入地掌握疾病的变化规律。作为医生而不懂得这个道理，那他的诊疗技术就难称高明。这是诊治上的第三种易犯的过失。

诊察疾病时，对病人的贫贱、富贵、苦乐三种情况，必须询问清楚。比如原来的封君公侯，丧失原来的封地，以及想封侯称王而未能成功的。原来官高爵显的人，一旦失势，即使没有被外邪所伤，精神上也已先伤，所以会身体

败坏，甚至死亡。如果是原来富
有而后来贫穷的人，即使没有外
邪侵袭，也会发生皮毛枯焦、筋
脉拘急的情况，进而出现痿躄和
拘挛。对这类疾病，如果医生不
能认真对待，去转变患者的精神
状态，而仅是顺从病人之意，敷
衍诊治，以致在治疗上丢掉法
度，就会导致治疗失败，疾病不
能治愈。这是诊治上的第四种易
犯的过失。

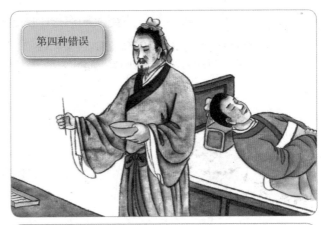

第四种错误

粗陋的医生在看病时，容易犯的第四种错误是，因为不认真对
待病患，敷衍治疗而导致治疗失败。

　　凡是诊察疾病，必须了解发
病的原因和全过程，并掌握疾病
的相关情况。在切脉诊病时，应
注意男女的生理特点和病理差
异，以及生离死别、情绪郁结、
忧愁恐惧喜怒等情志变化情况。
这些都能使五脏空虚，气血离
散。如果医生不知道这些，还谈
什么诊疗技术呢！比如原来富有
的人，由于失去了财势而身心受
到了大的伤害，以致筋脉消损衰
绝，却仍勉强劳作，以致津液不
能滋生，所以形体伤败，气血内

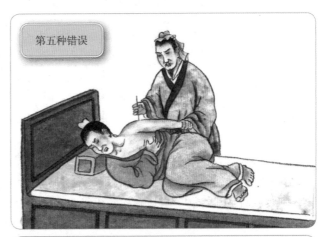

第五种错误

粗陋的医生在看病时，容易犯的第五种错误是，在不明病情，
也不问病因的情况下盲目地针刺阴阳经脉，这样会导致病人死亡。

结，郁而从阳化热，使肌肉腐烂而生痈脓，或是产生寒热病。粗陋的医生治疗时，总是
针刺阴阳经脉，使气血更加消散，病人的身体不能自如运动，四肢拘挛转筋，这样，病
人的死期也就不远了。所以，医生不能明辨病情，不问疾病发生的缘由，只能看到疾病
的预后不良，也是粗陋的医生。这是诊治上的第五种易犯的过失。

　　以上所述的五种过失，都是由于所学医术不精深，又不懂得人情世事而产生的。所
以说，医术高明的医生在诊治疾病时，必须知道天地阴阳的变化，四时寒暑的变迁，五
脏六腑间的相互关系，经脉的阴阳表里，刺灸、砭石、毒药等治疗方法各自适宜的主要
病证。联系人事的情况，掌握诊治的常规，了解病人的贵贱贫富、体质强弱、年龄长幼、
个性勇怯，再审察疾病的部位，就可以了解发病的根本原因，再结合一年中八个重要节
气的气候变化和人体三部九侯的脉象，就能准确无误地诊治疾病。

避免疾病治疗中的过失

要避免疾病治疗中的过失，就要尽可能全面地了解病人的情况，除了切脉、察看病人的面色和听病人的声音之外，还要详细地了解病人以下方面的情况。此外，对于一些特殊的疾病，还要比类辨别，详细地分析。

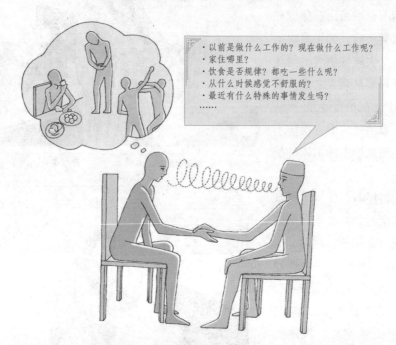

- 以前是做什么工作的？现在做什么工作呢？
- 家住哪里？
- 饮食是否规律？都吃一些什么呢？
- 从什么时候感觉不舒服的？
- 最近有什么特殊的事情发生吗？
......

治病的关键，在于洞察病人体内元气的强弱，来寻求邪正变化的机理。如果不能切中，其过失就在于不能正确认识表里的关系。治疗时应循经守则，不能搞错取穴的原则。能够这样来治疗，就可避免医疗上的过错。如果不明白取穴的理法，妄用刺灸，就会使五脏郁热不散，痈疡发于六腑。诊病不能审慎详密，就叫作失常。谨守这些常规来治疗，自然就会和经旨相符。《上经》《下经》二书，都是研究揆度、阴阳、奇恒之道的。五脏之病，表现于气色，取决于颜色。能从望诊上了解病的终始而进行治疗，就可以得心应手，无往不利了。

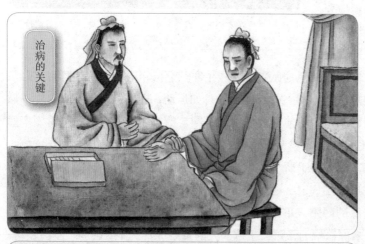

治病的关键

想要在治病时得心应手就必须懂得以下几点：1.治疗前洞察病情；2.治疗时循经守则；3.了解取穴的理法，不盲目针灸；4.研究揆度、阴阳和奇恒之道的五脏病证。

【原文】

帝曰：凡诊病者，必问尝贵后贱，虽不中邪，病从内生，名曰脱营。尝富后贫，名曰失精。五气留连，病有所并。医工诊之，不在脏腑，不变躯形，诊之而疑，不知病名。身体日减，气虚无精，病深无气，洒洒然时惊。病深者，以其外耗于卫，内夺于荣。良工所失，不知病情。此亦治之一过也。

凡欲诊病者，必问饮食居处。暴乐暴苦，始乐后苦，皆伤精气，精气竭绝，形体毁沮。暴怒伤阴，暴喜伤阳，厥气上行，满脉去形。愚医治之，不知补泻，不知病情，精华日脱，邪气乃并。此治之二过也。

善为脉者，必以比类、奇恒、从容知之。为工而不知道，此诊之不足贵，此治之三过也。

诊有三常，必问贵贱。封君败伤，及欲侯王。故贵脱势，虽不中邪，精神内伤，身必败亡。始富后贫，虽不伤邪，皮焦筋屈，痿躄为挛。医不能严，不能动神，外为柔弱，乱至失常，病不能移，则医事不行。此治之四过也。

凡诊者，必知终始，有知余绪。切脉问名，当合男女，离绝菀结，忧恐喜怒。五脏空虚，血气离守。工不能知，何术之语！尝富大伤，斩筋绝脉，身体复行，令泽不息，故伤败结，留薄归阳，脓积寒炅。粗工治之，亟刺阴阳，身体解散，四肢转筋，死日有期。医不能明，不问所发，唯言死日，亦为粗工。此治之五过也。

凡此五者，皆受术不通，人事不明也。故曰：圣人之治病也，必知天地阴阳，四时经纪，五脏六腑，雌雄表里，刺灸砭石，毒药所主。从容人事，以明经道，贵贱贫富，各异品理，问年少长，勇惧之理，审于分部，知病本始，八正九候，诊必副矣。

治病之道，气内为宝，循求其理。求之不得，过在表里。守数据治，无失俞理。能行此术，终身不殆。不知俞理，五脏菀热，痈发六腑。诊病不审，是谓失常。谨守此治，与经相明。《上经》《下经》，揆度阴阳，奇恒五中，决以明堂，审于终始，可以横行。

☯ 不同人在治疗时的区别

人与人之间由于生活习惯、饮食等的不同，肌肉坚厚程度不同，血气运行的滑涩也不一样，针刺时所选用的针以及刺的深浅、速度等也要有所区别。

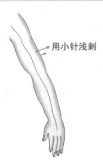

用小针浅刺

富贵之人
饮食精细，活动量少，所以身体比较柔弱，肌肉柔软。血气运行急速而滑利。所以针刺时宜快速出针，应用小针且浅刺。

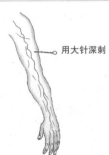

用大针深刺

平民百姓
饮食粗糙，活动量大，皮肤粗糙，肌肉坚硬。血气运行缓慢而艰涩。所以针刺时宜慢慢出针，应用大针且深刺，并要留针。

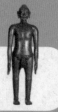

征四失论篇：医生诊治最易犯四种错误

【导读】

征，通"惩"，即惩罚、惩戒。四失，即四种过失。本篇主要讨论了医生在治疗疾病时常犯的不懂得阴阳逆从之道、学业未完就妄加诊治、不懂得病情分析方法、不询问发病原因这四种过失，并提醒医生应当引以为戒，故名"征四失论"。

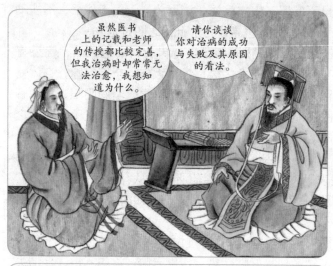

虽然医书上的记载和老师的传授都比较完善，但我治病时却常常无法治愈，我想知道为什么。

请你谈谈你对治病的成功与失败及其原因的看法。

雷公向黄帝请教，为什么根据医经的记载和老师的传授，本应该得到完善治疗的疾病，却经常出现无法治愈的情况。

黄帝坐在明堂里，雷公在一旁侍坐。黄帝说：先生所读医书和所历医事，已经相当多了。请你谈谈你对治病的成功与失败，能够治愈的原因，没有治愈的原因的看法。

雷公回答说：依据医经上的记载和老师的传授，都说可以收到十全的完善疗效，但在治疗中还是经常会有无法治愈的情况，希望听听对此的解释。

黄帝说：你是年轻智力不足呢，还是由于杂合各家学说，缺乏分析判断的能力呢？十二经脉和三百六十五络脉，这是人人都明白了解的，也是医生所经常遵循应用的。之所以不能得到十全的疗效，是由于精神不能集中，思想上不加以分析研究，不能把外在症状和内在病机结合起来，因此时常产生疑问和困难。

【原文】

黄帝在明堂，雷公侍坐。黄帝曰：夫子所通书受事，众多矣。试言得失之意，所以得之，所以失之。

雷公对曰：循经受业，皆言十全，其时有过失者，请闻其事解也。

帝曰：子年少智未及邪？将言以杂合耶？夫经脉十二，络脉三百六十五，此皆人之所明知，工之所循用也。所以不十全者，精神不专，志意不理，外内相失，故时疑殆。

治病失败的四个原因

在临床诊治时，不懂得阴阳逆从的道理。这是治疗失败的第一个原因。

从师学习尚未毕业，学业未精，就盲目地用各种疗法，以荒谬之说为真理，巧立名目来夸耀自己，乱用砭石，不但治不好病，反而给病人留下终生痛苦。这是治疗失败的第二个原因。

临床诊治，不了解贫富贵贱的各种生活，不区分居住环境的好坏，不注意形体的寒温，不考虑饮食的宜忌，不区别性情的勇怯，不懂得用比类异同的方法进行分析，就会使自己头脑混乱，而无法有清楚明白的认识。这是治疗失败的第三个原因。

诊断疾病，不问病起于何时，是否有精神方面的刺激和饮食方面的不节制，生活起居方面有无违背常规，是否是由于中毒。不问清楚这些情况，就草率地切脉，怎能明确诊断、切中病情呢？于是只好信口胡言，杜撰病名，就会因为医术低劣，而陷入困境。这是治疗失败的第四个原因。

所以，有些医生说起话来可以夸大到千里之外，却根本不明白尺寸的理论，诊治疾病时不考虑人情事理中的治病之道和沉着从容的态度，仅仅知道诊察寸口的办法，不能确诊五脏之脉，更不知道百病的起因，医疗上出现了困难，先是自怨所学不精，继而便归罪于老师传授得不好。所以，他们治病不能以医学道理作为指导，虽然开业行医，而毫无技术，妄加治疗，偶然治愈，便又自鸣得意。唉！医学理论是十分奥妙精深的，有谁能彻底了解其中的道理呢？医学的理论，犹如天地之远大，四海之深广，因此必须反复研究。你不明白这些道理，即使老师讲得十分明白，也还是糊涂的。

☯ 从医必须有严肃的态度

遇到一个好老师是一个人走向成功的助推器。从事学医必须态度严肃，认真将老师所教的知识学扎实，学精通。如果态度不严肃，还没将老师所教学精，就自以为掌握了医理的全部精髓，就去学习旁门杂术，将错误当作真理，将一说成二，胡乱治疗，在治疗时是很容易失败的。

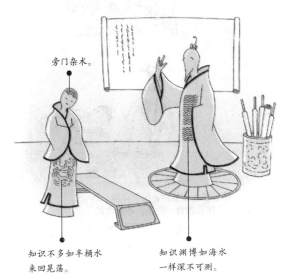

旁门杂术。

知识不多如半桶水
来回晃荡。

知识渊博如海水
一样深不可测。

【原文】

诊不知阴阳逆从之理。此治之一失也。

受师不卒，妄作杂术，谬言为道，更名自功，妄用砭石，后遗身咎。此治之二失也。

不适贫富贵贱之居，坐之薄厚，形之寒温，不适饮食之宜，不别人之勇怯，不知比类，足以自乱，不足以自明。此治之三失也。

诊病不问其始，忧患饮食之失节，起居之过度，或伤于毒。不先言此，卒持寸口，何病能中？妄言作名，为粗所穷。此治之四失也。

是以世人之语者，驰千里之外，不明尺寸之论，诊无人事治数之道、从容之葆，坐持寸口，诊不中五脉，百病所起，始以自怨，遗师其咎。是故治不能循理，弃术于市，妄治时愈，愚心自得。呜呼！窈窈冥冥，孰知其道？道之大者，拟于天地，配于四海。汝不知道之谕，受以明为晦。

医者四失

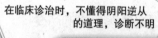

在临床诊治时，不懂得阴阳逆从的道理，诊断不明

一失

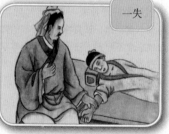

学业未精，就盲目地用各种疗法，乱用砭石

二失

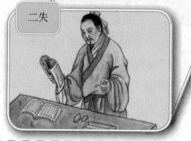

三失

不了解生活条件、居住环境、形体、饮食、性情，不知类比

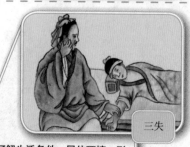

四失

诊断疾病时不先询问病人情况就草率地切脉

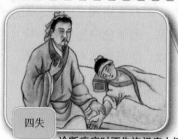

阴阳类论篇：阴阳与疾病的关系

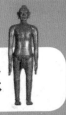

【导读】

本篇主要论述了三阴三阳的含义、脉象、病证和预后等问题，并且是以阴阳比类加以讨论的，所以篇名"阴阳类论"。此外，篇中还论述了病人的死亡时间与四时阴阳的关系。

在立春这天，黄帝安闲地坐着，观看八方的远景，候察着八风所至的方向，问雷公说：按照阴阳的分析方法和经脉的循行原理，配合五脏主时，你认为哪一脏最重要？

雷公回答说：春季为四季之首，属甲乙木，其色青，五脏中主肝，肝旺于春季七十二日，也是肝脉当令的时候，我认为肝脏是最重要的。

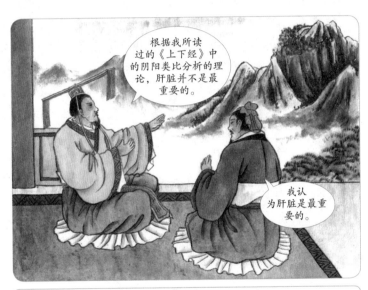

黄帝与雷公在讨论关于哪一脏器最重要的问题。

黄帝说：根据我所读过的《上下经》中的阴阳类比分析的理论，你认为最重要的，实际上却是最不重要的。

【原文】

孟春始至，黄帝燕坐，临观八极，正八风之气，而问雷公，曰：阴阳之类，经脉之道，五中所主，何脏最贵？

雷公对曰：春，甲乙青，中主肝，治七十二日，是脉之主时，臣以其脏最贵。

帝曰：却念《上下经》，阴阳从容，子所言贵，最其下也。

233

三阴三阳经脉的脉象

雷公斋戒了七日后，早晨又侍坐于黄帝的身旁。

黄帝说：三阳为经纶，二阳为维系，一阳为游部，懂得这些，就可以知道五脏之气运行的终始了。三阴为表，二阴为里，一阴为阴气的终结，又是阳气的开始，如同朔晦的交界，符合天地阴阳终始的道理。

雷公说：我学习了这一学说，但还不明白其中的道理。

黄帝说：所谓三阳，是指太阳，太阳为经，其脉至于手太阴寸口，见弦浮不沉的脉象，应该按照常度判断其盛衰，细心诊察，参合阴阳理论，来确定预后。所谓二阳，是指阳明，其脉至于手太阴寸口，弦且沉急，不鼓击于指的脉象，则为火热大至，大都有死亡的危险。所谓一阳，是指少阳，其脉至于手太阴寸口，上连人迎穴，如果脉象弦急，悬而不绝，就是病脉，如见有阴而无阳的真脏脉象，病人就要死亡。

所谓三阴，就是手太阴肺经，是六经的主宰，其气交会于太阴寸口，脉象沉伏鼓动而不浮，就是太阴之气陷下而不能上升之征，表明病人心志空虚。所谓二阴，就是少阴，其脉至于肺，其气归于膀胱，外与脾胃相连。一阴是厥阴，其气如独至寸口，是经气已绝，所以脉气浮而不能鼓动，脉象如钩而滑。

以上六种脉象，或阳脏见阴脉，或阴脏见阳脉，相互交错，错综复杂，都和五脏相同，与阴阳相合。这种脉象，先见于寸口的为主，后见于寸口的为客。

寸口为人体经脉之大汇

寸口包括寸、关、尺三部，各有浮、中、沉三候，共九候。十二经脉贯穿全身，最后在手太阴的寸口部位聚合，所以，寸口为人体经脉之大汇，通过切寸口脉就可以诊断全身疾病。

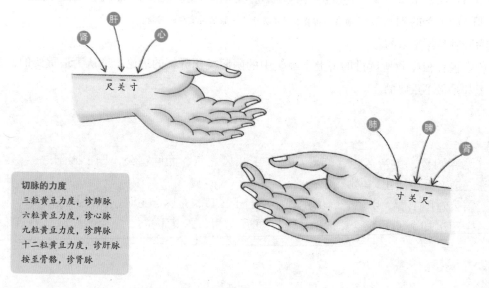

切脉的力度

三粒黄豆力度，诊肺脉
六粒黄豆力度，诊心脉
九粒黄豆力度，诊脾脉
十二粒黄豆力度，诊肝脉
按至骨骼，诊肾脉

三阴三阳

经纬	三阳指太阳	在手太阴肺经寸口处会合	见弦浮不沉的脉象，应该按照常度判断其盛衰
维系	二阳指阳明		见弦且沉急，不鼓击于指的脉象，则为火热大至，大都有死亡的危险
游部	一阳指少阳		见弦急悬而不绝的脉象，就是有病；见有阴而无阳的真脏脉象，病人就要死亡
表	三阴指手太阴肺经		脉象沉伏鼓动而不浮，则是太阴之气陷下而不能上升，表明病人心志空虚
里	二阴指足少阴肾经		其脉至于肺，其气归于膀胱，外与脾胃相连
至绝	一阴指足厥阴肝经		其气如独至寸口，是经气已绝，所以脉气浮而不能鼓动，脉象如钩而滑

【原文】

雷公致斋七日，且复侍坐。

帝曰：三阳为经，二阳为维，一阳为游部，此知五脏终始。三阳为表，二阴为里，一阴至绝作朔晦，却具合以正其理。

雷公曰：受业未能明。

帝曰：所谓三阳者，太阳为经。三阳脉至手太阴，弦浮而不沉，决以度，察以心，合之阴阳之论。所谓二阳者，阳明也，至手太阴，弦而沉急，不鼓炅至，以病皆死。一阳者，少阳也，至手太阴，上连人迎，弦急悬不绝，此少阳之病也，专阴则死。

三阴者，六经之所主也，交于太阴，伏鼓不浮，上空志心。二阴至肺，其气归膀胱，外连脾胃。一阴独至，经绝，气浮不鼓，钩而滑。

此六脉者，乍阴乍阳，交属相并，缪通五脏，合于阴阳。先至为主，后至为客。

三阴三阳经脉的雌雄

雷公道：我已经完全明白您的意思了，您以前传授给我的经脉道理，从《上下经》上读到的《从容》的道理，和今日您所谈的《从容》之法相合，但我还不明白其中阴阳雌雄的意义。

黄帝说：太阳经如同父亲那样高尊，二阳如外卫，一阳如纲纪；三阴如同母亲般滋养诸经，二阴如内守后援，一阴能交通阴阳，所以是阴中之独使。

二阳一阴是阳明主病，二阳不胜一阴，阳明脉软而动，九窍之气沉滞不利。三阳一阴为病，则太阳脉胜，寒水之气大盛，一阴肝气不能制止寒水之气，而内乱五脏，外发惊骇。二阴二阳则病在肺，少阴脉沉，少阴之气胜肺伤脾，在外伤及四肢。二阴与二阳交互为患，则土邪侮水，其病在肾，骂詈妄行，巅疾狂乱。二阴一阳，则阴胜于阳，病由肾水上逆，阴气停居在心胸胃脘，因此阳气不能敷布，汗孔被阻塞隔闭而不通，四肢就好像和躯体别离一样不能为用。一阴一阳，如果木盛克土而见代绝之脉，就是厥阴之气上至于心发生的病变，病所或上或下，而无定处，饮食无味，二便失司，咽喉干燥，病在脾土。二阳三阴为病，包括至阴脾土在内，阴气不能至于阳，阳气不能达于阴，阴阳相互隔绝，阳浮于外则内生血瘕，阴沉于里则外生肿疡。如果阴阳之气都盛壮，而病变趋向于下，则病在男女生殖器。上观天道，下察地理，参合诊察来决断病者的死生之期，才能懂得一岁之中何气为首，五脏之中哪一脏最为重要的道理。

【原文】

雷公曰：臣悉尽意，受传经脉，颂得《从容》之道，以合《从容》，不知阴阳，不知雌雄。

帝曰：三阳为父，二阳为卫，一阳为纪；三阴为母，二阴为雌，一阴为独使。二阳一阴，阳明主病，不胜一阴，脉软而动，九窍皆沉。三阳一阴，太阳脉胜，一阴不为止，内乱五脏，外为惊骇。二阴二阳，病在肺，少阴脉沉，胜肺伤脾，外伤四肢。二阴二阳皆交至，病在肾，骂詈妄行，巅疾为狂。二阴一阳，病出于肾，阴气客游于心脘，下空窍堤，闭塞不通，四支别离。一阴一阳代绝，此阴气至心，上下无常，出入不知，喉咽干燥，病在土脾。二阳三阴，至阴皆在，阴不过阳，阳气不能止阴，阴阳并绝，浮为血瘕，沉为脓胕。阴阳皆壮，下至阴阳。上合昭昭，下合冥冥，诊决死生之期，遂含岁首。

病人死亡日期的推断

雷公问：请问如何判定各种疾病的死亡日期？

黄帝听后没有回答。

雷公又问了一次。

黄帝说：在医经理论里面有说明。

雷公又问：请问如何判定各种疾病的死亡日期？

黄帝说：冬季三月的病，如果疾病和脉象都属阳盛，则春季正月而脉有死征，到了春夏之交，阳盛阴衰之时，就会有死亡的危险。冬季三月的病，根据医治之理本应痊愈了，可是草和柳叶都干枯而死，到春天阴阳之气竭绝，那么死期就在初春。春季三月的

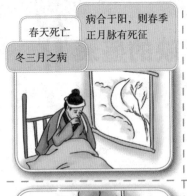

春天死亡

冬三月之病

病合于阳，则春季正月脉有死征

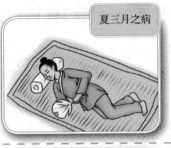

夏三月之病

不痊愈	进入至阴六月的十日之内死
脉见阴阳交错	初冬结薄冰之时死

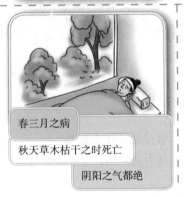

春三月之病

秋天草木枯干之时死亡

阴阳之气都绝

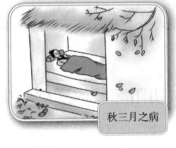

秋三月之病

三阳都有起色	自愈
阴阳交错合而为病	立而不能坐，坐而不能起
三阳脉并至，独阳无阴	水冰冻如石之时死
二阴脉独至，独阴无阳	正月雨水节死

病，名为阳杀。阴阳之气都绝，死期在秋天草木枯干之时。夏季三月的病，如果不痊愈，则死期就在进入至阴六月的十日之内；如果脉见阴阳交错，则死期在初冬结薄冰之时。秋季三月的病，如果三阳有起色，即使不治疗也会自愈。如果是阴阳交错合而为病，则立而不能坐，坐而不能起。如果三阳脉独至，则独阳无阴，死期在水结冰坚硬如石之时。二阴脉独至，则独阴无阳，死期在正月雨水节。

【原文】

雷公曰：请问短期。

黄帝不应。

雷公复问。

黄帝曰：在经论中。

雷公曰：请闻短期。

黄帝曰：冬三月之病，病合于阳者，至春正月，脉有死征，皆归出春。冬三月之病，在理已尽，草与柳叶皆杀，春阴阳皆绝，期在孟春。春三月之病，曰阳杀，阴阳皆绝，期在草干。夏三月之病，至阴不过十日。阴阳交，期在溓水。秋三月之病，三阳俱起，不治自已。阴阳交合者，立不能坐，坐不能起。三阳独至，期在石水。二阴独至，期在盛水。

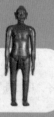

方盛衰论篇：梦境所反映的盛衰

[导读]

　　方，诊断之意。盛衰，此处指阴阳之气的盛衰。本篇主要讨论了人体阴阳之气的盛衰是诊断疾病的重要依据这一问题，故名"方盛衰论"。

　　本篇的主要内容包括：一、说明人体阴阳之气的多少、逆从的辨别方法；二、讲述"五度"和"十度"的概念，指出医生在诊断时必须全面掌握各个方面的情况。

阴阳脉象的逆顺与生死

　　雷公向黄帝请教说：人体阴阳之气盛衰的情况如何？什么是逆，什么是顺？

　　黄帝回答说：阳气的运行是从左至右的，阴气的运行是从右至左的；老年人之气的运

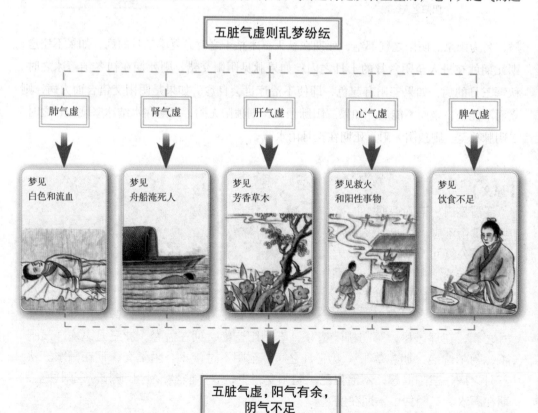

238

行是从上到下的，少年人之气的运行是从下到上的。因此，阳气归于春夏季节，病人就能康复；归于秋冬季节，病则会死亡。与此相反，则阴气归于秋冬季节病人就能康复，归于春夏季节病则会死亡。所以，无论是气盛还是气衰，只要与时令之气相逆，都会导致厥症。

雷公问：气多而有余也会形成厥症吗？

黄帝说：阳气一概上逆而不下降，厥冷之症就会从足底蔓延到膝部，少年人在秋冬两季出现这种病证则会死亡，老年人在秋冬两季出现这种病证却能康复。阳气上逆而不下降必然产生头痛及其他巅顶部疾患，这种情况说它属阳，不见阳证，说它属阴，又不见阴证，病人的五脏之气悬隔不通，没有显著的征象可以验证，病人如同置身旷野，又好像藏身空室，病势沉重，奄奄一息，其死期将不超过当天。

因此，五脏之气虚少的厥症常使人胡乱做梦，并且五脏之气虚弱得越厉害，梦境就越是离奇迷乱。无论是三阳经的脉气悬绝，还是三阴经的脉象细微，其表现都是五脏之气虚少的征候。因此，肺气虚少，人就会梦见白色的东西，或梦见杀人流血，尸体满地的场面；遇到肺脏所主的秋季或逢庚辛日的金旺之时，则会梦见战争的场面。肾气虚少，就会梦见有人从舟船上落水淹死；遇到肾脏所主的冬季或逢壬癸日的水旺之时，则会梦见自己伏身于水中而畏惧惊恐不已。肝气虚少，人就会梦见芳香的草木；遇到肝脏所主的春季或逢甲乙日的木旺之时，则会梦见躲藏在大树底下不敢起来。心气虚少，人就会梦见救火的场面或是雷电交作的现象；遇到心脏所主的夏季或逢丙丁日的火旺之时，则会梦见自己的身体被火烧灼。脾气虚少，人就会梦见饮食不足而腹饿口渴；遇到脾脏所主的长夏或逢戊己日的土旺之时，则会梦见筑墙建房的场面。这些都是五脏之气虚少所诱发的不同梦境，因为患者阳气有余，阴气不足，所以应当综合五脏之证，调理阴阳之气，审察十二经脉的表里虚实来进行治疗。

☯ 邪气侵犯人体不同部位造成的不同梦境

人体各脏腑器官属性和特点不同，所以邪气入侵不同的部位时，所见的梦境也不同。

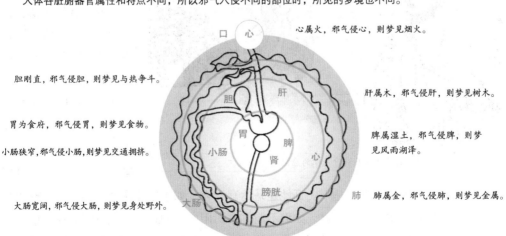

口　心　　心属火，邪气侵心，则梦见烟火。

胆刚直，邪气侵胆，则梦见与热争斗

肝属木，邪气侵肝，则梦见树木。

胃为食府，邪气侵胃，则梦见食物。

小肠狭窄，邪气侵小肠，则梦见交通拥挤。

脾属湿土，邪气侵脾，则梦见风雨湖泽。

大肠宽阔，邪气侵大肠，则梦见身处野外。

肺　肺属金，邪气侵肺，则梦见金属。

膀胱藏津液，邪气侵膀胱，则梦见游荡。　尿道　肛门　肾属水，邪气侵肾，则梦见身浸水中。

【原文】

　　雷公请问：气之多少，何者为逆，何者为从？

　　黄帝答曰：阳从左，阴从右，老从上，少从下。是以春夏归阳为生，归秋冬为死。反之，则归秋冬为生。是以气多少，逆皆为厥。

　　问曰：有余者厥耶？

　　答曰：一上不下，寒厥到膝，少者秋冬死，老者秋冬生。气上不下，头痛巅疾，求阳不得，求阴不审，五部隔无征，若居旷野，若伏空室，绵绵乎属不满日。

　　是以少气之厥，令人妄梦，其极至迷。三阳绝，三阴微，是为少气。是以肺气虚，则使人梦见白物，见人斩血籍籍；得其时，则梦见兵战。肾气虚，则使人梦见舟舩溺人；得其时，则梦伏水中，若有畏恐。肝气虚，则梦见菌香生草；得其时，则梦伏树下不敢起。心气虚，则梦救火阳物；得其时，则梦燔灼。脾气虚，则梦饮食不足；得其时，则梦筑垣盖屋。此皆五脏气虚，阳气有余，阴气不足，合之五诊，调之阴阳，以在经脉。

诊断疾病的"十度"

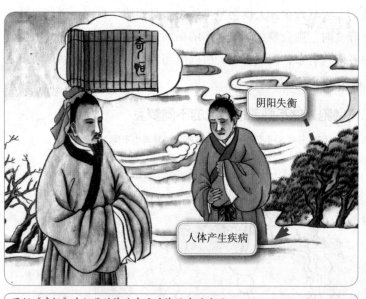

医经《奇恒》中记载的诊法在疾病诊治中的应用。

　　诊法之中包含着十度，即人体左右的脉度、脏度、肉度、筋度和腧度。在完全掌握了脉、脏、肉、筋、腧的阴阳虚实之后，就能全面了解患者的病情。在脉动出现异常情况时，若是耗散阴气，就会使阳气偏亢。在脉象虚而不显时，诊断就无常法可循。诊断疾病时，要兼取病人上部的人迎脉和下部跌阳脉，同时要考虑病人的社会地位高低，是平民百姓还是达官贵人。如果不能完全学到老师传授的知识，就不能达到医术高明的境界。如果不能体察阴阳之气的逆顺变化，便会在临证时妄行诊治。偏于补阴，阳气就会受到伤伐；偏于补阳，阴气就会受到耗散。不懂得阴阳平

医者诊断之道

十度法

脉度	用切脉的方法进行诊察，辨别脉象的大小、浮沉、滑涩
脏度	五脏的奇恒、虚实，气的逆从
肉度	人体的高矮胖瘦，体质强弱
筋度	筋的阴阳虚实，体力的大小
腧度	经络腧穴的气血运行情况

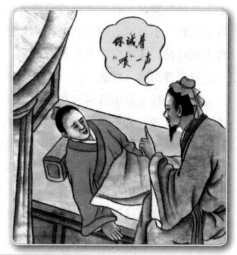

诊法之道

后阴阳而持之	认识并掌握阴阳之气的变化规律		
究奇恒之势	三阴三阳之气，各主六十日为首	参合其中的原则和虚实的纲要	再用相关度法加以判断
诊合微之事	五脏合五时，六经应六气		
追阴阳之变	阴胜则阳病，阳胜则阴病		
章五中之情	揭示出五脏的不同情况		

衡的道理，诊断就不能准确无误。这样的错误诊断方法，流传后世，错误的论断自然就会暴露无遗。

至阴虚，阳气就会断绝；至阳盛，阴气就会不足。使阴阳平衡互济，是医术极高的医生才能够做到的事情。阴阳二气平衡互济的情况，是阳气先至而阴气后至。因此，高明的医生诊治疾病的方法，是认识并掌握了阴阳之气的变化规律后，运用古代医经《奇恒》中所记载的六十首诊法，诊察各种细微征象彼此结合的情况，探求阴阳盛衰变化的规律，揭示出五脏的不同情况，做出中肯的结论。参合其中的原则和虚实的纲要，再用五度加以判断，认识并掌握了这些道理和方法之后，才可以进行诊治疾病的工作。因此，切诊到阴气的变化情况而没有切诊到阳气的变化情况，诊道就会消亡。切诊到阳气的变化情况而没有切诊到阴气的变化情况，其所运用的技术还不够精湛；只知左而不知右，或只知右而不知左；只知上而不知下，或只知先而不知后，这种治疗就不会长久。既要了解好的，也要了解坏的；既要了解有病的，也要了解无病的；既要了解高，也要了解下；既要了解坐，也要了解起；既要了解行，也要了解止。然后，还要运用起来合乎纲纪，诊道才能达到完备的境界，即使将它流传于千秋万代之后，也不会出现差错。

　　疾病因邪气有余而发作时，诊断时应了解其正气不足的表现。全面诊测揣度了患者上下各部的情况，有关脉诊的道理才能透彻。因此，形弱气虚则表明患者会死亡。形气有余而脉气不足也表明患者会死亡。脉气有余而形气不足表明疾病会康复。因此，诊病有大法可循，医生应该坐起都有准则，举动有规范，头脑灵活敏捷。在诊治疾病时情志一定要清虚沉静，对病情进行上上下下全方位的诊断，察视四时八节的正气与邪气的消长变化，分辨五脏中各部气机的往来联系，切按脉象浮沉迟数虚实的表现，抚摸尺肤滑涩寒温的征象，观察大小便的变化，再将这些情况与其他症状结合起来进行综合分析，这样就能掌握所患的疾病是逆症还是顺症，并进而确定疾病的名称，使诊断达到"十全"的境界，同时不违背患者的病情。所以，诊断疾病时，对患者呼吸和神情的变化情况进行全面的观察，治疗时就会有条不紊；运用医术时若能明察病情，治疗就能取得长久效果。如果不知道这些道理，就会违背和断送医经的理论，妄谈病情，乱下结论。这就叫作违反医道。

【原文】

　　诊有十度，度人脉度、脏度、肉度、筋度、俞度。阴阳气尽，人病自具。脉动无常，散阴颇阳。脉脱不具，诊无常行。诊必上下，度民君卿。受师不卒，使术不明。不察逆从，是为妄行。持雌失雄，弃阴附阳。不知并合，诊故不明。传之后世，反论自章。

　　至阴虚，天气绝；至阳盛，地气不足。阴阳并交，至人之所行。阴阳并交者，阳气先至，阴气后至。是以圣人持诊之道，先后阴阳而持之，《奇恒之势》乃六十首，诊合微之事，追阴阳之变，章五中之情。其中之论，圣虚实之要，定五度之事，知此乃足以诊。是以切阴不得阳，诊消亡。得阳不得阴，守学不湛，知左不知右，知右不知左，知上不知下，知先不知后，故治不久。知丑知善，知病知不病，知高知下，知坐知起，知行知止，用之有纪，诊道乃具，万世不殆。

　　起所有余，知所不足。度事上下，脉事因格。是以形弱气虚，死。形气有余，脉气不足，死。脉气有余，形气不足，生。是以诊有大方，坐起有常，出入有行，以转神明。必清必净，上观下观，司八正邪，别五中部，按脉动静，循尺滑涩，寒温之意，视其大小，合之病能，逆从以得，复知病名，诊可十全，不失人情。故诊之，或视息视意，故不失条理；道甚明察，故能长久。不知此道，失经绝理，亡言妄期，此谓失道。

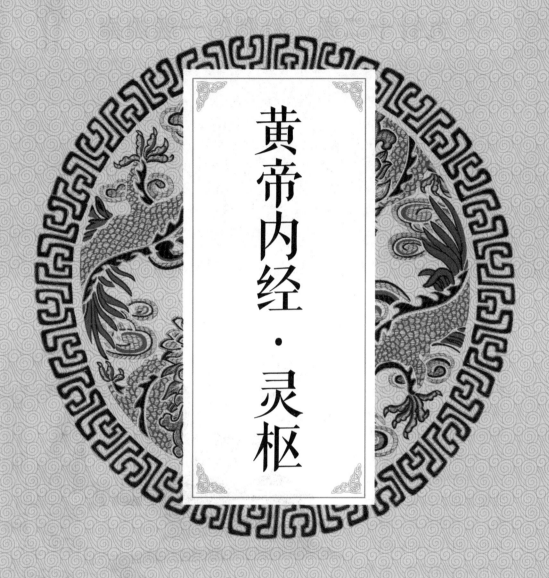

黄帝内经·灵枢

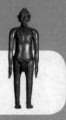

九针十二原：针刺的一般规律

【导读】

　　九针，是指古代针刺治疗疾病时所用的九种不同形制的针具，即镵针、员针、鍉针、锋针、铍针、员利针、毫针、长针、大针。十二原，是指十二原穴，即五脏各二原穴，以及膏之原穴和肓之原穴。十二原穴，是指治疗脏腑疾病的十二个腧穴。原穴之"原"，通"源"，是本源的意思。本篇主要论述了"九针"和"十二原"两方面的内容，所以篇名"九针十二原"。

　　本篇的主要内容包括：一、论述针刺补泻的原理和疾、徐、开、合等各种精巧手法；二、详细地介绍九针的名称、形制及其不同的治疗用途；三、简要概括针刺的取穴、深浅、补泻等原理，并指出针刺的关键是"得气"；四、介绍十二原穴的名称及其所对应的脏腑，以及脏腑发病时取相应原穴进行治疗的道理。

　　黄帝向岐伯问道：我将百姓视为自己的子女，养育百官，而征收他们的钱粮赋税。我怜悯他们时常不能终其天年，还接连不断地生病。对于各种疾病的治疗，我想使他们避免遭受药物、砭石的伤害，而仅用微小的针，刺入肌肤，就可以疏通经脉，调和气血，使气血在经脉中逆顺运行，出入离合循行无阻，从而治愈疾病。

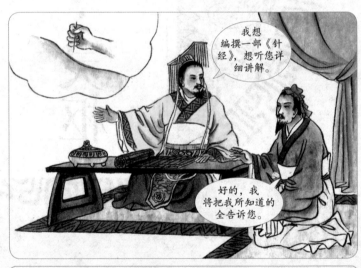

我想编撰一部《针经》，想听您详细讲解。

好的，我将把我所知道的全告诉您。

黄帝想编写《针经》，便向岐伯详细请教其内容。

同时，为了把这种疗法流传后世，就必须明确地制定出针经大法。为了使它永远不会湮没，历久而不失传，容易运用而不容易忘记，就必须使其有纲有纪，制定出微针使用的准则。另外，还要清楚地分出章节，辨明表里关系，确定气血终而复始的循行规律，所用的针具也要规定出具体的形状，为此，我想综合以上的内容先编成一部《针经》。现在，我希望听到实际的内容。

【原文】

黄帝问于岐伯曰：余子万民，养百姓，而收其租税。余哀其不给，而属有疾病。余欲勿使被毒药，无用砭石，欲以微针通其经脉，调其血气，营其逆顺出入之会。令可传于后世，必明为之法。令终而不灭，久而不绝，易用难忘，为之经纪。异其章，别其表里，为之终始，令各有形，先立《针经》。愿闻其情。

经气的变化与针刺

岐伯回答说：请让我按照顺序，从第一针到第九针，条理清晰地一一论述。现在让我首先来谈一谈关于用针治病的一般道理。运用小针治病的要领，说起来比较容易，可是要达到精妙的境界就不容易了。通常医术粗浅的医生，只是拘泥于观察病人的形体，单从外表上辨别病情，而医术高明的医生却懂得根据病人的精神活动以及气血盛衰的情况诊治疾病。高明的医生可以辨别病人神气的盛衰，还能了解客居在人体内的外邪往来出入的门

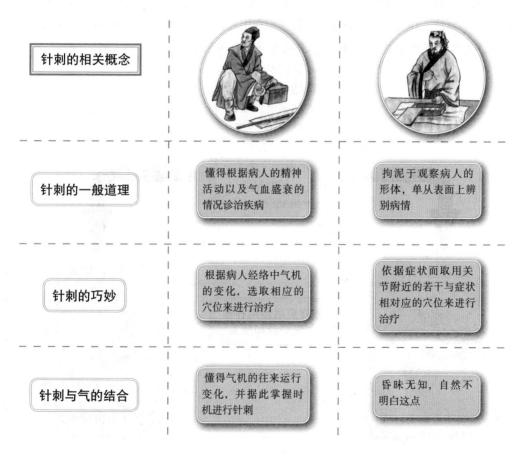

针刺的相关概念		
针刺的一般道理	懂得根据病人的精神活动以及气血盛衰的情况诊治疾病	拘泥于观察病人的形体，单从表面上辨别病情
针刺的巧妙	根据病人经络中气机的变化，选取相应的穴位来进行治疗	依据症状而取用关节附近的若干与症状相对应的穴位来进行治疗
针刺与气的结合	懂得气机的往来运行变化，并据此掌握时机进行针刺	昏昧无知，自然不明白这点

户所在。气血循行经脉，出入有一定的门户，病邪可以从门户侵入体内，没有看出疾病的性质，怎么能知道疾病的来源，而施以适当的治疗呢？至于针刺的巧妙，关键在于正确使用疾徐的不同手法。在这方面，粗率的医生仅仅会依据症状而取用关节附近的若干与症状相对应的穴位来进行治疗，只有高明的医生才会根据病人经络中气机的变化，选取相应的穴位来进行治疗。人体经络气机的变化与穴位的空窍是息息相关的。在这些空窍中，所反映出的气血虚实盛衰的变化，是至清至静而微妙的。当邪势正盛的时候，切不可迎其势而用补法；而当邪气已去时，则不宜再用泻法去驱逐邪气。了解气机变化之理的医生，能小心把握气之来去的时机，及时运用补泻之法，不会有毫发的差失；不懂得气机运行之理的医生，到了应该补泻的时候而不能及时治疗，就好像是箭扣在弦上，应当发射而不发射一样。用针的人必须懂得气机的往来运行变化，并据此掌握时机进行针刺，这样才能取得良好的疗效。粗率的医生自然不明白这一点，只有高明的医生才能体察到其中的妙用。至于气的逆顺，正气已去的，脉气虚而小，为逆；正气来复的，脉气平而和，为顺。清楚地了解气的往来逆顺变化，就可以准确无误地及时施行针法了。根据经气的循行方向，迎着经气所来的方向刺针，与它的来势相逆，用泻法夺其有余，邪气怎么会不由实转虚呢？随着经气的去路进针，和它的去势相顺，用补法济其不足，正气怎么会不由虚转实呢？所以，迎而夺之的泻法，和随而济之的补法，都应当在用心体察气机变化后，再灵活运用，这样才能调和虚实。掌握了这个要领，针法的主要道理就明白了。

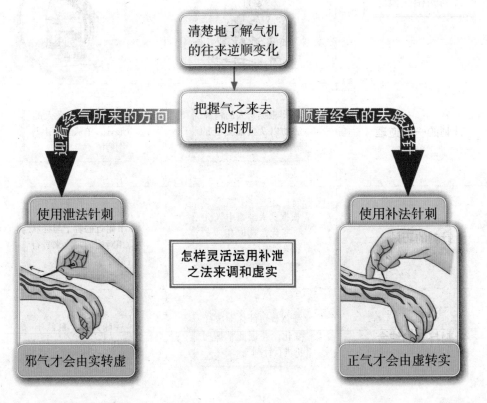

清楚地了解气机的往来逆顺变化

把握气之来去的时机

迎着经气所来的方向　　　　顺着经气的去路进针

使用泻法针刺

怎样灵活运用补泄之法来调和虚实

使用补法针刺

邪气才会由实转虚

正气才会由虚转实

【原文】

岐伯答曰：臣请推而次之，令有纲纪，始于一，终于九焉。请言其道。小针之要，易陈而难入。粗守形，上守神。神乎神，客在门。未睹其疾，恶知其原？刺之微，在速迟。粗守关，上守机。机之动，不离其空。空中之机，清静而微。其来不可逢，其往不可追。知机之道者，不可挂以发；不知机道，叩之不发。知其往来，要与之期。粗之暗乎，妙哉！工独有之。往者为逆，来者为顺，明知逆顺，正行无问。逆而夺之，恶得无虚？追而济之，恶得无实？迎之随之，以意和之，针道毕矣。

虚实补泻的原则

凡是针法的运用，属于虚证的，应当用补法，使正气充实；属于实证的，应当用泻法，以疏泄病邪；对于因瘀血郁积日久而引起疾病的，应当采用泻血法，以排除壅滞的病邪；对于病邪亢盛，邪胜于正的，也应当采用泻法，以使邪气外泄，由实转虚。古代医经中的《大要》篇曾说，徐缓进针而疾速出针，则能使正气充实，不致外泄，属于补法；疾速进针而徐缓出针，则能使邪气随针外泄，由盛而虚，属于泻法。所谓实与虚，是在针下得气之后所感觉到的，针下有气为实，针下无气为虚，得气的时候，气的来去迅疾无形，必须细心体察才能感觉到。根据针刺后得气的或后或先，就可以体会出正气的虚实、邪气的存在或消亡，而予以相应的治疗。运用补泻之法的时候，一般而言，对于正气虚的，要补之令其实，使其好像有所得一样；对于邪气盛的，要泻之令其虚，使其好像有所失一样。虚实补泻的要点，以九针最为奇妙。虽然补泻各有其合适的时机，但都可以利用针刺与其时气的开合来去相配合。所谓泻的手法，必须很快地持针刺入，而得气后要徐徐地出针，并摇大针孔，这样做主要是为了在属阳的体表部位，通过针刺打开一条出路，使邪气得以随针外泄。如果病证当用泻法，而反用按住针孔后出针的手法，就会使血气怫郁在内，这就是一般所说的"内温"。内温会造成郁血不得泄散、邪气不得外出的后果。所谓补的手法，主要是随着经气将去的方向而进针，以补其气。像这样在气去之后随之行针，医者的意念、手法可轻松随意。而在行针导气和按穴下针时，又要非常轻巧，如同蚊子叮在皮肤上一样，似有似无。在留针与出针时，则要像蚊子叮完皮肤后悄然飞去，而感觉上好像它仍旧停留在那里一样轻妙。出针时，又要像箭离开了弓弦那样干脆与迅疾。当右手施行出针手法时，左手应当随即按闭针孔，借以阻止中气外出，这就好像把在外面的门户关闭起来一样，这样中气自然就充实了。这种补正祛邪的疗法，应当防止留滞恶血之弊；如果在络脉上留有恶血，应当尽快采取刺络放血法

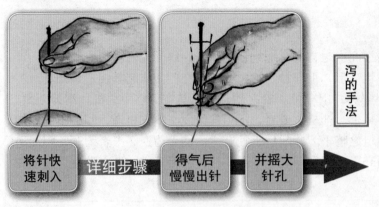

将针快速刺入 —— 详细步骤 —— 得气后慢慢出针 并摇大针孔

泻的手法

将其除掉。持针的要领，以坚定有力最为可贵。进针时用右手拇、示、中三指夹持针具，要直针而下，切不可偏左或偏右。在操作过程中，必须聚精会神地体察针下的感觉，明察秋毫。同时还要凝神注意病人神态的变化，并细心观察病人血脉的虚实。只有这样，才不致发生不良的后果。刚开始针刺的时候，必须先刺到表阳所主的卫分，然后再刺到脾阴所主的肌肉，而由此体察病者的神气及其各脏腑之气是否有散失，这样即可知道疾病的存在或消失。至于血脉横结在经穴之间的病证，尤其容易看得清楚，用手去按切时，由于外邪的结聚，有病的部位必定会显得特别坚实。

【原文】

凡用针者，虚则实之，满则泄之，宛陈则除之，邪胜则虚之。《大要》曰：徐而疾则实，疾而徐则虚。言实与虚，若有若无。察后与先，若存若亡。为虚与实，若得若失。虚实之要，九针最妙。补泻之时，以针为之。泻曰：必持内之，放而出之，排阳得针，邪气得泄。按而引针，是谓内温，血不得散，气不得出也。补曰：随之，意若妄之，若行若按，如蚊虻止，如留如还，去如弦绝。令左属右，其气故止，外门以闭，中气乃实。必无留血，急取诛之。持针之道，坚者为宝，正指直刺，无针左右，神在秋毫，属意病者，审视血脉，刺之无殆。方刺之时，必在悬阳，及与两卫，神属勿去，知病存亡。血脉者，在腧横居，视之独澄，切之独坚。

九针及其功用

九针的名称和形状都各不相同。第一种叫镵针，长一寸六分；第二种叫员针，长一寸六分；第三种叫鍉针，长三寸半；第四种叫锋针，长一寸六分；第五种叫铍针，长四寸，宽二分半；第六种叫员利针，长一寸六分；第七种叫毫针，长三寸六分；第八种叫长针，长七寸；第九种叫大针，长四寸。镵针，针头大而针尖锐利，适用于浅刺，以泻除皮肤肌表的邪热。员针，针尖椭圆如卵形，可作按摩之用，主治邪在分肉之间的疾患，用时既不会损伤肌肉，又可以疏泄分肉之间的气血。锃针，针尖像黍粟一样圆而微尖，不致刺人皮肤，主要是用作按摩经脉、流通气血，但用时不宜陷入肌肉，否则反会损伤正气。锋针，针锋锐利，三面有锋棱，适用于热毒痈疡或经络久痹的顽固性疾患。铍针，针尖如剑锋，适用于痈疡等疾患，可作刺破排脓之用。员利针，针尖大如牦尾，圆且锐利，针身略粗，能用于治疗急性病。毫针，针尖纤细如蚊虻之喙，可用于静候气的徐缓到来；而针身微细，适宜于持久留针，以扶养真气；同时还适宜于治疗痛痹。长针，针尖锋利而针身细薄，可以治疗久治不愈的痹证。大针，针体如杖，粗而且巨，针尖略圆，可用来治疗水气停留于关节而致浮肿的疾患，作泻水之用。九针的名称、形状与主治作用，大致尽在于此了。

初识九针

九针之所以称为九针，而不叫八针或十针，恐怕与古人对"九"这个数字的情有独钟有很大关系。九是最大的数字，在古人的观念里，万物始于一而终于九，九象征着全面和完备。它是针灸的基础工具，所以全局以九针为第一篇

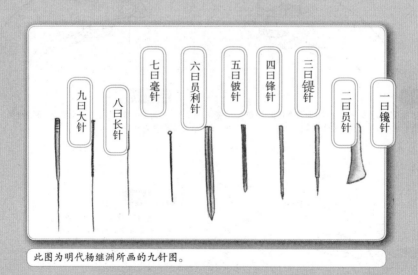

此图为明代杨继洲所画的九针图。

九针的长度和形状都各不相同，其用途也区别很大，各有其施治的病症，应根据不同的病情而适当选用。例如：病在浅表的，都不宜深刺，如果针刺太深，就会引邪入内而加重病情，可以选择一寸六分长的锋针

持针的方法

针刺时，持针的姿势很重要，一般根据用指的多少，又分为二指持针法、三指持针法、四指持针法。

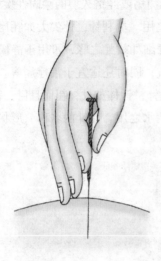

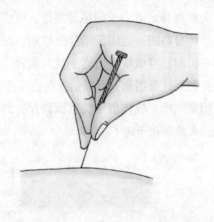

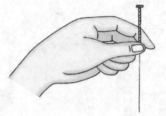

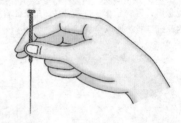

二指持针

用右手拇指、示两指指腹执持针柄，针身与拇指呈90°。一般用于针刺浅层腧穴的短毫针常用持针法。

三指持针

用右手拇指、示指、中指指腹执持针柄。一般用于长针深刺的持针法。

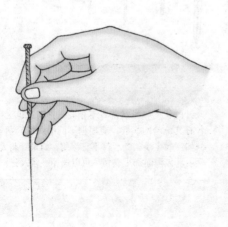

四指持针

用右手拇指、示指、中指、无名指指腹执持针柄，小指指尖抵于针旁皮肤，支持针身垂直。一般用于长针深刺的持针法。

三棱针（锋针）的刺法

三棱针即九针中的第四针——锋针。根据病情及部位的需要，有以下几种常用的刺法：

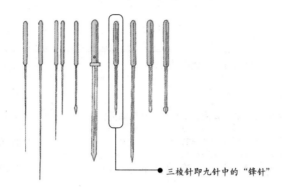

● 三棱针即九针中的"锋针"

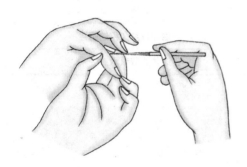

点刺法

推按被刺穴位，使血液积聚于针刺部位，用左手夹紧被刺部位，右手持针，对准穴位迅速刺入，随即将针退出，轻轻挤压针孔周围，使出血少许。多用于高热、昏迷、中暑等。

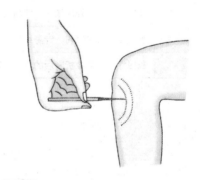

散刺法

是由病变外缘呈环形向中心点刺的一种方法。多用于局部瘀血、肿痛、顽癣等。

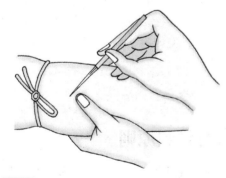

刺络法

先用带子结扎在针刺部位上端（近心端），左手拇指压在被刺部位下端，右手持针对准针刺部位的络脉，刺入2～3毫米后立即将针退出，使其流出少量血液。多用于急性吐泻、中暑、发热等。

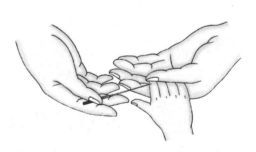

挑刺法

用左手按压针刺部位两侧，或捏起皮肤，使皮肤固定，右手持针迅速刺入皮肤，随即将针身倾斜挑破皮肤，使之出少量血液或少量黏液。常用于肩周炎、支气管哮喘、血管神经性头痛等。

九针形状用途表

名称	形状	用途
镵针	长一寸六分，头大而针尖锐利	泻肌表邪热
员针	长一寸六分，针形如卵	疏泄肌肉间的邪气
锟针	长三寸半，其锋如小米粒一样微圆而尖	按摩经脉，流通气血
锋针	长一寸六分，三面有刃	治疗顽固的旧疾
铍针	长四寸，针尖像剑锋一样锐利	可刺痈排脓
员利针	长一寸六分，针尖像长毛，针的中部稍粗	治疗急性病
毫针	长三寸六分，针形像蚊虻的嘴	治疗痛痹
长针	长七寸，针尖锐利，针身细长	治疗日月久积的痹症
大针	长四寸，针尖像折断后的竹茬，其锋稍圆	泻导关节积水

【原文】

　　九针之名，各不同形：一曰镵针，长一寸六分；二曰员针，长一寸六分；三曰锟针，长三寸半；四曰锋针，长一寸六分；五曰铍针，长四寸，广二分半；六曰员利针，长一寸六分；七曰毫针，长三寸六分；八曰长针，长七寸；九曰大针，长四寸。镵针者，头大末锐，去泻阳气；员针者，针如卵形，揩摩分间，不得伤肌肉，以泻分气；锟针者，锋如黍粟之锐，主按脉勿陷，以致其气；锋针者，刃三隅，以发痼疾；铍针者，末如剑锋，以取大脓；员利针者，尖如氂，且员且锐，中身微大，以取暴气；毫针者，尖如蚊虻喙，静以徐往，微以久留之而养，以取痛痹；长针者，锋利身长，可以取远痹；大针者，尖如梃，其锋微员，以泻机关之水也。九针毕矣。

邪气对人体的伤害与针刺原则

　　邪气侵犯经脉引起疾病的情况，一般是这样的：贼风邪气，常常由头部侵入，所以说邪气在上；由饮食不节所致的浊气，往往滞留在肠胃里，所以说浊气在中；清冷寒湿之邪，大多从足部侵入，所以说清气在下。在针刺的时候，上部取筋骨陷中的各经腧穴，则能使贼风邪气随针而出。针刺中土的经脉足阳明胃经，就可以排除滞留在肠胃中的浊气。凡是病在浅表的，都不宜深刺；如果刺得过深，邪气反而会随之深入，而加重病情。所以说，皮、肉、筋、脉各有自己一定的部位，而每种病也各有与之相适应的治疗方法。九针之形状各不相同，各有其适应的病证，

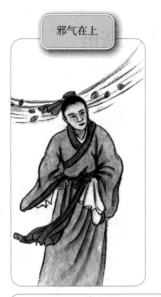
邪气在上

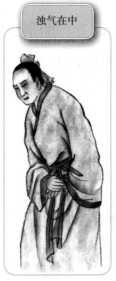
浊气在中

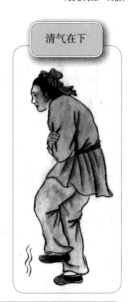
清气在下

由邪气入侵经脉而导致疾病的三种情况。

要根据病情适当选用。实证不可以用补法，虚证不可以用泻法。如果正气不足的反用了泻法，或是邪气有余的反用了补法，就会使病情更加严重，这就是所谓的病上加病。在病重的时候，如果误泻了五脏阴经的经气，就会造成死亡；而如果误泻了六腑阳经的经气，就会使病人形体衰败，难以恢复。误泻阴经，使脏气耗竭，就会导致死亡；误泻阳经，损耗阳气，就会使人发狂。这些都是误用补泻的害处。进针之后，如果没有得气的感觉，就说明针气还没有至，应当继续施行针刺手法，而不必拘泥于针刺的次数，总的来说，要以达到气至为度。如果进针之后，有了得气的感觉，即气至，就可以出针，不必再行针刺和留针了。九针各有它的适应证，因而针的形状也各不相同，要根据病情选用，才能适应治疗的需要。针刺的要领，就在于达到气至，有了气至的感觉就表明有了疗效。疗效确切的，就好像风吹云散，立刻明朗地看到了青天一样。针刺的主要道理，全在这了。

【原文】

　　夫气之在脉也，邪气在上；浊气在中，清气在下，故针陷脉则邪气出，针中脉则浊气出，针太深则邪气反沉，病益。故曰：皮肉筋脉，各有所处，病各有所宜，各不同形，各以任其所宜。无实无虚，损不足而益有余，是谓甚病，病益甚。取五脉者死，取三脉者恇。夺阴者死，夺阳者狂。针害毕矣。刺之而气不至，无问其数；刺之而气至，乃去之，勿复针。针各有所宜，各不同形，各任其所为。刺之要，气至而有效。效之信，若风之吹云，明乎若见苍天。刺之道毕矣。

脏腑之经气所出

黄帝说：我想听您讲一讲五脏六腑的经气是从什么地方发出来的。

岐伯说：五脏各有其经脉，每条经脉各有井、荥、输、经、合五个腧穴，五条经脉各五个腧穴，共有二十五个腧穴。六腑也各有其经脉，每条经脉各有井、荥、输、原、经、合六个腧穴，六条经脉各有六个腧穴，共有三十六个腧穴。人体共有十二条经脉、十五条络脉，合起来共有二十七条经络，从经络的脉气来讲，总计有二十七气。这二十七气在全身上下循行出入。脉气所发出的地方，如同泉水的源头，称作井；脉气所流过的地方，像刚涌出泉眼的微小水流，称作荥；脉气所灌注的地方，像水流渐渐汇聚输注于深处一样，叫作输；脉气所行走的地方，像大的水流迅速流过一样，叫作经；脉气所进入的地方，如同百川的会合入海，叫作合。十二经脉和十五络脉的二十七气所出入流注运行的地方，就是在这井、荥、输、经、合的五腧穴之中。周身关节空隙的交通之处，共有三百六十五个腧穴。如果掌握了它的特点，懂得了其中的要领，那么一句话就可以将它说明白；如果不懂得其中的要领，就会感到散漫而没有体系，而对这么多腧穴也就无法完全了解了。必须说明的是，这里所说的关节空隙之处，指的是神气运行活动、出入内外的处所，着重于内部功能的反映，而并非指皮、肉、筋、骨的局部形态。

荥

井

输

脉气所流过的地方

脉气所发出的地方

五大腧穴

脉气所灌注的地方

经

合

脉气所行走的地方

脉气所进入的地方

【原文】

黄帝曰：愿闻五脏六腑所出之处。

岐伯曰：五脏五腧，五五二十五腧；六腑六腧，六六三十六腧。经脉十二，络脉十五。凡二十七气，以上下。所出为井，所溜为荥，所注为输，所行为经，所入为合。二十七气所行，皆在五腧也。节之交，三百六十五会。知其要者，一言而终；不知其要，流散无穷。所言节者，神气之所游行出入也，非皮肉筋骨也。

针刺时的注意要点

在进行针刺时，医生必须先观察病人的气色，注意病人的眼神，以了解病人的精神及正气是处于涣散状态还是有所恢复，力求使所诊治的疾病内在变化与反映在形体上的病象相一致；同时还要通过诊脉，通过脉象的动静辨明邪正的盛衰情况。在进针时，右手持针、进针；左手以两指夹持住针身，防止其倾斜和弯曲。针刺入后，等到针下有了得气的感觉，即可考虑出针。凡是在用针刺进行治疗之前，医生都必须首先诊察脉象，只有根据脉气所呈现出的病情轻重情况，才可以制定相应的治疗措施。如果病人在内的

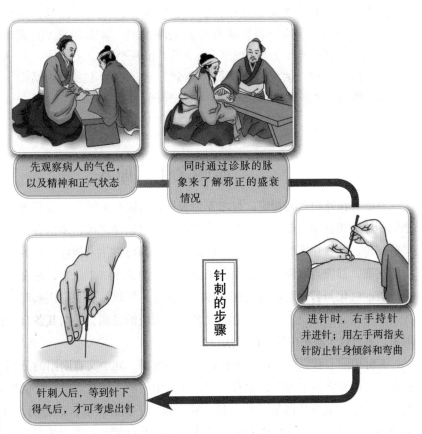

先观察病人的气色，以及精神和正气状态

同时通过诊脉的脉象来了解邪正的盛衰情况

针刺的步骤

进针时，右手持针并进针；用左手两指夹针防止针身倾斜和弯曲

针刺入后，等到针下得气后，才可考虑出针

五脏之气已经虚绝，就是阴虚证，而医生反用针去补在外的阳经，就会使阳愈盛，使阴愈虚，这叫"重竭"。脏气重竭的病人必死。因为是五脏之气虚竭而死，所以临死前的表现是安静的。形成"重竭"的主要原因，是医生误治，违反了脏气阴虚理应补脏的原则，而误泻了腋下和胸前的脏气流出的腧穴，促使脏气逐渐趋于虚竭。至于五脏之气已虚于外的病人，属于阳虚，而医者反去补在内的阴经，助阴则阳气愈竭，这就形成了阴阳气不相顺接的病变，叫作"逆厥"。有逆厥证的病人也必死。因为是五脏之气有余，所以病者在临死前的表现是烦躁的。这也是由于医者的误治，违反了阳气已虚理应补阳的原则，反而误泻四肢末梢的穴位，促使阳气逐渐趋于虚竭。凡针刺用泻法的，已刺中了病邪的要害，但仍然留针而不出，就反而会使精气耗损；刺中了要害，但未经运用适当的针刺手法，就立即出针，就会使邪气留滞，进而郁壅。如果出针太迟，损耗了精气，病情就会加重，甚至使形体衰败。如果出针太快，邪气留滞于气分，就会使肌肤上发生痈疡。

【原文】

睹其色，察其目，知其散复；一其形，听其动静，知其邪正。右主推之，左持而御之，气至而去之。凡将用针，必先诊脉，视气之剧易，乃可以治也。五脏之气已绝于内，而用针者反实其外，是谓重竭。重竭必死，其死也静。治之者辄反其气，取腋与膺。五脏之气已绝于外，而用针者反实其内，是谓逆厥。逆厥则必死，其死也躁。治之者反取四末。刺之害，中而不去，则精泄；不中而去，则致气。精泄则病益甚而恇，致气则生为痈疡。

脏腑之十二原穴

五脏有在外的六腑相应，与之互为表里，六腑与五脏之气表里相通，跟六腑与五脏之气相应的还有十二个原穴。十二个原穴的经气输注之源，多出自两肘两膝以下的四肢关节部位。这些在四肢关节以下部位的腧穴，都可以用来治疗五脏的疾病。凡是五脏发生的病变，都应当取用十二个原穴来治疗。因为这十二个原穴，是全身三百六十五节禀受五脏的气化与营养而将精气注于体表的部位。所以，五脏有疾病时，其变化就会反映在十二个原穴的部位上。十二个原穴各有其相应的脏腑，根据其各自穴位上所反映出的现象，就可以了解相应脏腑的受病情况了。

五脏中的心肺二脏，位于胸膈以上，上为阳，其中又有阴阳的分别。阳中的少阴是肺脏，它的原穴是太渊穴，左右共有两穴；阳中的太阳是心脏，它的原穴是大陵穴，左右共有两穴。五脏中的肝、脾、肾三脏，都位于胸膈以下，下为阴，其中再分出阴阳。阴中的少阳是肝脏，它的原穴是太冲穴，左右共有两穴；阴中的至阴是脾脏，它的原穴

针灸铜人

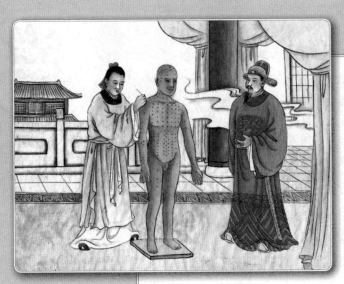

针灸铜人是中国古代供针灸教学用的青铜浇铸而成的人体经络腧穴模型。始于北宋天圣年间，明清及现代均有制作。北宋针灸铜人为北宋天圣五年（1027）宋仁宗诏命制造，其高度与正常成年人相近，胸背可以开合，体内雕有脏腑器官。铜人表面镂有穴位，穴旁刻题穴名。铜人为医师考试时使用，用时以黄蜡封涂铜人外表的孔穴，其内注水。如取穴准确，针入而水流出；取穴不准，针不能刺入。明代针灸铜人是明英宗诏命仿北宋铜人重新铸造

五大腧穴表

名称	作用
井	如泉水的源头，例如手少阴心经所属的少商穴
荥	像刚涌出泉眼的细小水流，例如手少阴心经所属的鱼际穴
腧	如同汇聚的水流，其气逐渐盛大，例如手少阴心经所属的太渊穴
经	像迅速涌过的大股水流，气势强盛，例如手少阴心经所属的经渠穴
合	像百川归海，气势磅礴，例如手少阴心经所属的尺泽穴

五脏六腑与十二原穴

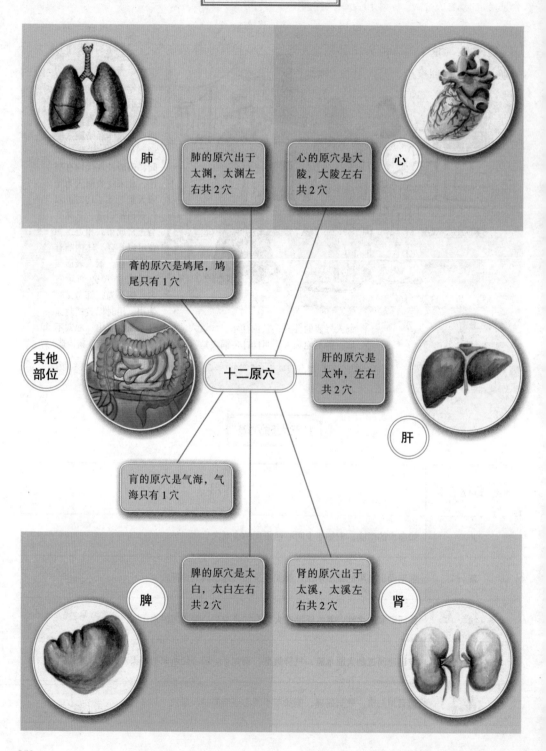

肺

肺的原穴出于太渊，太渊左右共2穴

心的原穴是大陵，大陵左右共2穴

心

膏的原穴是鸠尾，鸠尾只有1穴

其他部位

十二原穴

肝的原穴是太冲，左右共2穴

肝

肓的原穴是气海，气海只有1穴

脾的原穴是太白，太白左右共2穴

脾

肾的原穴出于太溪，太溪左右共2穴

肾

是太白穴，左右共有两穴；阴中的太阴是肾脏，它的原穴是太溪穴，左右共有两穴。在胸腹部脏器附近，还有膏和肓的两个原穴。膏的原穴是鸠尾穴，属任脉，只有一穴；肓的原穴是气海穴，属任脉，也只有一穴。以上五脏共十穴，加上膏和肓的各一穴，合计共有十二穴。这十二个原穴，都是脏腑经络之气输注于体表的部位，可以用它们来主治五脏六腑的各种疾患。凡患腹胀病的，应当取用足三阳经，即取足太阳膀胱经、足阳明胃经、足少阳胆经的穴位进行治疗。凡患完谷不化的泄泻证的，应当取用足三阴经，即取足太阴脾经、足少阴肾经、足厥阴肝经的穴位进行治疗。

现在来说一说五脏有病的情况。五脏有病，就好比人的皮肉中扎了刺，物体上有了污点，绳子上打了结扣，河道中发生了淤塞一样。刺扎得日子虽久，但仍可以拔掉它；沾染的污点日子虽久，但仍可以洗掉它；打上的结扣日子虽久，但仍可以解开它；河道淤塞的日子虽久，但仍可以疏通它。有些人认为久病是不能治疗的，这种说法是不对的。善于用针的医生，治疗疾病就好像拔刺、洗污点、解绳结、疏通河道一样，无论患病的日子多么久，都是可以治愈的。说久病不能救治，是因为他没有掌握好针灸的治疗方法。

针刺治疗各种热病，适宜用浅刺法，手法轻捷迅疾，就好像用手去试探沸腾的热水一样，一触即起；针刺治疗寒性和肢体清冷的病证，适宜用深刺留针法，静待气至，就好像旅人留恋着家乡不愿离开一样。在内的阴分为阳邪侵入而有热象的，应当取用足阳明胃经的足三里穴进行治疗。要正确地进行治疗，不要松懈疏忽，直到气至而邪气衰退，方可停针；如果邪气不退，则应持续治疗。如果证候出现在上部，且属于在内的脏病，

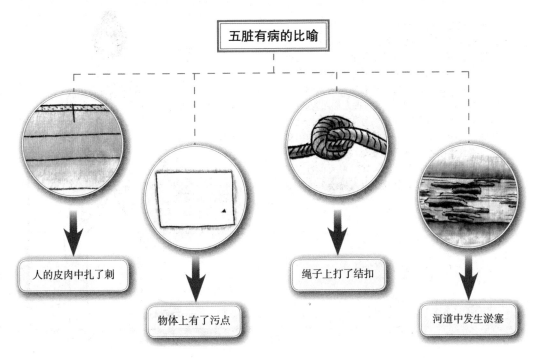

五脏有病的比喻

人的皮肉中扎了刺

物体上有了污点

绳子上打了结扣

河道中发生淤塞

初识经络

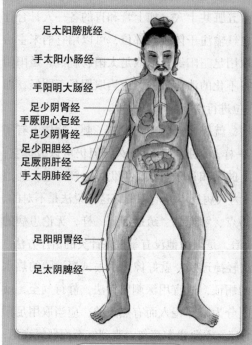

足太阳膀胱经
手太阳小肠经
手阳明大肠经
足少阴肾经
手厥阴心包经
足少阴肾经
足少阳胆经
足厥阴肝经
手太阴肺经

足阳明胃经

足太阴脾经

孙思邈仰人明堂图

手少阳三焦经
手太阳小肠经
足阳明胃经
手厥阴心包经
足太阴脾经

手阳明大肠经

足厥阴肝经

足少阴肾经

足少阳胆经

孙思邈侧人明堂图

经络学说是中医学的一个重要组成部分，也是《灵枢》卷中重要的理论之一。它贯穿于中医的生理、病理、诊断和治疗等各个方面，不仅指导着中医各科的临床实践，而且是人们养生祛病的重要依据。经络是经脉和络脉的总称，人体上有一些纵贯全身的路线，古人称之为经脉；而这些大干线有一些细小的分支，古人称之为络脉。在中医眼中，人体是一个不可分割的整体，将身体的各个部位联系在一起的网络就是经络。和现代的医学挂图一样，古人也有这样的人体结构图，明堂图就是古人描绘人体经络和脏腑的一种挂图

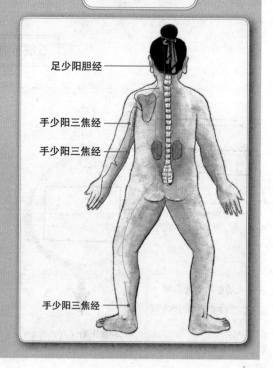

足少阳胆经

手少阳三焦经

手少阳三焦经

手少阳三焦经

应当取用足太阴脾经的合穴阴陵泉穴进行治疗；如果证候出现在上部，且属于在外的腑病，则应该取用足少阳胆经的合穴阳陵泉穴进行治疗。

【原文】

　　五脏有六腑，六腑有十二原，十二原出于四关，四关主治五脏。五脏有疾，当取之十二原。十二原者，五脏之所以禀三百六十五节之会也。五脏有疾也，应出十二原，而原各有所出，明知其原，睹其应，而知五脏之害矣。

　　阳中之少阴，肺也，其原出于太渊，太渊二。阳中之太阳，心也，其原出于大陵，大陵二。阴中之少阳，肝也，其原出于太冲，太冲二。阴中之至阴，脾也，其原出于太白，太白二。阴中之太阴，肾也，其原出于太溪，太溪二。膏之原，出于鸠尾，鸠尾一。肓之原，出于脖胦，脖胦一。凡此十二原者，主治五脏六腑之有疾者也。胀取三阳，飧泄取三阴。

　　今夫五脏之有疾也，譬犹刺也，犹污也，犹结也，犹闭也。刺虽久，犹可拔也；污虽久，犹可雪也；结虽久，犹可解也；闭虽久，犹可决也。或言久疾之不可取者，非其说也。夫善用针者，取其疾也，犹拔刺也，犹雪污也，犹解结也，犹决闭也。疾虽久，犹可毕也。言不可治者，未得其术也。

　　刺诸热者，如以手探汤；刺寒清者，如人不欲行。阴有阳疾者，取之下陵三里。正往无殆，气下乃止，不下复始也。疾高而内者，取之阴之陵泉；疾高而外者，取之阳之陵泉也。

深刺和浅刺

　　针刺的深度有深和浅之别，但这只是一个相对的概念。针刺的深度因针刺经脉的脉势强弱而不同，留针的时间也不同。此外，针刺的深度还要考虑病人的年龄、形体的高矮胖瘦等情况，做到辨证治疗。

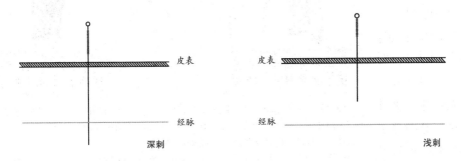

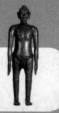

邪气脏腑病形：邪气对脏腑的侵袭

【导读】

　　本篇的篇名中有三个关键概念：邪气，指致病的原因；脏腑，指疾病发生的部位；病形，即疾病的症状表现。篇中主要讨论了邪气侵害人体脏腑，发生病变，并表现出一定的症状的相关问题，故以此名篇。

　　本篇的主要内容如下：一是论述邪气侵犯人体的原因和部位，以及侵入阴阳二经的区别；二是阐述察色、切脉、问病、诊察尺肤等各种诊法的重要性，以及色、脉、尺肤的相应情况；三是讲述五脏发生病变的脉象、症状和针刺治疗原则；四是讲述六腑发生病变的症状和针刺方法。

　　黄帝向岐伯问道：外邪伤人的情况是怎样呢？

　　岐伯回答说：外邪伤人，大多是侵犯于人体的上部。

　　黄帝问：邪气侵袭部位在上在下，有一定的规律吗？

　　岐伯回答说：在上半身发病的，是感受了风寒等外邪所致；在下半身发病的，是感受了湿邪所致。但这只是一般的规律，事

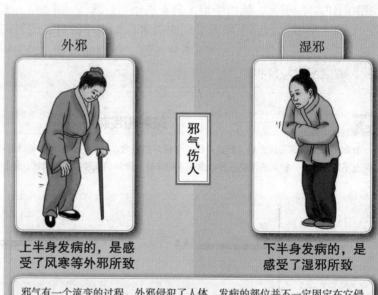

外邪

上半身发病的，是感受了风寒等外邪所致

邪气伤人

湿邪

下半身发病的，是感受了湿邪所致

邪气有一个流变的过程，外邪侵犯了人体，发病的部位并不一定固定在它侵入的地方。外邪侵袭了五脏的阴经，会流传到属阳的六腑；外邪侵袭了阳经，就直接流传到这条经循行的通路上发病

实并非绝对如此。因为邪气还有一个流变的过程，所以说外邪侵犯了人体，发病的部位并不一定固定在它侵入的地方。外邪侵袭了五脏的阴经，会流传到属阳的六腑；外邪侵袭了阳经，就直接流传到这条经循行的通路上发病。

【原文】

黄帝问于岐伯曰：邪气之中人也，奈何？

岐伯答曰：邪气之中人高也。

黄帝曰：高下有度乎？

岐伯曰：身半已上者，邪中之也；身半已下者，湿中之也。故曰：邪之中人也，无有常。中于阴则溜于腑，中于阳则溜于经。

邪气侵入经脉后的变化

黄帝问：阴经和阳经，虽然名称不同，但其实都同属于经络系统而为运行气血的组织，它们分别在人体的上部或下部相会合，而使经络之间的相互贯通像圆形的环一样没有尽头。外邪侵袭人体时，有的侵袭于阴经，有的侵袭于阳经，而其病所又或上或下或左或右，没有固定的部位，这是什么缘故呢？

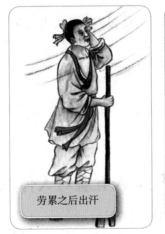

劳累之后出汗

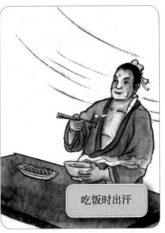

吃饭时出汗

以上两种情况都容易被邪气侵袭。

岐伯说：手足三阳经的会合之处，都是在头面部。邪气侵袭人体，往往是在人体正气不足、有虚可乘的时候，如用力劳累之后，或因吃饭而出了汗，以致腠理开泄的时候，就容易被邪气所侵袭。因为足三阳经的循行通路，都是由头至足，自上而下的，所以邪气侵入面部，就由此下入于足阳明胃经；邪气侵入项部，就由此下入于足太阳膀胱经；邪气侵入颊部，就由此下入于足少阳胆经。外邪并没有侵入头面部，而是直接侵入了在前的胸膺、在后的脊背以及在两侧的胁肋部，也会分别侵入上述三阳经而在其各自所属的循行通路上发病。

黄帝问：外邪侵袭阴经的情况是怎样的？

岐伯回答说：外邪侵入阴经，通常是从手臂或足胫的内侧开始的。因为在手臂和足胫的内侧这些地方，皮肤较薄，肌肉也较为柔润，所以身体各部位都同样感受到风邪时，这些部位最容易受伤。

黄帝问：外邪侵袭了阴经之后，会使五脏受到伤害吗？

岐伯回答说：身体虽然感受了风邪，却不一定会影响到五脏。由此而言，外邪侵入阴经后，若是五脏之气充实，即使有邪气侵入了，也不能够停留，而只能从五脏退还到六腑。因此，阳经感受了邪气，就能直接在本经上发病；而阴经感受了邪气，若是脏气充实，邪气就会由里出表，流传到和五脏相表里的六腑而发病。

【原文】

黄帝曰：阴之与阳也，异名同类，上下相会，经络之相贯，如环无端。邪之中人，或中于阴，或中于阳，上下左右，无有恒常，其故何也？

岐伯曰：诸阳之会，皆在于面。中人也，方乘虚时，及新用力，若饮食汗出，腠理开，而中于邪。中于面则下阳明，中于项则下太阳，中于颊则下少阳，中于膺背两胁亦中其经。

黄帝曰：其中于阴，奈何？

岐伯答曰：中于阴者，常从臂胻始。夫臂与胻，其阴皮薄，其肉淖泽，故俱受于风，独伤其阴。

黄帝曰：此故伤脏乎？

岐伯答曰：身之中于风也，不必动脏。故邪入于阴经，则其脏气实，邪气入而不能客，故还之于腑。故中阳则溜于经，中阴则溜于腑。

邪气侵入五脏对人体的伤害

黄帝问：病邪侵袭人体五脏的情形是怎样的？

岐伯说：愁忧恐惧等情绪变化过久过激，就会使心脏受伤。形体受寒，又饮冷水，两寒相迫，就会使肺脏受伤。因为此表里两种寒邪内外相应，而使在内之肺脏和在外之皮毛都受到伤害，所以就会导致肺气失于肃降而上逆，进而发生喘、咳等病变。从高处坠落跌伤，就会使瘀血留滞在内，若此时又有大怒的情绪刺激，就会导致气上逆而不下，血亦随之上行，郁结于胸胁之下，而使肝脏受伤。倘若被击打或跌倒于地，或醉后行房事以致汗出后受风着凉，就会使脾脏受伤。倘若用力提举过重的物

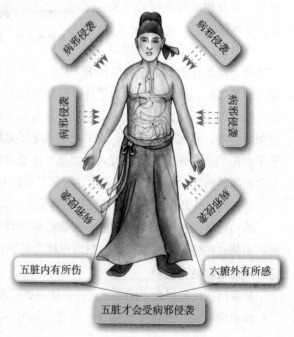

病邪侵袭

病邪侵袭

病邪侵袭

病邪侵袭

病邪侵袭

病邪侵袭

五脏内有所伤

六腑外有所感

五脏才会受病邪侵袭

品，或房事过度以及出汗后用冷水沐浴，就会使肾脏受伤。

黄帝问：五脏为风邪所侵袭，其情形是怎样的呢？

岐伯说：一定是属阴的五脏内有所伤，属阳的六腑外有所感，以致在内外俱虚的情形下，风邪内侵五脏。

黄帝说：讲得好！

【原文】

黄帝曰：邪之中人脏，奈何？

岐伯曰：愁忧恐惧则伤心，形寒寒饮则伤肺。以其两寒相感，中外皆伤，故气逆而上行。有所堕坠，恶血留内，若有所大怒，气上而不下，积于胁下则伤肝。有所击仆，若醉入房，汗出当风则伤脾。有所用力举重，若入房过度，汗出浴水则伤肾。

黄帝曰：五脏之中风，奈何？

岐伯曰：阴阳俱感，邪气乃往。

黄帝曰：善哉。

人面不怕冷的原因

黄帝向岐伯问道：人的头面和全身上下各部，所有筋骨密切相连，气血相合运行。但是当天气寒冷的时候，大地冻裂，冰雪凌人，此时若是天气猝然变冷，人们往往缩手缩脚，懒于活动，而面部却能露出在外面，并不像身体那样必须穿上衣服才能御寒，这是什么缘故？

岐伯回答说：周身的十二经脉以及与之相通的三百六十五络脉，其所有的血气都是上达于头面部而分别入于各个孔窍之中的。其阳气的精微上注于眼目，而使眼能够视；其旁行的经气从两侧上注于耳，使耳能够听；其积于胸中的宗气上出于鼻，使鼻能够嗅；还有胃腑之谷气，从胃上达于唇舌，使舌能够辨别五味；尤其是各种气化所产生的津液，都上行熏蒸于面部，加之面部的皮肤较厚，肌肉也坚实，所以即使在极冷的天气里，它也仍能抗拒寒气而不畏寒冷。

黄帝问：外邪侵袭人体，其显露在外表上的病状情形是怎样的？

岐伯说：虚邪侵袭人体，发病比较严重，病人有恶寒战栗的病象表现于外。正邪侵袭人体，发病比较轻微，开始只在气色上略有所见，而在身体上是没有什么感觉的。好像有病，又好像没有病，所感受的病邪好像早已消失，又好像仍存留在体内，同时，在表面上可能有一些病证的形迹表现出来，但也有毫无形迹的，所以就不容易明了它的病情。

黄帝说：说得好！

【原文】

　　黄帝问于岐伯曰：首面与身形也，属骨连筋，同血合于气耳。天寒则裂地凌冰，其卒寒，或手足懈惰，然而其面不衣，何也？

　　岐伯答曰：十二经脉，三百六十五络，其血气皆上于面而走空窍，其精阳气上走于目而为睛，其别气走于耳而为听，其宗气上出于鼻而为臭，其浊气出于胃走唇舌而为味，其气之津液皆上熏于面，而皮又厚，其肉坚，故热甚，寒不能胜之也。

　　黄帝曰：邪之中人，其病形何如？

　　岐伯曰：虚邪之中身也，洒淅动形；正邪之中人也微，先见于色，不知于身，若有若无，若亡若存，有形无形，莫知其情。

　　黄帝曰：善哉。

诊断疾病要综合考察

　　黄帝向岐伯问道：我听说，通过观察病人气色就能够了解病情的，叫作明；通过切按病人的脉象而了解病情的，叫作神；通过询问病人的病情而了解病痛所在的，叫作工。我希望听您说说，为什么通过望诊就可以了解病情，通过切诊就可以晓得病况，通过问诊就可以彻底了解病痛的所在？

　　岐伯回答说：由于病人的气色、脉象和尺肤，都与疾病有一定的关系，就好像看到木槌击鼓，随即就会听到响声一样，是不会有差错的。这也好似树木的根本与树木的枝叶之间的关系，树根死了，枝叶也必然枯萎。病人的面色、脉象以及形体肌肉的变化，也是相一致的，它们都是内在疾病在体表上的反映。因此，在察色、辨脉和观察尺肤这三方面，能够掌握其中之一的就可以称为工，掌握了其中两者的就可以称为神，能够完全掌握这三方面并参合运用的，就可以称为神而明的医生了。

　　黄帝说：有关面色脉象方面的问题，希望听您详尽地解释一下。

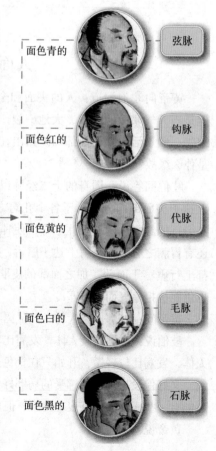

察色辨脉

面色青的 —— 弦脉
面色红的 —— 钩脉
面色黄的 —— 代脉
面色白的 —— 毛脉
面色黑的 —— 石脉

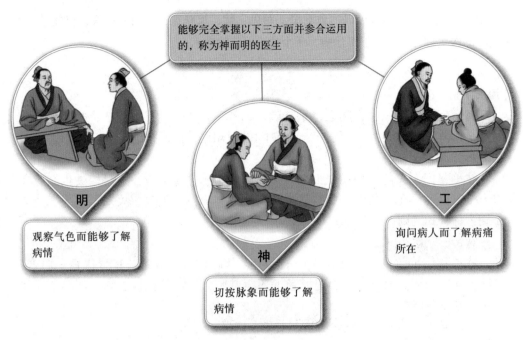

能够完全掌握以下三方面并参合运用的，称为神而明的医生

明

观察气色而能够了解病情

神

切按脉象而能够了解病情

工

询问病人而了解病痛所在

岐伯说：若病程中所呈现出的面色是青色，则与它相应的脉象应该是端直而长的弦脉；红色，与它相应的脉象应该是来盛去衰的钩脉；黄色，与它相应的脉象应该是软而弱的代脉；白色，与它相应的脉象应该是浮虚而轻的毛脉；黑色，与它相应的脉象应该是沉坚的石脉。以上是面色和脉象相应的关系，如果诊察到了面色，却不能诊得与之相应的脉象，反而诊得了相克的脉象，就是死脉，预示着病危或是死亡；倘若诊得了相生的脉象，则即使有病也会很快痊愈的。

黄帝向岐伯问道：五脏所发生的疾病，以及它的内在变化和反映于体表的病状，是怎样的？

岐伯回答说：先确定五脏与五色、五脉的对应关系，五脏的病情才可以辨别。

黄帝问：确定了气色和脉象与五脏对应的关系之后，怎么就能够判别病情了呢？

岐伯说：只要再诊察出脉象的缓急、大小、滑涩等情况，就可以确定是什么病证了。

黄帝问：怎样来诊察这些脉象的情况呢？

岐伯回答说：脉来急促，则尺部的皮肤也显得紧急；脉来徐缓，则尺部的皮肤也显得松弛。脉象小，则尺部的皮肤也显得瘦薄而少气；脉象大，则尺部的皮肤也显得好像要隆起似的。脉象滑，则尺部的皮肤也显得滑润；脉象涩，则尺部的皮肤也显得枯涩。大凡这一类的变化，有显著的也有不甚显著的，所以善于观察尺肤的医生，有时可以不必诊察寸口的脉象；善于诊察脉象的医生，有时也可以不必望面色。能够将察色、辨脉以及观察尺肤这三者相互配合而进行诊断的医生，就可以称为上工。上工治病，十个病人可以治愈九个。对色、脉、尺肤这三方面的诊察，能够运用其中两种的医生称为中工。中工治病，十个病人可以治愈七个。对色、脉、尺肤这三方面的诊察，仅能进行其中之一的医生称为下工。下工治病，十个病人只能治愈六个。

【原文】

黄帝问于岐伯曰：余闻之，见其色，知其病，命曰明；按其脉，知其病，命曰神；问其病，知其处，命曰工。余愿闻见而知之，按而得之，问而极之，为之奈何？

岐伯答曰：夫色脉与尺之相应也，如桴鼓影响之相应也，不得相失也。此亦本末根叶之殊候也，故根死则叶枯矣。色脉形肉不得相失也，故知一则为工，知二则为神，知三则神且明矣。

黄帝曰：愿卒闻之。

岐伯答曰：色青者，其脉弦也；赤者，其脉钩也；黄者，其脉代也；白者，其脉毛也；黑者，其脉石也。见其色而不得其脉，反得其相胜之脉则死矣；得其相生之脉则病已矣。

黄帝问于岐伯曰：五脏之所生，变化之病形，何如？

岐伯答曰：先定其五色五脉之应，其病乃可别也。

黄帝曰：色脉已定，别之奈何？

岐伯说：调其脉之缓急、小大、滑涩，而病变定矣。

黄帝曰：调之奈何？

岐伯答曰：脉急者，尺之皮肤亦急；脉缓者，尺之皮肤亦缓；脉小者，尺之皮肤亦减而少；脉大者，尺之皮肤亦贲而起；脉滑者，尺之皮肤亦滑；脉涩者，尺之皮肤亦涩。凡此变者，有微有甚，故善调尺者，不待于寸；善调脉者，不待于色。能参合而行之者，可以为上工，上工十全九；行二者为中工，中工十全七；行一者为下工，下工十全六。

五脏与五色的关系

五色	青	赤	黄	白	黑
五脏	肝	心	脾	肺	肾

五脏脉象的六种变化

黄帝问：请问缓、急、小、大、滑、涩这些脉象所对应的病状情形是怎样的？

岐伯回答说：让我就五脏所对应的这些脉象的病变分别来说明吧。心脉急甚的，会见到手足搐搦；微急的，会见到心痛牵引后背，饮食不下。心脉缓甚的，会见到神散而狂笑不休；微缓的，是气血凝滞成形，伏于心胸之下的伏梁病，其

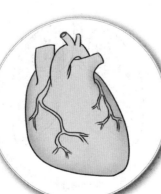

脉象与皮肤的关系

急 脉来急促，则尺部皮肤也紧急

缓 脉来徐缓，则尺部皮肤也松弛

涩 脉象涩，则尺部皮肤也涩

滑 脉象滑，则尺部皮肤也滑润

心脏的病变

心脉很急促的，会产生手足抽搐；稍微急促的，会有心痛的表现，并且这种疼痛会牵引到脊背，令病患不能进食

心脉非常涩的，会哑声或不能说话；稍微涩的，还有吐血、衄血、四肢厥逆的症状，并伴随耳鸣和头部疾病

心脉很缓慢的，会表现为不安和狂躁的状态；稍微缓慢的，会产生伏梁病，病部在心下方，其病痛也会上下走动，有时还会吐血

心脉很滑的，容易口渴；稍微滑的，会产生心疝，牵引肚脐疼痛，令小腹隐隐作响

心脉大甚的，会感觉喉咙里有硬物哽阻；稍微大的，会心痹，而且心痛牵引着脊背，令病患时常流泪

心脉很小的，会出现呃逆观象；稍微小的，会产生消瘅病

滞塞感或上或下，能升能降，有时会出现唾血。心脉大甚的，会见到喉中如有物阻而梗塞不利；微大的，是血脉不通的心痹病，心痛牵引肩背，并时时流出眼泪。心脉小甚的，会见到呃逆时作；微小的，是多食善饥的消瘅病。心脉滑甚的，是血热而燥，会时时口渴；微滑的，会见到热在于下的心疝牵引脐周作痛，并有少腹部的肠鸣。心脉涩甚的，会见到喑哑而不能说话；微涩的，会见到血溢而发生吐血、衄血之类的病证以及四肢逆厥及耳鸣等头部疾患。

肺脉急甚的，是癫疾的脉象表现；微急的，是肺中有寒热并存的病证，可见到倦怠乏力，咳而唾血，并牵引腰背胸部作痛，或是鼻中有息肉而导致鼻腔阻塞不通、呼吸不畅等症状。肺脉缓甚的，是表虚而多汗；微缓的，是手足软弱无力的痿证、瘘疮病、半身不遂以及头部以下汗出不止的证候。肺脉大甚的，会见到足胫部肿胀；微大的，是烦满喘息而呕吐的肺痹病，其发作时会牵引胸背作痛，且怕见日光。肺脉小甚的，是阳气虚而腑气不固的泄泻病；微小的，是多食善饥的消瘅病。肺脉滑甚的，会见到喘息气急，肺气上逆；微滑的，会见到口鼻与二阴出血。肺脉涩甚的，会见到呕血；微涩的，主因

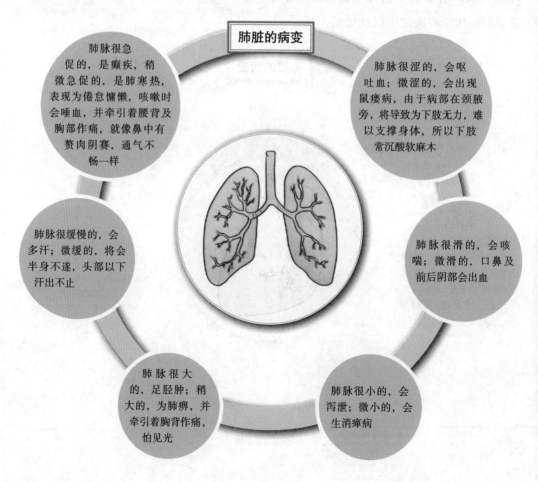

肺脏的病变

肺脉很急促的，是癫疾，稍微急促的，是肺寒热，表现为倦怠慵懒，咳嗽时会唾血，并牵引着腰背及胸部作痛，就像鼻中有赘肉阴塞，通气不畅一样

肺脉很涩的，会呕吐血；微涩的，会出现鼠瘘病，由于病部在颈腋旁，将导致为下肢无力，难以支撑身体，所以下肢常沉酸软麻木

肺脉很缓慢的，会多汗；微缓的，将会半身不遂，头部以下汗出不止

肺脉很滑的，会咳喘；微滑的，口鼻及前后阴部会出血

肺脉很大的，足胫肿；稍大的，为肺痹，并牵引着胸背作痛，怕见光

肺脉很小的，会泻泄；微小的，会生消瘅病

气滞而形成的鼠瘘病，其病发于颈项及腋肋之间，同时还会伴有下肢轻而上肢重的感觉，此外患者还常常会感到下肢酸软无力。

　　肝脉急甚的，会口出恶言恶语；微急的，是肝气积聚于胁下所致的肥气病，其状隆起如肉，就好像倒扣着的杯子一样。肝脉缓甚的，会不时呕吐；微缓的，是水积胸胁所致的水瘕痹病，同时还会出现小便不利。肝脉大甚的，主肝气郁盛而内发痈肿，其病会出现时常呕吐和出鼻血的症状；微大的，是肝痹病，生这种病阴器会收缩，咳嗽时牵引少腹部作痛。肝脉小甚的，主血不足而口渴多饮；微小的，主多食善饥的消瘅病。肝脉滑甚的，主阴囊肿大的㿉疝病；微滑的，主遗尿病。肝脉涩甚的，是水湿溢于肢体的溢

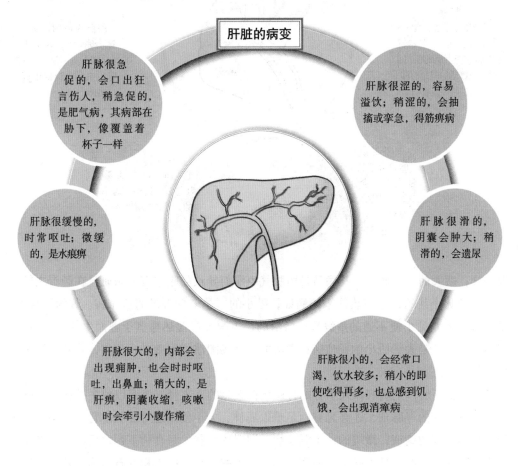

肝脏的病变

肝脉很急促的，会口出狂言伤人，稍急促的，是肥气病，其病部在胁下，像覆盖着杯子一样

肝脉很涩的，容易溢饮；稍涩的，会抽搐或挛急，得筋痹病

肝脉很缓慢的，时常呕吐；微缓的，是水瘕痹

肝脉很滑的，阴囊会肿大；稍滑的，会遗尿

肝脉很大的，内部会出现痈肿，也会时时呕吐，出鼻血；稍大的，是肝痹，阴囊收缩，咳嗽时会牵引小腹作痛

肝脉很小的，会经常口渴，饮水较多；稍小的即使吃得再多，也总感到饥饿，会出现消瘅病

饮病；微涩的，主因血虚所致的筋脉拘挛不舒的筋痹病。

　　脾脉急甚的，主手足搐搦；微急的，是膈中病，会见到因脾气不能上通而致饮食入胃后复吐出，大便多泡沫等症状。脾脉缓甚的，会见到四肢痿软无力而厥冷；微缓的，是风痿，会见到四肢偏废，但因其病在经络而不在内脏，所以病人心里明白，神志清楚，就好像没有病一样。脾脉大甚的，主猝然昏仆的病证，其病状就好像突然被击而倒

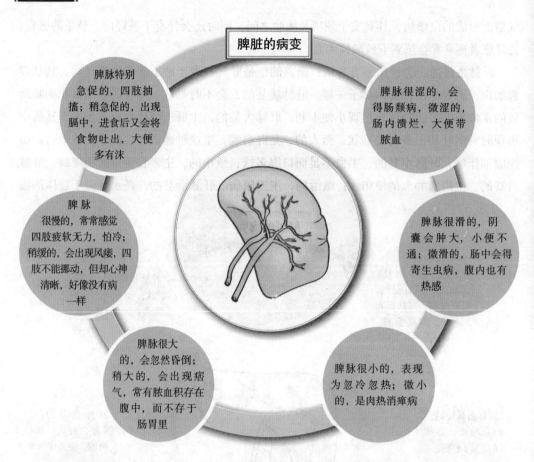

脾脏的病变

脾脉特别急促的，四肢抽搐；稍急促的，出现膈中，进食后又会将食物吐出，大便多有沫

脾脉很涩的，会得肠颓病，微涩的，肠内溃烂，大便带脓血

脾脉很慢的，常常感觉四肢疲软无力，怕冷；稍缓的，会出现风痿，四肢不能挪动，但却心神清晰，好像没有病一样

脾脉很滑的，阴囊会肿大，小便不通；微滑的，肠中会得寄生虫病，腹内也有热感

脾脉很大的，会忽然昏倒；稍大的，会出现痞气，常有脓血积存在腹中，而不存于肠胃里

脾脉很小的，表现为忽冷忽热；微小的，是肉热消瘅病

地一样；微大的，是疝气，其病乃是由脾气壅滞而导致的腹中有大脓血且在肠胃之外的病证。脾脉小甚的，主寒热往来的病证；微小的，是多食善饥的消瘅病。脾脉滑甚的，是阴囊肿大兼见小便不通的㿗癃病；微滑的，主腹中之湿热熏蒸于脾而生的各种虫病。脾脉涩甚的，是大肠脱出的肠㿉病；微涩的，是肠腑溃烂腐败的内㿉病，其病大便中会便下很多脓血。

肾脉急甚的，主病邪深入于骨的骨癫疾；微急的，主肾气沉滞以致失神昏厥的病证以及肾脏积气的奔豚证，还会见到两足难以屈伸、大小便不通等症状。肾脉缓甚的，主脊背痛不可仰的病证；微缓的，主洞泄病，洞泄的症状，是食物下咽之后，还未消化即吐出。肾脉大甚的，是火盛水衰的阴痿病；微大的，是气停水积的石水病，其病会见到肿胀起于脐下，其肿势下至少腹，而使少腹胀满下坠，上至胃脘，是不易治疗的死证。肾脉小甚的，主直泻无度的洞泄病；微小的，是多食善饥的消瘅病。肾脉滑甚的，是小便癃闭，兼见阴囊肿大的㿗癃病；微滑的，主热伤肾气的骨痿病，其病能坐而不能起，起则双目昏黑，视物不清，若无所睹。肾脉涩甚的，会见到气血阻滞以致外发大痈；微涩的，主妇女月经不调的病证，或是日久不愈的痔疾。

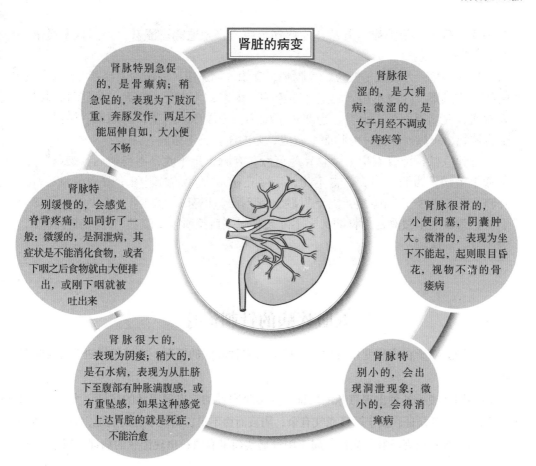

肾脏的病变

肾脉特别急促的，是骨癫病；稍急促的，表现为下肢沉重，奔豚发作，两足不能屈伸自如，大小便不畅

肾脉很涩的，是大痈病；微涩的，是女子月经不调或痔疾等

肾脉特别缓慢的，会感觉脊背疼痛，如同折了一般；微缓的，是洞泄病，其症状是不能消化食物，或者下咽之后食物就由大便排出，或刚下咽就被吐出来

肾脉很滑的，小便闭塞，阴囊肿大。微滑的，表现为坐下不能起，起则眼目昏花，视物不清的骨痿病

肾脉很大的，表现为阴痿；稍大的，是石水病，表现为从肚脐下至腹部有肿胀满腹感，或有重坠感，如果这种感觉上达胃脘的就是死症，不能治愈

肾脉特别小的，会出现洞泄现象；微小的，会得消瘅病

【原文】

黄帝曰：请问脉之缓急、小大、滑涩之病形，何如？

岐伯曰：臣请言五脏之病变也。心脉急甚者，为瘛疭；微急，为心痛引背，食不下。缓甚，为狂笑；微缓，为伏梁，在心下，上下行，时唾血。大甚，为喉吤；微大，为心痹引背，善泪出。小甚，为善哕；微小，为消瘅。滑甚，为善渴；微滑，为心疝引脐，小腹鸣。涩甚，为瘖；微涩，为血溢，维厥，耳鸣，巅疾。

肺脉急甚，为癫疾；微急，为肺寒热，怠惰，咳唾血，引腰背胸，若鼻息肉不通。缓甚，为多汗；微缓，为痿瘘、偏风，头以下汗出，不可止。大甚，为胫肿；微大，为肺痹，引胸背，起恶日光。小甚，为泄；微小，为消瘅。滑甚，为息贲上气；微滑，为上下出血。涩甚，为呕血；微涩，为鼠瘘，在颈支腋之间，下不胜其上，其应善酸矣。

肝脉急甚，为恶言；微急，为肥气，在胁下，若复杯。缓甚，为善呕；微缓，为水瘕痹也。大甚，为内痈，善呕，衄；微大，为肝痹，阴缩，咳引小腹。小甚，为多饮；微小，为消瘅。滑甚，为癫疝；微滑，为遗溺。涩甚，为溢饮；微涩，为瘈瘲筋痹。

脾脉急甚，为瘈瘲；微急，为膈中，食饮入而还出，后沃沫。缓甚，为痿厥；微缓，为风痿，四肢不用，心慧然若无病。大甚，为击仆；微大，为疝气，腹里大脓血，在肠胃之外。小甚，为寒热；微小，为消瘅。滑甚，为癀癃。微滑，为虫毒蛔蝎，腹热。涩甚，为肠癀；微涩，为内癀，多下脓血。

肾脉急甚，为骨癫疾；微急，为沉厥，奔豚，足不收，不得前后。缓甚，为折脊；微缓，为洞，洞者，食不化，下嗌还出。大甚，为阴痿；微大，为石水，起脐已下至小腹，睡睡然，上至胃脘，死不治。小甚，为洞泄；微小，为消瘅。滑甚，为癃痹；微滑，为骨痿，坐不能起，起则目无所见；涩甚，为大痈；微涩，为不月，沉痔。

五脏疾病的针刺治疗

黄帝问：对于在疾病变化过程中出现上述六种脉象的情况，应该怎样进行相应的针刺治疗呢？

岐伯回答说：各种出现急脉的病证，大多是寒性的；出现缓脉的病证，大多是热性的；出现大脉的病证，属于阳盛而气有余，阴衰而血不足；出现小脉的病证，属于阳虚阴弱，气血皆少；出现滑脉的病证，属于阳气盛实而微有热；出现涩脉的病证，属于气滞，

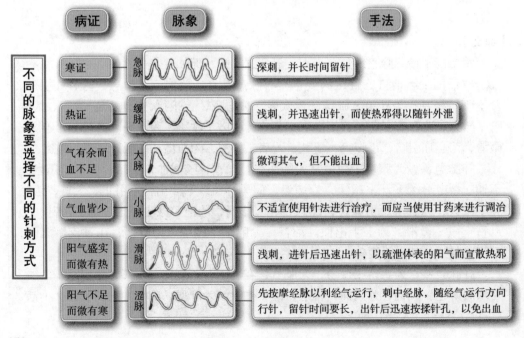

病证	脉象	手法
寒证	急脉	深刺，并长时间留针
热证	缓脉	浅刺，并迅速出针，而使热邪得以随针外泄
气有余而血不足	大脉	微泻其气，但不能出血
气血皆少	小脉	不适宜使用针法进行治疗，而应当使用甘药来进行调治
阳气盛实而微有热	滑脉	浅刺，进针后迅速出针，以疏泄体表的阳气而宣散热邪
阳气不足而微有寒	涩脉	先按摩经脉以利经气运行，刺中经脉，随经气运行方向行针，留针时间要长，出针后迅速按揉针孔，以免出血

不同的脉象要选择不同的针刺方式

且阳气不足而微有寒。所以，在针刺治疗出现急脉的病证时，因其多寒，且寒从阴而难去，要深刺，并长时间留针；在针刺治疗出现缓脉的病变时，因其多热，且热邪从阳而易散，要浅刺，并迅速出针，而使热邪得以随针外泄；在针刺治疗出现大脉的病变时，因其阳盛而多气，可以微泻其气，但不能出血；在针刺治疗出现滑脉的病变时，因其阳气盛实而微有热，应当在进针后迅速出针，且进针亦宜较浅，以疏泄体表的阳气而宣散热邪；在针刺治疗出现涩脉的病变时，因其气滞而不易得气，在针刺时必须刺中患者的经脉，并且要随着经气的运行方向行针，还要长时间地留针。此外，在针刺之前，还必须先按摩经脉的循行通路，使其气血流通以利经气运行；在出针之后，更要迅速地按揉针孔，不使它出血，从而使经脉中的气血调和。至于各种出现小脉的病证，因其阳虚阴弱，气血皆少，内外的形气都已不足，不适宜使用针法进行治疗，而应当使用甘药来进行调治。

【原文】

黄帝曰：病之六变者，刺之奈何？

岐伯曰：诸急者多寒；缓者多热；大者多气少血；小者血气皆少；滑者阳气盛，微有热；涩者多血少气，微有寒。是故刺急者，深内而久留之；刺缓者，浅内而疾发针，以去其热；刺大者，微泻其气，无出其血；刺滑者，疾发针而浅内之，以泻其阳气而去其热；刺涩者，必中其脉，随其逆顺而久留之。必先按而循之，已发针，疾按其痏，无令其血出，以和其脉；诸小者，阴阳形气俱不足，勿取以针，而调以甘药也。

脏腑的合穴

黄帝说：我听说五脏六腑的脉气，都出于井穴，而流注于荥、输等穴，最后进入于合穴，那么，这些脉气是从什么通路上进入合穴的？在进入合穴时，又和哪些脏腑经脉相连属呢？我想听您讲讲其中的道理。

岐伯回答说：您所说的，是手足各阳经的别络入于体内，再连属于六腑的情况。

黄帝问：荥穴、输穴与合穴，都各有其特定的治疗作用吗？

岐伯说：荥穴、输穴，脉气都浮显在较浅部位，故适用于治疗显现在体表和经脉上的病证；合穴的脉气深入于内，故适用于治疗内腑的病变。

黄帝问：人体内腑的疾病，该怎样来进行治疗呢？

岐伯说：应当取用各腑之气与足三阳经相合的部位，即下合穴来进行治疗。

黄帝问：治疗体内的腑病，怎样取穴呢？

岐伯说：应取合穴。

黄帝问：合穴各有名称吗？

岐伯回答说：胃腑的腑气合于本经的合穴足三里穴；大肠腑的腑气合于足阳明胃经的上巨虚穴；小肠腑的腑气合于足阳明胃经的下巨虚穴；三焦腑的腑气合于足太阳膀胱经的委阳穴；膀胱腑的腑气合于本经的合穴委中穴；胆腑的腑气合于本经的合穴阳陵泉穴。

黄帝问：这些下合穴的取穴方法，是怎样的呢？

岐伯回答说：取足三里穴时，要使足背低平才能取之；取上、下巨虚穴时，要举足才能取之；取委阳穴时，要屈伸下肢以判断出腘窝横纹的位置后，再到腘窝横纹的外侧部去寻找它；取委中穴时，要屈膝才能取之；取阳陵泉穴时，要正身蹲坐，竖起膝盖，然后再沿着膝盖外缘直下，至委阳穴的外侧部，即腓骨小头前下方取之。至于要取用浅表经脉上的荥、腧各穴来治疗外经的疾患时，也应在牵拉伸展四肢，而使经脉舒展，气血畅通之后，再行取穴。

【原文】

黄帝曰：余闻五脏六腑之气，荥输所入为合，令何道从入，入安连过？愿闻其故。

岐伯答曰：此阳脉之别入于内，属于腑者也。

黄帝曰：荥输与合，各有名乎？

岐伯曰：荥输治外经，合治内腑。

黄帝曰：治内腑奈何？

岐伯曰：取之于合。

黄帝曰：合各有名乎？

岐伯答曰：胃合于三里，大肠合入于巨虚上廉，小肠合入于巨虚下廉，三焦合入于委阳，膀胱合入于委中央，胆合入于阳陵泉。

黄帝曰：取之奈何？

岐伯答曰：取之三里者，低跗取之；巨虚者，举足取之；委阳者，屈伸而索之；委中者，屈而取之；阳陵泉者，正竖膝，予之齐，下至委阳之阳取之；取诸外经者，揄申而从之。

六腑病变的表现与治疗

黄帝说：希望听您讲讲六腑的病变情况。

岐伯回答说：颜面发热，是足阳明胃腑发生病变的反映；手鱼际部位之络脉出现瘀血，是手阳明大肠腑发生病变的反映；在两足跗之上（冲阳穴处）的动脉出现坚实而竖或虚软下陷的情况，也都是足阳明胃腑病变的反映。这一动脉（冲阳脉）还是观察胃气的要脉所在。

六腑的病变

部位	病症	治疗穴位
大肠	肠中阵阵切痛，并伴有肠鸣；如果再感受了寒邪，就会立即引起泄泻，并在脐周发生疼痛，其痛难忍，不能久立	足阳明胃经的上巨虚穴
胃	腹部胀满，在中焦胃脘部的心窝处发生疼痛，支撑两旁的胸胁作痛，胸膈与咽喉间阻塞不通，使饮食不能下咽	足阳明胃经的足三里穴
小肠	少腹部作痛，腰脊牵引睾丸发生疼痛，大小便不利，耳前发热或发冷，或肩部、手小指与无名指之间发热，或络脉虚陷不起	足阳明胃经的下巨虚穴
三焦	腹气胀满，少腹部尤为满硬坚实，小便不通而尿意窘急，水液泛溢于肌肤形成水肿，或停留在腹部形成胀病	足太阳膀胱经的委阳穴
膀胱	少腹部偏肿且疼痛，按揉痛处则立即产生尿意，却又尿不出来	足太阳膀胱经的委中穴
胆	时时叹息而长出气，口中发苦，因胆汁上溢而呕出苦水；心神不宁，胆怯心跳，咽部如有物梗阻，多次想把它吐出来，却什么也吐不出	足少阳胆经循行通路起讫点处，或因血气不足而致的经脉陷下之处；有寒热往来症状则取用足少阳胆经的阳陵泉穴

大肠腑病变的症状，表现为肠中阵阵切痛，并伴有因水气在肠中往来冲激而发响的肠鸣；在冬天寒冷的季节里，如果再感受了寒邪，就会立即引起泄泻，并在脐周发生疼痛，其痛难忍，不能久立。大肠的证候与胃密切相关，所以应该取用大肠腑的下合穴，即足阳明胃经的上巨虚穴，来进行治疗。

胃腑病变的症状，表现为腹部胀满，在中焦胃脘部的心窝处发生疼痛，且痛势由此而上，支撑两旁的胸胁作痛，胸膈与咽喉间阻塞不通，使饮食不能下咽，当取用胃腑的下合穴，即本经（足阳明胃经）的足三里穴，来进行治疗。

小肠腑病变的症状，表现为少腹部作痛，腰脊牵引睾丸发生疼痛，并时常会见到小便窘急以及里急后重等大小便不利的情况，同时还会在小肠经的循行通路上出现耳前发热，或耳前发冷，或唯独肩部发热，以及手小指与无名指之间发热，或是络脉虚陷不起等现象。这些证候，都是属于小肠腑病变的症状表现。手太阳小肠腑的病变，当取用小肠腑在下肢的下合穴，即足阳明胃经的下巨虚穴，来进行治疗。

三焦腑病变的症状，表现为气滞所致的腹气胀满，少腹部尤为满硬坚实，小便不通而尿意窘急；小便不通则水道不利，水道不利则水液无所出。若水液泛溢于肌肤，就会形成水肿；若水液停留在腹部，就会形成胀病。三焦腑的病候变化，会在足太阳膀胱经外侧的大络上反映出来，此大络在足太阳膀胱经与足少阳胆经之间。此外，其病候变化，亦会在其本经（手少阳三焦经）的经脉上反映出来。三焦腑有病，当取用三焦腑在下肢的下合穴，即足太阳膀胱经的委阳穴，来进行治疗。

膀胱腑病变的症状，表现为少腹部偏肿且疼痛，若用手按揉痛处，就会立即产生尿意，却又尿不出来；此外还会在膀胱经循行通路上出现肩背部发热，或是肩背部的经脉所在处陷下不起，以及足小趾的外侧、胫骨与足踝后都发热，或是这些部位的经脉循行处陷下不起。这些病证，都可以取用膀胱腑的下合穴，即本经（足太阳膀胱经）的委中穴，来进行治疗。

胆腑病变的症状，表现为时时叹息而长出气，口中发苦，因胆汁上溢而呕出苦水；心神不宁，胆怯心跳，就好像害怕有人要逮捕他一样；咽部如有物梗阻，多次想把它吐出来，却什么也吐不出。对于这些病变，可以在足少阳胆经循行通路的起点处或终点处取穴，来进行治疗；也可以找到因血气不足而致的经脉陷下之处，在那里施行灸法，来进行治疗；出现寒热往来症状的，就应当取用胆腑的下合穴，即本经（足少阳胆经）的阳陵泉穴，来进行治疗。

黄帝问：针刺以上各穴，有一定的原则吗？

岐伯回答说：针刺这些穴位时，一定要刺中气穴才行，切不可刺到皮肉之间、骨节相连的地方。若是刺中了气穴，医者手下就会感觉到针尖好像游行于空巷之中，针体进出自如；若是误刺在皮肉骨节相连之处，则不但医者手下会感觉到针体进出涩滞，而且患者也会有皮肤疼痛的感觉。倘若该用补法的却反用了泻法，而该用泻法的却反用了补法，病情就会更加严重。倘若误刺在筋上，筋脉就会受损，就会弛缓不收，而病邪也不能被驱出体外；邪气和真气在体内相互斗争，就会使气机逆乱，而邪气依然不能祛除，甚至反而深陷于体内，使病情更加深重。这些都是用针时不审慎，错识病性，乱用刺法而造成的恶果。

【原文】

黄帝曰：愿闻六腑之病。

岐伯答曰：面热者，足阳明病；鱼络血者，手阳明病；两跗之上脉竖陷者，足阳明病。此胃脉也。

大肠病者，肠中切痛而鸣濯濯，冬日重感于寒即泄，当脐而痛，不能久立。与胃同候，取巨虚上廉。

胃病者，腹䐜胀，胃脘当心而痛，上支两胁，膈咽不通，食饮不下，取之三里也。

小肠病者，小腹痛，腰脊控睾而痛，时窘之后，当耳前热，若寒甚，若独肩上热甚，及手小指次指之间热，若脉陷者，此其候也。手太阳病也，取之巨虚下廉。

三焦病者，腹气满，小腹尤坚，不得小便，窘急，溢则水，留即为胀。候在足太阳之外大络，大络在太阳少阳之间，亦见于脉，取委阳。

膀胱病者，小腹偏肿而痛，以手按之，即欲小便而不得，肩上热若脉陷，及足小指外廉及胫踝后皆热。若脉陷，取委中央。

胆病者，善太息，口苦，呕宿汁，心下澹澹恐人将捕之，嗌中吩吩然，数唾。在足少阳之本末，亦视其脉之陷下者灸之，其寒热者取阳陵泉。

黄帝曰：刺之有道乎？

岐伯答曰：刺此者，必中气穴，无中肉节。中气穴则针游于巷，中肉节即皮肤痛。补泻反则病益笃，中筋则筋缓，邪气不出，与其真相搏，乱而不去，反还内著。用针不审，以顺为逆也。

针刺各穴时遵循的原则

一
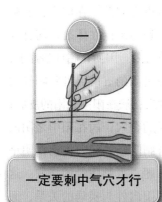
一定要刺中气穴才行

二
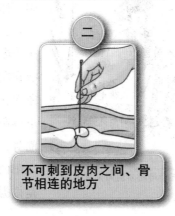
不可刺到皮肉之间、骨节相连的地方

三
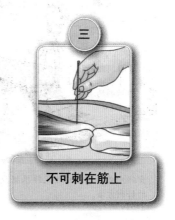
不可刺在筋上

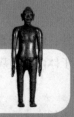

寿夭刚柔：寿命与体质

【导读】

　　寿夭，即寿命的长短。夭，夭折、夭亡之意。刚柔，指人体不同的刚柔体质类型，包括形体的缓急、元气的盛衰、皮肤的厚薄、肌肉的坚脆、骨骼的大小、脉气的坚弱等方面。本篇主要论述了如何根据人的体质刚柔类型，判断人体的发病情况，预测人的生死寿夭，所以篇名"寿夭刚柔"。

　　本篇的主要内容包括：一、论述人体不同的刚柔体质类型，以及人体内外的阴阳属性；二、说明要根据病邪性质和发病部位确定相应的治疗方法；三、提出刺法有"三变"，并详细介绍用药熨治疗寒痹的制方和功用。

人之阴阳刚柔对针刺的影响

　　黄帝向少师问道：我听说人体的先天素质不同，有刚柔、强弱、长短、阴阳的区别，想听你谈谈其中的差别和应当采取的针刺方法。

　　少师回答说：人体的上下表里可以用阴阳来划分，并且阴阳之中还有阴阳，即阴中还有阴，阳中还有阳。只有先掌握阴阳的规律，才能很好地运用针刺的治疗方法。同时，还要了解发病的经过情况，这样用针才能合理。要细心推测开始发病的因素，以及人体与四时气候的相应关系。人体的阴阳，在内与五脏六腑相应和，在外与筋骨皮肤相应和，所以体内有阴阳，体表也有阴阳。在体内，五脏为阴，六腑为阳；在体表，筋骨为阴，皮肤为阳。因而在临证治疗上，病在阴中之阴的五脏，可刺阴经的荥穴和输穴；病在阳中之阳的皮肤，可刺阳经的合穴；病在阳中之阴的筋骨，可刺阴经的经穴；病在阴中之阳的六腑，可刺阳经的络穴。这是根据阴阳内外与疾病的关系，而

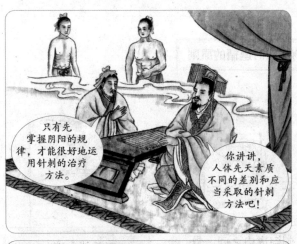

只有先掌握阴阳的规律，才能很好地运用针刺的治疗方法。

你讲讲，人体先天素质不同的差别和应当采取的针刺方法吧！

少师向黄帝详细讲述怎样根据先天素质的不同而采取不同的针刺方法。

选取针刺穴位的基本法则。因此，疾病的性质由于发病部位不同而不同，病在体表，由于外感邪气引起的属阳，称为"风"；病在体内，由于病邪在内，使气血阻滞不畅的属阴，称为"痹"；如果表里阴阳俱病，则称为"风痹"。再从疾病的症状来分析，如果有外在形体的症状而没有内脏疼痛症状，多属于阳病；没有外在形体的症状而有内脏疼痛症状的，多属于阴病。如果体表没有形态变化而内脏疼痛，应该迅速对属阴的五脏六腑进行治疗，不要治疗属阳的皮肉筋骨；如果内脏没有症状而体表受伤，应当迅速对属阳的皮肉筋骨进行治疗，不要治疗属阴的五脏六腑。如果表里同时发病，症状一会儿出现于体表，一会儿出现在内脏，又出现病人心情烦躁不安的情况，就说明阴阳俱伤，内脏病甚于体表病。这就是病邪不单纯在表，也不单纯在里，属于表里同病，病人很容易死亡。

【原文】

　　黄帝问于少师曰：余闻人之生也，有刚有柔，有弱有强，有短有长，有阴有阳，愿闻其方。

　　少师答曰：阴中有阴，阳中有阳，审知阴阳，刺之有方，得病所始，刺之有理，谨度病端，与时相应。内合于五脏六腑，外合于筋骨皮肤，是故内有阴阳，外亦有阴阳。在内者，五脏为阴，六腑为阳；在外者，筋骨为阴，皮肤为阳。故曰病在阴之阴者，刺阴之荥输；病在阳之阳者，刺阳之合；病在阳之阴者，刺阴之经；病在阴之阳者，刺络脉。故曰病在阳者名曰风，病在阴者名曰痹，阴阳俱病名曰风痹。病有形而不痛者，阳之类也；无形而痛者，阴之类也。无形而痛者，其阳完而阴伤之也，急治其阴，无攻其阳；有形而不痛者，其阴完而阳伤之也，急治其阳，无攻其阴。阴阳俱动，乍有形，乍无形，加以烦心，命曰阴胜其阳，此谓不表不里，其形不久。

针刺次数的选择

　　黄帝向伯高问道：我听说人体的形气与发病有先后内外的相应关系，是什么道理呢？

　　伯高回答说：风寒的邪气，一般都先伤害人的外在形体；忧伤、恐惧、愤怒等情绪的激烈刺激，则会导致人的气机运行失调。气机运行失调伤及内脏，病变部位就会出现在内脏。外感寒邪伤害形体，疾病就会发生在形体之上。外感风邪直接伤及筋脉，则筋脉也就相应地发生病变。这就是人体的形气与外在邪气内外相应的发病规律。

　　黄帝问：如何恰当地进行针刺治疗呢？

　　伯高回答说：患病九天的，针刺三次就会痊愈；患病一个月的，针刺十次就可以痊愈。发病天数的远近及针刺次数的多少，都可以根据"患病三天针刺一次"的方法来计算。如果病人患痹病时间已经很久而没有治愈，就要仔细观察病人的血络，针刺血络把

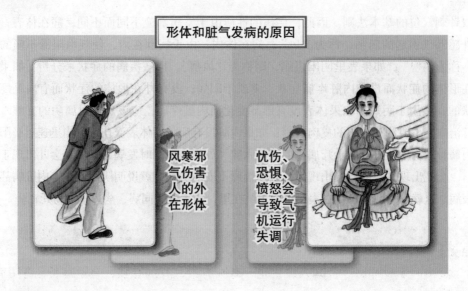

形体和脏气发病的原因

风寒邪气伤害人的外在形体

忧伤、恐惧、愤怒会导致气机运行失调

里面的恶血放尽。

　　黄帝问：人体体表与内脏的病变，在治疗上的难易情况是怎样的？

　　伯高回答说：外形先发病而尚未伤及内脏的，针刺的次数可以依照患病的日数减半计算。如果内脏先发病而后症状又出现在外部形体上，针刺次数则应当加倍计算。这就是说，疾病部位有内外先后的不同，而治疗上也有难易的区别。

【原文】

　　黄帝问于伯高曰：余闻形气，病之先后、外内之应，奈何？

　　伯高答曰：风寒伤形，忧恐忿怒伤气。气伤脏，乃病脏。寒伤形，乃应形。风伤筋脉，筋脉乃应。此形气外内之相应也。

　　黄帝曰：刺之奈何？

　　伯高答曰：病九日者，三刺而已；病一月者，十刺而已。多少远近，以此衰之。久痹不去身者，视其血络，尽出其血。

　　黄帝曰：外内之病，难易之治，奈何？

　　伯高答曰：形先病而未入脏者，刺之半其日；脏先病而形乃应者，刺之倍其日。此外内难易之应也。

寿命长短的推测

　　黄帝向伯高问道：我听说人的形体有缓急之别，元气有盛衰之别，骨骼有大小之别，肌肉有坚脆之别，皮肤有厚薄之别，如何从这些方面来判断人的寿命长短呢？

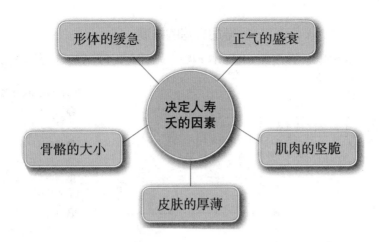

伯高回答说：外形与元气相称的人多长寿，不相称的就容易夭亡；皮肤与肌肉结合紧密的人多长寿，结合不紧密的就容易夭亡；内在血气经络强盛胜过外形的多长寿，血气经络衰弱而不能胜过外形的就容易夭亡。

黄帝问：什么叫作形体的缓急？

伯高回答说：外形充实而皮肤舒缓的人多长寿，外形充盛而皮肤紧缩的多夭折。外形壮实而脉象坚大有力为正常，外形虽充实而脉象弱小无力为气衰，气衰就非常危险了。如果外形虽充盛但颧骨低下，说明全身的骨骼也小，骨骼小的多夭亡。如果外形壮实而臀部的肌肉丰腴，全身大的肌肉块整齐明显，就称为肌肉坚实，肌肉坚实的人多长寿；外形虽充实而肌肉不整齐坚实，就称为肌肉松脆，肌肉松脆的人多夭亡。以上所说，是自然界赋予人的先天禀赋，可以根据这些形气的不同情况来衡量体质的强弱，从而推断出人的寿命长短。作为医生必须明白这些道理，在临证时将形气的不同情况，作为判断病人预后吉凶的根据。

黄帝问：我听了关于寿夭的道理，可还是不知道应该怎样推测。

伯高回答说：判断人的寿夭，凡是面部的肌肉低陷，而四周骨骼显露的，不满三十岁就会死亡。如果再加上疾病的影响，不到二十岁就会死亡。

黄帝问：从形体与元气相互胜出的情况，

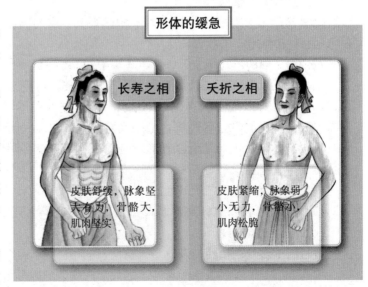

形体的缓急

长寿之相

夭折之相

皮肤舒缓，脉象坚大有力，骨骼大，肌肉坚实

皮肤紧缩，脉象弱小无力，骨骼小，肌肉松脆

寿命长短的推测

通过形体与气血的对比，可以了解一个人的健康状况，进而推测这个人的寿命长短。这种方法也可以用来了解病人身体健康状况的走向。

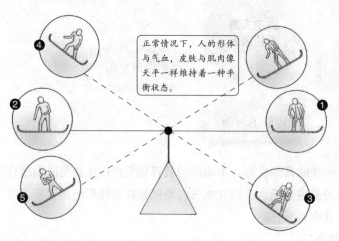

正常情况下，人的形体与气血，皮肤与肌肉像天平一样维持着一种平衡状态。

❶ 人的形体与血气相称，内外平衡则多长寿，反之则多夭折。
❷ 人的皮肤与肌肉相适应则多长寿，反之则多夭折。
❸ 对常人来说，内在经气胜过形体会长寿，反之则多夭折。
❹ 对病人而言，若其形体肌肉已经消瘦不堪，即使经气胜过形体，也必将死亡。
❺ 若病人形体肌肉已经脱陷，但形体胜过了经气的，其生命则危险。

如何来确定人的寿夭呢？

伯高回答说：健康无病的人，元气胜过外形就能够长寿；病人的形体肌肉已经极度消瘦，即使元气胜过外形，也终将不免死亡；病人虽然形体尚可，但如果外形胜过元气，也是很危险的。

【原文】

黄帝问于伯高曰：余闻形有缓急，气有盛衰，骨有大小，肉有坚脆，皮有厚薄，其以立寿夭，奈何？

伯高答曰：形与气相任则寿，不相任则夭；皮与肉相裹则寿，不相裹则夭；血气经络胜形则寿，不胜形则夭。

黄帝曰：何谓形之缓急？

伯高答曰：形充而皮肤缓者则寿，形充而皮肤急者则夭。形充而脉坚大者顺也，形充而脉小以弱者气衰，衰则危矣。若形充而颧不起者骨小，骨小则夭矣。形充而大肉䐃坚而有分者肉坚，肉坚则寿矣；形充而大肉无分理不坚者肉脆，肉脆则夭矣。此天之生命，所以立形定气而视寿夭者。必明乎此，立形定气，而后以临病人，决死生。

黄帝曰：余闻寿夭，无以度之。

伯高答曰：墙基卑，高不及其地者，不满三十而死；其有因加疾者，不及二十而死也。

黄帝曰：形气之相胜，以立寿夭奈何？

伯高答曰：平人而气胜形者寿；病而形肉脱，气胜形者死，形胜气者危矣。

刺法三变

黄帝问：我听说刺法有"三变"之说，什么叫"三变"呢？

伯高回答说：即刺营分、刺卫分、刺寒痹留于经络三种针刺方法。

黄帝问：这三种刺法是怎样的呢？

伯高回答说：刺营分时，要刺出恶血；刺卫分时，要祛除邪气；刺寒痹时，要采用针后药熨的方法，使热气进入内里。

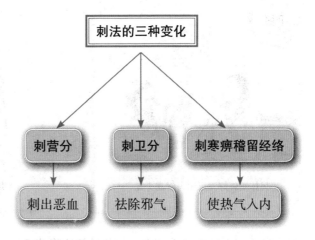

【原文】

黄帝曰：余闻刺有三变，何谓三变？

伯高答曰：有刺营者，有刺卫者，有刺寒痹之留经者。

黄帝曰：刺三变者，奈何？

伯高答曰：刺营者，出血；刺卫者，出气；刺寒痹者，内热。

营分病、卫分病、寒痹病的表现与治疗

黄帝问：营分、卫分、寒痹的病状是什么样的？

伯高回答说：营分有病，多出现寒热交替，气短不畅，血上下妄行。卫分有病，则会出现疼痛没有固定之处，也不定时，胸腹会感到满闷或者鸣动作响，这是风寒侵袭进入肠胃所致。寒痹的产生，多是因为病邪久留而不去，因此时常感到筋骨关节作痛，同时伴有皮肤麻木不仁的感觉。

黄帝问：刺寒痹怎样才能使躯体内部产生热感？

伯高回答说：对体质比较好的普通百姓，可用烧红的火针刺治。对养尊处优而体质较差的王公显贵，则多用药熨的方法。

黄帝问：药熨的方法是怎样的？

伯高回答说：用醇酒二十升，蜀椒一升，干姜、桂心各一斤，共四种药材，将后三种药材剉碎，浸泡在酒中。再用丝绵一斤，细白布四丈，一起放到酒中。把酒器加上盖，并用泥封牢固，不使其泄气，放在燃着的干马粪内煨烘。经过五天五夜，将细布与丝绵

药熨的方法

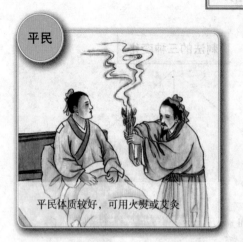

平民

平民体质较好，可用火熨或艾灸

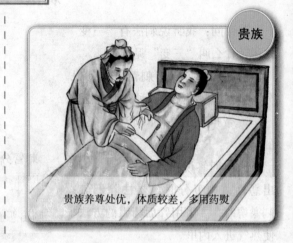

贵族

贵族养尊处优，体质较差，多用药熨

取出晒干，干后再浸入酒内，如此反复地将药酒浸干为度。每次浸泡的时间要达到一整天，然后拿出来再晒干。等酒浸干后，将布做成夹袋，每个长六到七尺，一共做六七个，将药渣与丝绵装入袋内。用时取生桑炭火，将夹袋放在上面烘热，熨敷于寒痹所刺的地方，使得热气能深透于病处，夹袋凉了再将其烘热，如此熨敷三十次，每次都使患者出汗。出汗后用手巾揩身，一共要擦三十遍。然后让患者在室内行走，但不能见风。按照这样的方法，每次针治时，再加用熨法，病就会好了。这就是"内热"的方法。

【原文】

黄帝曰：营卫寒痹之为病，奈何？

伯高答曰：营之生病也，寒热少气，血上下行。卫之生病也，气痛时来时去，怫忾贲响，风寒客于肠胃之中。寒痹之为病也，留而不去，时痛而皮不仁。

黄帝曰：刺寒痹内热，奈何？

伯高答曰：刺布衣者，以火焠之。刺大人者，以药熨之。

黄帝曰：药熨奈何？

伯高答曰：用淳酒二十斤，蜀椒一斤，干姜一斤，桂心一斤，凡四种，皆㕮咀，渍酒中。用绵絮一斤，细白布四丈，并内酒中。置酒马矢煴中，盖封涂，勿使泄。五日五夜，出布绵絮，曝干之，干复渍，以尽其汁。每渍必晬其日，乃出干。干，并用滓与绵絮，复布为复巾，长六七尺，为六七巾。则用之生桑炭炙巾，以熨寒痹所刺之处，令热入至于病所，寒复炙巾以熨之，三十遍而止。汗出以巾拭身，亦三十遍而止。起步内中，无见风。每刺必熨，如此病已矣。此所谓内热也。

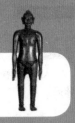

本神："神"是人体的根本

【导读】

　　本，即以之为本，探究本源的意思。神，即人的精神活动，狭义的神专指心所主的功能，广义的神则包括五脏所主的精、神、魂、魄、意、志、思、虑等各类精神思维活动。本篇主要讨论了人的精神活动对五脏的影响，指出必须先了解病人的精神活动，然后才能进行针刺治疗，所以篇名"本神"。

　　本篇的主要内容有：一、阐述神的含义及其重要性，提出要注意调摄心神的养生主张；二、讲述五脏分别所藏的各种精神情志，及其发病的情况；三、叙述各类情志疾病的症状及其调治原则。

五脏藏神

　　黄帝向岐伯问道：运用针刺的法则，必须以人的精神活动为诊断根据。因为血、脉、营、气、精、神，都属五脏所藏的维持生命活动的物质本原和精神动力。如果七情过度，任情放恣，它们就会与内脏分离，精气就会随之而散失，魂魄飞扬而飘荡不安，志意无主而恍乱昏乱，智慧和思考决断能力丧失，这是什么原因造成的呢？究竟是上天的责罚，还是人为的过失呢？什么叫作德、气、生、精、神、魂、魄、心、意、志、思、智、虑？请您告诉我其中的道理。

　　岐伯回答说：天所赋予人类的是德，地所赋予人类的是气。因此，天之德下行与地之气上交，阴阳相结合，使万物化生成形，人才能生存。人体生命的原始物质，叫作精；阴阳交媾，两精结合而成的生机，叫作神；随从神

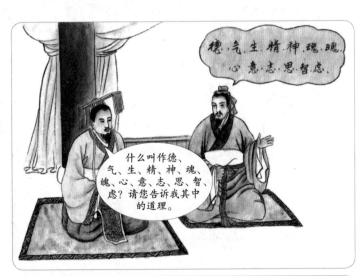

黄帝向岐伯请教德、气、生、精、神、魂、魄、心、意、志、思、智、虑的相关知识。

五脏所藏

人体的精神气都被五脏所藏，具体到五脏，所藏也有不同。治疗疾病时要想达到预期的效果，必须以此为依据。

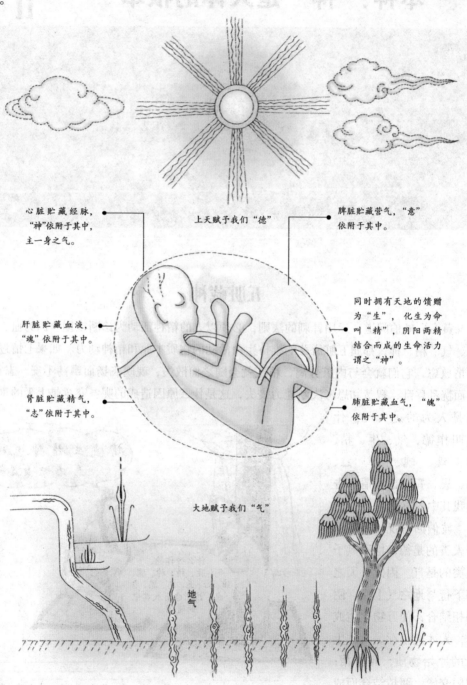

心脏贮藏经脉，"神"依附于其中，主一身之气。

上天赋予我们"德"

脾脏贮藏营气，"意"依附于其中。

肝脏贮藏血液，"魂"依附于其中。

同时拥有天地的馈赠为"生"，化生为命叫"精"，阴阳两精结合而成的生命活力谓之"神"。

肾脏贮藏精气，"志"依附于其中。

肺脏贮藏血气，"魄"依附于其中。

大地赋予我们"气"

地气

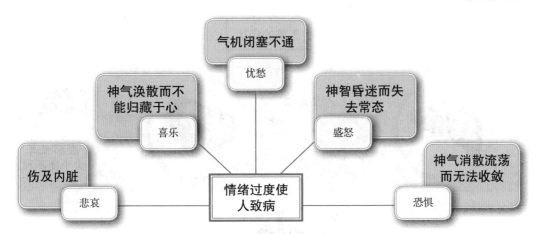

气往来的知觉机能，叫作魂；依附精气的运动机能，叫作魄；可以主宰支配外在事物的，叫作心；心里有所思忆而留下的印象，叫作意；主意已定，形成了认识，叫作志；根据认识而反复思考研究事物的变化，叫作思；思考范围由近及远的推想，叫作虑；通过考虑而确定出处理事物的方法，叫作智。

因此，智慧的人保养身体，必定是顺从四时节令变化来适应寒暑的气候，调和喜怒而不使其过度，注意正常的饮食起居，节制房事，调剂阴阳刚柔的活动。这样，病邪就不能侵袭人体，人就能够延长寿命而不易衰老。

【原文】

黄帝问于岐伯曰：凡刺之法，先必本于神。血、脉、营、气、精、神，此五脏之所藏也。至其淫泆离脏则精失，魂魄飞扬，志意恍乱，智虑去身者，何因而然乎？天之罪与？人之过乎？何谓德、气、生、精、神、魂、魄、心、意、志、思、智、虑？请问其故。

岐伯答曰：天之在我者，德也；地之在我者，气也。德流气薄而生者也。故生之来谓之精，两精相搏谓之神，随神往来者谓之魂，并精而出入者谓之魄，所以任物者谓之心，心之所忆谓之意，意之所存谓之志，因志而存变谓之思，因思而远慕谓之虑，因虑而处物谓之智。

故智者之养生也，必顺四时而适寒暑，和喜怒而安居处，节阴阳而调刚柔，如是则僻邪不至，长生久视。

神伤的症状和调治

因此，过度地恐惧、惊骇、忧愁、思虑，就会损伤心神，损伤心神就会恐惧，使阴精流失不止。如果悲哀过度，就会伤及内脏，导致元气耗竭而死亡。喜乐如果过度，就

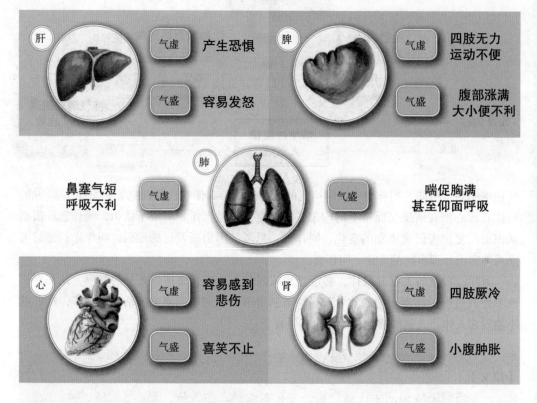

五脏的症状

会使神气涣散而不能归藏于心。忧愁如果过度，就会使气机闭塞不通。盛怒的人，会神智昏迷而失去常态。恐惧的人，会神气消散流荡而无法收敛。

心过度恐惧和思虑，就会伤及神，神伤便会时时恐惧，不能自主，久而久之就会肌肉瘦削，毛发干枯，面色黯淡，死于冬季。

脾过度忧愁不能解除，就会伤及意，意伤便会烦乱苦闷，手足无力而不能抬起，毛发干枯，肤色黯然，死于春季。

肝过度悲哀影响内脏，就会伤及魂，魂伤便会使人神情狂乱，举动失常，同时使人前阴萎缩，筋脉拘挛，两胁不能舒张，毛发干枯，面色黯淡，死于秋季。

肺过度喜乐，就会伤及魄，魄伤便会行为癫狂，思维混乱，语无伦次，毛发干枯，面色黯淡，死于夏季。

肾大怒不止，就会伤及志，志伤便会记忆力衰退，腰脊不能俯仰转动，毛发干枯，面色黯淡，死于夏季。

过度恐惧而不能解除就会伤精，精伤就会发生骨节酸软痿弱，四肢发冷，经常遗精。所以说，五脏是主藏精气的，不能被损伤，如果损伤五脏，就会精气不藏而形成阴虚，阴虚则阳气耗散，气耗人就会死亡。因此，运用针刺治病，应当仔细察看病人的神情与形态，从而了解其精、神、魂、魄、意、志各方面的旺盛或衰亡状况，如果五脏所藏的精气已经损伤，就不能再用针刺治疗了。

血气藏于肝脏，魂依附于血液。肝气虚则容易产生恐惧，肝气盛则容易发怒。营气藏于脾脏，意依附于营气。脾气虚则四肢无力，运动不便，五脏缺乏营气而不能发挥正常的功能，脾气壅塞则发生腹部胀满，大小便不利。血液的运行受心脏支配，神依附于血液。心气虚就容易感到悲伤，心气盛就会使人喜笑不止。真气藏于肺脏，魄依附于真气。肺气虚就会导致鼻塞气短，呼吸不利，肺气壅塞就会喘促胸满，甚至仰面呼吸。阴精藏于肾脏，志依附于阴精。肾气虚就会四肢厥冷，肾气实则会小腹肿胀，五脏功能不能安和。因此，在诊治时，必须仔细审察五脏的病患的症状，了解人体元气的盛衰，从而谨慎地进行调治。

【原文】

是故怵惕思虑者则伤神，神伤则恐惧，流淫而不止。因悲哀动中者，竭绝而失生。喜乐者，神惮散而不藏。愁忧者，气闭塞而不行。盛怒者，迷惑而不治。恐惧者，神荡惮而不收。

心，怵惕思虑则伤神，神伤则恐惧自失，破䐃脱肉，毛悴色夭，死于冬。

脾，愁忧而不解则伤意，意伤则悗乱，四肢不举，毛悴色夭，死于春。

肝悲哀动中则伤魂，魂伤则狂忘不精，不精则不正，当人阴缩而挛筋，两胁骨不举，毛悴色夭，死于秋。

肺喜乐无极则伤魄，魄伤则狂，狂者意不存人，皮革焦，毛悴色夭，死于夏。

肾盛怒而不止则伤志，志伤则喜忘其前言，腰脊不可以俯仰屈伸，毛悴色夭，死于季夏。

恐惧而不解则伤精，精伤则骨痠痿厥，精时自下。是故五脏主藏精者也，不可伤，伤则失守而阴虚，阴虚则无气，无气则死矣。是故用针者，察观病人之态，以知精神魂魄之存亡，得失之意，五者以伤，针不可以治之也。

肝藏血，血舍魂。肝气虚则恐，实则怒。脾藏营，营舍意。脾气虚则四肢不用，五脏不安，实则腹胀，经溲不利。心藏脉，脉舍神。心气虚则悲，实则笑不休。肺藏气，气舍魄。肺气虚，则鼻塞不利，少气；实则喘喝，胸盈仰息。肾藏精，精舍志，肾气虚则厥，实则胀，五脏不安。必审五脏之病形，以知其气之虚实，谨而调之也。

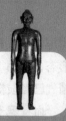

终始：两处脉象的诊察

【导读】

　　本篇所谓"终始"，既指人体经脉之气的循环不息，终而复始，又指本篇所论内容以"终始"开篇，又以"六经终绝"的症状结尾，首尾呼应，有始有终。故以"终始"名篇。

　　本篇的主要内容包括：一、讨论通过脉口和人迎的脉象对比，诊断疾病并确定针刺补泻的治疗方法；二、指出要根据病人体质、气候寒温和发病部位等决定针刺的深浅先后；三、说明针刺的十二种禁忌；四、详述六经气血终绝时的症状。

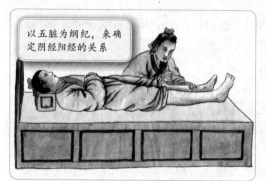

以五脏为纲纪，来确定阴经阳经的关系

医生在给病人行医时，切不可胡乱针刺，否则会产生严重后果，严重的会导致病人死亡。

　　针刺的原理和方法，全都在《终始》篇中有详尽的阐释。如果要准确地了解人体阴阳经脉气血运行的终始，就必须以五脏为纲纪，以确定阴经阳经的关系。五脏与人的阴经相通，六腑与人的阳经相通。阳经承接四肢中运行的脉气，阴经承接五脏中运行的脉气。所以，在采用泻法刺治时，要迎着经脉之气而进针；采用补法刺治时，要顺着经脉之气而进针。掌握了迎随补泻的要领，就可以使阴阳之气调和。而调和阴阳之气的要点，在于了解阴阳规律。五脏在内为阴，六腑在外为阳。如果要将这些理论传授给后世，传授时应歃血盟誓，严肃恭敬地对待。如果能够重视并恭敬地对待这些原理，就能将其发扬光大，救治百姓；如果不重视并轻慢地对待这些原理，就会导致其散失消亡。如果不懂装懂，一意孤行地胡乱针刺，必定会让病人的生命受到危害，造成严重的后果。

【原文】

　　凡刺之道，毕于《终始》。明知终始，五脏为纪，阴阳定矣。阴者主脏，阳者主腑。阳受气于四末，阴受气于五脏。故泻者迎之，补者随之。知迎知随，气可令和。和气之方，必通阴阳。五脏为阴，六腑为阳。传之后世，以血为盟。敬之者昌，慢之者亡。无道行私，必得夭殃。

比较人迎脉和寸口脉，判断六经病变

恭谨地顺应天地间阴阳盛衰的变化规律，让我根据这些规律，来谈谈针刺的终始意义。所谓终始，就是以十二经脉为纲纪，诊察寸口脉和人迎脉两处的脉象，以了解人体阴阳的虚实盛衰，以及上下之脉相应的平衡情况。这样也就大致掌握了天道阴阳的变化规律了。所谓平人，就是健康无病的人。健康无病的人的寸口和人迎两处的脉象是和四时的阴阳变化相符合的，脉气也上下

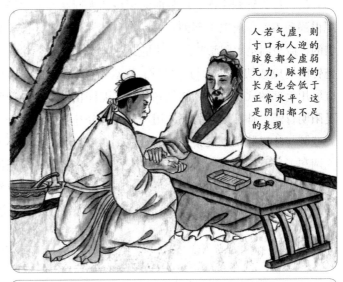

人若气虚，则寸口和人迎的脉象都会虚弱无力，脉搏的长度也会低于正常水平。这是阴阳都不足的表现

医生应懂得根据终始之义和平人的脉象来判断人是否健康。

相应，往来不息；六经的脉搏既无结涩和不足的现象，也没有疾动和有余的现象；人体的内脏之本和肢体之末，在四时寒温变化时都能够保持协调平衡；形体、肌肉和血气也能保持协调一致。这就是健康无病的人。气虚的人，寸口和人迎都会表现出虚弱无力的脉象，并且脉搏的长度低于正常水平。这种情况就属于阴阳都不足的病证。治疗时，如果补阳，就会导致阴气衰竭，泄阴又会导致阳气脱泄。因此，这样的病人，只能用甘缓的药剂加以调补，不能服用峻猛的药物来攻泻。这样的病也不能用针灸治疗。如果对久病不愈的病人采用泻法治疗，病人五脏的真气就会受到损害而败坏。

人迎脉比寸口脉大一倍的，病在足少阳胆经；大一倍而又有躁动症状的，病在手少阳三焦经。人迎脉比寸口脉大两倍的，病在足太阳膀胱经；大两倍而又有躁动症状的，病在手太阳小肠经。人迎脉比寸口脉大三倍的，病在足阳明胃经；大三倍而又有躁动症状的，病在手阳明大肠经。人迎脉比寸口脉大四倍，并且脉象又大又快的，名叫"溢阳"，溢阳的产生是因为阳气偏盛，格拒六阴在外，而不能与阴气相交，所以称为"外格"。寸口脉比人迎脉大一倍的，病在足厥阴肝经；大一倍而又有躁动症状的，病在手厥阴心包络经。寸口脉比人迎脉大两倍的，病在足少阴肾经；大两倍而又有躁动症状的，病在手少阴心经。寸口脉比人迎脉大三倍，病在足太阴脾经；大三倍而又有躁动症状的，病在手太阴肺经。寸中脉比人迎脉大四倍，并且脉象又大又快的，叫作"溢阴"。溢阴的产生是因为阴气偏盛，泛滥于内，而不能与阳气相交，所以称为"内关"。内关是阴阳之气不能相交的死证。人迎脉与寸口脉都比平常大四倍以上的，叫作"关格"。出现了关格

的脉象，人就会在短期内死亡。

　　人迎脉比寸口脉大一倍的，应当泻足少阳胆经，而补足厥阴肝经，用二分泻一分补的方法，每天针刺一次，施针时必须按切人迎脉与寸口脉，以观察病势的进退，如果表现得躁动不安，应取上部的穴位，等到脉气调和了才能停止针刺。人迎脉比寸口脉大二倍的，应当泻足太阳膀胱经，补足少阴肾经，用二分泻一分补的方法，每两天针刺一次，施针时还应按切人迎脉与寸口脉，以观察病势的进退，如果同时有躁动不安的的现象，应取用上部的穴位，等到脉气调和了才能停止针刺。人迎脉比寸口脉大三倍的，应当泻足阳明胃经，补足太阴脾经，用二分泻一分补的方法，每天针刺二次，施针时还应按切人迎脉与寸口脉，以观察病势的进退，如果表现得躁动不安，就取上部的穴位，等到脉气调和了才能停止针刺。寸口脉比人迎脉大一倍的，应当泻足厥阴肝经，而补足少阳胆经，用二分泻一分补的方法，每天针刺一次，施针时还应按切寸口与人迎脉，以观察病势的进退，如果有躁动不安的情况，就应取上部的穴位，等到脉气调和了才能停止针刺。

脉象病情表

脉　象	发病部位
人迎脉比寸口脉大一倍	病在足少阳胆经，若兼有躁动症状，则病在手少阳三焦经
人迎脉比寸口脉大两倍	病在足太阳膀胱经，若兼有躁动症状，则病在手太阳小肠经
人迎脉比寸口脉大三倍	病在足阳明胃经，若兼有躁动症状，则病在手阳明大肠经
人迎脉比寸口脉大四倍，并且脉象又大又快	名叫"溢阳"，阳气偏盛，格拒六阴在外，而不能与阴气相交，所以称为"外格"
寸口脉比人迎脉大一倍	病在足厥阴肝经，若兼有躁动症状，则病在手厥阴心包络经
寸口脉比人迎脉大两倍	病在足少阴肾经，若兼有躁动症状，则病在手少阴心经
寸口脉比人迎脉大三倍	病在足太阴脾经，若兼有躁动症状，则病在手太阴肺经
寸中脉比人迎脉大四倍，并且脉象又大又快	叫作"溢阴"，阴气偏盛，泛滥于内，而不能与阳气相交，所以称为"内关"，是阴阳之气不能相交的死证
人迎脉与寸口脉都比平常大四倍以上	叫作"关格"，人在短期内就会死亡

寸口脉比人迎脉大二倍的，应当泻足少阴肾经，而补足太阳膀胱经，用二分泻一分补的方法，每两天针刺一次，施针时还应按切寸口脉与人迎脉，以观察病势的进退，如果有躁动不安的情况，应取上部的穴位，等到脉气调和了才能停止针刺。寸口脉比人迎脉大三倍的，应当泻足太阴脾经，而补足阳明胃经，用二分泻一分补的方法，每天针刺两次，施针时还应按切寸口脉与人迎脉，以观察病势的进退，如果有躁动不安的情况，应取上部的穴位，等到脉气调和了才能停止针刺。之所以每天针刺两次，是因为足太阴脾经和足阳明胃经互为表里，二者是吸收谷气的重要脏腑，脉气和血气最为充盛。人迎脉和寸口脉的脉象都比平常大三倍以上的，叫作"阴阳俱溢"，这样的病如果不加以疏理，血脉就会闭塞，气血就不能流通，流溢于体内就会损伤五脏。在这种情况下，如果误用了灸法，就会导致疾病发生改变，引发其他的疾病。

【原文】

　　谨奉天道，请言终始！终始者，经脉为纪。持其脉口人迎，以知阴阳，有余不足，平与不平。天道毕矣。所谓平人者不病。不病者，脉口人迎应四时也，上下相应而俱往来也，六经之脉不结动也，本末之寒温之相守司也，形肉血气必相称也，是谓平人。少气者，脉口人迎俱少而不称尺寸也。如是者，则阴阳俱不足。补阳则阴竭，泻阴则阳脱。如是者，可将以甘药，不可饮以至剂。如是者，弗灸。不已者，因而泻之，则五脏气坏矣。

　　人迎一盛，病在足少阳；一盛而躁，病在手少阳。人迎二盛，病在足太阳；二盛而躁，病在手太阳。人迎三盛，病在足阳明；三盛而躁，病在手阳明。人迎四盛，且大且数，名曰溢阳，溢阳为外格。脉口一盛，病在足厥阴；一盛而躁，在手心主。脉口二盛，病在足少阴；二盛而躁，在手少阴。脉口三盛，病在足太阴；三盛而躁，在手太阴。脉口四盛，且大且数者，名曰溢阴，溢阴为内关。内关不通，死不治。人迎与太阴脉口俱盛四倍以上，命曰关格。关格者，与之短期。

　　人迎一盛，泻足少阳而补足厥阴，二泄一补，日一取之，必切而验之，疏取之上，气和乃止。人迎二盛，泻足太阳，补足少阴，二泻一补，二日一取之，必切而验之，疏取之上，气和乃止。人迎三盛，泻足阳明而补足太阴，二泻一补，日二取之，必切而验之，疏取之上，气和乃止。脉口一盛，泻足厥阴而补足少阳，二补一泻，日一取之，必切而验之，疏而取之上，气和乃止。脉口二盛，泻足少阴而补足太阳，二补一泻，二日一取之，必切而验之，疏取之上，气和乃止。脉口三盛，泻足太阴而补足阳明，二补一泻，日二取之，必切而验之，疏而取之上，气和乃止。所以日二取之者，太阴主胃，大富于谷气，故可日二取之也。人迎与脉口俱盛三倍以上，命曰阴阳俱溢，如是者不开，则血脉闭塞，气无所行，流淫于中，五脏内伤。如此者，因而灸之，则变易而为他病矣。

针刺的原理

大凡针刺治疗的原则，都以达到阴阳之气调和为目的，阴阳之气达到平衡后，就应该停止针刺。人体的阴阳通常是阳气有余，阴气不足，所以还要注意补阴泻阳，这样才能使人声音洪亮，元气充盛，耳聪目明。如果违反了这个原则，就会导致血气不能正常运行。

所谓针刺后得气而获得疗效，是说治疗实证时，通过泻法将邪气渐渐祛除，就会由实转虚。其脉象虽然与原来的大小相同，但已变得不坚实了。如果脉象仍然坚实，病人虽然一时感到轻快，但病邪实质上并未祛除。同样的道理，治疗虚证时，应通过补法使正气渐渐充实。其脉象虽然与原来的大

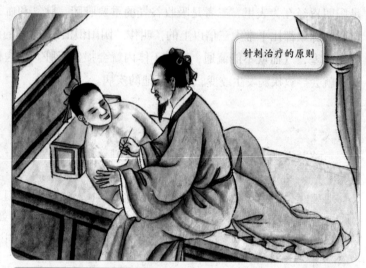

针刺治疗的原则

医生为病人针刺是以调和阴阳之气为目的的。

小相同，却比先前坚实有力。如果经过针刺，脉象还与以前大小一样，却虚软而不坚实，患者虽然一时觉得舒服，但病邪实质上也未除去。所以，应正确运用补泻的方法，补法能充实正气，泻法能祛除邪气。病痛虽然不能随着出针而立即除去，但病势却必然会减轻。针刺前，必须先了解十二经脉与各类疾病之间的发生机理，这样才能领悟《终始》篇的含义与方法。所以，阴经阳经各有固定的循环运行部位，不会相互改变，各种疾病都有着各自的虚实属性，不会相互颠倒，只要根据病人的疾病情况，选择正确的经脉和穴位进行医治就可以了。

凡是适于用针刺治疗的疾病，都应当用"三刺法"，由浅入深地分成三个步骤来针刺，使正气徐徐而来。邪气侵入经脉后会与血气相妄合，从而扰乱阴阳之气原有的位置。气血运行的顺逆方向颠倒，脉象的沉浮异常。脉象与四时不相对应，邪气就会滞留在体内而淫溢流散。所有病变，都可用针刺的方法去排除。所以，要注意采用三刺法：初刺是刺皮肤，以使浅表的阳邪排出；二刺是刺肌肉，以使阴分的邪气排出；三刺是刺分肉，以使谷气流通而能得气，得气后就可以出针了。所谓谷气至，是说在用了补法之后，病人就会感觉到正气充实了，在用了泻法之后，会感觉到病邪被排出了，由此就可以判断出谷气已至。经过针刺，邪气被排出后，虽然阴阳血气还没有完全调和，但我们

已知道疾病即将痊愈。所以说，正确地使用补法，正气就可以得到充实；正确地使用泻法，邪气就会衰退。病痛虽然不会随着出针而立即消除，但病势一定会逐渐减轻并最终痊愈。

阴经的邪气旺盛，阳经的正气虚弱，应当先补足阳经的正气，再泻去阴经的邪气，以调和阴阳的有余和不足。阴经的正气虚弱，阳经的邪气充盛，应该先补足阴经的正气，再泻去阳经的邪气，从而调和阴阳的不足和有余。

【原文】

凡刺之道，气调而止。补阴泻阳，音气益彰，耳目聪明。反此者，血气不行。

所谓气至而有效者，泻则益虚。虚者，脉大如其故而不坚也。坚如其故者，适虽言快，病未去也。补则益实。实者，脉大如其故而益坚也。夫如其故而不坚者，适虽言快，病未去也。故补则实，泻则虚。痛虽不随针，病必衰去。必先通十二经脉之所生病，而后可得传于终始矣。故阴阳不相移，虚实不相倾，取之其经。

凡刺之属，三刺至谷气。邪僻妄合，阴阳易居。逆顺相反，沉浮异处。四时不得，稽留淫泆。须针而去。故一刺则阳邪出，再刺则阴邪出，三刺则谷气至，谷气至而止。所谓谷气至者，已补而实，已泻而虚，故以知谷气至也。邪气独去者，阴与阳未能调，而病知愈也。故曰补则实，泻则虚。痛虽不随针，病必衰去矣。

阴盛而阳虚，先补其阳，后泻其阴而和之。阴虚而阳盛，先补其阴，后泻其阳而和之。

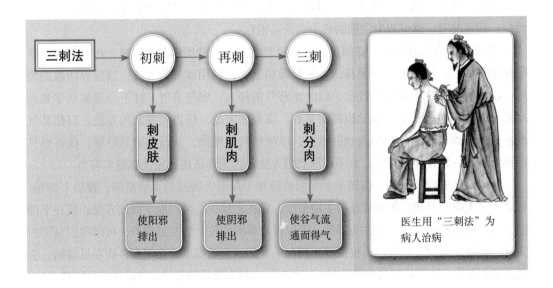

医生用"三刺法"为病人治病

补泻方法的选择

足阳明经、足厥阴经、足少阴经这三条脉络，都有动脉布散于足大趾和第二趾之间，针刺时应当仔细审察这三条经脉的虚实。如果虚证误用了泻法，就叫作重虚。虚而更虚，病情就会更加严重。凡是用针刺治疗这类病证时，要先按切其脉搏，脉象搏动坚实而急速的，就应当用泻法，脉象搏动虚弱而缓慢的，就应当用补法。如果用了与此

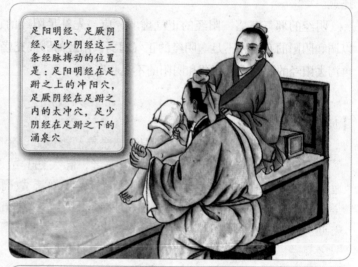

足阳明经、足厥阴经、足少阴经这三条经脉搏动的位置是：足阳明经在足跗之上的冲阳穴，足厥阴经在足跗之内的太冲穴，足少阴经在足跗之下的涌泉穴。

医生在给病人治疗时，应当细察足阳明经、足厥阴经、足少阴经这三条脉络的虚实，然后根据不同的经脉选择不同部位的腧穴进行针刺治疗。

相反的补泻方法，病情就会更重。这三条经脉搏动的位置是：足阳明经在足跗之上的冲阳穴、足厥阴经在足跗之内的太冲穴、足少阴经在足跗之下的涌泉穴。阴经的运行经过膺部，阴经有病的，应针刺胸部的腧穴；阳经的运行经过背部，阳经有病的，应刺背部的腧穴。肩膊部出现酸、麻、胀、痛等虚证的，应当取上肢经脉的腧穴进行针刺。对于患重舌病的患者，应当用铍针刺舌下根柱部，并排出恶血。手指弯曲而不能伸直，说明病在筋腱；手伸直而不能弯曲，说明病在骨上。病在骨上，就应当取主骨的各个穴位去治疗；病在筋腱，就应当取主筋的各个穴位去治疗。

用针刺的方法补泻时，必须注意：脉象坚实有力，就用深刺的方法，出针后也不要很快按住针孔，以使邪气尽量排出；脉象虚弱乏力，就用浅刺的方法，以保养所取的经脉，出针时，则应迅速按住针孔，以防止邪气的侵入。邪气来时，针下会感觉到坚紧而疾速；谷气来时，针下会感觉徐缓而柔和。脉象坚实的，应当用深刺的方法，以使邪气外泄；脉气虚弱的，应当用浅刺的方法，以使精气不外泄，从而养护其经脉，仅将邪气泄出。针刺各种疼痛的病证，大多用深刺的方法，因为疼证的脉象大都坚实有力。

所以说：腰以上的病，都属于手太阴肺经和手阳明大肠经的主治范围；腰以下的病，都属于足太阴脾经和足阳明胃经的主治范围。病在上部的，可以取下部的穴位；病在下部的，可以取上部的穴位；病在头部的，可以取足部的穴位；病在足部的，可以取腘窝部的穴位。病在头部的，会觉得头很沉重；病在手上的，会觉得手臂很沉重；病在足部的，会觉得足很沉重。取穴治疗这些病证时，应当先找出最先发病的部位，然后再进行针刺。

【原文】

三脉动于足大指之间，必审其实虚。虚而泻之，是谓重虚。重虚，病益甚。凡刺此者，以指按之。脉动而实且疾者则泻之，虚而徐者则补之。反此者，病益甚。其动也，阳明在上，厥阴在中，少阴在下。膺腧中膺，背腧中背。肩膊虚者，取之上。重舌，刺舌柱以铍针也。手屈而不伸者，其病在筋；伸而不屈者，其病在骨。在骨守骨，在筋守筋。

泻一方实，深取之，稀按其痏，以极出其邪气；补一方虚，浅刺之，以养其脉，疾按其痏，无使邪气得入。邪气来也紧而疾，谷气来也徐而和。脉实者，深刺之，以泄其气；脉虚者，浅刺之，使精气无得出，以养其脉，独出其邪气。刺诸痛者，其脉皆实。

故曰：从腰以上者，手太阴阳明皆主之；从腰以下者，足太阴阳明皆主之。病在上者下取之，病在下者高取之，病在头者取之足，病在腰者取之腘。病生于头者头重，生于手者臂重，生于足者足重。治病者，先刺其病所从生者也。

针刺次数和方法的确定

春天，邪气侵袭于人的皮毛；夏天，邪气侵袭于人的皮肤；秋天，邪气侵袭于人的肌肉；冬天，邪气侵袭于人的筋骨。治疗这些与季节时令相关的病证，针刺的深浅，应该根据季节的变化而有所不同。针刺肥胖的人，应采取秋冬季节使用的深刺法；针刺瘦弱的人，应采取春夏季节使用的浅刺法。有疼痛症状的病人，所患多属阴证。感觉疼痛而用按压的方法却不确定痛处的，也属于阴证，应当用深刺的方法。身体发痒，说明病邪在皮肤，属阳证，应采用浅刺的方法。病在上部的属阳证，病在下部的属阴证。

针刺注意事项一：脉象

脉象情况	针刺方法	注意事项
坚实有力	深刺	出针后不要太快按住针孔，以使邪气尽量排出
虚弱乏力	浅刺	出针时迅速按住针孔，以防止邪气的侵入

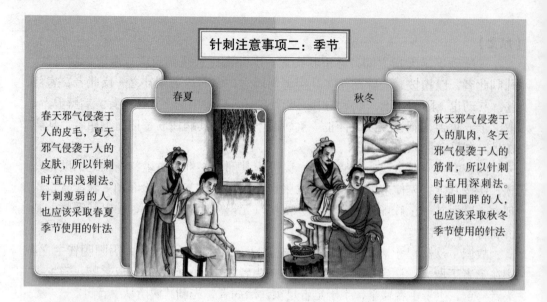

病起于阴经的，应当先治疗阴经，然后再治疗阳经；病起于阳经的，应当先治疗阳经，然后再治疗阴经。刺治热厥的病，进针后应当留针，以使热象转寒；刺治寒厥的病，进针后应当留针，以使寒象转热。刺治热厥的病，应当采用二阴一阳法；刺治寒厥的病，应当采用二阳一阴法。所谓二阴，是指在阴经针刺二次；所谓一阳，是指在阳经针刺一次。久病的人，病邪的侵入已经深入脏腑。刺治这类疾病，必须深刺，而且留针时间要长，每隔一日应当再针刺一次。必须先调和人体左右的脉气，并去掉血脉中的郁结。掌握了上述原则和方法，针刺的道理也就大致通晓了。

凡言针刺的方法，必须先诊察病人形体的强弱和元气盛衰的情况。如果形体肌肉并不显得消瘦，只是元气衰少而脉象躁动，对于这种脉象躁动而厥逆的病，应当用缪刺法。这样能使耗散的真气得以收敛，使积聚的邪气得以散去。针刺时，医生必须神定气静，如同深居幽静之处一样，诊察病人的精神活动；还必须意识内守，如同紧闭门窗与世隔绝一样。要全神贯注，毫不分神，丝毫听不到外界的声响，精神专一，心无旁骛地进行

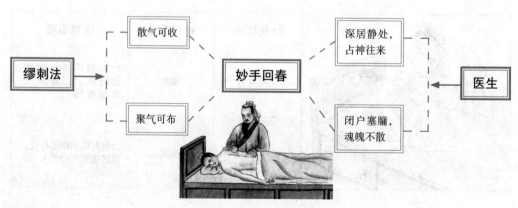

针刺热病和寒病

针刺热病和寒病时都要留针，且根据其所要达到的不同效果对阴经和阳经的针刺次数也是不一样的。

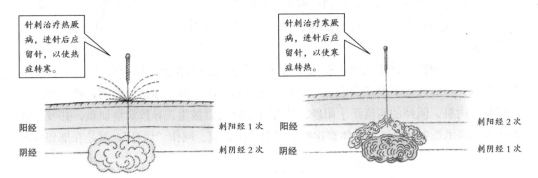

针刺治疗热厥病，进针后应留针，以使热症转寒。

针刺治疗寒厥病，进针后应留针，以使寒症转热。

阳经　　　　　刺阳经1次
阴经　　　　　刺阴经2次

阳经　　　　　刺阳经2次
阴经　　　　　刺阴经1次

针刺。或用浅刺而留针的方法，或用轻微浮刺的方法，以转移病人的注意力，消除其紧张情绪，直到针下得气为止。针刺之时，不论病人是男是女，不论针刺是深是浅，都要坚决持守正气而不让其泻出，同时谨防邪气而不使其侵入。这就是得气的含义。

【原文】

　　春，气在毛；夏，气在皮肤；秋，气在分肉；冬，气在筋骨。刺此病者各以其时为齐。故刺肥人者，以秋冬之齐；刺瘦人者，以春夏之齐。病痛者，阴也。痛而以手按之不得者，阴也，深刺之。痒者，阳也，浅刺之。病在上者，阳也；病在下者，阴也。

　　病先起阴者，先治其阴而后治其阳；病先起阳者，先治其阳而后治其阴。刺热厥者，留针，反为寒；刺寒厥者，留针，反为热。刺热厥者，二阴一阳；刺寒厥者，二阳一阴。所谓二阴者，二刺阴也；一阳者，一刺阳也。久病者，邪气入深。刺此病者，深内而久留之，间日而复刺之。必先调其左右，去其血脉。刺道毕矣。

　　凡刺之法，必察其形气。形肉未脱，少气而脉又躁，躁疾者，必为缪刺之。散气可收，聚气可布。深居静处，占神往来；闭户塞牖，魂魄不散。专意一神，精气之分，毋闻人声，以收其精，必一其神，令志在针。浅而留之，微而浮之，以移其神，气至乃休。男内女外，坚拒勿出。谨守勿内，是谓得气。

针刺的禁忌

　　大凡针刺的禁忌是：刚行房事不久的不要进行针刺，针刺后不久的不要行房事；正当醉酒的人不要进行针刺，已经针刺的人不要紧接着就醉酒；正在发怒的人不要进行针刺，针刺后的人不要发怒；刚刚劳累的人不要进行针刺，已经针刺的人不要过度劳累；

饱食之后不可以针刺，已经针刺的人不要饮食过饱；饥饿的人不要进行针刺，已经针刺的人不要饥饿；口渴的人不要进行针刺，已经针刺的人不要口渴；异常惊恐或愤怒的人，应等其情绪稳定之后，再进行针刺；乘车前来的人，应该让其躺在床上休息大约一顿饭的工夫，再进行针刺；步行前来的病人，应该让其坐下休息大约走十里路所需的时间，再进行针刺。

以上十二种情况之下之所以要禁止针刺，是因为病人在此时脉象紊乱，正气耗散，营卫失调，经脉之气不能依次运行。如果在这种情况下，草率地进行针刺，就会使阳经的病侵入内脏，阴经的病流淫于阳经，使邪气重新得以滋生，导致病情加重，并发生新的病变。医术低劣的庸医不能体察这些禁忌而乱用针刺，叫作"伐身"，就是在摧残病人

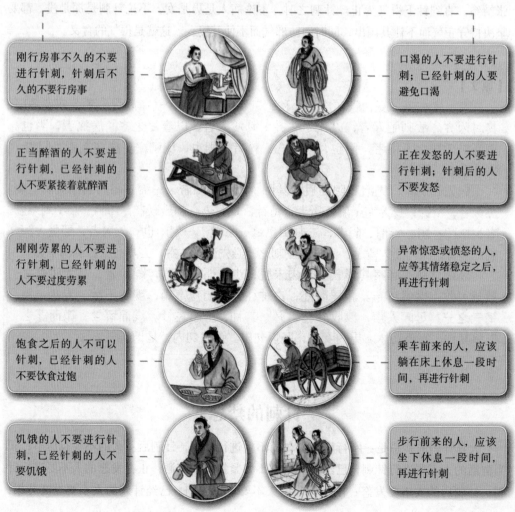

针刺禁忌表

刚行房事不久的不要进行针刺，针刺后不久的不要行房事	口渴的人不要进行针刺；已经针刺的人要避免口渴
正当醉酒的人不要进行针刺，已经针刺的人不要紧接着就醉酒	正在发怒的人不要进行针刺；针刺后的人不要发怒
刚刚劳累的人不要进行针刺，已经针刺的人不要过度劳累	异常惊恐或愤怒的人，应等其情绪稳定之后，再进行针刺
饱食之后的人不可以针刺，已经针刺的人不要饮食过饱	乘车前来的人，应该躺在床上休息一段时间，再进行针刺
饥饿的人不要进行针刺，已经针刺的人不要饥饿	步行前来的人，应该坐下休息一段时间，再进行针刺

的身体。这样就会导致病人形体被损伤，脑髓被消耗，津液不能布散，五谷不能化生为精微之气，造成真气消亡，这就是所谓的"失气"。

手足太阳经脉的脉气将要终绝时的表现是：病人的眼睛上视而不能转动，角弓反张，手足抽搐，面色苍白，皮肤没有血色，汗水暴下。绝汗一出，人也就快死亡了。手足少阳经脉的脉气将要终绝时的表现是：病人会出现耳聋，周身关节松弛无力，目系脉气竭绝而眼珠不能转动。目系已经竭绝，过一天半的时间就会死亡，临死时会面色青白。手足阳明经脉的脉气将要终绝时的表现是：病人会出现口眼抽动歪斜，容易惊恐，胡言乱语，面色发黄，手足阳明经脉循行的部位上脉象躁动而盛实，血气不行，这时人也就要死亡了。手足少阴经脉的脉气将要终绝时的表现是：病人会出现面色发黑，牙齿变长且多污垢而没有光泽，腹部胀满，气机阻塞，上下不通等症状，这时就接近死亡了。手足厥阴经脉的脉气将要终绝时的表现是：病人会出现胸中发热，咽喉干燥，小便频数，心中烦乱，甚至舌卷，阴囊上缩等症状，这样很快会死亡。手足太阴经脉的脉气将要终绝时的表现是：病人会出现腹部胀闷，呼吸不利，嗳气，常常呕吐，呕吐时气机上逆。气机上逆，面色就会发赤；如果气不上逆，会上下不通，上下不通就会面色发黑，皮毛焦枯，这就是病人将要死亡的征兆。

【原文】

凡刺之禁：新内勿刺，新刺勿内；已醉勿刺，已刺勿醉；新怒勿刺，已刺勿怒；新劳勿刺，已刺勿劳；已饱勿刺，已刺勿饱；已饥勿刺，已刺勿饥；已渴勿刺，已刺勿渴；大惊大恐，必定其气，乃刺之；乘车来者，卧而休之，如食顷乃刺之；出行来者，坐而休之，如行十里顷乃刺之。

凡此十二禁者，其脉乱气散，逆其营卫，经气不次。因而刺之，则阳病入于阴，阴病出为阳，则邪气复生。粗工勿察，是谓伐身。形体淫泆，乃消脑髓，津液不化，脱其五味，是谓失气也。

太阳之脉，其终也，戴眼、反折、瘈疭，其色白，绝皮乃绝汗。绝汗，则终矣。少阳终者，耳聋，百节尽纵，目系绝。目系绝，一日半则死矣。其死也，色青白，乃死。阳明终者，口目动作，喜惊，妄言，色黄，其上下之经盛而不行，则终矣。少阴终者，面黑，齿长而垢，腹胀闭塞，上下不通，而终矣。厥阴终者，中热嗌干，喜溺心烦，甚则舌卷，卵上缩，而终矣。太阴终者，腹胀闭，不得息，气噫，善呕，呕则逆，逆则面赤，不逆则上下不通。上下不通，则面黑皮毛燋，而终矣。

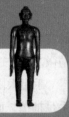

经脉：主要经脉的介绍

【导读】

　　本篇详细叙述了人体十二经脉在全身的分布、起止、循行部位、发病症状和治疗原则，以及十五络脉的名称、循行路线和病证表现。因为篇中所论以十二经脉为主，并在开篇即指出经脉具有"决生死、处百病、调虚实"的重要作用，所以篇名"经脉"。

　　雷公向黄帝问道：《禁服》篇中曾说过，要掌握针刺的原理，首先就应该了解经脉系统，明白经脉循行的部位和起止所在，知道经脉的长短、大小，清楚经脉在内依次与五脏相属，在外分别与六腑相通的关系。对于这些道理，我希望听您详细全面地讲解一下。

　　黄帝说：人在最初孕育的时候，首先是源自于父母的阴阳之气会合而形成精，精形成之后再生成脑髓，此后人体才会逐渐成形；人体以骨骼作为支柱，以脉道作为营藏气血的处所，以筋的刚劲来约束和强固骨骼，以肌肉作为保护内在脏腑和筋骨血脉的墙壁；等到皮肤坚韧之后，毛发就会生长出来，这样人的形体就长成了。人出生以后，五谷进入胃中，化生精微之气而营养全身，就会使全身的脉道得以贯通，由此血气才能在脉道中运行不息，滋养全身，而使生命运转不息。

　　雷公说：我希望能够全面地了解经脉的起始所在及其在周身循行分布的情况。

　　黄帝说：经脉除了能够运行气血，濡养周身以外，还可以用来决断死生，诊断百病，调和虚实，治疗疾病，所以不能不通晓有关它的知识。

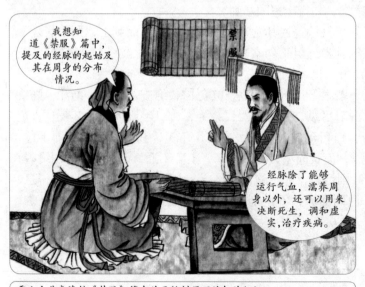

我想知道《禁服》篇中，提及的经脉的起始及其在周身的分布情况。

经脉除了能够运行气血，濡养周身以外，还可以用来决断死生，调和虚实，治疗疾病。

雷公向黄帝请教《禁服》篇中关于针刺原理的相关知识。

【原文】

雷公问于黄帝曰：《禁服》之言，凡刺之理，经脉为始。营其所行，制其度量。内次五脏，外别六腑。愿尽闻其道。

黄帝曰：人始生，先成精，精成而脑髓生；骨为干，脉为营，筋为刚，肉为墙；皮肤坚而毛发长。谷入于胃，脉道以通，血气乃行。

雷公曰：愿卒闻经脉之始生。

黄帝曰：经脉者，所以能决死生，处百病，调虚实，不可不通。

手太阴肺经的循行路线、病变与治疗

肺的经脉手太阴经，起始于中焦胃脘部，向下循行，连络于与本经相表里的脏腑大肠腑，然后自大肠返回，循行环绕胃的上口，向上穿过横膈膜，连属于本经所属的脏腑肺脏。再从气管横走并由腋窝部出于体表，沿着上臂的内侧，在手少阴心经与手厥阴心包络经的前面下行，至肘部内侧，再沿着前臂的内侧，桡骨的下缘，入于桡骨小头内侧，动脉搏动处的寸口部位，上至手大指本节后手掌肌肉隆起处的鱼际，再沿鱼际的边缘到达手大拇指的指端；另有一条支脉，从手腕后方分出，沿着示指拇侧直行至示指的桡侧前端，与手阳明大肠经相连接。

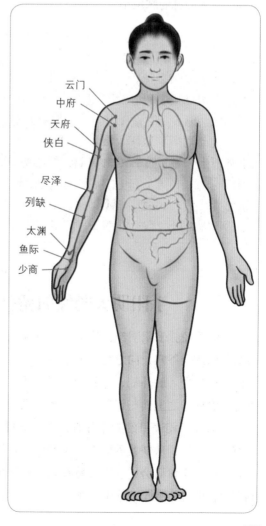

云门
中府
天府
侠白
尽泽
列缺
太渊
鱼际
少商

肺经与病变	
外邪所致疾病	**所主治之病**
肺部胀满，气喘，咳嗽，缺盆部疼痛，重者双臂按胸，眼花目眩，视物不清，是为臂厥病	咳嗽气逆，呼吸急迫，感到口渴，心中烦乱，胸部满闷，上臂内侧前缘的部位疼痛、厥冷，手掌心发热

如果外邪侵犯，导致手太阴肺经的经气发生异常的变动，病人就会出现肺部胀满，气喘、咳嗽，缺盆部疼痛等症状，严重的在咳嗽剧烈的时候，病人常常会交叉双臂按住胸前，并感到眼花目眩、视物不清，这就是臂厥病。如果手太阴肺经所主的肺脏发生病变，病状则是咳嗽气逆，呼吸急迫，感到口渴，心中烦乱，胸部满闷，上臂内侧前缘的部位疼痛、厥冷，手掌心发热。本经经气过盛，就会出现肩背部遇风寒而作痛、汗出而易感风邪，以及小便次数增多而尿量减少等症状。本经经气不足时，就会出现肩背部遇寒而痛、呼吸气短而不能接续、小便颜色改变等症状。治疗上面这些疾病时，属于经气充盛的要用泻法，属于经气不足的要用补法；属于热证的要用速针法，属于寒证的要用留针法；属于阳气内衰以致脉道虚陷不起的要用灸法；既不属于经气充盛，也不属于经气虚乏，而仅仅是经气运行失调的，就要取用本经所属的腧穴来调治。属于本经经气亢盛的，寸口脉的脉象要比人迎脉的脉象大三倍；而属于本经经气虚弱的，寸口脉的脉象反而会比人迎脉的脉象小。

【原文】

肺手太阴之脉，起于中焦，下络大肠，还循胃口，上膈属肺。从肺系横出腋下，下循臑内，行少阴心主之前，下肘中，循臂内，上骨下廉，入寸口，上鱼，循鱼际，出大指之端；其支者，从腕后直出次指内廉，出其端。

是动则病肺胀满，膨膨而喘咳，缺盆中痛，甚则交两手而瞀，此为臂厥。是主肺所生病者，咳，上气喘渴，烦心胸满，臑臂内前廉痛厥，掌中热。气盛有余，则肩背痛，风寒，汗出中风，小便数而欠。气虚，则肩背痛寒，少气不足以息，溺色变。为此诸病，盛则泻之，虚则补之，热则疾之，寒则留之，陷下则灸之，不盛不虚，以经取之。盛者寸口大三倍于人迎，虚者则寸口反小于人迎也。

手阳明大肠经的循行路线、病变与治疗

大肠的经脉手阳明经，从示指的前端开始，顺着示指拇侧的上缘，通过拇指、示指歧骨之间的合谷穴，向上行至拇指后方、腕部外侧前缘两筋之中的凹陷处，再沿前臂外侧的上缘，进入肘外侧，然后沿上臂的外侧前缘，上行至肩，出于肩峰的前缘，再向后上走到脊柱骨之上而与诸阳经会合于大椎穴，然后再折向前下方，进入缺盆，并下行而连络于与本经相表里的脏腑肺脏，再向下贯穿膈膜，而连属于本经所属的脏腑大肠腑；另有一条支脉，从缺盆处向上走至颈部，并贯通颊部，而进入下齿龈中，其后再从口内回转而绕行于口唇旁，左右两脉在人中穴处相交会，相交之后，左脉走到右边，右脉走到左边，再向上挟行于鼻孔两侧，而在鼻翼旁的迎香穴处与足阳明胃经相连接。

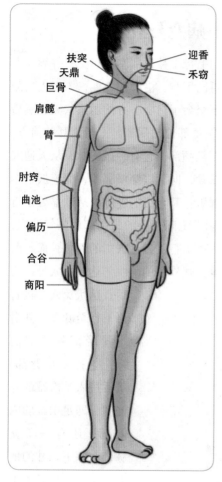

扶突
天鼎
巨骨
肩髃
臂

肘窌
曲池
偏历
合谷
商阳

迎香
禾窌

大肠经与病变

外邪所致疾病	所主治之病
牙齿疼痛，颈部肿大	津液出现异常，眼睛发黄，口中发干，鼻流清涕或出鼻血，喉头肿痛以致气闭，肩前与上臂作痛，示指疼痛而不能动弹
经气过盛，就会出现经脉所过之处发热而肿的病象；经气不足，就会出现发冷颤抖，不易回暖等病象	

如果外邪侵犯，导致手阳明大肠经的经气发生异常的变动，就会出现牙齿疼痛，颈部肿大等症状。如果手阳明大肠经所主的大肠发生病变，则津液也会出现异常，其症状是眼睛发黄，口中发干，鼻流清涕或出鼻血，喉头肿痛以致气闭，肩前与上臂作痛，示指疼痛而不能动弹。本经经气过盛，就会出现经脉所过之处发热而肿的病象；本经经气不足时，就会出现发冷颤抖，不易回暖等病象。治疗上述疾病时，属于经气充盛的要用泻法，属于经气不足的要用补法；属于热证的要用速针法，属于寒证的要用留针法；属于阳气衰竭而导致脉道虚陷不起的要用灸法；既不属于经气亢盛，也不属于经气虚弱，而仅仅是因为经气循行异常的，就要取用本经所属的腧穴来调治。属于本经经气亢盛的，人迎脉的脉象要比寸口脉的脉象大三倍；而属于本经经气虚弱的，人迎脉的脉象反而会比寸口脉的脉象小。

【原文】

　　大肠手阳明之脉，起于大指次指之端，循指上廉，出合谷两骨之间，上入两筋之中，循臂上廉，入肘外廉，上臑外前廉，上肩，出髃骨之前廉，上出于柱骨之会上，下入缺盆络肺，下膈属大肠；其支者，从缺盆上颈贯颊，入下齿中，还出挟口，交人中，左之右，右之左，上挟鼻孔。

　　是动则病齿痛颈肿。是主津液所生病者，目黄，口干，鼽衄；喉痹，肩前臑痛，大指次指痛不用。气有余，则当脉所过者热肿；虚，则寒栗不复。为此诸病，盛则泻之，虚则补之，热则疾之，寒则留之，陷下则灸之，不盛不虚，以经取之。盛者人迎大三倍于寸口，虚者人迎反小于寸口也。

足阳明胃经的循行路线、病变与治疗

胃的经脉足阳明经，从鼻孔两旁的迎香穴开始，上行于鼻根部左右相交，并缠束旁侧的足太阳膀胱经的经脉，到达内眼角睛明穴之后再向下行，沿鼻的外侧，入于上齿龈内，继而回转出来挟行于口旁，并环绕口唇，再向下交会于口唇下方的承浆穴处，然后再沿腮部后方的下缘退行而出于大迎穴，又沿着下颌角部位的颊车，上行至耳的前方，通过足少阳胆经所属的客主人穴，沿着发际，上行至额颅部；它有一条支脉，从大迎穴的前方，向下行至颈部的人迎穴处，再沿喉咙进入缺盆，向下贯穿横膈膜，而连属于本经所属的脏腑胃腑，并连络于与本经相表里的脏腑脾脏；其直行的经脉，从缺盆处下行至乳房的内侧，再向下挟行于脐的两侧，最后进入阴毛毛际两旁的气街部位的气冲穴；另有一条支脉，起始于胃的下口处，再顺着腹部的内侧下行，到达气街的部位，而与前面所讲的那条直行的经脉相会合，再由此下行，沿着大腿外侧的前缘到达髀关穴处，而

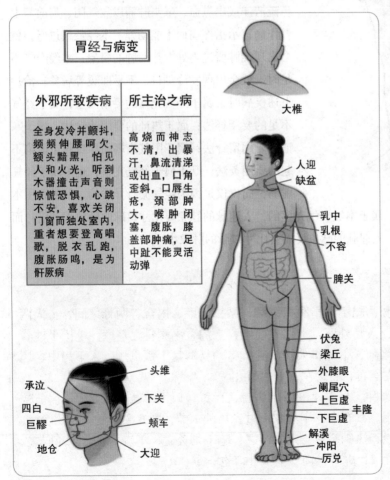

胃经与病变

外邪所致疾病	所主治之病
全身发冷并颤抖，频频伸腰呵欠，额头黯黑，怕见人和火光，听到木器撞击声音则惊慌恐惧，心跳不安，喜欢关闭门窗而独处室内，重者想要登高唱歌，脱衣乱跑，腹胀肠鸣，是为骭厥病	高烧而神志不清，出暴汗，鼻流清涕或出血，口角歪斜，口唇生疮，颈部肿大，喉肿闭塞，腹胀，膝盖部肿痛，足中趾不能灵活动弹

大椎

人迎
缺盆

乳中
乳根
不容

髀关

伏兔
梁丘
外膝眼
阑尾穴
上巨虚
丰隆
下巨虚
解溪
冲阳
厉兑

承泣　头维
四白　下关
巨髎　颊车
地仓　大迎

后直达伏兔穴，接着再下行至膝盖，并沿小腿胫部外侧的前缘，下行至足背部，最后进入足次趾的外侧间，即足中趾的内侧部；还有一条支脉，在膝下三寸的地方分出，下行到足中趾的外侧间；又有一条支脉，从足背面的冲阳穴别行而出，向外斜走至足厥阴肝经的外侧，进入足大趾，并直行到大趾的末端，而与足太阴脾经相连接。

如果外邪侵犯，导致足阳明胃经的经气发生异常的变动，就会出现全身发冷并

颤抖，就好像被冷水淋湿过一样，以及频频伸腰、不停地打呵欠、额头黯黑等症状，发病时怕见人和火光，听到木器撞击所发出的声音就会惊慌恐惧，心跳不安，所以病人喜欢关闭门窗而独处室内，在病情严重时，病人就会出现想要爬到高处去唱歌、脱了衣服乱跑，以及腹胀肠鸣等症状，这种疾病叫作骭厥病。如果足阳明胃经主治的血分发生病变，就会出现发高烧而神志不清的疟疾，热邪过胜就会导致出暴汗，鼻流清涕或鼻出血，口角歪斜，口唇生疮，颈部肿大，喉肿闭塞，腹部因水停而肿胀，膝盖部肿痛，足阳明胃经沿着胸膺、乳部、气街、大腿前缘、伏兔、胫部外缘、足背等处循行的部位都发生疼痛，足中趾不能灵活动弹。本经经气过盛时，就会出现胸腹发热的病状；如果气盛而充于胃腑，使胃腑之气有余，就会出现胃热所导致的谷食易消而时常饥饿，以及小便颜色发黄等症状。本经经气不足时，就会出现胸腹部发冷而战栗；如果胃中阳虚有寒，以致运化无力，水谷停滞中焦，就会出现胀满的病象。上述这些病证在治疗时，经气亢盛所导致的要用泻法，经气不足所导致的要用补法；属于热证的要用速针法，属于寒证的要用留针法；属于阳气内衰以致脉道虚陷不起的要用灸法；既不属于经气亢盛，也不属于经气虚弱，而仅仅是经气运行失调的，就要取用本经所属的腧穴来调治。属于本经经气亢盛的，人迎脉的脉象要比寸口脉的脉象大三倍；而属于本经经气虚弱的，人迎脉的脉象反而会比寸口脉的脉象小。

【原文】

胃足阳明之脉，起于鼻之交中颌，旁纳太阳之脉，下循鼻外，入上齿中，还出挟口，环唇，下交承浆，却循颐后下廉，出大迎，循颊车，上耳前，过客主人，循发际，至额颅；其支者，从大迎前下人迎，循喉咙，入缺盆，下膈，属胃，络脾；其直者，从缺盆下乳内廉，下挟脐，入气街中；其支者，起于胃口，下循腹里，下至气街中而合，以下髀关，抵伏兔，下膝膑中，下循胫外廉，下足跗，入中指内间；其支者，下廉三寸而别，下入中趾外间；其支者，别跗上，入大指间，出其端。

是动则病洒洒振寒，善伸，数欠，颜黑，病至则恶人与火，闻木声则惕然而惊，心欲动，独闭户塞牖而处，甚则欲上高而歌，弃衣而走，贲响腹胀，是为骭厥。是主血所生病者，狂疟，温淫汗出，鼽衄，口㖞，唇胗，颈肿，喉痹，大腹水肿，膝膑肿痛，循膺、乳、气街、股、伏兔、骭外廉、足跗上皆痛，中指不用。气盛，则身以前皆热，其有余于胃，则消谷善饥，溺色黄。气不足，则身以前皆寒栗，胃中寒则胀满。为此诸病，盛则泻之，虚则补之，热则疾之，寒则留之，陷下则灸之，不盛不虚，以经取之。盛者，人迎大三倍于寸口；虚者，人迎反小于寸口也。

足太阴脾经的循行路线、病变与治疗

　　脾的经脉足太阴经，从足大趾的末端开始，顺着足大趾内侧的白肉处，经过足大趾本节后方的核骨，上行到达内踝的前缘，再上行至小腿的内侧，然后顺着胫骨的后缘，与足厥阴肝经相交会并穿行至其前方，然后再上行经过膝部、大腿之内侧的前缘，进入腹内，而连属于本经所属的脏腑脾脏，并连络于与本经相表里的脏腑胃腑，然后再向上穿过横膈膜，挟行于咽喉两侧，连于舌根，并散布于舌下；它的支脉，在胃腑处分出，上行穿过膈膜，进入心脏与手少阴心经相连接。

　　如果外邪侵犯，导致足太阴脾经的经气发生异常的变动，病人就会出现舌根僵直、食后呕吐、胃脘疼痛、腹部胀闷、经常嗳气等症状，在排出大便或矢气后，就会感到脘腹轻松，就好像病已祛除了一样，此外还会出现全身上下都感觉沉重等病状。足太阴脾经所主的脾脏发生病变，就会出现舌根疼痛，身体不能活动，食物不能下咽，心中烦躁，心下牵引作痛，大便溏薄，生痢疾，水闭于内以致小便不通，患面目皮肤发黄的黄疸，

不能安静睡卧，勉强站立时，就会出现股膝内侧经脉所过之处肿胀而厥冷的病象，此外还有足大趾无法动弹等症状。治疗上述这些疾病时，由经气充盛所导致的要用泻法，由经气不足所导致的要用补法；病性属于热证的要用速针法，属于寒证的要用留针法；属于阳气内衰以致脉道虚陷的要用灸法；既不属于经气亢盛，也不属于经气虚弱，而仅仅是经气运行失调的，就要取用本经所属的

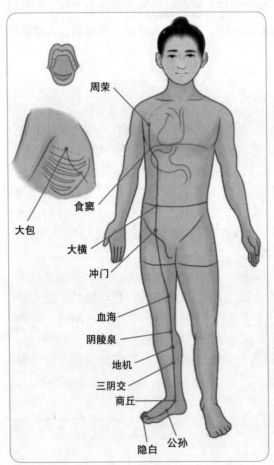

周荣

食窦

大包

大横

冲门

血海

阴陵泉

地机

三阴交

商丘

隐白　公孙

脾经与病变	
外邪所致疾病	**所主治之病**
舌根僵直，食后呕吐，胃脘疼痛，腹部胀闷，经常嗳气，在排出大便或矢气后，就会感到脘腹轻松，就好像病已祛除了一样，全身上下都感觉沉重	舌根疼痛，身体不能活动，食难下咽，心中烦躁，心下牵引作痛，大便溏薄，生痢疾，小便不通，黄疸，不能安眠，勉强站立时，股膝内侧经脉所过之处肿胀而厥冷，足大趾无法动弹

腧穴来调治。属于本经经气亢盛的，寸口脉的脉象要比人迎脉的脉象大三倍；而属于本经经气虚弱的，病人寸口脉的脉象小于人迎脉的脉象

【原文】

　　脾足太阴之脉，起于大指之端，循指内侧白肉际，过核骨后，上内踝前廉，上踹内，循胫骨后，交出厥阴之前，上膝股内前廉，入腹属脾络胃，上膈，挟咽，连舌本，散舌下；其支者，复从胃，别上膈，注心中。

　　是动则病舌本强，食则呕，胃脘痛，腹胀善噫，得后与气，则快然如衰，身体皆重。是主脾所生病者，舌本痛，体不能动摇，食不下，烦心，心下急痛，溏、瘕泄、水闭，黄疸，不能卧，强立，股膝内肿、厥，足大指不用。为此诸病，盛则泻之，虚则补之，热则疾之，寒则留之，陷下则灸之，不盛不虚，以经取之。盛者，寸口大三倍于人迎；虚者，寸口反小于人迎也。

手少阴心经的循行路线、病变与治疗

　　心的经脉手少阴经，从心脏中开始，从心脏出来以后连属于心的脉络，然后就向下贯穿横膈膜，而连络于与本经相表里的脏腑小肠腑；它的支脉，从心的脉络向上行，并挟行于咽喉的两旁，然后再向上行而与眼球连络于脑的脉络相联系；它直行的经脉，沿心的脉络上行至肺部，然后再向下行而横出于腋窝下，此后再向下沿着上臂内侧的后缘走行，且循行于手太阴肺经和手厥阴心包络经的后方，一直下行而至肘内，再沿着前臂内侧的后缘循行，直达掌后小指侧高骨的尖端，并进入手掌内侧的后缘，

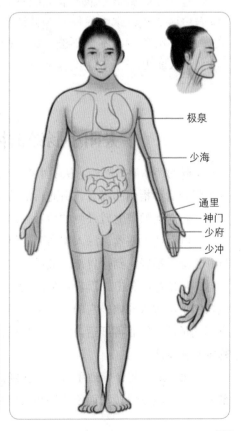

极泉

少海

通里
神门
少府
少冲

心经与病变	
外邪所致疾病	**所主治之病**
咽喉干燥，头疼，口渴，是为臂厥证	眼睛发黄，胁肋疼痛，上下臂的内侧后缘处疼痛，手足冰冷但掌心处发热并灼痛

再顺着小指内侧到达小指的尖端，而与手太阳小肠经相连接。

如果外邪侵犯，导致手少阴心经的经气出现不正常的变化，就会出现咽喉干燥，头疼，口渴等症状，这样的病证就叫作臂厥证。手少阴心经所主的心脏发生病变时，出现的症状是眼睛发黄，胁肋疼痛，上臂及下臂的内侧后缘处疼痛，手足冰冷但掌心处发热并灼痛。治疗上面这些病证时，经气充盛所导致的要用泻法，经气不足所导致的要用补法；病性属于热证的就要用速针法，属于寒证的要用留针法；属于阳气内衰以致脉道虚陷不起的要用灸法；既不属于经气亢盛，也不属于经气虚弱，而仅仅是经气运行失调的，就要取用本经所属的腧穴来调治。属于本经经气亢盛的，寸口脉的脉象要比人迎脉的脉象大两倍；而属于本经经气虚弱的，寸口脉的脉象反而会比人迎脉的脉象小。

【原文】

心手少阴之脉，起于心中，出属心系，下膈络小肠；其支者，从心系上挟咽，系目系；其直者，复从心系却上肺，下出腋下，下循臑内后廉，行手太阴心主之后，下肘内，循臂内后廉，抵掌后锐骨之端，入掌内后廉，循小指之内出其端。

是动则病嗌干心痛，渴而欲饮，是为臂厥。是主心所生病者，目黄胁痛，臑臂内后廉痛厥，掌中热痛。为此诸病，盛则泻之，虚则补之，热则疾之，寒则留之，陷下则灸之，不盛不虚，以经取之。盛者，寸口大再倍于人迎；虚者，寸口反小于人迎也。

手太阳小肠经的循行路线、病变与治疗

小肠的经脉手太阳经，从手小指外侧的末端开始，顺着手外侧循行而向上到达腕部，并出于腕后小指侧的高骨，由此再沿着前臂尺骨的下缘直行而上，出于肘后内侧两筋的中间，再向上顺着上臂外侧的后缘，出于肩后的骨缝处，绕行肩胛部，再前行而相交于肩上，继而进入缺盆，深入体内而连络于与本经相表里的脏腑心脏，此后再沿着食管下行并贯穿横膈膜，到达胃部，最后再向下行而连属于本经所属的脏腑小肠腑；它的一条支脉，从缺盆部分出，沿着颈部向上走行而到达颊部，再从颊部行至外眼角，最后从外眼角斜下而进入耳内；它的另一条支脉，从颊部别行而出，走至眼眶下方，并从眼眶下方到达鼻部，然后再抵达内眼角，最后再从内眼角向外斜行并络于颧骨部，而与足太阳膀胱经相连接。

如果外邪侵犯，导致手太阳小肠经的经气发生异常的变动，就会出现咽喉疼痛、颔部发肿、颈项难以转动而不能回头、肩部疼痛像在被人拉扯、上臂部就像已被折断一样

小肠经与病变

外邪所致疾病	所主治之病
咽喉疼痛，颔部发肿，颈项难以转动而不能回头，肩部疼痛像在被人拉扯，上臂部就像已被折断一样剧痛难忍	耳聋，眼睛发黄，面颊肿胀，颈部、颔部、肩部、上臂、肘部、前臂等部位的外侧后缘处发痛

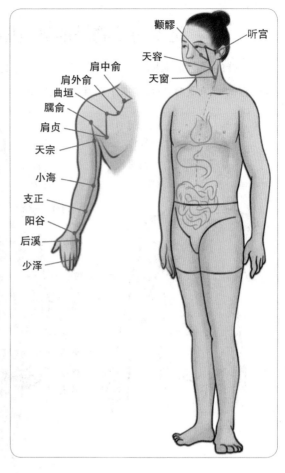

剧痛难忍等症状。手大肠经所主的液发生病变，症状是耳聋、眼睛发黄、面颊肿胀，以及颈部、颔部、肩部、上臂、肘部、前臂等部位的外侧后缘处发痛。治疗上面这些病证时，属于经气充盛的要用泻法，属于经气不足的要用补法；病性属于热证的要用速针法，属于寒证的要用留针法；属于阳气内衰以致脉道虚陷不起的就要用灸法；既不属于经气亢盛，也不属于经气虚弱，而仅仅是经气运行失调的，就要取用本经所属的腧穴来调治。属于本经经气亢盛的，人迎脉的脉象要比寸口脉的脉象大两倍；而属于本经经气虚弱的，人迎脉的脉象反而会比寸口脉的脉象小。

【原文】

　　小肠手太阳之脉，起于小指之端，循手外侧上腕，出踝中，直上循臂骨下廉，出肘内侧两筋之间，上循臑外后廉，出肩解，绕肩胛，交肩上，入缺盆络心，循咽下膈，抵胃属小肠；其支者，从缺盆循颈上颊，至目锐眦，却入耳中；其支者，别颊上颇，抵鼻，至目内眦，斜络于颧。

　　是动则病嗌痛颔肿，不可以顾，肩似拔，臑似折。是主液所生病者，耳聋、目黄、颊肿，颈、颔、肩、臑、肘、臂外后廉痛。为此诸病，盛则泻之，虚则补之，热则疾之，寒则留之，陷下则灸之，不盛不虚，以经取之。盛者，人迎大再倍于寸口；虚者，人迎反小于寸口也。

足太阳膀胱经的循行路线、病变与治疗

　　膀胱的经脉足太阳经，从内眼角开始，向上经过额部而交会于头部的最高处，即巅顶；它的一条支脉，从巅顶下行至耳的上角；它直行的经脉，从巅顶向内走行，与脑髓相接，然后返还出来，再下行到达颈项的后部，然后就沿着肩胛的内侧，挟行于脊柱的两旁，抵达腰部，再沿着脊柱旁的肌肉深入腹内，而连络于与本经相表里的脏腑肾脏，并连属于本经所属的脏腑膀胱；另有一条支脉，从腰部分出，挟着脊柱的两侧下行并贯穿臀部，而直入于膝部的腘窝中；还有一条支脉，从左右的肩胛骨处分出，向下贯穿肩胛骨，再挟着脊柱的两侧，在体内下行，通过髀枢部，然后再沿着大腿外侧的后缘向下走行，而与先前进入腘窝的那条支脉在腘窝中相会合，由此再向下走行，通过小腿肚的内部，出于外踝骨的后方，再沿着足小趾本节后的圆骨，到达足

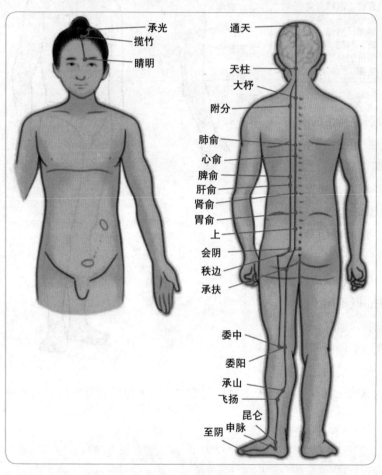

膀胱经与病变

外邪所致疾病	所主治之病
气上冲，头痛，眼睛疼痛犹如要从眼眶中脱出，颈项好像在被拉扯般疼痛，脊柱和腰部好像已被折断一样疼痛难忍，髋关节不能屈伸，膝腘窝部好像已被捆绑住一样紧涩结滞而不能运动自如，小腿肚疼痛得好像要裂开一样，是为踝厥病	痔疮、疟疾、狂病、癫病、头、囟门与颈部疼痛，眼睛发黄，流泪，鼻流清涕或鼻出血，项、背、腰、尻、腘窝、小腿肚、脚等部位都发生疼痛，足小趾不能动弹

小趾外侧的末端，而与足少阴肾经相连接。

如果外邪侵犯，导致足太阳膀胱经的经气发生异常的变化，病人就会出现伴有气上冲的感觉的头痛，眼睛疼痛得好像要从眼眶中脱出一样，颈项就好像在被拉扯般疼痛，脊柱和腰部就好像已被折断一样疼痛难忍，髋关节不能屈伸，膝腘窝部就好像已被捆绑住一样紧涩结滞而不能运动自如，小腿肚疼痛得就好像要裂开一样，这种病就叫作踝厥病。足太阳膀胱经所主的筋发生病变时，就会出现痔疮、疟疾、狂病、癫病，头、囟门与颈部疼痛，眼睛发黄，流泪，鼻流清涕或鼻出血，项、背、腰、尻、腘窝、小腿肚、脚等部位都发生疼痛，足小趾不能动弹。治疗上面这些疾病时，由经气亢盛导致的要用泻法，由经气不足导致的要用补法；病性属于热证的要用速针法，属于寒证的要用留针法；属于阳气内衰以致脉道虚陷不起的要用灸法；既不属于经气充盛，也不属于经气虚弱，而仅仅是经气运行失调的，就要取用本经所属的腧穴来调治。属于本经经气亢盛的，人迎脉的脉象要比寸口脉的脉象大两倍；而属于本经经气虚弱的，人迎脉的脉象反而会比寸口脉的脉象小。

【原文】

膀胱足太阳之脉，起于目内眦，上额交巅；其支者，从巅至耳上角；其直者，从巅入络脑，还出别下项，循肩髆内，挟脊抵腰中，入循膂，络肾属膀胱；其支者，从腰中下挟脊贯臀，入腘中；其支者，从髆内左右，别下，贯胛，挟脊内，过髀枢，循髀外，从后廉下合腘中，以下贯踹内，出外踝之后，循京骨，至小指外侧。

是动则病冲头痛，目似脱，项似拔，脊痛，腰似折，髀不可以曲，腘如结，踹如裂，是为踝厥。是主筋所生病者，痔、疟、狂、癫疾，头囟项痛，目黄、泪出、鼽衄，项、背、腰、尻、腘、踹、脚皆痛，小指不用。为此诸病，盛则泻之，虚则补之，热则疾之，寒则留之，陷下则灸之，不盛不虚，以经取之。盛者，人迎大再倍于寸口；虚者，人迎反小于寸口也。

足少阴肾经的循行路线、病变与治疗

肾的经脉足少阴经，从足小趾的下方开始，斜行走向足心部，在内踝前下方上网然谷穴处出，然后顺着内踝的后方，别行向下，入于足跟部，再由足跟部上行至小腿肚的内侧，并出于腘窝的内侧，此后再沿着大腿内侧的后缘，贯穿脊柱，而连属于本经所属的脏腑肾脏，并连络于与本经相表里的脏腑膀胱；其直行的经脉，从肾脏向上行，贯穿肝脏和横膈膜，而进入肺脏，再从肺脏沿着喉咙上行并最终挟傍于舌的根部；另有一条支脉，从肺脏发出，连络于心脏，并贯注于胸中与手厥阴心包络经相连接。

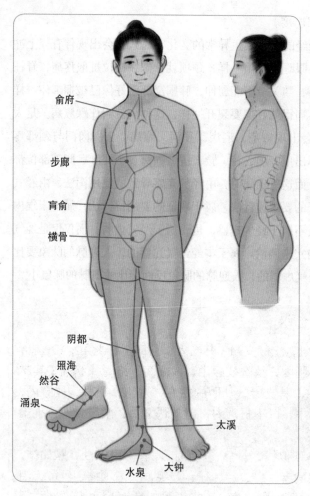

俞府

步廊

肓俞

横骨

阴都

照海

然谷

涌泉

水泉　大钟

太溪

肾经与病变

外邪所致疾病	所主治之病
饥饿却不想进食，脸色黯黑无光，咳唾带血，喘息有声，刚坐下去就想站起来，视物模糊，心中如同悬挂在空中似的空荡不宁，感觉就好像处于饥饿状态一样，气虚不足则常有恐惧感，心中忧惧不安，就好像有人要来逮捕他一样，是为骨厥病	口热，舌干，咽肿，气息上逆，喉咙干痛，心烦，心痛，黄疸，痢疾，脊柱及大腿内侧后缘疼痛，足部无力而发寒，嗜睡，足底发热并疼痛

如果外邪侵犯，导致足少阴肾经的经气出现不正常的变化，病人就会虽觉饥饿却不想进食，脸色像漆柴一样黯黑无光，咳唾带血，喘息有声，刚坐下去就想站起来，视物模糊，就好像看不见东西一样，而且心中如同悬挂在空中似的空荡不宁，感觉就好像处于饥饿状态一样等；气虚不足，就常常会有恐惧感，其病证发作时，患者心中忧惧不安，就好像有人要来逮捕他一样，这种病就叫作骨厥病。足少阴肾经所主的肾脏发生病变时，出现的病状有口热、舌干、咽肿、气息上逆、喉咙干燥而疼痛、心中烦乱、心痛、黄疸、痢疾、脊柱及大腿内侧后缘疼痛、足部无力而发寒、嗜睡、足底发热并疼痛等。治疗上面这些疾病时，由经气充盛所导致的要用泻法，由经气不足导致的要用补法；病性属于热证的要用速针法，属于寒证的要用留针法；属于阳气内衰以致脉道虚陷不起的要用灸法；既不属于经气充盛，也不属于经气虚弱，而仅仅是经气运行失调的，就要取用本经所属的腧穴来调治。使用灸法治疗的病人，都应当加强饮食以促进肌肉生长，同时还要结合适当的调养，放松身上缠束的衣带，披散头发而不必扎紧，从而使周身气血得以通畅，此外，即使病患尚未痊愈，也要经常起床，手扶较粗的拐杖，足穿重履，缓步行走，作轻微的活动，从而使全身筋骨得以舒展。属于本经经气充盛的，寸口脉的脉象要比人迎脉的脉象大两倍；而属于本经经气虚弱的，寸口脉的脉象反而会比人迎脉的脉象小。

【原文】

肾足少阴之脉，起于小指之下，邪走足心，出于然谷之下，循内踝之后，别入跟中，以上踹内，出腘内廉，上股内后廉，贯脊，属肾，络膀胱；其直者，从肾上贯肝膈，入肺中，循喉咙，挟舌本；其支者，从肺出络心，注胸中。

是动则病饥不欲食，面如漆柴，咳唾则有血，喝喝而喘，坐而欲起，目䀮䀮，如无所见，心如悬，若饥状；气不足则善恐，心惕惕，如人将捕之，是为骨厥。是主肾所生病者，口热舌干，咽肿上气，嗌干及痛，烦心，心痛，黄疸，肠澼，脊股内后廉痛，痿厥嗜卧，足下热而痛。为此诸病，盛则泻之，虚则补之，热则疾之，寒则留之，陷下则灸之，不盛不虚，以经取之。灸则强食生肉，缓带披发，大杖重履而步。盛者，寸口大再倍于人迎；虚者，寸口反小于人迎者。

手厥阴心包经的循行路线、病变与治疗

心主的经脉手厥阴心包络经，从胸中开始，向外走行而连属于本经所属的脏腑心包络，然后再下行贯穿横膈膜，由此而经过并连络于与本经相表里的脏腑三焦；它的一条支脉，从胸中横出至胁部，再走行到腋下三寸处，然后再向上循行，抵达腋窝部，然后再沿着上臂的内侧，在手太阴肺经与手少阴心经这两条经脉的中间向下循行，进入肘中，再沿着前臂内侧两筋的中间下行，入于掌中，然后沿着中指直达其末端；它的另一条支脉，从掌心别行而出，沿着无名指走行，在指端与手少阳三焦经相连接。

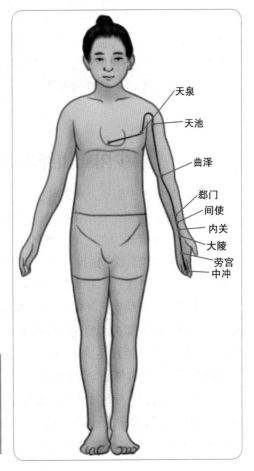

天泉
天池
曲泽
郄门
间使
内关
大陵
劳宫
中冲

心包经与病变	
外邪所致疾病	**所主治之病**
掌心发热、臂肘关节拘挛、腋下肿胀，重者胸部、胁肋部支撑满闷，心跳剧烈，面赤，眼黄，嬉笑不止	心中烦躁、心痛、掌心发热

如果外邪侵犯，导致手厥阴心包络经的经气发生异常的变动，就会出现掌心发热、臂肘关节拘挛、腋下肿胀等症状，更严重的还会胸部、胁肋部支撑满闷，心中惊惧不宁而致使心脏跳动剧烈，面赤，眼黄，嘻笑不止。由手厥阴心包络经所主的脉发生病变时，出现的病状是心中烦躁、心痛、掌心发热。治疗上述这些病证时，由经气充盛导致的要用泻法，由经气不足导致的要用补法；病性属于热证的要用速针法，属于寒证的要用留针法；属于阳气内衰以致脉道虚陷不起的要用灸法；既不属于经气亢盛，也不属于经气虚弱，而仅仅是经气运行失调的，就要取用本经所属的腧穴来调治。属于本经经气亢盛的，寸口脉的脉象要比人迎脉的脉象大一倍；而属于本经经气虚弱的，寸口脉的脉象反而会比人迎脉的脉象小。

【原文】

心主手厥阴心包络之脉，起于胸中，出属心包络，下膈，历络三焦；其支者，循胸出胁，下腋三寸，上抵腋，下循臑内，行太阴少阴之间，入肘中，下臂行两筋之间，入掌中，循中指出其端；其支者，别掌中，循小指次指出其端。

是动则病手心热，臂肘挛急，腋肿，甚则胸胁支满，心中澹澹大动，面赤目黄，喜笑不休。是主脉所生病者，烦心心痛，掌中热。为此诸病，盛则泻之，虚则补之，热则疾之，寒则留之，陷下则灸之，不盛不虚，以经取之。盛者，寸口大一倍于人迎；虚者，寸口反小于人迎也。

手少阳三焦经的循行路线、病变与治疗

三焦的经脉手少阳经，从无名指的末端开始，向上走行而出于小指与无名指的中间，再顺着手背到达腕部，并出于前臂外侧两骨的中间，再向上循行，穿过肘部，沿着上臂的外侧，上行至肩部，而与足少阳胆经相交叉，并走行于足少阳胆经的后方，此后再进入缺盆，分布于两乳之间的膻中处，并散布连络于与本经相表里的脏腑心包络，再向下穿过横膈膜，而依次连属于本经所属的脏腑上、中、下三焦；它的一条支脉，从胸部的膻中处上行，出于缺盆，并向上走行到颈项，连系于耳后，再直上而出于耳上角，并由此屈折下行，绕颊部，而到达眼眶的下方；它的另一条支脉，从耳的后方进入耳中，再走行至耳的前方，经过足少阳胆经所属之客主人穴的前方，与前一条支脉交会于颊部，由此再上行至外眼角与足少阳胆经相连接。

如果外邪侵犯，导致手少阳三焦经的经气发生异常的变动，就会出现耳聋、听不清声音、咽喉肿痛、喉咙不畅等症状。由手少阳三焦经所主的气发生病变时，出现的症状是汗出，外眼角疼痛，面颊作痛，耳后、肩部、上臂、肘部、前臂等部位的外缘处都发

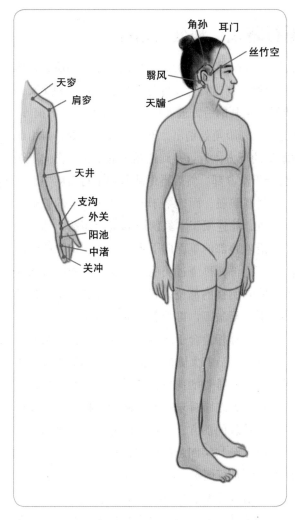

| | 角孙 耳门 |
| 丝竹空 |
| 翳风 |
| 天牖 |
| 天髎 |
| 肩髎 |
| 天井 |
| 支沟 |
| 外关 |
| 阳池 |
| 中渚 |
| 关冲 |

三焦经与病变

外邪所致疾病	所主治之病
耳聋、听不清声音、咽喉肿痛、喉咙不畅	汗出，外眼角疼痛，面颊作痛，耳后、肩部、上臂、肘部、前臂等部位的外缘处都发生疼痛，无名指不能动弹

生疼痛，无名指不能动弹。治疗上面这些病证时，由经气亢盛所导致的要用泻法，由经气不足所导致的要用补法；病性属于热证的要用速针法，属于寒证的要用留针法；属于阳气内衰以致脉道虚陷不起的要用灸法；既不属于经气亢盛，也不属于经气虚弱，而仅仅是经气运行失调的，就要取用本经所属的腧穴来调治。属于本经经气亢盛的，人迎脉的脉象要比寸脉的脉象大一倍；而属于本经经气虚弱的，人迎脉的脉象反而会比寸口脉的脉象小。

【原文】

　　三焦手少阳之脉，起于小指次指之端，上出两指之间，循手表腕，出臂外两骨之间，上贯肘，循臑外，上肩，而交出足少阳之后，入缺盆，布膻中，散落心包，下膈，循属三焦；其支者，从膻中上出缺盆，上项，系耳后直上，出耳上角，以屈下颊至𬴂；其支者，从耳后入耳中，出走耳前，过客主人前，交颊，至目锐眦。

　　是动则病耳聋浑浑焞焞，嗌肿喉痹。是主气所生病者，汗出，目锐眦痛，颊痛，耳后肩臑肘臂外皆痛，小指次指不用。为此诸病，盛则泻之，虚则补之，热则疾之，寒则留之，陷下则灸之，不盛不虚，以经取之。盛者，人迎大一倍于寸口；虚者，人迎反小于寸口也。

足少阳胆经的循行路线、病变与治疗

胆的经脉足少阳经，从外眼角开始，上行到额角，再折而下行，绕至耳的后方，然后沿着颈部，在手少阳三焦经的前方向下走行，到达肩上，再与手少阳三焦经相交叉并走行到其后方，而进入缺盆；它的一条支脉，从耳的后方进入耳中，再出行至耳的前方，最后到达外眼角的后方；它的另一条支脉，从外眼角处别出，下行至大迎穴处，再由此上行而与手少阳三焦经相会合，并到达眼眶的下方，折行，到达颊车的部位，再向下循行至颈部，并与上面所说的本经的主干会合于缺盆部，然后再由缺盆部下行至胸中，穿过横膈膜，而连络于与本经相表里的脏腑肝脏，并连属于本经所属的脏腑胆腑，然后再沿着胁部的里面向下走行，出于少腹两侧的气街部，再绕过阴毛的边缘，而横行进入环跳穴所在的部位；其直行的经脉，从缺盆部下行至腋部，再沿着胸部通过季胁，并与前一支脉相会合于环跳穴所在的部位，由此向下行，沿着大腿的外侧到达膝部的外缘，再下行到腓骨的前方，然后一直下行，抵达外踝上方之腓骨末端的凹陷处，再向下行而出于外踝的前方，并由此沿着足背，进入足的第五趾与第四趾的中间；还有一条支脉，从足背别行而出，进入足的大趾与次趾的中间，并沿着足大趾的外侧，即靠近次趾的那一侧，行至其末端，然后再回转过来，穿过足大趾的爪甲部分，出于趾甲后方的三毛部位与足

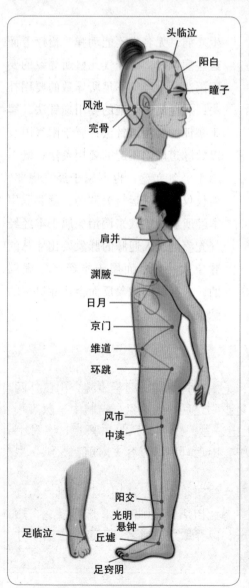

头临泣
阳白
瞳子
风池
完骨

肩井
渊腋
日月
京门
维道
环跳

风市
中渎

阳交
光明
悬钟
足临泣
丘墟
足窍阴

胆经与病变

外邪所致疾病	所主治之病
口苦，常常叹气，胸胁部疼痛而导致身体不能转动，重者面部像有灰尘蒙罩着一样黯淡无光，全身皮肤干燥，足外侧反觉发热，是为阳厥病	头、颔部、外眼角痛，缺盆肿痛，腋下肿胀，腋下或颈部生瘰疬，出汗，畏寒，疟疾，胸胁、肋部、大腿、膝盖等部位外侧至小腿外侧、绝骨、外踝前等部位以及胆经各关节疼痛，足第四趾不能动弹

厥阴肝经相连接。

如果外邪侵犯，导致足少阳胆经的经气发生异常的变动，就会出现口苦、常常叹气、胸胁部疼痛而导致身体不能转动等症状，病情严重时，还会出现面部像有灰尘蒙罩着一样黯淡无光、全身皮肤干燥、足外侧反觉发热等症状，这种病就叫作阳厥病。足少阳胆经所主的骨发生病变时，出现的症状是头疼，颔部作痛，外眼角痛，缺盆中肿痛，腋下肿胀，腋下或颈部病发瘰疬，自汗出而战栗畏寒，疟疾，胸胁、肋部、大腿、膝盖等部位的外侧，直至小腿外侧、绝骨、外踝前等部位以及胆经经脉循行所经过的各个关节都发生疼痛，足的第四趾不能动弹。治疗上面这些病证时，由经气充盛所导致的要用泻法，由经气不足导致的要用补法；病性属于热证的要用速针法，属于寒证的要用留针法；属于阳气内衰以致脉道虚陷不起的要用灸法；既不属于经气亢盛，也不属于经气虚弱，而仅仅是经气运行失调的，就要取用本经所属的腧穴来调治。属于本经经气亢盛的，人迎脉的脉象要比寸口脉的脉象大一倍；而属于本经经气虚弱的，人迎脉的脉象反而会比寸口脉的脉象小。

【原文】

胆足少阳之脉，起于目锐眦，上抵头角，下耳后，循颈行手少阳之前，至肩上，却交出手少阳之后，入缺盆；其支者，从耳后入耳中，出走耳前，至目锐眦后；其支者，别锐眦，下大迎，合于手少阳，抵于䪼，下加颊车，下颈合缺盆，以下胸中，贯膈络肝属胆，循胁里，出气街，绕毛际，横入髀厌中；其直者，从缺盆下腋，循胸过季胁，下合髀厌中，以下循髀阳，出膝外廉，下外辅骨之前，直下抵绝骨之端，下出外踝之前，循足跗上，入小指次指之间；其支者，别跗上，入大指之间，循大指歧骨内出其端，还贯爪甲，出三毛。

是动则病口苦，善太息，心胁痛，不能转侧，甚则面微有尘，体无膏泽，足外反热，是为阳厥。是主骨所生病者，头痛颔痛，目锐眦痛，缺盆中肿痛，腋下肿，马刀侠瘿，汗出振寒，疟，胸、胁、肋、髀、膝外至胫绝骨外踝前及诸节皆痛，小指次指不用。为此诸病，盛则泻之，虚则补之，热则疾之，寒则留之，陷下则灸之，不盛不虚，以经取之。盛者，人迎大一倍于寸口；虚者，人迎反小于寸口也。

足厥阴肝经的循行路线、病变与治疗

肝的经脉足厥阴经，从足大趾趾甲后方的丛毛的边缘开始，然后顺着足背的上缘向上走行，到达内踝前一寸的地方，再向上循行至内踝上方八寸的部位，而与足太阴脾经相交叉并走行到其后方，此后再上行至膝部腘窝的内缘，并沿着大腿的内侧，进入阴毛之中，然后环绕并通过阴器，而抵达少腹部，由此再挟行于胃的两旁，并连属于本经所属的脏腑肝脏，再连络于与本经相表里的脏腑胆腑，此后再向上走行，贯穿横膈膜，并

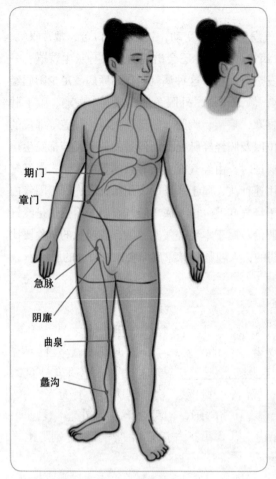

期门
章门
急脉
阴廉
曲泉
蠡沟

肝经与病变

外邪所致疾病	所主治之病
腰部疼痛以致不能前后俯仰，男子病发㿉疝，女子少腹肿胀，重者喉咙干燥，面部像蒙着灰尘一样黯淡无光	胸中满闷，呕吐气逆，完谷不化的泄泻，疝气，遗尿，小便不通

散布于胁肋，然后再沿着喉咙的后方，向上进入于鼻腔后部之鼻后孔处，由此再向上走行，而与眼球连络于脑的脉络相联系，再向上行，出于额部，与督脉会合于头顶百会穴所在的部位；它的一条支脉，从眼球连络于脑的脉络处别行而出，向下行至颊部的内侧，再环绕口唇的内侧；它的另一条支脉，从肝脏别行而出，贯穿横膈膜，再向上走行并注于肺脏与手太阴肺经相连接。

如果外邪侵犯，导致足厥阴肝经的经气发生异常的变动，就会出现腰部疼痛以致不能前后俯仰，男子病发㿉疝，女子少腹肿胀的症状，病情严重时，还会出现喉咙干燥、面部像蒙着灰尘一样黯淡无光等症状。足厥阴肝经所主的肝脏发生病变时，出现的病状有胸中满闷、呕吐气逆、完谷不化的泄泻、疝气、遗尿、小便不通等。治疗上面这些疾病时，由经气亢盛导致的要用泻法，由经气不足导致的要用补法；病性属于热证的要用速针法，属于寒证的要用留针法；属于阳气内衰以致脉道虚陷不起的要用灸法；既不属于经气亢盛，也不属于经气虚弱，而仅仅是经气运行失调的，就要取用本经所属的腧穴来调治。属于本经经气亢盛的，寸口脉的脉象要比人迎脉的脉象大一倍；而属于本经经气虚弱的，寸口脉的脉象反而会比人迎脉的脉象小。

【原文】

肝足厥阴之脉，起于大趾丛毛之际，上循足跗上廉，去内踝一寸，上踝八寸，交出太阴之后，上腘内廉，循股阴入毛中，过阴器，抵小腹，挟胃属肝络胆，上贯膈，布胁肋，循喉咙之后，上入颃颡，连目系，上出额，与督脉会于巅；其支者，从目系下颊里，环唇内；其支者，复从肝别贯膈，上注肺。

是动则病腰痛不可以俯仰，丈夫㿉疝，妇人少腹肿，甚则嗌干，面尘脱色。是主肝所生病者，胸满呕逆，飧泄狐疝，遗溺闭癃。为此诸病，盛则泻之，虚则补之，热则疾之，寒则留之，陷下则灸之，不盛不虚，以经取之。盛者，寸口大一倍于人迎；虚者，寸口反小于人迎也。

经脉气绝时的表现

如果手太阴肺经的经气衰竭，人的皮毛就会憔悴枯槁。因为手太阴肺经能够运行气血而温润肌表的皮肤和毫毛，所以如果肺经的经气不足，气血无法运行，皮毛就会焦枯；出现了皮毛焦枯的病象，就表明皮毛已经丧失了津液的滋养；皮毛没有津液的滋养，就会出现爪甲枯槁、毫毛断折脱落等现象；出现了毫毛断折脱落的现象，就是毫毛已经死亡，肺经精气衰绝了。这种病证，逢丙日就会加重，逢丁日人就会死亡，原因是因为丙、丁属火，肺属金，火能克金。

如果手少阴心经的经气衰竭，人体的脉道就不通畅。手少阴经是心脏的经脉；心是与血脉相配合的。脉道不通畅，血液就不能流行；血液不能流行，头发和面色就会没有光泽。因此，如果病人的面色黧黑，好像烧焦的木炭一样，就是血脉已经枯竭，心经精气衰绝了。这种病证，逢壬日就会加重，逢癸日人就会死亡，原因是壬、癸属水，心属火，水能克火。

如果足太阴脾经的经气衰竭，人体的经脉就不能输布水谷精微以荣养肌肉。脾主肌肉，唇舌是肌肉的根本。因为足太阴经脉连于舌本，散于舌下，因而通过唇舌就能够观察出肌肉

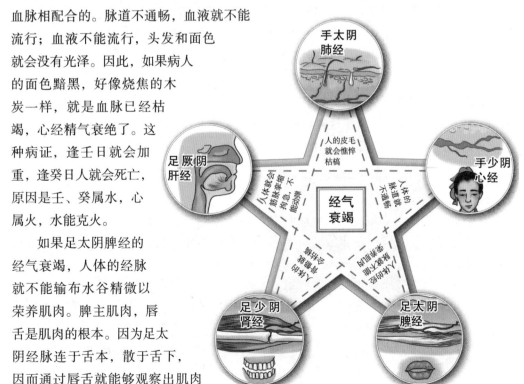

的状态，所以说唇舌为肌肉的根本。经脉不能输布水谷精微以滋养肌肉，肌肉就会松软；肌肉松软，就会导致舌体萎缩，人中部肿满；人中部肿满，口唇就会外翻；出现了口唇外翻的病象，就是肌肉已经萎缩，脾经精气衰绝了。这种病，逢甲日就会加重，逢乙日人就会死亡，原因是甲、乙属木，脾属土，木能克土。

如果足少阴肾经的经气衰竭，人体的骨骼就会枯槁。足少阴肾经是与冬季相应的经脉，它走行于人体深部而荣养骨髓，所以，足少阴肾经的经气竭绝，骨髓就会得不到滋养，进而就会导致骨骼枯槁。如果骨骼得不到滋养而枯槁，肌肉也就不能再附着于骨骼之上；骨与肉分离而不能相互结合，肌肉就会松软萎缩；肌肉松软萎缩，牙齿就会显得很长，并且上面积满污垢，同时，还会出现头发失去光泽等现象；出现了头发枯槁无光的病象，就是骨骼已经衰败，肾经精气衰绝了。这种病证，逢戊日就会加重，逢己日人就会死亡，原因是戊、己属土，肾属水，土能克水。

如果足厥阴肝经的经气竭绝，人体就会筋脉挛缩拘急，不能动弹。因为足厥阴肝经是连属于肝脏的经脉，且肝脏外合于筋，所以足厥阴肝经与筋的活动有着密切的联系；同时，各条经筋都会聚于生殖器部，而其脉又都连结于舌根。如果足厥阴肝经的经气不足以致不能滋养筋脉，筋脉就会拘急挛缩；筋脉拘急挛缩，就会导致舌体卷屈以及睾丸上缩；所以，如果出现了唇色发青、舌体卷屈以及睾丸上缩等病象，就是筋脉已经衰败，肝经精气衰绝了。这种病证，逢庚日就会加重，逢辛日人就会死亡，原因是庚、辛属金，肝属木，金能克木。

如果五脏所主的五条阴经的经气都已衰竭，人体中眼球和脑相连的脉络就会扭转；眼球连络于脑的脉络扭转，就会使人的眼睛上翻；出现了这种眼睛上翻的病象，就表明病人的神志已经先行败绝了。病人如果神志已经败绝，那么最多一天半后就会死亡。如果六腑所主的六条阳经的经气都已竭绝，阴气和阳气就会相互分离；阴阳分离，就会使皮表不固，精气外泄，从而出现如串珠般大小，凝滞不流的绝汗，这是人体精气败绝的病象。病人如果在早晨出现了这种病象，那么当天晚上就会死亡；病人如果在晚上出现了这种病象，就将在第二天早晨死亡。

【原文】

手太阴气绝，则皮毛焦。太阴行气，温于皮毛者也。故气不荣，则皮毛焦；皮毛焦，则津液去皮节；津液去皮节者，则爪枯毛折；毛折者，则毛先死。丙笃丁死，火胜金也。

手少阴气绝，则脉不通，少阴者，心脉也；心者，脉之合也。脉不通，则血不流；血不流，则髦色不泽。故其面黑如漆柴者，血先死。壬笃癸死，水胜火也。

足太阴气绝者，则脉不荣肌肉。唇舌者，肌肉之本也。脉不荣，则肌肉软；肌肉软，则舌萎，人中满；人中满，则唇反；唇反者，肉先死。甲笃乙死，木胜土也。

足少阴气绝，则骨枯。少阴者，冬脉也，伏行而濡骨髓者也。故骨不濡，则肉不能著也；骨肉不相亲，则肉软却；肉软却，故齿长而垢，发无泽；发无泽者，骨先死。戊笃己死，土胜水也。

足厥阴气绝，则筋绝。厥阴者，肝脉也；肝者，筋之合也；筋者，聚于阴器，而脉络于舌本也。故脉弗荣，则筋急；筋急，则引舌与卵。故唇青，舌卷，卵缩，则筋先死。庚笃辛死，金胜木也。

五阴气俱绝，则目系转，转则目运。目运者，为志先死。志先死，则远一日半死矣。六阳气绝，则阴与阳相离，离则腠理发泄，绝汗乃出。故旦占夕死，夕占旦死。

经脉受邪的表现

手足阴阳十二经脉，大都隐伏在人体内部并运行于分肉之间，它们所处的位置都较深，所以不能在体表看到；用肉眼可以看见的，只有手太阴肺经之脉经过于手外踝骨之上的那一部分。这是因为该处的皮肤较薄，经脉无法隐匿。因此，大多数浮现在浅表而平常可以看见的，都是络脉。在手足阴阳六经的络脉之中，最明显突出而易于诊察的就是手阳明大肠经和手少阳三焦经这两条经脉的大络，它们分别起于手部五指之间，由此再向上会合于肘窝之中。饮酒之后，酒气因为具有剽疾滑利之性，会先随着卫气行于皮肤，充溢于浅表的络脉，而使络脉首先满盛起来。此后，如果在外的卫气已经充溢有余，就会使在内的营气也随之满盛，进而就会使经脉中的血气也大大地充盛起来。如果没有饮酒，人体的经脉突然充盛起来，发生异常的变动，就说明有邪气侵袭于内，并停留在了经脉自本至末的循行通路上。外邪侵袭人体，都是先入络后入经，所以如果经脉没有出现异常的变动，就说明外邪尚在浮浅的络脉，此时的邪气不能走窜，就会郁而发热，从而使脉形变得坚实。如果络脉的脉形不显坚实，就说明邪气已经深陷于经脉，并使络脉之气空虚衰竭了，凡是被邪气所侵袭了的经脉，都会出现与其他正常经脉不同的异常表现，由此也就可以测知是哪一条经脉被邪气入侵而发病了。

【原文】

经脉十二者，伏行分肉之间，深而不见；其常见者，足太阴过于外踝之上，无所隐故也。诸脉之浮而常见者，皆络脉也。六经络手阳明少阳之大络，起于五指间，上合肘中。饮酒者，卫气先行皮肤，先充络脉，络脉先盛，故卫气已平，营气乃满，而经脉大盛。脉之卒然动者，皆邪气居之，留于本末，不动则热。不坚则陷且空，不与众同，是以知其何脉之动也。

经脉和络脉病变的判断

雷公问：怎样才能知道是经脉还是络脉之中发生了病变呢？

黄帝说：经脉潜伏在人体内部，就算它发生了病变，通常在体表也是看不到的，其虚实的变化情况只能从气口部位的脉象变化来测知。而在体表可以看到的那些经络的病变，其实都是络脉的病变。

雷公说：我还是不明白其中的道理。

黄帝说：任何络脉都不能通过大关节所在的部位，因此在走行到大关节的部位时，就会经过经脉所不到的地方，出于皮表，越过大关节后，再入里而与经脉会合于皮中，此外，它们相合的部位还都会在皮表部显现出来。因此，凡是针刺络脉的病变，都必须刺中其有瘀血结聚的地方，才能取得良好的疗效。而对于血气郁积的病证，虽然它还没有出现瘀血结聚的现象，但也应该尽快采用刺络的方法去进行治疗，以泻除其病邪而放出其恶血，如果把恶血留在体内，就会导致血络凝滞、闭塞不通的痹证。在诊察络脉病变的时候，如果络脉所在的部位呈现青色，就表明属于寒邪凝滞于内，气血不通而痛的病证；如果络脉所在的部位呈现红色，就表明属于体内有热的病证。例如，胃中有寒的病人，手鱼部的络脉大多都会呈现出青色；而胃中有热的病人，鱼际部的络脉会呈现出红色。络脉所在部位突然呈现出黑色，就说明是留滞已久的痹病；络脉所在部位的颜色时而发红，时而发黑，又时而发青，就说明是寒热相兼的病证；颜色发青且脉络短小，则是元气衰少的征象。一般在针刺邪在浅表以致寒热并作的病证时，因为病邪尚未深入于经，应该多刺浅表的血络。同时，还必须隔日一刺，直到把恶血完全泻尽才能停止，然后才可以再根据病证的虚实来进行调治。络脉色青且脉形短小的，是属于元气衰少的

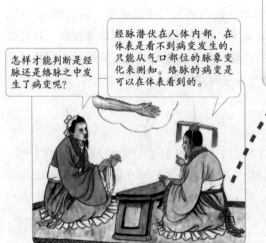

怎样才能判断是经脉还是络脉之中发生了病变呢？

经脉潜伏在人体内部，在体表是看不到病变发生的，只能从气口部位的脉象变化来测知。络脉的病变是可以在体表看到的。

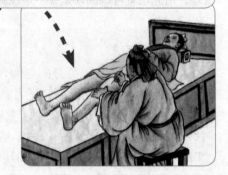

大关节所在的位置，任何络脉都不能通过，络脉在走行到大关节处时，只能经过经脉所没有到达的地方，出于皮表，在越过大关节之后，再回到皮中与经脉会合。它们相合的部位，在皮表都会有所显现。因此，在针刺络脉的病变时，要想取得良好的疗效，就必须刺中有瘀血结聚之处

病证，如果对元气衰少很严重的病人使用了泻法，就会使其感到心胸烦闷，烦闷至极就会出现昏厥倒地、不能言语等症状。因此，对于这种病人，在他已有烦闷感但尚未昏厥倒地的时候，就应该立即将他扶起，让他静坐，然后马上对其进行救治。

【原文】

雷公曰：何以知经脉之与络脉异也？

黄帝曰：经脉者常不可见也，其虚实也，以气口知之。脉之见者，皆络脉也。

雷公曰：细子无以明其然也。

黄帝曰：诸络脉皆不能经大节之间，必行绝道而出，入复合于皮中，其会皆见于外。故诸刺络脉者，必刺其结上。甚血者虽无结，急取之以泻其邪而出其血，留之发为痹也。凡诊络脉，脉色青则寒且痛，赤则有热。胃中寒，手鱼之络多青矣；胃中有热，鱼际络赤。其暴黑者，留久痹也；其有赤有黑有青者，寒热气也；其青短者，少气也。凡刺寒热者皆多血络。必间日而一取之，血尽而止，乃调其虚实。其小而短者少气，甚泻之则闷，闷甚则仆，不得言。闷则急坐之也。

十五络脉

手太阴肺经别出的络脉，名叫列缺。它从手腕上部的分肉之间开始，由此而与手太阴肺经的正经并行，直入于手掌内侧，并于鱼际处广泛散布。如果列缺发生病变，属于实证，就会出现腕后的锐骨部与手掌部发热的症状；而属于虚证，就会出现打呵欠、小便失禁或频数等症状。对于以上这些病证，都可以取用位于腕后一寸半处的列缺穴来进行治疗。这条络脉就是手太阴肺经走向并连络于手阳明大肠经的主要分支。

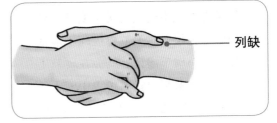

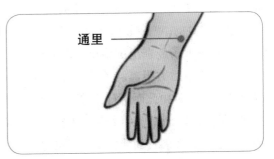

手少阴心经别出的络脉，名叫通里。它从手掌后方距离腕关节一寸处别行分出，由此而沿着手少阴心经的正经向上走行，并进入心中，然后再向上循行而联系于舌根，并连属于眼球内连于脑的脉络。如果通里发生病变，属于实证，就会出现胸膈间支撑不舒的症状；而属于虚证，就会出现不能言语的症状。对于以上这些病证，都可以取用位于手掌后方一寸处的通里穴来进行治疗。这条络脉就是手少阴心经走向并连络于手太阳小肠经的主要分支。

手厥阴心包络经别出的络脉，名叫内关。它在距离腕关节两寸处，从两筋的中间别行分出，由此再沿着手厥阴心包络经的正经向上走行，而联系于心，并包绕连络于心脏与其他脏腑相联系的脉络。如果内关发生病变，属于实证，就会出现心痛的症状；属于虚证，就会出现头颈部僵硬强直的症状。对于以上这些病证，都可以取用位于手掌后方，两筋之间的内关穴来进行治疗。

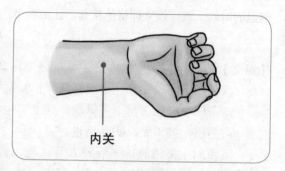

内关

手太阳小肠经别出的络脉，名叫支正。它从腕关节上方五寸的地方别行分出，由此再向内走行而注于手少阴心经之中；它有一条别行的支脉，在支正穴处别行而出，然后向上走行，到达肘部，再向上循行，而连络于肩髃穴所在的部位。如果支正发生病变，属于实证，就会出现骨节弛缓、肘关节痿废而不能活动等症状；而属于虚证，就会在皮肤上生出赘疣，其中小的就像指头中间干结作痒的痂疥一样大。对于以上这些病证，都可以取用手太阳小肠经的络脉从其本经所别出之处的络穴支正穴来进行治疗。

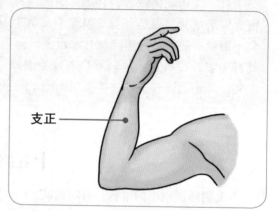

支正

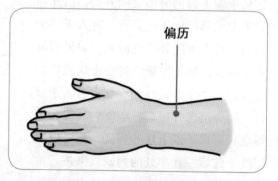

偏历

手阳明大肠经别出的络脉，名叫偏历。它在手掌后方距离腕关节三寸的部位从本经分出，由此而别行并进入于手太阴肺经的经脉；它的一条别行的支脉，在偏历穴处别行而出，然后就沿着手臂上行，经过肩髃穴所在的部位，再向上走行，而到达曲颊的部位，进而斜行到牙根部并连络之；它的另一条别出的支脉，进入耳中，而与耳部的宗脉相会合。如果偏历发生病变，属于实证，就会发生龋齿、耳聋等病证；而属于虚证，就会出现牙齿发冷、胸膈间闭塞不畅等症状。对于以上这些病证，都可以取用手阳明大肠经的络脉从其本经所别出之处的络穴偏历穴来进行治疗。

手少阳三焦经别出的络脉，名叫外关。它在手掌后方距离腕关节两寸的部位从本经分出，由此而向外绕行于臂部，然后再向上走行，注于胸中，而与手厥阴心包络经相会合。如果外关发生病变，属于实证，就会出现肘关节拘挛的症状；而属于虚证，就会出现肘关节弛缓不收的症状。对于以上这些病证，都可以取用手少阳三焦经的络脉从其本经所别出之处的络穴外关穴来进行治疗。

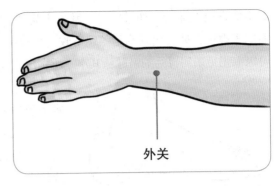

外关

足太阳膀胱经别出的络脉，名叫飞扬。它在足之上方、距离外踝七寸的部位从本经分出，由此而别行并走向足少阴肾经的经脉。如果飞扬发生病变，属于实证，就会出现鼻塞不通，头背部疼痛等症状；而属于虚证，就会出现鼻流清涕或鼻出血的症状。对于以上这些病证，都可以取用足太阳膀胱经的络脉从其本经所别出之处的络穴飞扬穴来进行治疗。

足少阳胆经别出的络脉，名叫光明。它在足之上方距离外踝五寸的部位从本经分出，由此而别行并走向足厥阴肝经的经脉，然后再向下走行，而连络于足背部。如果光明发生病变，属于实证，就会出现下肢厥冷的症状；而属于虚证，就会出现下肢痿软无力以致难以步行，以及坐下后就不能再起立等症状。对于以上这些病证，都可以取用足少阳胆经的络脉从其本经所别出之处的络穴光明穴来进行治疗。

足阳明胃经别出的络脉，名叫丰隆。它在足之上方距离外踝八寸的部位从本经分出，由此而别行并走向足太阴脾经的经脉；它有一条别行的支脉，在丰隆穴处别行而出，然后就沿着胫骨的外缘向上走行，一直走到头项部，与其他各经的经气相会合，然后再向下走行，并最终连络于咽喉部。它的脉气如果向上逆行，就会导致咽喉肿闭、突然失音

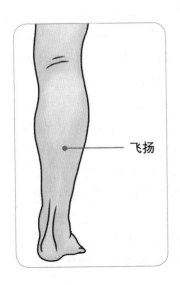

飞扬

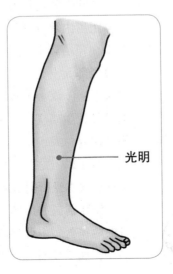

光明

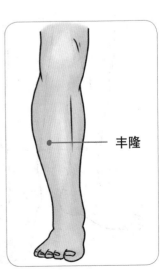

丰隆

而不能言语等症状。如果它的经脉发生病变，属于实证，就会出现神志失常的癫狂证；而属于虚证，就会出现两足弛缓不收、小腿部肌肉枯痿等症状。对于以上这些病证，都可以取用足阳明胃经的络脉从其本经所别出之处的络穴丰隆穴来进行治疗。

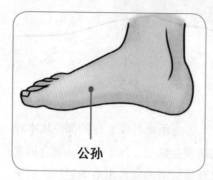

公孙

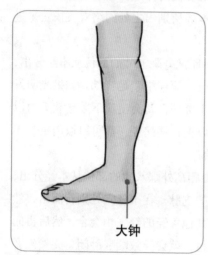

大钟

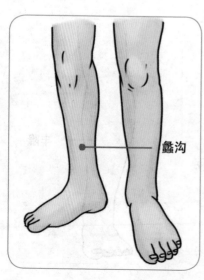

蠡沟

足太阴脾经别出的络脉，名叫公孙。它在足大趾本节后方一寸远的地方从本经分出，由此而别行并走向足阳明胃经的经脉；它有一条别行的支脉，向上走行，进入腹部而连络于肠胃。它的脉气如果厥逆上行，就会导致吐泻交作的霍乱证。如果它的经脉发生病变，属于实证，就会出现腹部痛如刀绞的症状；而属于虚证，就会出现腹胀如鼓的症状。对于以上这些病证，都可以取用足太阴脾经的络脉从其本经所别出之处的络穴公孙穴来进行治疗。

足少阴肾经别出的络脉，名叫大钟。它从足内踝的后方别行分出，由此再环绕足跟至足的外侧，而走向足太阳膀胱经的经脉；它有一条别行的支脉，与足少阴肾经的正经并行而上，抵达心包络，然后再向外下方走行，贯穿腰脊。如果它的脉气上逆，就会出现心烦胸闷的症状。如果它的经脉发生病变，属于实证，就会出现二便不通的症状；而属于虚证，就会出现腰痛的症状。对于以上这些病证，都可以取用足少阴肾经的络脉从其本经所别出之处的络穴大钟穴来进行治疗。

足厥阴肝经别出的络脉，名叫蠡沟。它在足之上方距离内踝五寸的部位从本经分出，由此而别行并走向足少阳胆经的经脉；它有一条别行的支脉，经过胫部而上行至睾丸，并聚结于阴茎。它的脉气如果上逆，就会导致睾丸肿大，突发疝气。如果它的经脉发生病变，属于实证，就会导致阴茎勃起而不能回复；属于虚证，就会出现阴部奇痒难忍等症状。对于以上这些病证，都可以取用足厥阴肝经的络脉从其本经所别出之处的络穴蠡沟穴来进行治疗。

任脉别出的络脉，名叫尾翳。它起始于胸骨下方的鸠尾处，由此再向下散于腹部。如果尾翳发生病变，属于实证，就会出现腹部皮肤疼痛的症状；

而属于虚证，就会出现腹部皮肤瘙痒的症状。对于以上这些病证，都可以取用任脉的络脉从其本经所别出之处的络穴尾翳穴来进行治疗。

督脉别出的络脉，名叫长强。它起始于尾骨尖下方的长强穴处，由此再夹着脊柱两旁的肌肉向上走行到项部，并散于头上，然后再向下走行到肩胛部的附近，此后就别行走向足太阳膀胱经，并深入体内，贯穿脊柱两旁的肌肉。如果长强发生病变，属于实证，就会出现脊柱强直以致不能俯仰的症状；而属于虚证，就会出现头部沉重、振摇不定等症状。以上这些症状都是由本条络脉之夹行于脊柱两侧的部分发生病变而引起的。对于这些病证，都可以取用督脉的络脉从其本经所别出之处的络穴长强穴来进行治疗。

脾脏的大络，名叫大包。它起始于渊腋穴下方三寸处，由此再散布于胸胁。如果大包发生病变，属于实证，就会出现全身各处都疼痛的症状；而属于虚证，就会出现周身骨节都弛纵无力的症状。这一络脉能够包罗诸络脉之血，所以对于以上这些病证，都可以取用脾之大络从其本经所别出之处的络穴大包穴来进行治疗。

上面所述的十五条络脉，在发病时，凡是由于脉气旺盛所引起的实证，脉络必定都会变得明显突出而容易看到；凡是由于脉气虚弱所引起的虚证，脉络必定都会变得空虚下陷而不易察知。如果在络穴所在部位的体表处看不到丝毫异常的现象，就应当到该穴所在部位周围去仔细观察。人的形体有高矮胖瘦的区别，所以经脉会有长短的不同，而其络脉所别行分出的部位也会有一些差异，因此，医生在诊察病情时必须仔细体察。

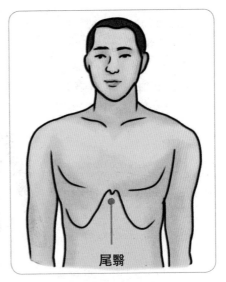

尾翳

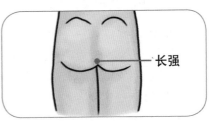

长强

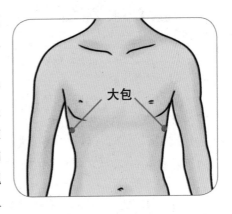

大包

【原文】
手太阴之别，名曰列缺。起于腕上分间，并太阴之经直入掌中，散入于鱼际。其病实，则手锐掌热；虚，则欠㰦，小便遗数。取之，去腕寸半。别走阳明也。

手少阴之别，名曰通里。去腕一寸半，别而上行，循经入于咽中，系舌本，属目系。其实则支隔，虚则不能言。取之掌后一寸。别走太阳也。

手心主之别，名曰内关。去腕二寸，出于两筋之间，别走少阳。循经以上，系于心，包络心系。实则心痛，虚则为烦心。取之两筋间也。

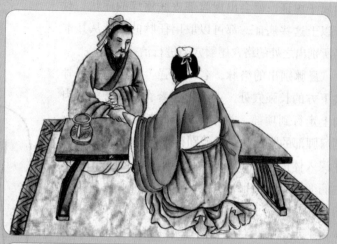

医生在对病人进行诊察时，必须仔细观察络脉及其所在部位的有可能存在的异常现象。

手太阳之别，名曰支正。上腕五寸，内注少阴；其别者，上走肘，络肩髃。实则节弛肘废，虚则生肬，小者如指痂疥。取之所别也。

手阳明之别，名曰偏历。去腕三寸，别入太阴；其别者，上循臂，乘肩髃，上曲颊偏齿；其别者，入耳，合于宗脉。实则龋齿耳聋，虚则齿寒痹隔。取之所别也。

手少阳之别，名曰外关。去腕二寸，外绕臂，注胸中，合心主。病实则肘挛，虚则不收。取之所别也。

足太阳之别，名曰飞扬。去踝七寸，别走少阴。实则鼽窒，头背痛；虚则鼽衄。取之所别也。

足少阳之别，名曰光明。去踝五寸，别走厥阴，下络足跗。实则厥，虚则痿躄，坐不能起。取之所别也。

足阳明之别，名曰丰隆。去踝八寸，别走太阴；其别者，循胫骨外廉，上络头项，合诸经之气，下络喉嗌。其病气逆则喉痹瘁瘖。实则狂癫，虚则足不收，胫枯。取之所别也。

足太阴之别，名曰公孙。去本节之后一寸，别走阳明；其别者，入络肠胃。厥气上逆则霍乱。实则肠中切痛，虚则鼓胀。取之所别也。

足少阴之别，名曰大钟。当踝后绕跟，别走太阳；其别者，并经上走于心包，下贯腰脊。其病气逆则烦闷，实则闭癃，虚则腰痛。取之所别者也。

足厥阴之别，名曰蠡沟。去内踝五寸，别走少阳；其别者，经胫上睾，结于茎。其病气逆则睾肿卒疝。实则挺长，虚则暴痒。取之所别也。

任脉之别，名曰尾翳。下鸠尾，散于腹。实则腹皮痛，虚则痒搔。取之所别也。

督脉之别，名曰长强。挟脊上项，散头上，下当肩胛左右，别走太阳，入贯脊。实则脊强，虚则头重。高摇之，挟脊之有过者。取之所别也。

脾之大络，名曰大包。出渊腋下三寸，布胸胁。实则身尽痛，虚则百节尽皆纵。此脉若罗络之血者，皆取之脾之大络脉也。

凡此十五络者，实则必见，虚则必下。视之不见。求之上下。人经不同，络脉亦所别也。

观察鱼际的络脉，判断身体病变

人体有经脉、络脉和孙脉，浮于体表肉眼可见的为络脉。通过观察手掌鱼际部络脉的颜色变化，可以了解自己身体的健康状况。

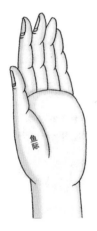

鱼际

络脉颜色	所主病症
青	寒邪凝滞产生疼痛
赤	有热象
突然呈现出黑色	留滞已久的痹病
兼有赤、黑、青三色	寒热错杂的病症
颜色发青且脉络短小的	元气衰少的征象

络脉的功能

络脉是人体经络系统的重要组成部分，络脉由阴经走向阳经，由阳经走向阴经，使得表里两经脉得以沟通和联系。络脉通过对其他小络的统率，加强了人体前、后、侧面的统一联系。从络脉分出的孙络和浮络遍布全身，将经脉的气血输送到全身。

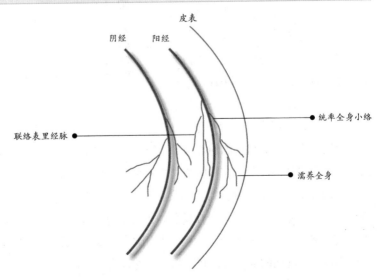

皮表
阴经　阳经
统率全身小络
联络表里经脉
濡养全身

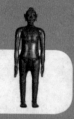

经筋：经筋的路线

【导读】

经筋，是附属于经脉的筋膜系统，主司人体的运动功能。人有十二经脉，相应也有十二经筋。本篇主要论述了经筋的循行路线、发病情况和治疗方法等问题，属于人体经络理论体系的重要组成部分，故篇名"经筋"。

足太阳经筋的循行路线、病变与治疗

足太阳经的经筋，从足小趾爪甲的外侧开始，上行在足外踝处聚合，再斜向上结聚于膝关节处，然后向下沿着足的外踝，结聚于足跟部，并顺着足跟向上行，在腘窝部结聚；该经筋的别支，从外踝向上行，结聚于小腿肚的外侧，向上到达腘窝中部的内侧，与从足跟上行的一支并行向上，结聚于臀部，再沿着脊柱两侧上行至颈项部；由颈部又分出一支，别出这一条经筋，进入舌内，并在舌根部结聚；另一条由颈部分出的经筋直行向上结聚于枕骨，向上到达头顶，又沿着颜面下行，结聚于鼻部；下行经筋

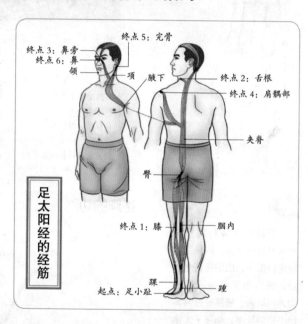

中分出一支，像网络一样行于眼的上睑部分，再向下结聚于颧骨；还有一条分支由挟脊上行的经筋别出，从腋窝后侧的外缘，上行结聚于肩髃穴；另一条从腋窝的后外缘进入腋下，向上行至缺盆处，再向上在耳后的完骨处结聚；另一支从缺盆分出，斜向上进入颧骨部分，与从颜面部下行的结于颧骨的支筋交会。太阳经的经筋发病，症状主要表现为足小趾牵引着足跟肿痛，腘窝部拘挛，脊柱反张，颈部筋脉拘挛疼痛，肩无法抬举，腋窝处引及缺盆中纠结作痛，不能左右摇动。针刺时要用燔针，采用疾进疾出的方法，针刺的次数以疾病痊愈为度，以疼痛的部位为针刺的腧穴。这种病叫作仲春痹。

334

【原文】

足太阳之筋，起于足小指，上结于踝，邪上结于膝，其下循足外踝，结于踵，上循跟，结于腘，其别者，结于踹外，上腘中内廉，与腘中并上结于臀，上挟脊，上项；其支者，别入结于舌本；其直者，结于枕骨，上头下颜，结于鼻；其支者，为目上网，下结于頄；其支者，从腋后外廉，结于肩髃；其支者，入腋下，上出缺盆，上结于完骨；其支者，出缺盆，邪上出于頄。其病小指支跟肿痛，腘挛，脊反折，项筋急，肩不举，腋支，缺盆中纽痛，不可左右摇。治在燔针劫刺，以知为数，以痛为输。名曰仲春痹也。

足少阳经筋的循行路线、病变与治疗

　　足少阳经的经筋，从足的第四趾趾端开始，顺着足背上行结聚于外踝，再沿着胫骨外侧，向上至膝部外缘的阳陵泉穴聚合；足少阳经筋的一条分支，从外辅骨处分出，向上行至大腿部，在此又分为两支，行于前面的一支，结聚在伏兔之上，行于后面的一支，结聚在尾骶部；其直行的一支，向上行至胁下空软处及季肋部位，再向上行于腋部的前缘，横过胸旁，连结乳部，向上结聚于缺盆；它的另一直行分支，出腋部，穿过缺盆，穿出后行于足太阳经筋的前面，沿耳后绕至上额角，交会于巅顶，从头顶侧面向下走至额部，又转向上结聚于颧部；还有一支支筋，从颧部发出，在外眼角聚合，成为眼的外维。足少阳经的经筋发病时，症状表现为足第四趾发生牵引、转筋的现象，并牵引膝部外侧转筋，膝部不能屈伸，腘窝部位筋脉拘急，前面牵引髀部疼痛，后面牵引尻部疼痛，向上则牵引胁下空软处及软肋部作痛，向上牵引缺盆、胸侧乳部、颈部所维系的筋发生拘急，左右相交，向上至面部，如果是从左侧向右侧维络的筋拘急，则右眼不能张开，因为经筋上过右额角与跻脉并行，而阴阳跻脉在这里互相交叉，左右经筋也是互相交叉的，左侧的筋维络右侧，所以左额角的筋受伤，会引起右足不能活动，这种情况名叫"维筋相交"。对这一病证应当用火针进行治疗，并采用疾刺疾出的方法，针刺的次数以疾病痊愈为度，以疼痛的部位为针刺的腧穴。这种疾病叫作孟春痹。

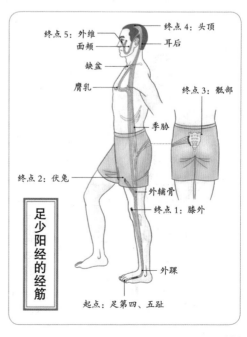

终点5：外维面颊
终点4：头顶
耳后
缺盆
膺乳
季肋
终点3：骶部
终点2：伏兔
外辅骨
终点1：膝外
外踝
起点：足第四、五趾

足少阳经的经筋

【原文】

足少阳之筋，起于小指次指，上结外踝，上循胫外廉，结于膝外廉；其支者，别起外辅骨，上走髀，前者结于伏兔之上，后者结于尻；其直者，上乘沙季胁，上走腋前廉，系于膺乳，结于缺盆；直者，上出腋，贯缺盆，出太阳之前，循耳后，上额角，交巅上，下走颔，上结于頄；支者，结于目眦，为外维。其病小指次指支转筋，引膝外转筋，膝不可屈伸，腘筋急，前引髀，后引尻，即上乘眇季胁痛，上引缺盆膺乳颈，维筋急，从左之右，右目不开，上过右角，并跷脉而行，左络于右，故伤左角，右足不用，命曰维筋相交。治在燔针劫刺，以知为数，以痛为输。名曰孟春痹也。

足阳明经筋的循行路线、病变与治疗

足阳明经的经筋，从足次趾与中趾之间开始，在足背上集结，斜行于外侧上方，然后到达辅骨。在膝外侧集结，再直行向上结聚于髀枢，又向上沿着胁部络属于脊柱；直行的一支，从足背向上沿胫骨，结聚在膝部；由此分出的支筋，结聚于外辅骨，与足少阳的经筋相合；其直行的支筋，沿辅骨上行，结聚在大腿部，并结聚于阴器，又向上行，散布在腹部，上行至缺盆部结聚，然后上行通过颈部，环绕在口的周围，再汇合于颧部，向下结于鼻，从鼻旁上行与太阳经筋相合，太阳经的小筋网维于眼的上眼皮，阳明经的小筋网维于眼的下眼皮；另一条从颧部发出的支筋，通过颊部结聚于耳前。足阳明经的经筋发病，出现的症状是足中趾牵引到胫部转筋，足部有跳动感并有僵直的感觉，伏兔部转筋，髀前肿，㿗疝，腹部筋脉拘急，向上牵引到缺盆及颊部，突然发生口角歪斜，筋脉拘急的一侧眼睑不能闭合，如有热则筋脉弛纵眼不能睁开；颊部的筋如果有寒就发生拘急，牵引颊部而致口角歪斜，有热则筋脉弛缓，收缩无力，口部歪向一侧。口角歪斜的治疗方法，是用马脂油涂在拘急一侧的面颊上，以润养其拘急之筋，再以白酒调和桂末，涂在弛缓一侧的面颊上，使筋脉温通，然后再用桑钩钩住病人的口角，以调整其歪斜，使其复位，另外再用桑木炭火放入酒樽中，酒樽的高低以患者坐位时，能烤

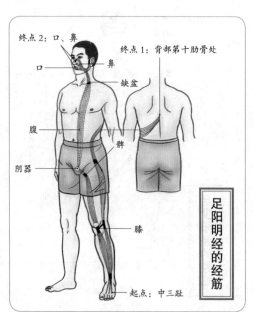

终点2：口、鼻　　终点1：背部第十肋骨处
口　　鼻
缺盆
腹
髀
阴器
膝
起点：中三趾

足阳明经的经筋

到颊部为宜，同时用马脂温熨拘急一侧的面颊，令患者喝一些酒，吃些烤肉之类的美味，不能饮酒的病人也要勉强喝一些，并再三地用手抚摩患处，以舒筋活络，这样就能使疾病痊愈。其他病的治疗，可以用燔针治疗，采用疾进疾出的方法，针刺的次数以疾病痊愈为度，以疼痛的部位为针刺的穴位。这种病叫作季春痹。

【原文】

　　足阳明之筋，起于中三指，结于跗上，邪外上加于辅骨。上结于膝外廉，直上结于髀枢，上循胁，属脊；其直者，上循骭，结于膝。其支者，结于外辅骨，合少阳，其直者，上循伏兔，上结于髀，聚于阴器，上腹而布，至缺盆而结，上颈，上挟口，合于頄，下结于鼻，上合于太阳，太阳为目上网，阳明为目下网；其支者，从颊结于耳前。其病足中指支，胫转筋，脚跳坚，伏兔转筋，髀前肿，㿉疝，腹筋急，引缺盆及颊，卒口僻，急者目不合，热则筋纵，目不开。颊筋有寒，则急引颊移口，有热则筋弛纵缓，不胜收，故僻。治之以马膏，膏其急者，以白酒和桂，以涂其缓者，以桑钩钩之，即以生桑炭置之坎中，高下以坐等，以膏熨急颊，且饮美酒，啖美炙肉，不饮酒者，自强也，为之三拊而已。治在燔针劫刺，以知为数，以痛为输。名曰季春痹也。

足太阴经筋的循行路线、病变与治疗

　　足太阴经的经筋，从足大趾趾端的内侧开始，上行结聚于内踝；其直行的支线，向上结聚于膝内侧的辅骨，沿大腿内侧上行，结聚于髀部，继而结聚在前阴，再上行至腹部，结聚于脐部，沿腹内上行，然后结于两胁，散布于胸中；其行于内侧深层的一支，附着于脊柱两旁。足太阴经的经筋发病，出现的症状是足大趾牵引内踝作痛，转筋，膝内辅骨疼痛，股内侧牵引至髀部作痛，阴器像扭转一样拘紧疼痛，并向上牵引脐部及两胁作痛，进而牵引到胸部及脊内作痛。治疗本病应采取燔针，采用疾进疾出的方法，针刺的次数以疾病痊愈为度，以疼痛的部位为针刺的穴位。这种病叫作孟秋痹。

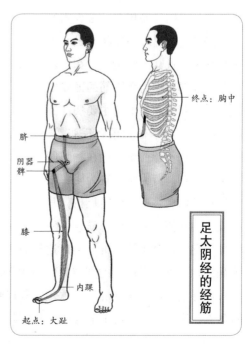

终点：胸中

脐

阴器
髀

膝

内踝

起点：大趾

足太阴经的经筋

【原文】

足太阴之筋，起于大指之端内侧，上结于内踝；其直者，络于膝内辅骨，上循阴股，结于髀，聚于阴器，上腹，结于脐，循腹里，结于肋，散于胸中；其内者，著于脊。其病足大指支内踝痛，转筋痛，膝内辅骨痛，阴股引髀而痛，阴器纽痛，上引脐两胁痛，引膺中脊内痛。治在燔针劫刺，以知为数，以痛为输。命曰孟秋痹也。

足少阴经筋的循行路线、病变与治疗

足少阴经的经筋，从足小趾的下方开始，然后进入足心，走行于足的内侧，与足太阴经筋并行，再斜行向上，至内踝骨的下方，结聚于足跟，向下与足太阳经筋相合，向上结聚于内辅骨下方，在此与足太阴经筋并行，向上沿大腿根部内侧，结聚于阴器，再沿着脊柱旁肌肉上行至项部，结聚于头后部的枕骨，与足太阳经筋相合。足少阴经的经筋发病，出现的症状是足心发生转筋，而且其经筋所经过和结聚的部位，都有疼痛和转筋的证候出现。足少阴经筋发生的主要病证还有癫痫证、拘挛证和项背反张等，病在背侧的不能前俯，病在胸腹侧的不能后仰。背为阳，腹为阴，阳病项背部筋急，腰部向后反折，身体就不能前俯；阴病腹部筋急，使身体向前曲，就不能后仰。治疗这种病应采用燔针，用速刺急出的方法，针刺的次数以疾病痊愈为度，以疼痛的部位为针刺的穴位。病在胸腹内不宜针刺的，可熨贴患处，加以按摩导引，以舒缓筋脉，并饮用汤药以养血。如果本经的经筋反折纠结，而且发作次数频繁，病情很重，则往往是不治的死证。这种病叫作仲秋痹。

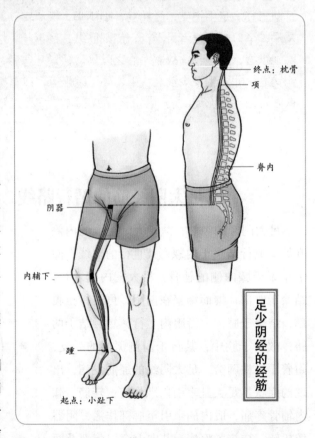

终点：枕骨
项
脊内
阴器
内辅下
踵
足少阴经的经筋
起点：小趾下

【原文】

　　足少阴之筋，起于小指之下，并足太阴之筋，邪走内踝之下，结于踵，与太阳之筋合，而上结于内辅之下，并太阴之筋而上循阴股，结于阴器，循脊内挟膂，上至项，结于枕骨，与足太阳之筋合。其病足下转筋，及所过而结者皆痛及转筋。病在此者，主痫瘛及痉，在外者不能俯，在内者不能仰。故阳病者腰反折不能俯，阴病者不能仰。治在燔针劫刺，以知为数，以痛为输，在内者熨引饮药。发数甚者，死不治。名曰仲秋痹也。

足厥阴经筋的循行路线、病变与治疗

　　足厥阴经的经筋，从足大趾的上方开始，上行结聚在内踝之前，再向上沿着胫骨结聚于内侧辅骨之下，又沿着大腿根部的内侧上行结聚于前阴，并连络足三阴及足阳明各经的经筋。足厥阴经的经筋发病，出现的症状是足大趾牵引内踝前部疼痛，内侧辅骨处也感到疼痛，腿的内侧疼痛转筋，前阴不能发挥作用，如果房事过度耗伤了阴精，就会发生阳痿不举，如果是伤于寒邪就会发生阴器内缩，伤于热邪则出现阴器挺长不收。治疗本病应采用利水渗湿及清化湿热的方法，以疏通肾脏并调节厥阴经的经气。对于疼痛转筋一类的疾患，应采用燔针，用速刺疾出的方法，针刺的次数以疾病痊愈为度，以疼痛的部位为针刺的穴位。这种病叫作季秋痹。

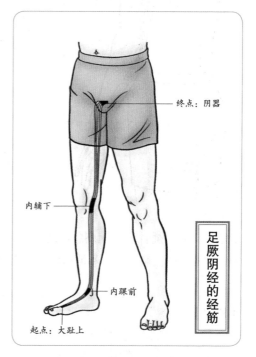

终点：阴器

内辅下

内踝前

起点：大趾上

足厥阴经的经筋

【原文】

　　足厥阴之筋，起于大指之上，上结于内踝之前，上循胫，上结内辅之下，上循阴股，结于阴器，络诸筋。其病足大指支内踝之前痛，内辅痛，阴股痛转筋，阴器不用，伤于内则不起，伤于寒则阴缩入，伤于热则纵挺不收。治在行水，清阴气。其病转筋者，治在燔针劫刺，以知为数，以痛为输。命曰季秋痹也。

手太阳经筋的循行路线、病变与治疗

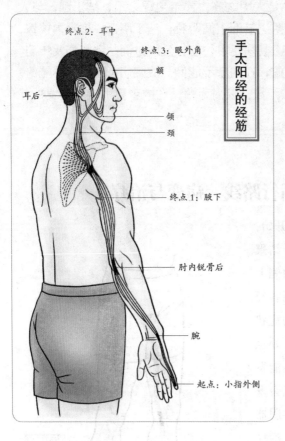

终点2：耳中

终点3：眼外角

额

耳后

颔

颈

手太阳经的经筋

终点1：腋下

肘内锐骨后

腕

起点：小指外侧

手太阳经的经筋，从手小指的上部开始，向上结聚于手腕，再沿着前臂内侧上行，结聚于肘内侧锐骨的后边，如果医生用手指弹拨此处的筋，酸麻的感觉能传导到小指上，再上行入内侧结于腋下；其分支，向后行至腋窝的后缘，上绕肩胛，沿颈部行于足太阳经筋的前面，结聚在耳后的完骨；由此又分出一条支筋，进入耳中；它的直行部分，从耳部出来后上行，又向下结聚于腮部，再折上行，与外眼角相连。手太阳经的经筋发病，出现的症状是手小指牵引肘内锐骨后缘疼痛，沿手臂内侧至腋下及腋下后侧的部位，都感到疼痛，环绕肩胛并牵引到颈部也发生疼痛，并出现耳中鸣响疼痛，同时牵引颔部、眼部，眼睛闭合后，必须经过较长时间，才能看清物体，恢复视力，颈筋拘急时，可发生筋瘘、颈肿等证，寒热发生于颈部。

治疗时应采用燔针，以速刺急出的方法针刺，刺的次数以疾病痊愈为度，以疼痛的部位为针刺的穴位。刺后颈肿不消退的，改用锐针刺治。这种病叫作仲夏痹。

【原文】

手太阳之筋，起于小指之上，结于腕，上循臂内廉，结于肘内锐骨之后，弹之应小指之上，入结于腋下；其支者，后走腋后廉，上绕肩胛，循颈，出走太阳之前，结于耳后完骨；其支者，入耳中；直者，出耳上，下结于颔，上属目外眦。其病小指支肘内锐骨后廉痛，循臂阴，入腋下，腋下痛，腋后廉痛，绕肩胛引颈而痛，应耳中鸣痛，引颔，目瞑良久，乃得视，颈筋急，则为筋瘘颈肿。寒热在颈者，治在燔针劫刺，以知为数，以痛为输。其为肿者，复而锐之。本支者，上曲牙，循耳前，属目外眦，上颔，结于角。其痛当所过者，支转筋。治在燔针劫刺，以知为数，以痛为输。名曰仲夏痹也。

手少阳经筋的循行路线、病变与治疗

手少阳经的经筋，从无名指靠近小指的一侧开始，上行结聚在腕部，再沿着手臂两骨之间上行结聚于肘部，向上绕着大臂的外侧，经过肩部行至颈部，与手太阳的经筋相合；从颈部分出的一支，在下颌角的部位深入于里，连系于舌根；另一分支，向下走至颊车穴，沿着耳向前行进，连属外眼角，向上经过额部，最终结聚在额角。手少阳经的经筋发病，出现的症状是本经的经筋循行部位发生牵引、转筋和舌体卷曲的现象。治疗时，应采用火针，采用速刺疾出的方法，针刺数目以疾病痊愈为度，有痛感的部位就是要针刺的穴位。这种病叫作季下痹。

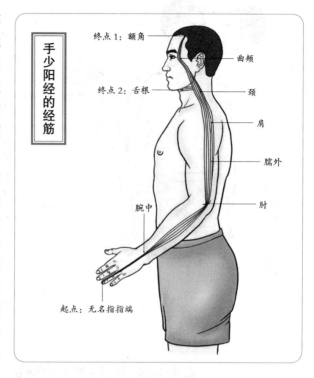

手少阳经的经筋

终点1：额角
曲颊
终点2：舌根
颈
肩
臑外
肘
腕中
起点：无名指指端

手阳明经筋的循行路线、病变与治疗

手阳明经的经筋，从示指靠近大指一侧的顶端开始，结聚于腕部，沿着手臂上行，结聚在肘的外侧，沿大臂上行，进而结聚于肩髃；它的分支，绕过肩胛，挟于脊柱的两侧；它的直行的分支，从肩髃上行至颈部；从这里分出的一支，上行至颊部，结聚在颧部；直行的分支，从颈部向上，出于手太阳经筋的前方，上行至左额角，络于头部，再下行进入右腮部。手阳明经的经筋发病，出现的症状是该经筋所循行和结聚的部位牵引、

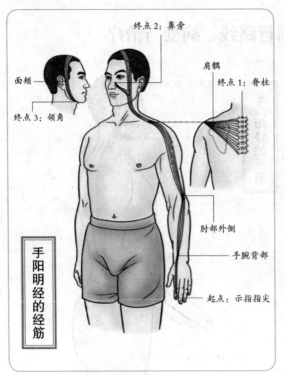

终点2：鼻旁

面颊

终点3：颌角

肩髃

终点1：脊柱

肘部外侧

手腕背部

起点：示指指尖

手阳明经的经筋

转筋及疼痛，肩部不能抬举，颈部不能左右转动环视。治疗这种病证，应采取火针，用速刺急出的方法，针刺的次数以疾病痊愈为度，以疼痛的部位为针刺的穴位。这种病叫作孟夏痹。

【原文】

手阳明之筋，起于大指次指之端，结于腕，上循臂，上结于肘外，上臑，结于髃；其支者，绕肩胛，挟脊，直者，从肩髃上颈；其支者，上颊，结于頄，直者，上出手太阳之前，上左角，络头，下右颔。其病当所过者，支痛及转筋，肩不举，颈不可左右视。治在燔针劫刺，以知为数，以痛为输，名曰孟夏痹也。

手太阴经筋的循行路线、病变与治疗

手太阴经的经筋，从手大指的末端开始，沿着手大指上行，结聚在手小鱼际之后，继续上行至寸口部位的外侧，再沿手前臂上行，结聚在肘中，再上行至臂部的内侧，进入腋下，出于缺盆，结聚在肩髃之前，然后又返回，向上结于缺盆，自腋下行的一支进入胸中，结于胸内，散布于胃的上口贲门部，与手厥阴经的经筋会合，继而下行抵达季胁部位。手太阴经的经筋发病，出现的症状是本经筋所循行结聚的部位牵引、转筋、疼痛，严重的，可发展为息贲病，呼吸急促，气逆喘

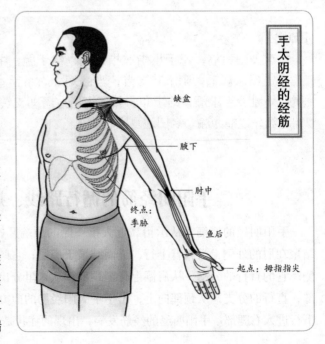

手太阴经的经筋

缺盆

腋下

肘中

终点：季胁

鱼后

起点：拇指指尖

息，或胁下拘急，吐血。治疗该病时，应采用火针，用速刺急出的方法，针刺的次数以疾病痊愈为度，以疼痛的部位为针刺的穴位。这种病叫作仲冬痹。

【原文】

　　手太阴之筋，起于大指之上，循指上行，结于鱼后，行寸口外侧，上循臂，结肘中，上臑内廉，入腋下，出缺盆，结肩前髃，上结缺盆，下结胸里，散贯贲，合贲下，抵季胁。其病当所过者，支转筋，痛甚成息贲，胁急吐血。治在燔针劫刺，以知为数，以痛为输。名曰仲冬痹也。

手厥阴经筋的循行路线、病变与治疗

　　手厥阴心包经的经筋，从手中指的顶端开始，沿着手中指上行，通过掌后与手太阳经筋并行，结聚于肘部的内侧，向上行经过肘的内侧而结聚于腋下，从腋下前后布散，挟两胁分布；它的分支，入于腋下，散布于胸中，结聚于贲门部。手厥阴心包经的经筋发病，出现的症状是本经筋所循行和结聚的部位牵引、转筋，以及胸痛或成为息贲病，出现呼吸迫促、上逆喘息的病状。治疗时应采取燔针，用速刺疾

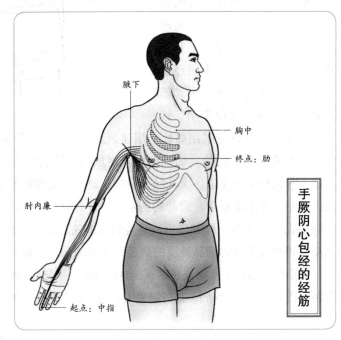

腋下

胸中

终点：胁

肘内廉

起点：中指

手厥阴心包经的经筋

出的方法，针刺次数以疾病痊愈为度，以疼痛的部位为针刺的穴位。这种病叫作孟冬痹。

【原文】

　　手厥阴之筋，起于中指，与太阴之筋并行，结于肘内廉，上臂阴，结腋下，下散前后挟胁；其支者，入腋，散胸中，结于贲。其病当所过者，支转筋，前及胸痛，息贲。治在燔针劫刺，以知为数，以痛为输。名曰孟冬痹也。

手少阴经筋的循行路线、病变与治疗

手少阴心经的经筋，从手小指的内侧开始，循小指上行，结聚于掌后小指侧的锐骨，再向上结聚于肘的内侧，继而上行进入腋内，与手太阴经筋相交，向胸部走行，伏行于乳内，结聚在胸中，沿贲部下行联系脐部。手少阴经的经筋发病，出现的症状是胸内拘急，心下有积块坚伏，名叫伏梁病；上肢的经筋发病，会出现肘部牵引拘急，屈伸不利的症状。总的来说，手少阴经筋发病，症状主要表现为本经筋所循行或结聚的部位牵引、转

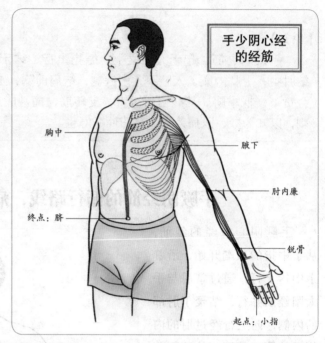

手少阴心经
的经筋

胸中

腋下

肘内廉

终点：脐

锐骨

起点：小指

筋和疼痛。治疗时应采用燔针，用速刺急出的方法，针刺次数以疾病痊愈为度，以疼痛的部位为针刺的穴位。如果病已发展成为伏梁病而出现吐脓血的症状，表明是脏气已损，病情加剧的死证。大凡经筋发病，遇寒则筋脉曲折而拘急，遇热则筋脉松弛而不收，甚至出现阳痿不举。背部的筋挛急，脊背就会向后反张；腹部的筋挛急，则身体向前弯曲而不能伸直。焠刺，也就是烧针的刺法，适用于治疗因受寒造成的筋急的病证，如果是因热而造成的筋脉弛缓的病证，则不能采用焠刺的方法。这种病叫作季冬痹。

足阳明经筋和手太阳经筋出现拘急的现象，可导致口眼歪斜，眼角拘急时就会不能正常地视物。治疗这些疾病，都可以采用上述的方法进行针刺。

【原文】

手少阴之筋，起于小指之内侧，结于锐骨，上结肘内廉，上入腋，交太阴，挟乳里，结于胸中，循贲，下系于脐。其病内急，心承伏梁，下为肘网。其病当所过者，支转筋，筋痛。治在燔针劫刺，以知为数，以痛为输。其成伏梁唾血脓者，死不治。经筋之病，寒则反折筋急，热则筋弛纵不收，阴痿不用。阳急则反折，阴急则俯不伸。焠刺者，刺寒急也，热则筋纵不收，无用燔针。名曰季冬痹也。

足之阳明，手之太阳，筋急则口目为僻，眦急不能卒视，治皆如右方也。

骨度：骨骼的长度

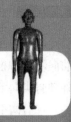

【导读】

　　骨度，即人体骨骼的常度，包括大小、长短、宽窄等。之所以要了解骨度，是因为人体的骨骼与脏腑、经脉内外对应，可用骨骼作为标尺，测量人体经脉的长短和脏腑的大小，以便在临证时应用。本篇集中论述了人体各部位骨骼的长短、宽窄、周长等，并指出了骨骼与相应脏腑、经脉的对应关系，所以篇名"骨度"。

　　黄帝向伯高问道：《脉度》篇所说的经脉的长短，是如何确定的呢？

　　伯高回答说：先测量骨节的大小、宽窄、长短，就可以测定经脉的长度了。

【原文】

　　黄帝问于伯高曰：《脉度》言经脉之长短，何以立之？

　　伯高曰：先度其骨节之大小、广狭、长短，而脉度定矣。

人体骨节的长度

　　黄帝问：我想了解一下普通人的骨度，成年人以七尺五寸的身高计算，其骨节的大小、长短各是多少？

　　伯高说：头颅大骨周围二尺六寸，胸围四尺五寸，腰围四尺二寸。头发所覆盖的部位，由头颅前发际到颈项后发际为一尺二寸，前发际以下至腮下部长一尺。这是一般成年人的标准，但明达的君子还要根据人的高矮肥瘦参校计算。

　　喉结以下至缺盆中央长四寸，缺盆以下至胸骨剑突长九寸，超过九寸的是肺大，不满九寸的是肺小。胸骨剑突以下至天枢长八寸，超过八寸的是胃大，不满八寸的是胃小。天枢向下至耻骨长六寸半，超过六寸半的是回肠宽而长，不满六寸半的是回肠狭而短。耻骨横长为六寸半，横骨的上缘向下至膝内辅骨的上缘长一尺八寸，内辅骨上缘向下至内辅骨下缘长三寸半，内辅骨下缘向下至内踝骨尖长一尺三寸，内踝骨尖至足底长三寸，膝腘窝向下至足跗两踝周围长一尺六寸，足背向下至足底长三寸。以上这些骨的尺寸标准，骨骼粗大的会超过这些数字，骨骼细小的会小于这些数字。

　　两侧额角向下至锁骨长一尺，肩骨到腋窝长四寸，腋窝向下至软肋长一尺二寸，软肋向下至髀枢长六寸，髀枢向下至膝盖中央长一尺九寸，膝向下至外踝骨尖长一尺六寸，外踝骨尖向下至小趾侧后的京骨长三寸，京骨向下至足底长一寸。

　　耳后两个高骨之间宽九寸，耳前当两个听门之间宽一尺三寸，两侧颧骨之间宽七寸，两乳之间宽九寸半，两侧股骨之间宽六寸半。足长一尺二寸，宽四寸半。从肩关节至肘关节长一尺七寸，肘关节至腕关节长一尺二寸半，腕关节至中指末节长四寸，中指末节根部至中指端长四寸半。

　　颈部后发际向下至脊椎骨骨第一节的大椎处长二寸半，大椎骨向下至尾骶骨共二十一节长三尺，上面的七节每节长一寸四分一厘，零数在下，因此上七节共长九寸八分七厘。以上所述是普通人骨的长度，根据这个标准，来确定经脉的长短。所以说，可以通过人的身体观察经脉，浮于表面、坚实、明显而粗大的为多血的经脉，细小而且隐藏于较深的部位的为多气的经脉。

【原文】

　　黄帝曰：愿闻众人之度，人长七尺五寸者，其骨节之大小长短，各几何？

　　伯高曰：头之大骨围二尺六寸，胸围四尺五寸，腰围四尺二寸。发所覆者，颅至项尺二寸，发以下至颐长一尺。君子终折。

　　结喉以下至缺盆中长四寸，缺盆以下至𩩲骬长九寸，过则肺大，不满则肺小。𩩲骬以下至天枢长八寸，过则胃大，不及则胃小。天枢以下至横骨长六寸半，过则回肠广长，不满则狭短。横骨长六寸半，横骨上廉以下至内辅之上廉长一尺八寸，内辅之上廉以下至下廉长三寸半，内辅下廉下至内踝长一尺三寸，内踝以下至地长三寸，膝腘以下至跗属长一尺六寸，跗属以下至地长三寸。故骨围大则太过，小则不及。

　　角以下至柱骨长一尺，行腋中不见者长四寸。腋以下至季胁长一尺二寸，季胁以下至髀枢长六寸，髀枢以下至膝中长一尺九寸，膝以下至外踝长一尺六寸，外踝以下至京骨长三寸，京骨以下至地长一寸。

　　耳后当完骨者广九寸，耳前当耳门者广一尺三寸，两颧之间相去七寸，两乳之间广九寸半，两髀之间广六寸半。足长一尺二寸，广四寸半。肩至肘长一尺七寸，肘至腕长一尺二寸半，腕至中指本节长四寸，本节至其末长四寸半。

　　项发以下至背骨长二寸半，膂骨以下至尾骶二十一节长三尺，上节长一寸四分分之一，奇分在下，故上七节至于膂骨，九寸八分分之七。此众人骨之度也，所以立经脉之长短也。是故视其经脉之在于身也，其见浮而坚，其见明而大者，多血，细而沉者，多气也。

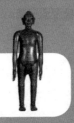

五十营：营气运行的循环

【导读】

营，运营、运行的意思。五十营，此指人体内的营气一昼夜运行五十个周次。本篇主要阐发了营气运行五十个周次的道理，故名为"五十营"。

本篇的主要内容可概括如下：一是讲述了人体内营气的运行与天体运行相应；二是通过计算得出了营气一昼夜运行五十个周次的结论。

经气在人体运行的长度

黄帝问：我想听一听经脉之气在体内运行五十个周次的情况，它们是怎样计算的呢？

岐伯回答说：周天有二十八星宿，每个星宿之间的距离是三十六分，一昼夜运行五十个周次，共计一千零八分。在一昼夜中太阳的运行周历了二十八星宿，分布在人体上下、左右、前后的经脉，共有二十八条，周身经脉的长度是十六丈二尺，恰好与二十八星宿相对应。

用铜壶滴漏一百刻为标准，来划分白天和黑夜。人一呼气，

口诀：五十营

一昼夜水下百刻，
日行一千零八分。
人一万三千五百息，
气行八百一十丈

五十营图

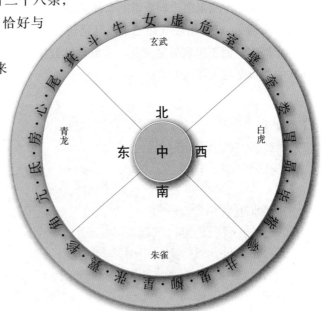

注：天空中有28宿，每宿间隔36分，一昼夜运行50周，共计1008分。人体中有28脉，脉气在全身运转一周共16丈2尺，恰好相应于28宿。

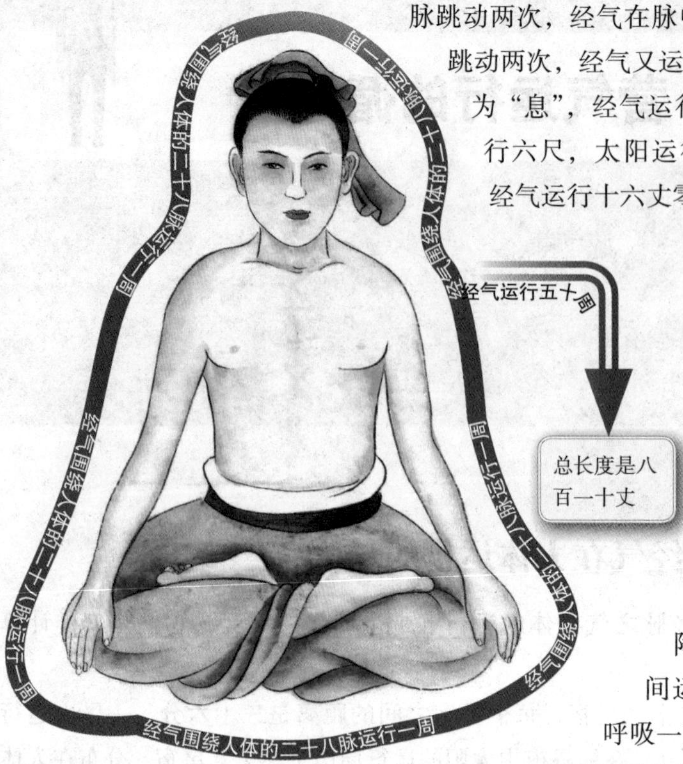

脉跳动两次，经气在脉中运行三寸；一吸气，脉又跳动两次，经气又运行三寸。一个呼吸过程，称为"息"，经气运行六寸；十次呼吸，经气运行六尺，太阳运行二分；二百七十次呼吸，经气运行十六丈零二尺，其间气行交通于中，脉气行遍全身，此时漏水降下二刻，太阳在星宿之间运行二十五分。人呼吸五百四十次时，脉气在全身运行两周，此时漏水降下四刻，太阳在星宿之间运行四十分。人呼吸二千七百次时，经气在全身运行十次，此时漏水降下二十刻，太阳在星宿之间运行五个星宿零二十分；人呼吸一万三千五百次时，经气在体内运行五十周次，此时漏水降下一百刻，太阳运行遍二十八星宿，铜壶里的水都滴漏尽了，而人体的经气也正好运行五十个周次。所谓"交通"，就是指经气在二十八脉运行一周。因此，如果人的经气保持一昼夜运行五十个周次，而不出现异常变化，人就能够健康无病，尽其天年，经气在人体运行五十周次的总长度是八百一十丈。

图中文字：
经气围绕人体的二十八脉运行一周
经气运行五十周
总长度是八百一十丈

【原文】

黄帝曰：余愿闻五十营，奈何？

岐伯答曰：天周二十八宿，宿三十六分，人气行一周，千八分。日行二十八宿，人经脉上下、左右、前后二十八脉，周身十六丈二尺，以应二十八宿。

漏水下百刻，以分昼夜。故人一呼，脉再动，气行三寸；一吸，脉亦再动，气行三寸。呼吸定息，气行六寸；十息，气行六尺，日行二分；二百七十息，气行十六丈二尺，气行交通于中，一周于身，下水二刻，日行二十五分。五百四十息，气行再周于身，下水四刻，日行四十分。二千七百息，气行十周于身，下水二十刻，日行五宿二十分；一万三千五百息，气五十营于身，水下百刻，日行二十八宿，漏水皆尽，脉终矣。所谓交通者，并行一数也。故五十营备，得尽天地之寿矣，凡行八百一十丈也。

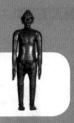

营卫生会：营卫与气血

【导读】

营卫，即人体的营气和卫气。生会，即生成与会合。本篇对人体内营气和卫气的生成和会合情况进行了详述，所以名为"营卫生会"。

本篇的主要内容包括：一、论述营卫二气的生成会合情况；二、介绍三焦的功能和特点。之所以要介绍三焦，是因为营卫的功用和三焦有着密切的关系。

黄帝向岐伯问道：人体的精气来自何处？阴阳之气是怎样交会的？什么气叫"营"？什么气叫"卫"？"营"和"卫"是怎样生成的？二者又是怎样相会的？老年人与壮年人营卫二气的盛衰不同，昼夜运行的部位也不同，我想听您讲讲它们交会的道理。

【原文】

黄帝问于岐伯曰：人焉受气？阴阳焉会？何气为营？何气为卫？营安从生？卫于焉会？老壮不同气，阴阳异位，愿闻其会。

营卫二气在人体的运行与相会

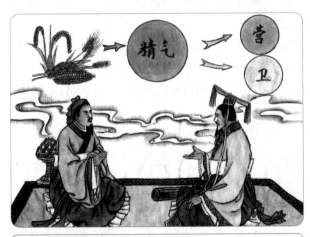

黄帝向岐伯请教精气和营卫二气的相关知识。

岐伯回答说：人体的精气，来源于饮食五谷。饮食入胃，经过消化，再经脾吸收其精微之气，然后向上注入肺，从而使得五脏六腑都能得到精微之气的供养。这些精气中，精粹清纯的部分叫作"营"，剽悍滑利的部分叫作"卫"。营气运行于经脉之内，卫气运行于经脉之外。营卫二气在人体内周身运行不止，各自运行五十周次后在手太阴交会一次。

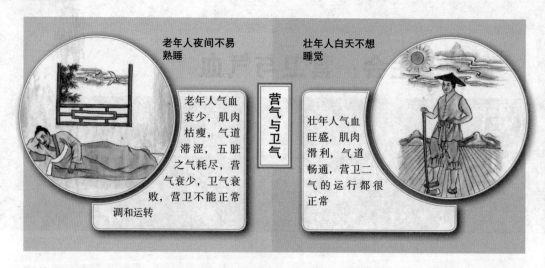

老年人夜间不易熟睡

老年人气血衰少，肌肉枯瘦，气道滞涩，五脏之气耗尽，营气衰少，卫气衰败，营卫不能正常调和运转

营气与卫气

壮年人白天不想睡觉

壮年人气血旺盛，肌肉滑利，气道畅通，营卫二气的运行都很正常

阴分和阳分互相贯通，终而复始，就像圆环一样没有开始终止。卫气夜间在人体内的阴经运行二十五周次，白天在阳经也运行二十五周次，这是以白天和黑夜来划分的。所以，卫气的循行，从属阳的头部开始，到手足阴经为止。因此，卫气行于阳经，当中午阳气隆盛时，称为"重阳"，到半夜阴气隆盛时，称为"重阴"。太阴主管人体内部，太阳主管人体外表。营卫在其中各运行二十五周次，都是以昼夜来划分的。半夜是行于阴分的阴气最隆盛的时候，自半夜以后，行于阴分之气就逐渐衰减，到早晨时，则行于阴分之气已尽，而阳分开始受气，阳气继起。中午是行于阳分的阳气最隆盛的时候，从太阳西斜开始，行于阳分之气就逐渐衰减。到日落时，则行于阳分之气已尽，而阴分开始受气，阴气继起。在半夜的时候，阴阳之气相会合，此时人们均已入睡，称为"合阴"。到早晨则行于阴分之气已尽，而阳分开始受气，阳气又继起了。如此循环不息，和自然界昼夜阴阳的变化规律相一致。

黄帝问：老年人往往在夜间不易熟睡，是什么原因使他们这样的？壮年人在白天往往不想睡觉，又是什么原因使他们这样的？

岐伯回答说：壮年人气血旺盛，肌肉滑利，气道畅通，营卫二气的运行都很正常，所以白天精神饱满，而晚上睡得很熟。老年人气血衰少，肌肉枯瘦，气道滞涩，五脏之气耗损，营气衰少，卫气衰败，营卫不能正常调和运转，所以白天精神不振，晚上也不能熟睡。

【原文】

岐伯答曰：人受气于谷。谷入于胃，以传与肺，五脏六腑，皆以受气。其清者为营，浊者为卫。营在脉中，卫在脉外。营周不休，五十度而复大会。阴阳相贯，如环无端。卫气行于阴二十五度，行于阳二十五度，分为昼夜。故气至阳而起，至阴而止。故曰：日中而阳陇为重阳，夜半而阴陇为重阴。故太阴主内，太阳主外。各行二十五度，分为昼夜。夜半为阴陇，夜半后而为阳衰，平旦阴尽，而阳受气矣。日中而阳陇，日西而阳衰。日入阳尽，而阴受气矣。夜半而大会，万民皆卧，命曰合阴。平旦阴尽而阳受气。如是无已，与天地同纪。

　　黄帝曰：老人之不夜瞑者，何气使然？少壮之人，不昼瞑者，何气使然？

　　岐伯答曰：壮者之气血盛，其肌肉滑，气道通，营卫之行，不失其常，故昼精而夜瞑。老者之气血衰，其肌肉枯，气道涩，五脏之气相博，其营气衰少而卫气内伐，故昼不精，夜不瞑。

三焦之气发出的部位

　　黄帝问：我想问一下，营气与卫气的运行是从什么部位发出来的？

　　岐伯回答说：营气出于中焦，卫气出于下焦。

　　黄帝说：我想听一下三焦之气的发出部位。

　　岐伯回答说：上焦之气出自胃的上口贲门，与食道并行向上至咽喉，贯穿膈膜而分布于胸中，再横向走至腋下，沿着手太阴经的路线循行，返回到手阳明经，向上到

☯ 血、气的同一性

　　食物在胃里消化后被运化至全身，是机体活力的源泉。人体内的血、气都从此而来，它们实际都是同一种物质。

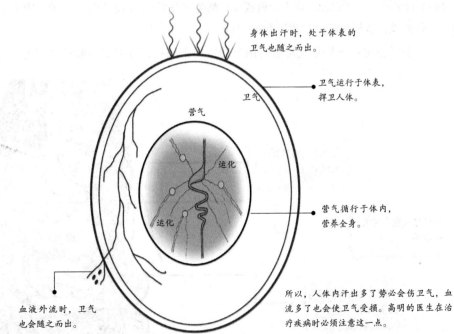

身体出汗时，处于体表的卫气也随之而出。

卫气运行于体表，捍卫人体。

卫气

营气

运化

运化

营气循行于体内，营养全身。

血液外流时，卫气也会随之而出。

所以，人体内汗出多了势必会伤卫气，血流多了也会使卫气受损。高明的医生在治疗疾病时必须注意这一点。

舌，向下会合于足阳明经，沿着足阳明经走行。卫气与营气一样，都是白天在阳经运行二十五周次，夜间在阴经运行二十五周次，一昼夜为一个大循环。所以，卫气运行总计五十个周次而行遍全身，然后再与营气会合于手太阴肺经。

黄帝问：人在有内热时，饮食刚刚入胃，还没有化成精微之气的时候，就已经出汗，有出于面部的，有出于背部的，有出于半身的，并不按照卫气通常的运行路线而出，这是什么缘故呢？

岐伯说：这是由于外表受了风邪的侵袭，以致腠理舒张开发，毛窍为风热所蒸，腠理疏泄，卫气运行到体表疏松的部位，就不能沿着常规路线而运行了。这是因为卫气的本性是剽悍滑疾的，见到何处疏张开来，就会从何处流汗出来，所以不一定按着卫气循行的正常路线而出，这种出汗过多的情况，名叫"漏泄"。

黄帝说：我想再听您讲讲中焦的出处。

岐伯回答说：中焦之气也是发自于胃，在上焦之气发出部位的下方，也就是胃的中脘部。这个部位的功能是吸收精气，通过泌去糟粕、蒸腾津液，而化生精微，然后向上注于肺脉，再化为血液。人体以它来奉养周身，这是人体内最宝贵的物质。所以，它能够独行于经脉之内，称为"营气"。

黄帝问：血与气，名称虽然不同而事实上是同类的物质，这是什么道理呢？

岐伯回答说：营和卫，都属于水谷化成的精气；而血是精气所化生的最宝贵的物质，因此称作"神气"。所以说，血与气的名称虽然不同，而实质上是同类的物质。凡失血过多的人，其汗也少，就不能再采用发汗的治疗方法了；出汗过多的人，其血也少，就不能使用放血的治疗方法了。所以说，病人夺血或夺汗都会导致死亡，而血与汗二者缺一则不能生存。

黄帝说：我想再听您讲讲下焦的出处。

岐伯回答说：下焦之气是沿着回肠曲折向下而行，可将糟粕输送到回肠，又将水液

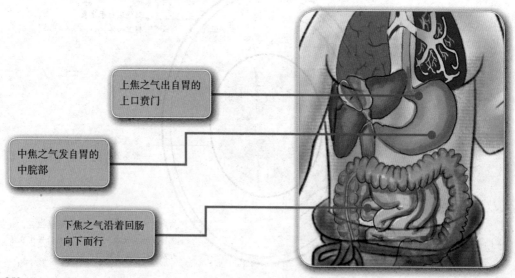

上焦之气出自胃的
上口贲门

中焦之气发自胃的
中脘部

下焦之气沿着回肠
向下而行

注于膀胱并渗入其中。所以说，水谷同在脾胃之中，经过消化吸收以后，糟粕进入大肠，这就是下焦的主要功能。至于水液，也是向下渗灌，排去其水，保留清夜，其中的浊秽部分，就沿着下焦而渗入于膀胱。

黄帝问：人饮酒后，酒液也会进入胃中，为什么五谷尚未消化，而酒液先从小便独自排出呢？

岐伯回答说：酒是谷类已经蒸熟发酵而酿成的液体，其性剽悍而质清稀，因此，酒液虽在五谷之后入胃，但经过脾胃的迅速吸收，多余的水分反在五谷消化之前排出体外。

黄帝说：讲得好。我听说上焦的作用是输送精气，像雾露蒸腾一样；中焦的作用是腐熟水谷，像沤渍东西一样；下焦的作用是排泄废料，像沟渠排水一样。就是这个道理吧！

【原文】

黄帝曰：愿闻营卫之所行，皆何道从来？

岐伯答曰：营出于中焦，卫出于下焦。

黄帝曰：愿闻三焦之所出。

岐伯答曰：上焦出于胃上口，并咽以上，贯膈而布胸中，走腋，循太阴之分而行，还至阳明，上至舌，下足阳明。常与营俱行于阳二十五度，行于阴亦二十五度，一周也。故五十度而复大会于手太阴矣。

黄帝曰：人有热，饮食下胃，其气未定，汗则出，或出于面，或出于背，或出于身半，其不循卫气之道而出，何也？

岐伯曰：此外伤于风，内开腠理，毛蒸理泄，卫气走之，固不得循其道。此气慓悍滑疾，见开而出，故不得从其道，故命曰漏泄。

黄帝曰：愿闻中焦之所出。

岐伯答曰：中焦亦并胃中，出上焦之后。此所受气者，泌糟粕，蒸津液，化其精微，上注于肺脉，乃化而为血。以奉生身，莫贵于此。故独得行于经隧，命曰营气。

黄帝曰：夫血之与气，异名同类，何谓也？

岐伯答曰：营卫者，精气也；血者，神气也。故血之与气，异名同类焉。故夺血者无汗，夺汗者无血。故人生有两死，而无两生。

黄帝曰：愿闻下焦之所出。

岐伯答曰：下焦者，别回肠，注于膀胱，而渗入焉。故水谷者，常并居于胃中，成糟粕而俱下于大肠，而成下焦。渗而俱下，济泌别汁，循下焦而渗入膀胱焉。

黄帝曰：人饮酒，酒亦入胃，谷未熟而小便独先下，何也？

岐伯答曰：酒者，熟谷之液也，其气悍以清，故后谷而入，先谷而出焉。

黄帝曰：善。余闻上焦如雾，中焦如沤，下焦如渎，此之谓也。

寒热病：寒热病的治疗

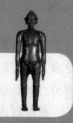

【导读】

　　本篇开篇对各种寒热病的症状和治疗进行了论述，所以名为"寒热病"。但全篇的内容并不限于此。

　　本篇的主要内容为：一、论述皮寒热、肌寒热、骨寒热三种寒热病的症状、治疗和预后；二、介绍骨痹、体惰、厥痹等杂病的症状和治疗方法；三、讨论天牖五部的部位和主治；四、叙述龋齿、热厥、寒厥等病证的治疗方法；五、说明四时针刺取穴的常规；六、说明身体五个重要部位患痈疽病的预后不良；七、指出误用针刺的危害。

寒热病的表现与治疗

　　病邪在体表而发生寒热病，症状是身体疼痛不能接触床席而卧，毛发干枯憔悴，鼻孔发干，汗液不能排出。治疗时应针刺足太阳膀胱经的络穴飞扬，并补手太阴肺经诸穴的不足。

　　病邪在肌肉而发生寒热病，症状是肌腱疼痛，毛发焦枯，唇舌干燥，汗不能排出。治疗时针刺足太阳膀胱经在下肢的络穴飞扬，散放出瘀血，并补足太阴脾经的穴位，汗就能排出了。

　　病邪在骨骼而发生寒热病，症状是病人烦躁不安，大汗淋漓。如果牙齿还没有出现枯槁的现象，应当针刺足少阴经大腿内侧的络穴大钟；如果牙齿已现枯槁，就是无法医治的死证。对骨厥的诊治，也是如此。

　　患骨痹的，症状是全身骨节不能自由活动，疼痛异常，汗出如流，心中烦乱。治疗时可取用三阴经的穴位，针刺用补法。

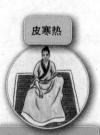

皮寒热

治疗：针刺足太阳膀胱经的络穴飞扬，并补手太阴肺经诸穴的不足

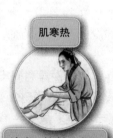

肌寒热

治疗：针刺足太阳膀胱经在下肢的络穴飞扬，散放出瘀血，并补足太阴脾经的穴位，汗就能排出了

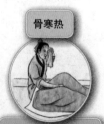

骨寒热

治疗：如果牙齿还没有出现枯槁的现象，应当针刺足少阴经大腿内侧的络穴大钟；如果牙齿已现枯槁，就是无法医治的死证

寒热病的治疗方法

　　身体被金属利器所伤，血流甚多，且又受到风寒的侵袭，或者从高处跌落，以致肢体懈怠无力，不能运动，这叫作"体惰"。治疗时可针刺小腹脐下的三结交。所谓"三结交"，是指足阳明胃经、足太阴脾经与任脉三经交会处，在脐下三寸，名叫关元穴。

　　厥痹病是厥逆之气向上进入腹部所致，治疗时可针刺阴经或阳经的络穴，但必须察明主病的所在。总的原则是在阳经用泻法，在阴经用补法。

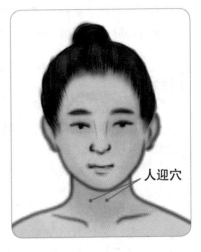

人迎穴

　　颈间结喉两侧的动脉处的腧穴，名叫人迎穴，人迎属足阳明胃经，在颈筋的前面。颈筋后面是手阳明经的腧穴，名叫扶突穴。再向后次一行的经脉是手少阳经的腧穴，名叫天牖穴。天牖后面向后再次一行的经脉是足太阳经的腧穴，名叫天柱穴。腋下三寸处的动脉，是手太阴经的腧穴，名叫天府穴。

　　如果阳邪上逆而头痛，胸中满闷，呼吸不畅，应当取用人迎穴针刺。突然失音，喉舌僵硬的，应当取用扶突穴针刺，并点刺舌根出血。突然耳聋，经气蒙蔽不畅，耳目失聪失明的，治疗时应当针刺天牖穴。突然出现拘挛、癫痫、眩晕、两足无力支撑不住身体等症状的，治疗时应当针刺天柱穴。突然热渴，内脏气机逆乱，肝肺二经内蕴的火邪相互搏击，以致血逆妄行，口鼻出血的，治疗时应当针刺天府穴。以上就是所谓的天牖五部的穴位所在及其主治的病证。

　　手阳明大肠经，有入于颧部而遍络于全齿的，其腧穴名叫大迎，所以下齿龋痛应针刺大迎穴。臂部恶寒的，用补法，不恶寒的，用泻法。足太阳膀胱经入于颧部而遍络于全齿的腧穴名叫角孙，所以治疗上齿龋痛，应针刺角孙穴及鼻和颧骨前面的穴。在刚发病的时候，如果脉气充盛，就要用泻法，如果脉气虚弱，则用补法。另外还有一种方法，即在鼻外侧取禾髎、迎香等穴施治。

　　足阳明胃经顺着着鼻子循行而入于面部的腧穴名叫悬颅。这条经脉下行在口唇处相连，上行的则联系于对侧的眼睛的深部，应根据发病的部位取穴。泻有余，补不足，如果取用不当，则可能泻不足，补有余，就会适得其反，使病情加重。足太阳膀胱经过颈部入于脑部，直接连属于眼睛深部的叫作眼系。如果头眼疼痛，可在头项中两筋间取玉枕穴加以医治。此经脉入脑后，分别连属于阴阳二跷脉，阴阳交会，阳入于阴，阴出于阳，交会于眼的内角。如果阳气偏盛，就会导致双眼睁开而不能闭合；如果阴气偏盛，就会导致双目闭合而不能睁开。

　　热厥证，取足太阴脾经、足少阳肝经的腧穴进行治疗，都应当留针。寒厥证，取足阳明胃经、足少阴肾经的腧穴进行治疗，都应当留针。

　　舌纵缓不收，口角流涎，胸中烦闷的，应当取用足少阴经的腧穴。畏寒发抖，双颌抖动，不出汗，腹部胀满，心胸烦闷，是肺气不足的表现，应当取用手太阴经的腧穴。总的原则是针刺正气虚的病证，应当顺着脉气的去向，并采用补法；针刺邪气实的病证，应当迎着脉气的来向，并施以泻法。

　　春季针刺时可取用络脉间的穴位，夏季针刺时可取用肌肉与皮肤间的穴位，秋季针刺时可取用气口部的穴位，冬季针刺时可取用经穴。这四个季节的针刺方法，都有着各自取穴的范围。取络脉之穴可治皮肤病，取肌肤间穴可治肌肉病，取气口穴可治筋脉病，取各经脉之穴则可治骨髓病和五脏病。

【原文】

　　皮寒热者，不可附席，毛发焦，鼻槁腊，不得汗。取三阳之络，以补手太阴。

　　肌寒热者，肌痛，毛发焦而唇槁腊，不得汗。取三阳于下，以去其血者，补足太阴以出其汗。

　　骨寒热者，病无所安，汗注不休。齿未槁，取其少阴于阴股之络；齿已槁，死不治。

　　骨厥亦然。

　　骨痹，举节不用而痛，汗注烦心。取三阴之经，补之。

　　身有所伤，血出多，及中风寒，若有所堕坠，四支懈惰不收，名曰体惰。取其小腹脐下三结交。三结交者，阳明，太阴也，脐下三寸，关元也。

　　厥痹者，厥气上及腹。取阴阳之络，视主病也。泻阳补阴经也。

　　颈侧之动脉人迎，人迎，足阳明也，在婴筋之前。婴筋之后，手阳明也，名曰扶突。次脉，足少阳脉也，名曰天牖。次脉，足太阳也，名曰天柱。腋下动脉，臂太阴也，名曰天府。

　　阳迎头痛，胸满不得息，取之人迎。暴瘖气鞭，取扶突与舌本出血。暴聋气蒙，耳目不明，取天牖。暴挛痫眩，足不任身，取天柱。暴瘅内逆，肝肺相搏，血溢鼻口，取天府。此为天牖五部。

　　臂阳明有入颃遍齿者，名曰大迎，下齿龋取之。臂恶寒补之，不恶寒泻之。足太阳，有入颃遍齿者，名曰角孙，上齿龋取之，在鼻与颃前。方病之时，其脉盛，盛则泻之，虚则补之。一曰取之出鼻外。

　　足阳明有挟鼻入于面者，名曰悬颅，属口，对入系目本，视有过者取之。损有余，益不足，反者益甚。足太阳有通项入于脑者，正属目本，名曰眼系。头目苦痛取之，在项中两筋间，入脑乃别。阴跻阳跻，阴阳相交，阳入阴，阴出阳，交于目锐眦。阳气盛则瞋目，阴气盛则瞑目。

　　热厥取足太阴、少阳，皆留之。寒厥取足阳明、少阴于足，皆留之。

　　舌纵涎下，烦悗，取足少阴。振寒洒洒，鼓颔，不得汗出，腹胀烦悗，取手太阴。刺虚者，刺其去也；刺实者，刺其来也。

春取络脉，夏取分腠，秋取气口，冬取经输。凡此四时，各以时为齐。络脉治皮肤，分腠治肌肉，气口治筋脉，经输治骨髓、五脏。

患痈疽难治的五个部位

五脏在身体有五个重要部位：一是大腿前方的伏兔部，二是小腿肚的腨部，三是背部中行的督脉部，四是背部的五脏腧穴部，五是项间的督脉部。这五个部位如果患痈疽，大多为不治的死证。

疾病从手臂部开始的，可先取用手阳明大肠经和手太阴肺经的穴位，使其出汗；疾病从头部开始的，可先取用项部足太阳膀胱经的穴位，使其出汗；疾病开始发生在足部和胫部的，可先取用足阳明胃经的穴位，使其出汗。针刺手太阴经的诸穴可使汗排出，针刺足阳明经的诸穴也可使汗

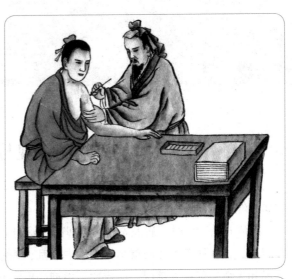

医生在给手臂产生疾病的病人进行治疗时，可采取先使其出汗，再用针刺来止汗的方法来治疗。

排出。针刺阴经的穴位而出汗过多的，可针刺阳经的穴位来止汗；针刺阳经的穴位而出汗过多的，可针刺阴经的穴位来止汗。

大凡错误用针造成的危害主要有：一、刺中病邪而留针不去，则使病人精气耗泄；二、尚未刺中病邪就立即出针，则使邪气内聚不散。精气耗泄会使病人病情加重而身体更加虚弱，邪气内聚不散则容易引发痈疽外证。

【原文】

身有五部：伏兔一；腓二，腓者，腨也；背三；五脏之腧四；项五。此五部有痈疽者，死。

病始手臂者，先取手阳明，太阴而汗出。病始头首者，先取项太阳而汗出，病始足胫者，先取足阳明而汗出。臂太阴可汗出，足阳明可汗出。故取阴而汗出甚者，止之于阳；取阳而汗出甚者，止之于阴。

凡刺之害：中而不去则精泄，不中而去则致气。精泄则病甚而恇，致气则生为痈疽也。

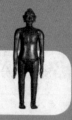

癫狂：癫狂病的治疗

【导读】

　　癫狂，二者都是神智失常之类的疾病。本篇主要论述了癫狂的病因、分类、症状和针灸治疗的方法等，所以名为"癫狂"。

　　此外，篇中还在开篇提出了目眦的问题，说明观察眼睛是诊察癫狂病证的重要方法；在篇末介绍了风逆、厥逆、内闭和少气四种病证的症状、脉象和疗法。

癫病的表现与治疗

　　眼角向外凹陷于面颊一侧的，称为锐眦。在眼睛内侧靠近鼻子的，称为内眦。上眼胞属于外眦，下眼胞属于内眦。

　　癫病开始发作时，病人先是精神抑郁，闷闷不乐，感到头部沉重而疼痛，双眼上视，眼睛发红，在严重发作时就会出现心中烦乱，诊断的时候，可以通过观察其颜面部位的色泽和表情来候察其情况。治疗这一类型的癫病时应取手太阳经、手阳明经和手太阴经的穴位，用针刺泻出恶血，等到面部的血色由紫暗的颜色变至正常后才能止针。

　　癫病开始发作时，牵引口角歪斜，出现啼哭、呼叫、喘喝、心悸等症状时，应取手阳明大肠经和手太阳小肠经的穴位治疗。要观察病情的变化，掌握其牵引的方向而施治，左侧正常就在右侧经脉的穴位上施针，右侧正常就在左侧经脉的穴位上施针，针刺出血，直到面部的血色变正常之后才能止针。癫病开始发作的时候，出现身体僵硬、脊柱疼痛的症状，治疗时应取用足太阳膀胱经、足阳明胃经、足太阴脾经、

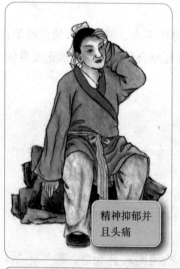

精神抑郁并且头痛

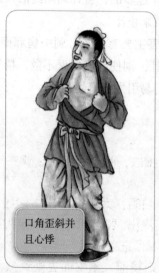

口角歪斜并且心悸

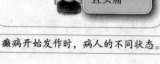

癫病开始发作时，病人的不同状态。

手太阳小肠经的穴位，针刺放血，等到患者面部的血色变正常之后才能止针。

治疗癫病时，要想取得好的治疗效果，医生就应该常与患者居住在一起，观察其发病过程中的情况和变化，取得准确详细的病情资料。在发病的时候，取用邪气最盛的经脉，选取适当的穴位以泻法针刺，并将泻出的污血放置于一个葫芦里，

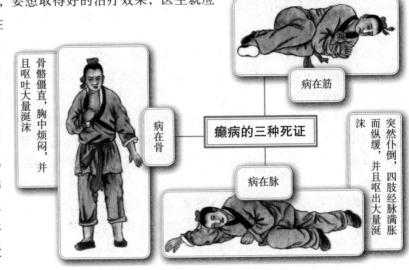

身体蜷曲，筋脉抽搐，并且呕吐大量涎沫

病在筋

骨骼僵直，胸中烦闷，并且呕吐大量涎沫

病在骨

癫病的三种死证

病在脉

突然仆倒，四肢经脉满胀而纵缓，并且呕吐出大量涎沫

等到下次这个病人将要发病的时候，这个葫芦中的血就会动起来；如果不动，可以灸穷骨二十壮。穷骨就是骶骨。

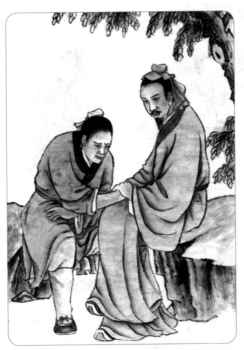

治疗癫病时，医生只有与患者住在一起并仔细观察其发病的状况，才能取得好的疗效。

病位在骨的癫病，在腮、齿的各腧穴的分肉之间，因邪气壅滞而胀满，骨骼僵直，汗出，胸中烦闷；如果呕出大量的涎沫，肾气下泄，则是难以治愈的死证。

病位在筋的癫病，身体蜷曲，筋脉拘挛抽搐，脉大。治疗时可以针刺颈项部的足太阳膀胱经的大杼穴；如果出现呕吐大量涎沫，肾气下泄，就是不能治愈的死证。

癫病的病位在脉，发病时表现为突然仆倒，四肢经脉都为满胀而纵缓。如果是经脉胀满的，就针刺放血，将恶血放尽；如果经脉不满，可以灸颈项两侧的足太阳膀胱经的腧穴，并灸带脉穴上距腰三寸的部位，及诸经的分肉之间与四肢的腧穴；如果病人呕出大量涎沫，肾气下泄，就是无法治愈的死证。

另外，癫病在发作时像发狂一样，也是不治的死证。

【原文】

目眦外决于面者，为锐眦。在内近鼻者，为内眦。上为外眦，下为内眦。

癫疾始生，先不乐，头重痛，视举目赤，甚作极，已而烦心，候之于颜。取手太阳、阳明、太阴，血变为止。

癫疾始作，而引口啼呼者，候之手阳明、太阳。左强者，攻其右；右强者，攻其左，血变为止。癫疾始作，先反僵，因而脊痛，候之足太阳、阳明、太阴、手太阳，血变为止。

治癫疾者，常与之居，察其所当取之处。病至，视之有过者泻之，置其血于瓠壶之中，至其发时，血独动矣；不动，灸穷骨二十壮。穷骨者，骶骨也。

骨癫疾者，顑、齿诸腧分肉皆满而骨居，汗出烦悗；呕多沃沫，气下泄，不治。

筋癫疾者，身倦挛急脉大，刺项大经之大杼脉；呕多沃沫，气下泄，不治。

脉癫疾者，暴仆，四肢之脉皆胀而纵。脉满，尽刺之出血，不满，灸之挟项太阳，灸带脉于腰，相去三寸，诸分肉本输。呕吐沃沫，气下泄，不治。

癫疾者，疾发如狂者，死不治。

狂病的表现与治疗

狂病开始发作的时候，先是情绪低落，感到悲伤，经常忘事，容易发怒，常常恐惧，这种病大多是由过度的忧伤和饥饿所致。治疗时应针刺手太阴肺经、手阳明大肠经的腧穴放血，直到病人面部的血色变得正常以后才能止针，还可以针刺足太阴经和足阳明经的腧穴配合治疗。狂病开始发作的时候，病人睡眠很少，不感到饥饿，认为自己是最贤德的圣人，是最聪明的人，并且以为自己极其尊贵，常常谩骂不休，日夜不停。治疗时应针刺手阳明经、手太阳经、手太阴经、手少阴经的腧穴和舌下的廉泉穴。

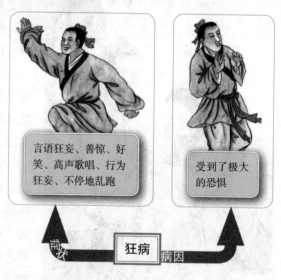

言语狂妄、善惊、好笑、高声歌唱、行为狂妄、不停地乱跑

受到了极大的恐惧

狂病

症状　病因

要根据病情进行施治，以上各条经脉中凡是经脉气血充盛的，都可以点刺放血，不充盛的则不能放血。

狂病的症状表现为言语狂妄、善惊、好笑、高声歌唱、行为狂妄、不停地乱跑，其患病原因一般是受到了极大的恐惧。治疗时应该针刺手阳明经、手太阳经和手太阴经的腧穴。狂病的症状表现为总是看见不明的异物，听到异常的声音，时常呼叫，是神气衰少所导致的。治疗时应取手太阳经、手太阴经、手阳明经、足太阴经的腧穴及头部和两腮的穴位。狂病患者食量过大，幻视、幻听像见到鬼神一样，常笑但是不发出笑声，是大喜伤及心神所导致的。治疗时应取足太阴经、足太阳经、足阳明经的腧穴，配以手太阴经、手太阳经和手阳明经的腧穴。狂病属于新起的，还没有见到以上各种眼中的症状的，治疗时先取足厥阴经的左右曲泉穴两侧的动脉，邪气盛的经脉就用放血疗法，病很快就能痊愈；如果仍然没有治愈，就依照前述的治法针刺，并灸骨骶二十壮。

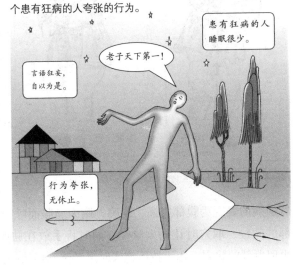

狂病的表现

患狂病的人一般是在精神方面受到过强烈的刺激。但他们刚开始的表现往往是比较消极，而后才走向另一个极端。所以治疗的原则是通过针刺泄去体内的邪气。下图所示为一个患有狂病的人夸张的行为。

患有狂病的人睡眠很少。

老子天下第一！

言语狂妄，自以为是。

行为夸张，无休止。

【原文】

　　狂始生，先自悲也，喜忘、苦怒、善恐者，得之忧饥。治之取手太阳、阳明，血变而止，及取足太阴、阳明。狂始发，少卧不饥，自高贤也，自辩智也，自尊贵也，善骂詈，日夜不休，治之取手阳明、太阳、太阴、舌下、少阴。视之盛者，皆取之，不盛，释之也。

　　狂言、惊、善笑、好歌乐，妄行不休者，得之大恐。治之取手阳明、太阳、太阴。狂，目妄见，耳妄闻，善呼者，少气之所生也。治之取手太阳、太阴、阳明、足太阴、头、两颧。狂者多食，善见鬼神，善笑而不发于外者，得之有所大喜。治之取足太阴、太阳、阳明，后取手太阴、太阳、阳明。狂而新发，未应如此者，先取曲泉左右动脉，及盛者见血，有顷已；不已，以法取之，灸骨骶二十壮。

逆病的表现与治疗

　　风逆病的症状表现为突发的四肢肿，全身像被水淋一样发冷战栗，常常因寒冷而口中发出唏嘘的声音，饥饿时心中烦闷，吃饱后躁动不安。治疗的时候应该针刺手太阴肺

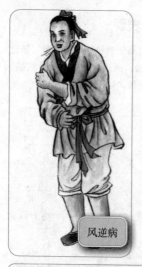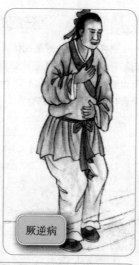

风逆病

厥逆病

逆病分为风逆病和厥逆病两种。

经和与之相表里的手阳明大肠经，以及足少阴肾经和足阳明胃经的腧穴。如果病人感到肌肉发冷，就选取上述经脉的荥穴治疗；如果病人感到寒冷刺骨，就针刺上述经脉的井穴和经穴。

厥逆病的症状表现为足部突然觉得寒凉，胸部不适好像要裂开，肠中疼痛好像被刀割，胸腹胀满，不能饮食，脉象或大或小，但都有发涩的现象。如果病人身体仍然温暖，就取足少阴经的腧穴；如果病人的身体冰冷，则取足阳明经的腧穴。身体寒冷的用补法治疗，身体温暖的用泻法治疗。

厥逆病的表现为腹部胀满，肠鸣，胸中满胀而呼吸不利，治疗时应针刺胸部之下的两胁部的穴位，取穴时让病人咳嗽，同时将手放在胁肋部，感到应手而动的地方就是穴位；再取背部的腧穴，用手按压该穴时患者感到畅快的部位，就是应刺的穴位。

如果病人有小便不通、无尿的症状，应当针刺足少阴经、足太阳经的腧穴，并用长针刺尾骨之上的长强穴。如果病人感到气上逆而呼吸不畅，就针刺足太阴经、足阳明经的腧穴，气逆较严重的，还可以针刺足少阴经与足阳明经发生变动的腧穴。

正气衰少的病人，身体大汗淋漓，全身战栗，说话时不能接续，发出唏嘘的声音，身体酸重，四肢乏力，不愿活动，治疗时应针刺足少阴肾经的腧穴，用补法。短气的病人，呼吸急迫短促而不能连续，身体只要活动就会使呼吸更加困难而疲乏，治疗时应以补法针刺足少阴肾经的腧穴，其脉有血络瘀阻的，应当刺出瘀血。

【原文】

风逆暴四肢肿，身漯漯，唏然时寒，饥则烦，饱则善变。取手太阴表里，足少阴、阳明之经。肉清，取荥；骨清，取井、经也。

厥逆为病也，足暴清，胸若将裂，肠若将以刀切之，烦而不能食，脉大小皆涩。暖取足少阴，清取足阳明。清则补之，温则泻之。厥逆腹胀满，肠鸣，胸满不得息，取之下胸二胁，咳而动手者，与背腧，以手按之，立快者，是也。

内闭不得溲，刺足少阴、太阳与骶上，以长针。气逆则取其太阴、阳明、厥阴，甚取少阴、阳明动者之经也。

少气，身漯漯也，言吸吸也，骨痠体重，懈惰不能动，补足少阴。短气，息短不属，动作气索，补足少阴，去血络也。

热病：热病的治疗

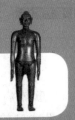

【导读】

　　本篇重点论述了热病的证候、诊断、治疗方法及预后判断，所以篇名"热病"。

　　本篇的主要内容有：一、论述偏枯与痱病的鉴别方法和治疗原则；二、叙述各种热病的诊断和治疗，热病的九种禁忌针刺的死证，以及治疗热病的五十九个穴位；三、简要介绍气喘、心疝、喉痹、目中赤痛、风痉、癃、男子如蛊、女子如怚等杂病的取穴治疗方法。

　　偏枯病，症状表现为半身不遂而疼痛，如果病人言语正常，神志清楚，表明病邪仍在分肉腠理之间，并未入里，治疗时可以让病人卧床并发汗，再用九针中的大针治疗。补其不足，泻其有余，就可以康复了。痱病的症状，表现为身上没有疼痛的感觉，四肢弛缓，不能屈伸，神志有些混乱，但不严重，语言虽然模糊，但还能听懂，是病情较轻，还可以治疗；如果病情严重，已经不能言语，就无法治愈了。如果痱病先起于阳分，而后深入阴分，治疗时应该先取阳经，后取阴经，对于痱病的治疗，应当采用浅刺的方法。

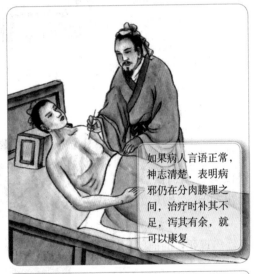

如果病人言语正常，神志清楚，表明病邪仍在分肉腠理之间，治疗时补其不足，泻其有余，就可以康复

偏枯病会导致半身不遂而疼痛。

【原文】

　　偏枯，身偏不用而痛，言不变，志不乱，病在分腠之间，巨针取之。益其不足，损其有余，乃可复也。痱之为病也，身无痛者，四肢不收，智乱不甚，其言微知，可治；甚则不能言，不可治也。病先起于阳，后入于阴者，先取其阳，后取其阴，浮而取之。

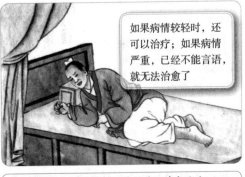

如果病情较轻时，还可以治疗；如果病情严重，已经不能言语，就无法治愈了

痱病会引起四肢弛缓，不能屈伸，神志混乱。

热病的发展

患热病的第三天，如果寸口的脉象平稳，而人迎部的脉象躁动不安，说明是邪在表而未入里，治疗时可取用阳经上治疗热病的五十九个腧穴进行针刺，以达到祛除在表的热邪，使邪气随汗而解的作用，同时采用充实阴经的补针，以补益阴精的不足。如果病人发热很严重，但气口和人迎的脉象都显得很平静，则是阳病现阴证，一般不能针刺。如果能够进行针刺，就必须立即施以针刺，即使没有汗出，依然可以泻出热邪。之所以不能针刺，是因为脉证不符，已经出现死亡的征象。

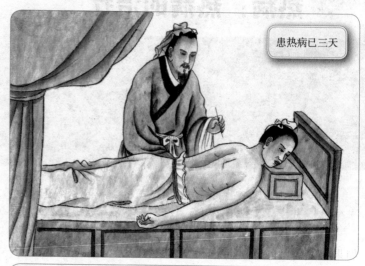

患热病已三天

患热病已三天的病人，在治疗时，可采用在阳经上的五十九个腧穴进行针刺的方法来治疗。

患热病已经七八天，寸口脉象躁动，病人气喘而头部晕眩的，应当马上进行针刺治疗，汗将自出，应取手大指间的少商穴浅刺。

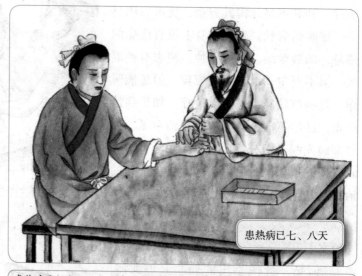

患热病已七、八天

患热病已经七、八天的病人，应根据其脉象的不同来确定不能施用的治法。

患热病已经七八天，如果脉象微小，则是正气不足的表现，病人尿血，口中干燥，是阳盛阴竭，一天半后就会死亡。如果见到代脉，是脏气已经衰败，一天后就会死亡。热病已经出汗，可是脉象还是躁而不静，气喘，并且不久热势又起的，不可以针刺皮肤，以免重伤正气，如果气喘加剧，就会死亡。患热病已经七八天，脉象已经不躁动，或是有躁象但没有散乱或急数之象，是邪气仍在，在其后的三天之内就会发汗，邪气也会随

364

汗而解。如果三天后仍未出汗，是正气已经衰竭，到第四天就会死亡，在病人没有出汗的情况下，不能再浅刺其腠理。

不同表现的热病的治疗

　　热病患者，先有皮肤疼痛、鼻塞、面部浮肿等症状的，是热伤皮毛，治疗的时候应该浅刺各经的皮肤部分，用九针中的第一针镵针，在热病的五十九腧穴中选穴针刺。鼻长小疹，也是邪在皮毛的表现，肺与皮毛相合，因此治疗时要取肺经的腧穴，而不能取属火的心经腧穴治疗。这是因为心属火，心火会克制肺金。

　　热病初起，感到身体艰涩不爽，心中烦闷，口唇和咽喉干燥，应当刺其血脉，用九针中的第一针镵针，在热病五十九腧穴中选穴施针；如果是肌肤胀满，口中发干，出冷汗，说明邪在血脉，心主血脉，因此应当取心经的腧穴治疗，而不能取属水的肾经腧穴治疗。这是因为肾属水，肾水会克制心火。

　　热病症状为咽喉干燥，口渴喜饮，易受惊吓，不能安卧的，是邪气侵入肌肉引起的病变，治疗时应用九针中的第六针员利针，针刺热病五十九腧穴中的穴位；如果眼角发青，则为属于脾经的病变，脾主肉，所以治疗时应当针刺到肌肉，取脾经的腧穴以治疗肌肉的病变，而不能取属木的肝经腧穴治疗。这是因为肝属木，肝木会克制脾土。

　　热病症状为面色发青，头脑部有痛感，手足躁动不安的，是邪气侵入筋间引起的病变，治疗时应当针刺至筋，应当用九针中的第四针锋针，在手足四肢不利的地方施针；如果是足不能行，泪流不止，则是属于肝经的疾病，肝主筋，所以应当刺到筋，取肝经的腧穴治疗，而不能取属金的肺经腧穴治疗。这是因为肺属金，肺金会克制肝木。

　　热病症状为惊痛多次发作，手足抽搐，精神狂乱的，是邪热侵入心部所致。治疗时应该深刺直到血络，用九针中的第四针锋针，迅速泻出过盛的邪热；如果是时常有癫病发作，毛发脱落，则是属于心经的疾病，应当取心经腧穴治疗，而不能取属水的肾经腧

热病的治疗方法

邪气侵入皮毛

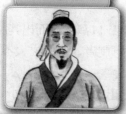

浅刺各经的皮肤部分，用九针中的第一针镵针，在热病的五十九腧穴中选穴针刺

邪气侵入血脉

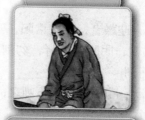

取心经的腧穴来进行治疗

邪气侵入肌肉

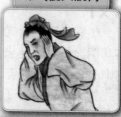

用九针中的第六针员利针，针刺热病五十九腧穴中的穴位

邪气侵入筋间

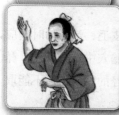

应当针刺至筋，应当用九针中的第四针锋针，在手足四肢不利的地方施针

邪气侵入心部

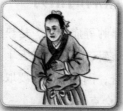

深刺到血络，用九针中的第四针锋针，迅速泻出过盛的邪热

邪气侵入肾部

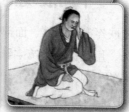

应当深刺到骨骼，用九针中的第四针锋针，在热病五十九腧穴中选穴施针

邪气深入骨髓

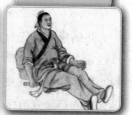

死证，无法救治

邪气侵入脾胃

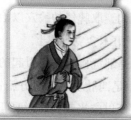

用九针中的第四针锋针，刺脾胃二经的腧穴太白和陷谷，并取在下部的各足趾间的穴位，同时还可以针刺胃经的络穴丰隆以导引经气，而后才能得气

厥热症

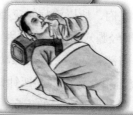

用九针当中的第三针鍉针，根据其病情的虚实，泻其有余，补其不足

邪气侵入足少阴、太阴二经

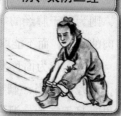

既可刺涌泉穴与阴陵泉穴，又可以用九针中的第四针锋针针刺舌头下面的廉泉穴

穴治疗。这是因为肾属水，肾水会克制心火。

　　热病症状为身体酸重，周身骨节疼痛，耳聋，双目常闭而不想睁开的，是邪热侵入肾部，应当深刺到骨骼，用九针中的第四针锋针，在热病五十九腧穴中选穴施针；如果是骨病而不能进食，牙齿相磨，双耳发青，说明是属于肾经的疾病，应当刺骨，骨是肾经所主，所以应当取肾经腧穴治疗，而不能取属土的脾经腧穴治疗。这是因为脾属土，脾土会克制肾水。

　　热病症状为不知道疼痛部位，耳聋，四肢懈惰不能灵活运动，口干，阳气偏盛至极而阴分仅略有寒意，则是邪热深入骨髓的证候，是死证，无法救治。

　　热病症状为头痛，鬓骨的部位和眼睛周围的筋脉抽搐作痛，容易流鼻血，则是厥热病，是热邪逆于上的病证。治疗时应用九针当中的第三针鍉针，根据其病情的虚实，泻其有余，补其不足。

　　热病症状为身体沉重，胃肠灼热的，是邪热在脾胃导致的，可以用九针中的第四针锋针，刺脾胃二经的腧穴太白和陷谷，并取在下部的各足趾间的穴位，同时还可以针刺胃经的络穴丰隆以导引经气，而后才能得气。

　　热病症状为肚脐周围突然疼痛，胸胁满胀，是病邪在足少阴、太阴二经的表现，治疗时应刺涌泉穴与阴陵泉穴，由于肾、脾二经都上络于咽喉部位，所以又可以用九针中的第四针锋针针刺舌头下面的廉泉穴。

　　热病症状为出汗后，脉象显得比较安静的，为顺，是阳证得阳脉，脉证相合，表明可以继续发汗，应当针刺手太阴肺经的鱼际、太渊、大都、太白穴，用泻法针刺就可以退热，如果是用补法就可以继续发汗，出汗过多的，可以针刺内踝上的三阴交穴，用泻法就会停止出汗。

　　热病症状为虽然出了汗，但是脉象仍然躁盛的，是阴气欲绝，孤阳不敛，是死证；出汗之后脉象马上平静安顺的，是顺证，预后良好。热病脉象躁盛，但是已经不能出汗了的，则是阳气欲绝的死证；脉象躁盛，但发汗之后脉象马上归于平静的，预后良好。

【原文】

　　热病先肤痛，窒鼻充面，取之皮，以第一针，五十九。苛轸鼻，索皮于肺，不得索之火，火者，心也。

　　热病先身涩，倚而热，烦悗，干唇，口嗌，取之脉，以第一针，五十九；肤胀，口干，寒汗出，索脉于心，不得索之水。水者，肾也。

　　热病，嗌干多饮，善惊，卧不能安，取之肤肉，以第六针，五十九；目眦青，索肉于脾，不得索之木。木者，肝也。

　　热病面青脑痛，手足躁，取之筋间，以第四针，于四逆；筋躄，目浸，索筋于肝，不得索之金。金者，肺也。

热病数惊，瘈疭而狂，取之脉，以第四针，急泻有余者。癫疾毛发去，索血于心，不得索之水。水者，肾也。

热病身重骨痛，耳聋而好瞑，取之骨，以第四针，五十九，刺骨；病不食，啮齿，耳青，索骨于肾，不得索之土。土者，脾也。

热病不知所痛，耳聋，不能自收，口干，阳热甚，阴颇有寒者，热在髓，死不可治。

热病头痛，颞颥目瘈脉痛，善衄，厥热病也。取之以第三针，视其有余不足。

热病体重，肠中热，取之以第四针，于其腧及下诸指间，索气于胃络，得气也。

热病挟脐急痛，胸胁满，取之涌泉与阴陵泉，取以第四针，针嗌里。

热病而汗且出，及脉顺可汗者，取之鱼际、太渊、大都、太白，泻之则热去，补之则汗出，汗出大甚，取内踝上横脉，以止之。

热病已得汗而脉尚躁盛，此阴脉之极也，死；其得汗而脉静者，生。热病者脉尚盛躁而不得汗者，此阳脉之极也，死；脉盛躁得汗静者，生。

热病禁用针刺的情况

热病有九种情况是死证，不能用针刺的方法治疗：第一，不出汗，两颧发红，呃逆的，是虚阳上越的死证；第二，泄泻，腹中胀满严重的，是脾气败绝的死证；第三，双目视物不清，发热不退的，是精气衰竭的死证；第四，老人和婴儿，发热而腹中满胀的，是邪热伤脾的死证；第五，不出汗，呕血、下血的，是阴血耗伤的死证；第六，舌根溃烂，热仍不止，是阴气大伤的死证；第七，咳嗽，鼻出血，不出汗，即使出汗，也达不到足部的，是真阴耗竭的死证；第八，热邪已深入骨髓的，是肾阴衰竭的死证；第九，发热而出现痉病的，是耗伤阴血，热极生风的死证。发热而出现痉病时，会出现腰背角弓反张、抽搐、嘴紧闭不开和牙齿切磨的现象。上述这九种情况，都是热邪过盛、真阴耗竭的死证，所以不宜使用针刺。

【原文】

热病不可刺者，有九：一曰：汗不出，大颧发赤，哕者，死；二曰：泄而腹满甚者，死；三曰：目不明，热不已者，死；四曰：老人婴儿，热而腹满者，死；五曰：汗不出，呕下血者死；六曰：舌本烂，热不已者，死；七曰：咳而衄，汗不出，出不至足者，死；八曰：髓热者，死；九曰：热而痉者，死。腰折，瘈疭，齿噤齘也。凡此九者，不可刺也。

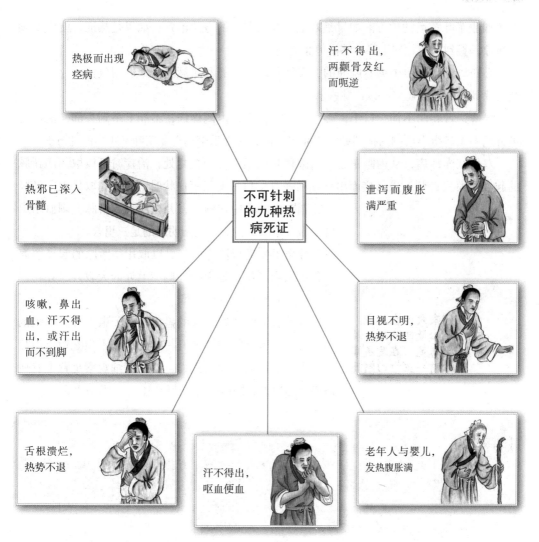

治疗热病的59个穴位

所谓用针刺法治疗热病时，常用的五十九个穴位是：两手指端外侧各有三个穴位，内侧也各有三个穴位，左右共十二个穴位；在双手的五指之间各有一个穴位，双手共有八个穴位，双足的五趾间也是如此；头部入发际一寸处两旁各有三个穴位，左右共六个穴位；在入发际三寸处的两旁各有五个穴位，两侧共十个穴位；耳前后各一个穴位，口下一个穴位，项中一个穴位，共六个穴位；巅顶一个穴位，囟会一个穴位，前后发际各一个穴位，廉泉一个穴位，左右风池共二个穴位，左右天柱共二个穴位。

胸中气满，喘息急促，治疗时应取足太阴经脉在足大趾之端的隐白穴，位置在距爪甲角如韭菜叶宽远的地方。如果是寒证，就用留针的方法治疗；如果是热证，就用疾刺法治疗，直到上逆之气下降，喘息停止为止。

心疝病症状为腹中突然剧痛的，应针刺足太阴经和足厥阴经，使用放血的疗法，完全祛除其经脉上的血络，以泻除病邪。

喉痹，舌卷曲不伸，口干，心烦，心痛，手臂内侧疼痛，不能上举到头部，治疗时可针刺手无名指小指侧的指端处的关冲穴，位置在距爪甲约有韭菜叶宽距离的地方。

双目红赤疼痛，从内眼角起，内眼角是阴阳跷脉会合之处，治疗时可以取用阴跷脉的起点照海穴针刺。患风痉而出现颈项强直、角弓反张等症状时，应该先取足太阳经脉及膝腘窝中的委中穴施针，并在浅表的络脉上刺血络出血；内有寒象的，应取足阳明经的足三里穴。

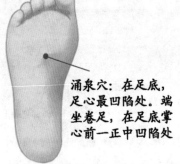

涌泉穴：在足底，足心最凹陷处。端坐卷足，在足底掌心前一正中凹陷处

对癃闭症进行治疗时，可以取用阴跷脉的起点照海穴和足厥阴经位于足大趾外侧三毛处的大敦穴，并在浅表的血络上放血以泻除病邪。

男子患了像疝瘕一样的蛊病，女子患了月经郁阻的病，表现为腰脊好像要分开一样疼痛，不想吃饭，治疗时应先点刺涌泉穴使其出血，然后仔细观察足背上有血络盛满的地方，同样全部点刺出血，以泻除病邪。

【原文】

所谓五十九刺者，两手外内侧各三，凡十二痏；五指间各一，凡八痏，足亦如是；头入发一寸傍三分各三，凡六痏；更入发三寸边五，凡十痏；耳前后口下者各一，项中一，凡六痏；巅上一，囟会一，发际一，廉泉一，风池二，天柱二。

气满胸中喘息，取足太阴大指之端，去爪甲如薤叶。寒则留之，热则疾之，气下乃止。

心疝暴痛，取足太阴、厥阴，尽刺去其血络。

喉痹，舌卷，口中干，烦心心痛，臂内廉痛，不可及头，取手小指次指爪甲下，去端如韭叶。

目中赤痛，从内眦始，取之阴跷。风痉身反折，先取足太阳及腘中及血络出血；中有寒，取三里。

癃，取之阴跷及三毛上及血络出血。

男子如蛊，女子如怚，身体腰脊如解，不欲饮食，先取涌泉见血，视跗上盛者，尽见血也。

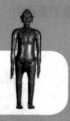

厥病：逆乱引发的疼痛

【导读】

　　厥，即气逆不顺。病邪侵袭经脉，导致经气逆乱，逆犯于头部则为厥头痛，逆犯于胸腔则为厥心痛。本篇主要讨论了厥病的厥头痛和厥心痛的症状和疗法，所以篇名"厥病"。但篇中所论不限于此。

　　本篇所论的内容主要有三部分：一是厥头痛与厥心痛的证候和诊疗方法，二是真心痛与真头痛的症状和预后，三是虫瘕、蛟蛕、耳聋、耳鸣、足髀、风痹等杂病的症状、针刺方法和预后。

厥头痛的各种表现与治疗

　　邪气上逆而引发头痛，如果表现为面部浮肿、心烦等症状，可以取足阳明胃经和足太阴脾经的腧穴针刺治疗。

　　邪气上逆而引发头痛，如果表现为头部血络胀痛，心情悲伤，常常哭泣，诊察其头部络脉而感觉搏动明显，络脉充盛，应当针刺放血，然后调治足厥阴肝经的腧穴。

　　邪气上逆而引发头痛，如果表现为头沉重而痛，痛处固定不变，应选取头上纵行排列的五条经脉中的穴位，每行选取五个，合计二十五处穴位，用泻法泻除病邪，先取手少阴心经，然后再调补足少阴肾经的腧穴。

　　邪气上逆而引发头痛，表现为经常叹气，记忆力减退，头痛时用手按头，却找不到疼痛的具体位置的，治疗时可以取用头面左右的动脉进行针刺，以泻除邪气，然后可以再针刺足太阴脾经的腧穴加以调理。

　　邪气上逆而引发头痛，表现为项部先痛，随后腰脊相应出现疼痛的，治疗时应先以泻法针刺足太阳膀胱经的天柱穴，然后再取足太阳经的其他相应穴位治疗。

　　邪气上逆而引发头痛，表现为头痛得很厉害，耳朵前后的脉络都怒胀发热的，治疗时应先刺破脉络以放出血，然后取足少阳经的腧穴调治。

　　真头痛，疼痛剧烈，如果整个头部都感到疼痛，手足冰冷到肘膝关节，则是不能治愈的死证。

　　有的头痛不能取腧穴治疗，主要有以下几种：被硬物撞击或从高处跌落之类的外伤，致使瘀血留在体内的，不能取腧穴治疗，因肌肉损伤而疼痛不止的，只能在局部针刺止

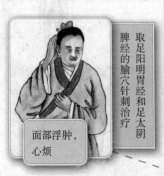

取足阳明胃经和足太阴脾经的腧穴针刺治疗

面部浮肿，心烦

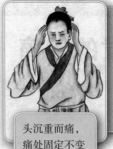

头沉重而痛，痛处固定不变

选取头上纵行排列的二十五处穴位，用泻法除病邪，先取手少阴心经，然后再调补足少阴肾经的腧穴

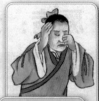

头部血络胀痛，心情悲伤，常常哭泣

先用针刺放血，然后调治足厥阴肝经的腧穴

厥头痛的症状和治疗方法

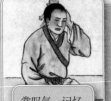

常叹气，记忆力减退，莫名的头痛

取头左右侧的动脉进行针刺以泄除邪气，然后再针刺足太阴脾经的腧穴加以调理

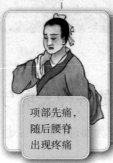

项部先痛，随后腰脊出现疼痛

以泻法刺足太阳膀胱经的天柱穴，再取足太阳经的其他相应穴位治疗

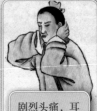

剧烈头痛，耳朵前后的脉络都怒胀发热

先刺破脉络以放出血，再取足少阳经的腧穴调治

痛，不能取远处的腧穴。

不能仅用针刺的方法治疗的头痛，是由严重的痹证造成的，如果是每天都发作，针刺之后可以暂时缓解症状，但是不能根治。

偏头痛，而且伴有头部一侧发凉的，治疗时可以先取手少阳三焦经、手阳明大肠经的腧穴，再取足少阳胆经、足阳明胃经的腧穴进行针刺治疗。

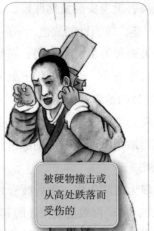

被硬物撞击或从高处跌落而受伤的

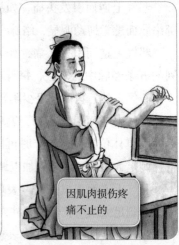

因肌肉损伤疼痛不止的

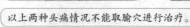

以上两种头痛情况不能取腧穴进行治疗。

【原文】

厥头痛，面若肿起而烦心，取之足阳明、太阴。

厥头痛，头脉痛，心悲善泣，视头动，脉反盛者，刺尽去血，后调足厥阴。

厥头痛，贞贞头重而痛，泻头上五行，行五，先取手少阴，后取足少阴。

厥头痛，意善忘，按之不得，取头面左右动脉，后取足太阴。

厥头痛，项先痛，腰脊为应，先取天柱，后取足太阳。

厥头痛，头痛甚，耳前后脉涌有热，泻出其血，后取足少阳。

真头痛，头痛甚，脑尽痛，手足寒至节，死不治。

头痛不可取于腧者，有所击堕，恶血在于内，若肉伤，痛未已，可则刺，不可远取也。

头痛不可刺者，大痹为恶，日作者，可令少愈，不可已。

头半寒痛，先取手少阳、阳明，后取足少阳、阳明。

厥心痛的各种表现与治疗

厥心痛，表现为疼痛牵引到后背，拘急抽掣，如同从背后撞击心脏一样，病人痛得弯腰曲背，则是肾经邪气向上侵害心部的心痛病，因而称为肾心痛，治疗时应先取用足太阳膀胱经的京骨穴和昆仑穴，如果施针后仍然有痛感，应当再取足少阴肾经的然谷穴。

厥心痛，表现为腹胀，胸中满闷，心痛十分剧烈的，属于胃经的邪气侵害心部的病证，因而称为胃心痛，治疗时应取足太阴脾经的大都、太白二穴。

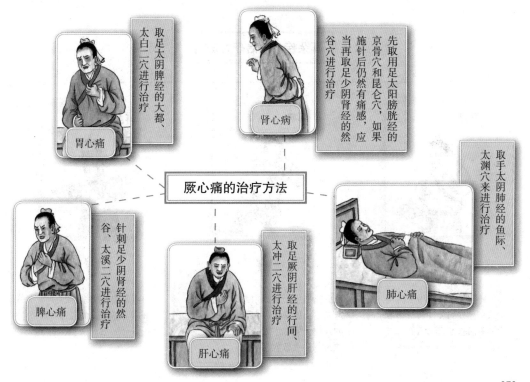

取足太阴脾经的大都、太白二穴进行治疗

胃心痛

先取用足太阳膀胱经的京骨穴和昆仑穴，如果施针后仍然有痛感，应当再取足少阴肾经的然谷穴进行治疗

肾心病

取手太阴肺经的鱼际、太渊穴来进行治疗

厥心痛的治疗方法

针刺足少阴肾经的然谷、太溪二穴进行治疗

脾心痛

取足厥阴肝经的行间、太冲二穴进行治疗

肝心痛

肺心痛

厥心痛，表现为疼痛如同锥子刺心一样，心痛十分严重的，是脾气侵害心部所致，因而称为脾心痛，应该针刺足少阴肾经的然谷、太溪二穴。

厥心痛，表现为面色苍青如同死灰一样，整天疼痛不止，则是肝气侵害心部所致，因而称为肝心痛，治疗时应取足厥阴肝经的行间、太冲二穴。

厥心痛，表现为卧床休息或是闲暇安静的时候疼痛不大严重，一旦有活动，疼痛就会加剧，但面色却不变，则是肺气逆乱侵害心部所致，所以称为肺心痛，治疗时应取手太阴肺经的鱼际、太渊穴。

邪气直冲于心的真心痛，发作的时候手足冰冷，直至肘膝部位，心痛极其剧烈，经常是早上发作，到晚上就会死亡，或者是晚上发作，到次日早上就会死亡。

有的心痛病不能使用针刺疗法治疗，因为是体内有瘀血和积聚的实证。是有形的实邪，所以不能用针刺腧穴以调理经气的方法来治疗。

肠中有虫聚集成瘕，或者是有寄生虫的，治疗的时候不能使用小针。

心腹部疼痛，表现为腹中有积聚的肿块，可以上下移动，时痛时止，腹内发热，口渴而流涎，是肠中有寄生虫活动导致的。治疗时，手指并拢，用力按住肿块或者疼痛的地方，使之不能移动，用大针刺入，直到虫不再动的时候，再拔出针。

耳聋听不到声音，可针刺位于耳中的听宫穴。

耳鸣，可针刺耳前动脉处的耳门穴。

耳内疼痛，不能用针刺治疗的，是由于耳中有脓疡，或是有干的耳垢充塞，而丧失听觉。

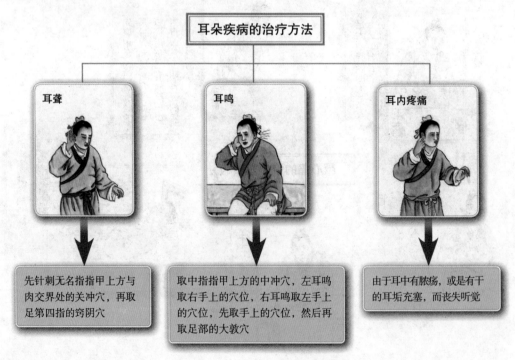

耳朵疾病的治疗方法

耳聋	耳鸣	耳内疼痛
先针刺无名指指甲上方与肉交界处的关冲穴，再取足第四指的窍阴穴	取中指指甲上方的中冲穴，左耳鸣取右手上的穴位，右耳鸣取左手上的穴位，先取手上的穴位，然后再取足部的大敦穴	由于耳中有脓疡，或是有干的耳垢充塞，而丧失听觉

耳鸣的发生

耳鸣是指自觉耳内鸣响，常常是耳聋的先兆。治疗耳鸣，可补足少阳经的客主人穴及位于手大指指甲上的手太阴肺经的少商穴。

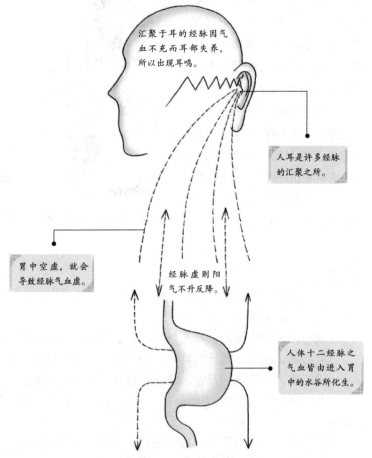

汇聚于耳的经脉因气血不充而耳部失养，所以出现耳鸣。

人耳是许多经脉的汇聚之所。

胃中空虚，就会导致经脉气血虚。

经脉虚则阳气不升反降。

人体十二经脉之气血皆由进入胃中的水谷所化生。

治疗耳聋应当先针刺无名指指甲上方与肉交界处的关冲穴，再取足第四指的窍阴穴。治疗耳鸣，应取中指指甲上方的中冲穴，左耳鸣取右手上的穴位，右耳鸣取左手上的穴位，先取手上的穴位，然后再取足部的大敦穴。

大腿不能屈伸活动，治疗时，可以让病人侧卧，取髀枢中的环跳穴，使用九针中的员利针针刺，不要使用大针。

因肝不藏血而导致下血如注的，可以针刺曲泉穴治疗。

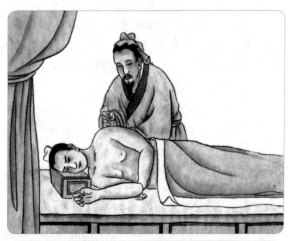

治疗大腿不能屈伸活动的病人时，应当让病人侧卧，取髀枢中的环跳穴，使用九针中的员利针进行针刺治疗。

风痹病发展到严重乃至无法治愈的情况，双足就会有时像踩着冰块一样寒冷，有时又像浸泡在沸腾的热水中一样滚烫。下肢因为邪气蔓延而酸痛无力，同时还会出现心烦、头痛、呕吐、满闷的症状，目眩之后稍停，马上就会出虚汗，过一会儿又会目眩，情绪异常波动，有时悲伤过后又生恐惧，呼吸气短，心中闷闷不乐，这样发展下去，不出三年就会死亡。

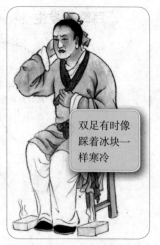

双足有时像踩着冰块一样寒冷

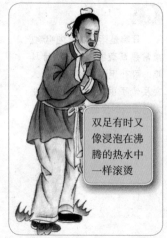

双足有时又像浸泡在沸腾的热水中一样滚烫

风痹病无法治愈的两种情况。

【原文】

厥心痛，与背相控，如从后触其心，伛偻者，肾心痛也，先取京骨、昆仑，发狂不已，取然谷。

厥心痛，腹胀胸满，心尤痛甚，胃心痛也，取之大都、大白。

厥心痛，痛如以锥针刺其心，心痛甚者，脾心痛也，取之然谷、太溪。

厥心痛，色苍苍如死状，终日不得休息，肝心痛也，取之行间、太冲。

厥心痛，卧若从居，心痛间，动作痛益甚，色不变，肺心痛也，取之鱼际、太渊。

真心痛，手足清至节，心痛甚，旦发夕死，夕发旦死。

心痛不可刺者，中有盛聚，不可取于腧。

肠中有虫瘕及蛟蛕，皆不可取以小针。

腹中痛，发作肿聚，往来上下行，痛有休止，腹热，喜渴出者，是蛟蛕也。以手聚按而坚，持之，无令得移，以大针刺之，久持之，虫不动，乃出针也。

耳聋无闻，取耳中。

耳鸣，取耳前动脉。

耳痛不可刺者，耳中有脓，若有干耵聍，耳无闻也。

耳聋，取手足小指次指爪甲上与肉交者，先取手，后取足。耳鸣，取手中指爪甲上，左取右，右取左，先取手，后取足。

髀不可举，侧而取之，在枢合中，以员利针，大针不可刺。

病注下血，取曲泉。

风痹淫病不可已者，足如履冰，时如入汤中。股胫淫泺，烦心头痛，时呕时悗，眩已汗出，久则目眩，悲以喜恐，短气不乐，不出三年，死也。

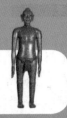

口问：生活小病的治疗

【导读】

　　口问，即口述问答之意。本篇主要论述了欠、哕、唏、振寒、噫、嚏、亸、泣涕、太息、涎、耳鸣、啮舌十二种奇邪之病，这些病证都是日常生活中常见的、无痛苦的症状或行为，医书中很少提及，仅是岐伯从其先师的口述中得来的，所以篇名"口问"。

　　本篇的主要内容有：一、论述疾病的发病原因，包括外感六淫、内伤七情和生活起居失常三方面；二、叙述上述十二种病证的病因、病机、症状和治疗方法。

　　黄帝在闲暇独处的时候，屏退左右，然后向岐伯问道：我已经了解了九针针术在医经上所论述的知识，也能够判断阴阳经脉的顺逆走向，对手足六条经脉的道理也很熟悉了，我还想学习一些你从先师的问答口授中学到的医学知识。

　　岐伯听后，连忙离开坐席，对黄帝行礼再拜，说：您问得很好啊！这些知识都是先师口述传授给我的。

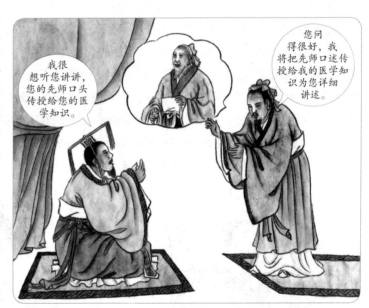

黄帝希望岐伯能够详细讲述岐伯的先师口头传授的医学知识。

　　黄帝说：我很想听您讲一讲这些口传的医学知识。

　　岐伯回答说：各种疾病的发生，都是由风雨寒暑从外部侵袭，或者是房事不节制，喜怒过度，饮食失调，起居无常，以及突然受到惊吓等原因造成的。这些都会导致人体内的血气分离而逆乱，阴阳失去平衡，经络闭塞，脉道不通，脉气阴阳失常，卫气不能正常地在外分布而滞留于内，经脉空虚，气血循行紊乱，人体失去正常的平衡和运转，从而引发疾病。这些内容在古代医经上没有记载，下面就请让我讲述这些道理。

【原文】

　　黄帝闲居，辟左右而问于岐伯，曰：余已闻九针之经，论阴阳逆顺，六经已毕，愿得口问。

　　岐伯避席再拜曰：善乎哉问也！此先师之所口传也。

　　黄帝曰：愿闻口传。

　　岐伯答曰：夫百病之始生也，皆生于风雨寒暑，阴阳喜怒，饮食居处，大惊卒恐。则血气分离，阴阳破败，经络厥绝，脉道不通，阴阳相逆，卫气稽留，经脉虚空，血气不次，乃失其常。论不在经者，请道其方。

病邪侵入各孔窍所产生的疾病

　　黄帝问：人打哈欠，是什么气造成的呢？

　　岐伯回答说：卫气白天在人体的阳分运行，夜间在人体的阴分运行。阴气主于夜间，夜间人的主要生命活动是睡眠。阳气主升发而向上，阴气主沉降而向下。因此，人在夜间将睡之时，阴气沉积于下，阳气开始入于阴分，但还没有完全进入，阳气仍旧引导阴气向上，而阴气也开始引导阳气向下，阴阳上下相引，于是不停地哈欠。入夜之后，阳气已完全入于阴分，阴气大盛，所以能够安静地睡眠；到黎明时阴气将尽，而阳气渐盛，人就会醒来。对于这样的症状，治疗时应该泻足少阴经以抑制阴气，补足太阳经以扶助阳气。

　　黄帝问：人发生呃逆，是什么气造成的呢？

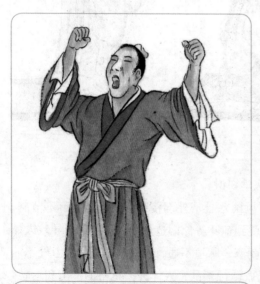

人打哈欠是夜间人体内的阴阳之气相互牵引所引起的。

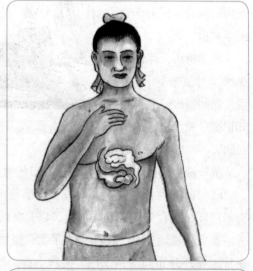

人发生呃逆是胃中的寒气与水谷的精微之气相搏而上逆，注到胸膈所致。

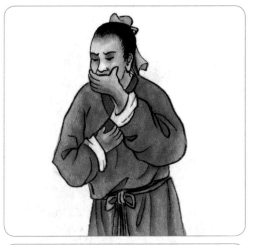

人发生哽咽唏嘘是阴盛阳虚，导致阴气亢盛而阳气衰微所致。

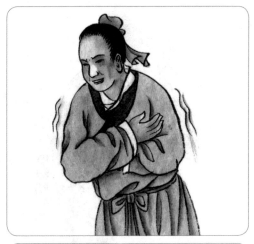

人有时发生振寒是阴寒之气滞留在皮肤上，阴气盛而阳气虚所致。

　　岐伯说：正常情况下，食物水谷进入胃中，经过了胃的腐熟、消化，在脾气的推动下将精微物质向上注入肺部。如果胃中本来就有寒气，饮食水谷进入胃中之后，新生的水谷精微之气与原有的寒气相搏，正邪相攻，二气混杂而上逆，再从胃中逆行而出，上注入胸膈，就会发生呃逆。对于这样的症状，治疗时应该补手太阴经，泻足少阴经。

　　黄帝问：人有时会发生哽咽唏嘘，是什么气造成的呢？

　　岐伯说：这是阴气盛而阳气虚，阴气运行快速而阳气受阻、运行缓慢，导致阴气亢盛而阳气衰微而造成的。对于这样的症状，治疗时应该补足太阳经，并泻足少阴经。

　　黄帝问：人有时发生振寒，是什么气造成的呢？

　　岐伯说：这是由于阴寒之气滞留在皮肤上，阴气盛而阳气虚，因此就产生振寒、寒栗的症状。对于这样的症状，治疗时应当采用温补各阳经以振奋阳气的方法。

　　黄帝问：人有时会出现嗳气的现象，是什么气造成的呢？

　　岐伯说：寒气侵入胃中，扰乱了胃气，胃气不能通降而发生上逆，厥逆之气从下向上扩散，再从胃中出来，就会出现嗳气。对于这样的症状，治疗时应当补足太阴经和足阳明经。

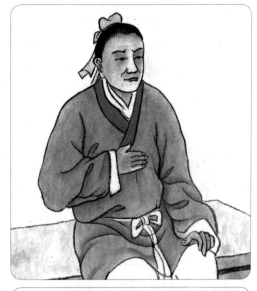

人有时出现嗳气是寒气侵入胃，引起胃气不能通降而上逆，从胃中由下向上扩散出来所致。

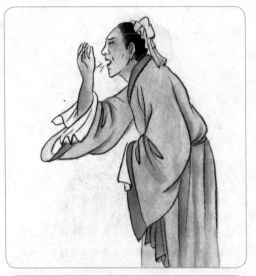

人打喷嚏，是阳气和利，满布于胸，并由鼻中而出所致。

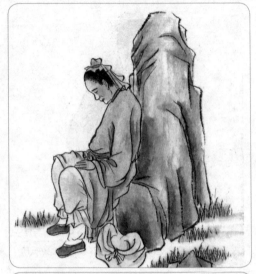

人出现𤸷病，是胃气虚，经血不足时强行进行房事，造成元气大伤而无法马上恢复所致。

黄帝问：人打喷嚏，是什么气造成的呢？

岐伯说：阳气和利，满布于胸中，并且向上从鼻中出来，就会成为喷嚏。对于这样的症状，治疗时应该补足太阳经的荥穴通谷穴，并针刺眉根的攒竹穴。

黄帝问：人出现全身无力、疲惫懈怠的症状，是什么气造成的呢？

岐伯说：胃气发虚，人体经脉气血不足，筋骨肌肉失去营养，就会懈怠无力，在这种情况下，再强行进行房事，元气大损，则元气不能马上恢复，就出现了𤸷病。对于这样的症状，因为病变主要发生在肌肉之间，治疗时应该根据疾病发生的具体部位，在分肉之间用补法进行针刺治疗。

黄帝问：人在哀伤的时候鼻涕和眼泪都会流出，是什么气造成的呢？

岐伯说：心是五脏六腑的主宰；眼睛是诸多经脉汇聚的地方，五脏六腑的经气向上注入目中，所以眼睛也是津液在上部外泻的通道；口鼻则是气出入的门户。所以，大凡悲伤、哀怨、愁苦、忧伤等情绪变化，都会扰动心神，心神不安就会使五脏六腑皆受影响而不安，继而波及各条经脉，经脉的波动使得各条排泄液体的通道全部开放，津液的通道开放，所以鼻涕和眼泪会同时流出。人体中的液体，有灌输精微物

人在哀伤时流鼻涕和眼泪是因为情绪变化会扰动心神，心神不安就会使经脉波动，经脉的波动会造成津液的通道开放。

质以滋养各个孔窍的作用，所以当津液上流的通道开放而流眼泪的时候，精液就会损耗，哭泣不止就会耗竭精液使其无法输布而滋养孔窍，精液不能灌输并滋养孔窍就会导致双目失明，这种现象称为"夺精"。对于这样的症状，治疗时应当补足太阳经挟颈部的天柱穴。

黄帝问：人有时会不断叹息，是什么气造成的呢？

岐伯说：过于忧思会造成心系拘急，心系拘急就会使气道受到约束，气道受到约束就会导致气行不畅，因此深长地呼吸才能使得气机得以舒缓。对于这样的症状，治疗时应当补手少阴经、手厥阴经、足少阳经，并采用留针法。

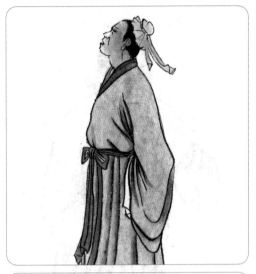

人不断叹息是因为过于忧思会引起心系拘急，而造成气道受到约束，导致气行不畅。

黄帝问：人有时会流涎，是什么气造成的呢？

岐伯说：饮食水谷进入胃中，胃中就会出现热象，胃中的寄生虫因受热而蠕动，就会使胃气迟缓，胃与口相通，胃气迟缓就使得舌下的廉泉穴开张，导致口张开而收不住流涎。对于这样的症状，治疗时应当针刺足少阴肾经以补充肾水。

黄帝问：人发生耳鸣的症状，是什么气造成的呢？

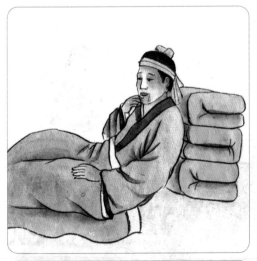

人有时会流涎，是因为胃热让胃中的寄生虫因受热而蠕动，引起胃气迟缓，导致舌下的廉泉穴开张。

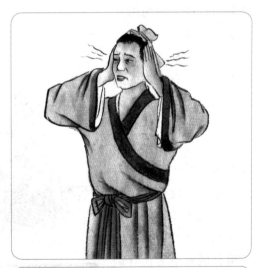

人发生耳鸣是因为胃虚，水谷精微供给不足，宗脉得不到滋养引起脉虚，阳气下陷不升，导致耳中的经血得不到充养而耗损受伤。

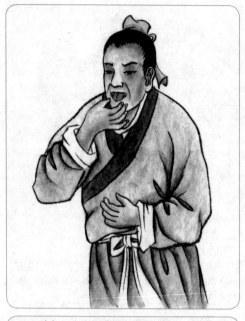

人咬到自己的舌头是厥气上逆，影响到各条经脉的脉气而使之分别上逆所致。

岐伯说：耳部是人身宗脉聚集的地方。如果胃中空虚，水谷精微供给不足，宗脉就会得不到滋养，脉中也会空虚，宗脉虚弱则阳气下陷不升，精微不能够向上送达，进入耳中的经脉气血得不到充养而耗损受伤，就会导致耳鸣发生。对于这样的症状，治疗时应当取用足少阳胆经的客主人穴及位于手大指爪甲角的手太阴肺经的少商穴，以补法进行针刺。

黄帝问：人有时会咬到自己的舌头，是什么气造成的呢？

岐伯说：这类疾病是厥气上逆，影响到各条经脉的脉气而使之分别上逆导致的。如果是少阴脉气上逆，由于足少阴肾经通于舌的根部，就会咬到自己的舌头；如果是少阳经脉气上逆，由于少阳经脉行于两颊的部位，就会咬到自己的面颊的内部；如果是阳明经脉气上逆，由于阳明经脉环绕口唇部，就会咬到嘴唇。对于这样的症状，治疗时应当根据发病的部位，确定病在哪一条经脉，然后用扶正祛邪的方法进行针刺治疗。

以上提到的这十二种病邪，都是邪气侵入孔窍所导致的疾病。邪气之所以能侵入这些部位，都是因为由正气不足。凡是上焦气不足的病证，都会使得脑髓不充实，有空虚的感觉，耳鸣，头部支撑无力而低垂，双目晕眩；中焦气不足，就会大小便不调，肠中鸣响；下焦气不足，就会两足软弱无力而发冷，心中窒息烦闷。治疗时，应该用留针的补益方法针刺足太阳经位于足外踝后部的昆仑穴。

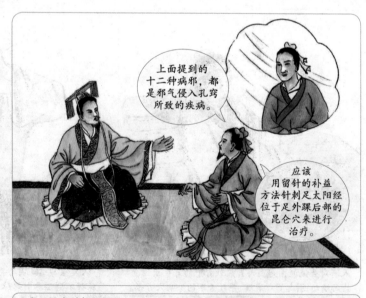

上面提到的十二种病邪，都是邪气侵入孔窍所致的疾病。

应该用留针的补益方法针刺足太阳经位于足外踝后部的昆仑穴来进行治疗。

正气不足会引起邪气侵入人体的孔窍而导致疾病产生。

【原文】

黄帝曰：人之欠者，何气使然？

岐伯答曰：卫气昼日行于阳，夜半则行于阴。阴者主夜，夜者卧。阳者主上，阴者主下。故阴气积于下，阳气未尽，阳引而上，阴引而下，阴阳相引，故数欠。阳气尽，阴气盛，则目瞑；阴气尽而阳气盛，则寤矣。泻足少阴，补足太阳。

黄帝曰：人之哕者，何气使然？

岐伯曰：谷入于胃，胃气上注于肺。今有故寒气与新谷气俱还入于胃，新故相乱，真邪相攻，气并相逆，复出于胃，故为哕。补手太阴，泻足少阴。

黄帝曰：人之唏者，何气使然？

岐伯曰：此阴气盛而阳气虚，阴气疾而阳气徐，阴气盛而阳气绝，故为唏。补足太阳，泻足少阴。

黄帝曰：人之振寒者，何气使然？

岐伯曰：寒气客于皮肤，阴气盛，阳气虚，故为振寒寒栗。补诸阳。

黄帝曰：人之噫者，何气使然？

岐伯曰：寒气客于胃，厥逆从下上散，复出于胃，故为噫。补足太阴、阳明。

黄帝曰：人之嚏者，何气使然？

岐伯曰：阳气和利，满于心，出于鼻，故为嚏。补足太阳荣、眉本。

黄帝曰：人之軃者，何气使然？

岐伯曰：胃不实则诸脉虚，诸脉虚则筋脉懈惰，筋脉懈惰则行阴用力，气不能复，故为軃。因其所在，补分肉间。

黄帝曰：人之哀而泣涕出者，何气使然？

岐伯曰：心者，五脏六腑之主也；目者，宗脉之所聚也，上液之道也；口鼻者，气之门户也。故悲哀愁忧则心动，心动则五脏六腑皆摇，摇则宗脉感，宗脉感则液道开，液道开，故泣涕出焉。液者，所以灌精濡空窍者也，故上液之道开则泣，泣不止则液竭，液竭则精不灌，精不灌则目无所见矣，故命曰夺精。补天柱经侠颈。

黄帝曰：人之太息者，何气使然？

岐伯曰：忧思则心系急，心系急则气道约，约则不利，故太息以伸出之。补手少阴、心主、足少阳，留之也。

黄帝曰：人之涎下者，何气使然？

岐伯曰：饮食者皆入于胃，胃中有热则虫动，虫动则胃缓，胃缓则廉泉开，故涎下。补足少阴。

黄帝曰：人之耳中鸣者，何气使然？

岐伯曰：耳者，宗脉之所聚也。故胃中空则宗脉虚，虚则下，溜脉有所竭者，故耳鸣。补客主人，手大指爪甲上与肉交者也。

黄帝曰：人之自啮舌者，何气使然？

岐伯曰：此厥逆走上，脉气辈至也。少阴气至则啮舌，少阳气至则啮颊，阳明气至则啮唇矣。视主病者，则补之。

凡此十二邪者，皆奇邪之走空窍者也。故邪之所在，皆为不足。故上气不足，脑为之不满，耳为之苦鸣，头为之苦倾，目为之眩；中气不足，溲便为之变，肠为之苦鸣；下气不足，则乃为痿厥心悗。补足外踝下，留之。

病邪侵入孔窍所产生疾病的治疗

黄帝问：上述各类疾病，应当如何治疗呢？

岐伯说：以上诸病中，肾气所主的呵欠病，应补足少阴肾经的穴位；肺气所主的呃逆病，应补手太阴肺经以及足少阴肾经；哽咽是阴盛阳衰的病证，应补足太阳膀胱经、泻足少阴肾经；身上发冷的振寒证，应补各条阳经上的穴位；嗳气病，应补足太阴脾经和足阳明胃经的穴位；经常打喷嚏的，应补足太阳膀胱经的攒竹穴；肢体懈怠无力的弹病，要根据所在经脉的不同而各取经脉的分肉之间，用补法治疗；哭泣而涕泪同出的，应当补位于颈项之后中行两旁的足太阳膀胱经的天柱穴；经常叹气的，应补手少阴心经、手厥阴心包经以及足少阳胆经，针刺后要留针；口角流涎，应补足少阴肾经；耳鸣，应补足少阳胆经的客主人穴，以及位于手大指爪甲角部的手太阴肺经的少商穴；自己咬舌头和颊部的，应当根据发病的部位所属经脉而分别使用补法；双目眩晕、头垂无力的，应当补足外踝后的昆仑穴，用留针法；肢体痿弱无力而厥冷，心胸窒闷的，应刺足大指本节之后二寸处，用留针的方法针刺，一说可在足外踝后的昆仑穴针刺，并用留针的方法。

【原文】

黄帝曰：治之奈何？

岐伯曰：肾主为欠，取足少阴。肺主为哕，取手太阴、足少阴。唏者，阴盛阳绝，故补足太阳，泻足少阴。振寒者，补诸阳。噫者，补足太阴、阳明。嚏者，补足太阳、眉本。弹，因其所在，补分肉间。泣出，补天柱经侠颈，侠颈者，头中分也。太息，补手少阴、心主、足少阳，留。涎下，补足少阴。耳鸣，补客主人，手大指爪甲上与肉交者。自啮舌，视主病者则补之。目眩头倾，补足外踝下留。痿厥心悗，刺足大指间上二寸留之，一曰足外踝下，留。

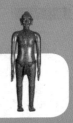

师传：问诊的技巧

【导读】

　　师传，即先师的心传。本篇之所以名为"师传"，是因为篇中所论在医书中没有记载，乃是由先师传授的经验。

　　本篇的主要内容有：一、强调医生临床思想方法的重要，即应当懂得"顺"和"便"的道理，能够顺应人之常情和自然规律，同时要"临病人问所便"，医患双方能够良好合作，才能做出正确的诊断与合理的治疗；二、说明望诊的重要性，指出医生要根据病人的身形、肢节、肌肉、五官等情况，来测候脏腑的情状与病变。

医生和病人的关系

　　黄帝说：我听说先师有许多宝贵的心得，但没有在著作中记载下来。我希望听听这些心得并牢记于心，以作为准则执行，从大的方面讲，可以用来治理天下百姓；从小的方面讲，可以保养自己的身体，使百姓不为疾病所困。上下和睦亲善，恩德教泽向下流传。让子子孙孙不为疾病所忧虑，并让这些经验传于后世，永远没有终止。所有这些，您可以为我讲述吗？

　　岐伯说：您问得真深远啊！不论治民还是治身，治彼还是治此，治小还是治大，治国还是治家，从来没有用逆行倒施的方法能治理好的，只有顺应自然规律才行得通。所谓顺，不仅仅是指医学上阴阳、经脉、气血的逆顺，还包括对待百姓时，也要顺应他们的民心意愿。

　　黄帝问：怎样才能做到顺呢？

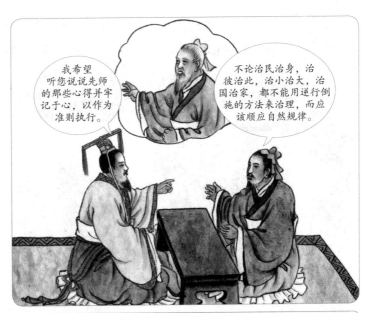

黄帝希望听岐伯说他先师的心得。

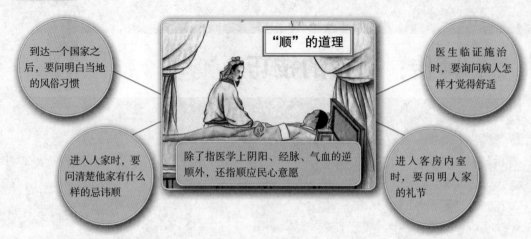

到达一个国家之后，要问明白当地的风俗习惯

进入人家时，要问清楚他家有什么样的忌讳顺

"顺"的道理

除了指医学上阴阳、经脉、气血的逆顺外，还指顺应民心意愿

医生临证施治时，要询问病人怎样才觉得舒适

进入客房内室时，要问明人家的礼节

岐伯说：到达一个国家之后，先要问明白当地的风俗习惯；进入人家时，先要问清楚他家有什么样的忌讳；进入客房内室时，更要问明人家的礼节；医生临证施治时，也要询问病人怎样才觉得舒适。

黄帝问：要想使病人觉得舒适，应当怎样做呢？

岐伯说：由于内热而导致多食易饥的消渴病人，适宜于寒的治法；属于寒邪内侵一类的病证，就适宜于热的治法。胃里有热邪，就会很快地消化谷物，使人心似悬挂，总有饥饿感。脐以上的皮肤有热感，说明肠中有热邪，就会排出像稀粥一样的粪便。脐以下的皮肤感觉寒冷，就表明肠中有寒气，会产生肠鸣腹泻的症状。如果胃中有寒气，肠中有热邪，就会导致腹胀腹泻。胃中有热邪，肠中有寒气，就会容易饥饿，并引发小腹胀痛。

黄帝说：胃热宜食寒性的食物，肠寒宜食热性的食物，寒热两者性质相反，应该怎样治疗呢？尤其是那些王公贵族，肉食之人，都是性情骄傲，恣意妄行，轻视别人的，无法劝阻他们，如果劝阻，就会违背他们的意志，但如果顺从他们的意志，就会导致病情加重。在这种情况下，应当如何处理呢？治疗时又应先从哪里着手呢？

岐伯说：人之常情，没有不怕死而喜欢活着的。如果医生告诉他哪些对身体有害，哪些对身体有益，并指导他应

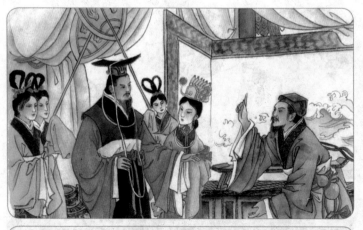

岐伯说，医生在治疗肠胃病患者时，应尽量开导患者，解除其心中的苦痛。这样即使是不太懂情理的人，也会听劝告。

该怎样做，解开他们心中的苦痛，即使是不太懂情理的人，又怎么会不听劝告呢？

黄帝问：应当怎样治疗呢？

岐伯说：春夏季节，应先治在外的标病，后治在内的本病；秋冬季节，应先治在内的本病，后治在外的标病。

黄帝问：对那种性情与病情相矛盾的病人，应当怎样从病人的喜好来适应其病情呢？

岐伯说：对于这样的病人，在日常的饮食穿着上，应注意使他寒温适中。天冷时，要加厚衣服，不要使他受冻发抖；天热时，要减少衣服，不要使他发热出

性情与病情相矛盾的病人	季节上	天冷时，要加厚衣服	
		天热时，要减少衣服	
	饮食上	不要吃过热或过凉	

汗。在饮食方面，不要让他吃过热或过凉的食物，寒温要适中。这样真气就能内守，邪气也就无法侵入人体而致病了。

【原文】

黄帝曰：余闻先师，有所心藏，弗著于方。余愿闻而藏之，则而行之。上以治民，下以治身，使百姓无病。上下和亲，德泽下流。子孙无忧，传于后世。无有终时，可得闻乎？

岐伯曰：远乎哉问也！夫治民与自治，治彼与治此，治小与治大，治国与治家，未有逆而能治之也，夫惟顺而已矣。顺者，非独阴阳脉论气之逆顺也，百姓人民皆欲顺其志也。

黄帝曰：顺之奈何？

岐伯曰：入国问俗，入家问讳，上堂问礼，临病人问所便。

黄帝曰：便病人奈何？

岐伯曰：夫中热消瘅则便寒，寒中之属则便热。胃中热则消谷，令人悬心善饥。脐以上皮热，肠中热，则出黄如糜。脐以下皮寒，肠中寒，则肠鸣飧泄。胃中寒，肠中热，则胀而且泄。胃中热，肠中寒，则疾饥，小腹痛胀。

黄帝曰：胃欲寒饮，肠欲热饮，两者相逆，便之奈何？且夫王公大人血食之君，骄恣从欲，轻人，而无能禁之，禁之则逆其志，顺之则加其病，便之奈何？治之何先？

岐伯曰：人之情，莫不恶死而乐生。告之以其败，语之以其善，导之以其所便，开之以其所苦。虽有无道之人，恶有不听者乎？

黄帝曰：治之奈何？

岐伯曰：春夏先治其标，后治其本；秋冬先治其本，后治其标。

黄帝曰：便其相逆者奈何？

岐伯曰：便此者，食饮衣服，亦欲适寒温。寒无凄怆，暑无出汗。食饮者，热无灼灼，寒无沧沧，寒温中适。故气将持。乃不致邪僻也。

脏腑大小的推测

黄帝说：《本脏》篇认为，根据人的形体、四肢、关节、肌肉等情况，可以测知五脏六腑的形态大小。但对于王公贵族以及临朝居位的君主，如果他们想知道自己的身体状况，有谁敢在他们的身上随便按摸检查，然后再予以回答呢？

岐伯说：人的身形肢节，覆盖在五脏六腑的外部，生理上与脏腑相通，因而观察它们也

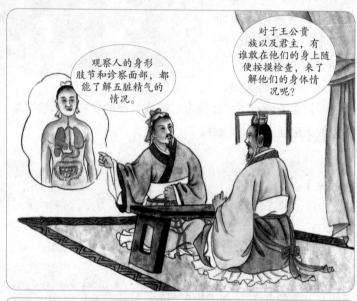

岐伯说，通过观察人的身形肢节也能够了解五脏六腑的情况。

能了解五脏精气的情况，而不是只有依靠诊察面部才能行。

黄帝说：五脏精气的情况，可以由人的面部而观察得知，我已经懂得了这个道理。但从形体肢节来察知内脏的情况，应该怎样做呢？

岐伯说：五脏当中，肺所处的部位最高，如同伞盖一样。根据肩的上下动态和咽喉的高突凹陷情况，就能测知肺脏的情况如何。

黄帝说：讲得好。

岐伯说：五脏当中，心是主宰，以缺盆作为血脉的通道，观察两肩端骨距离的远近，就可测知缺盆骨的部位，从而了解心脏的大小。

怎样从外在形体判断五脏的情况

判断依据	能测知的内脏
肩的上下动态和咽喉的高突凹陷情况	肺脏
观察两肩端骨距离的远近	心脏
观察眼睛的大小	肝脏
了解唇舌味口的好坏	脾脏
观察耳的听力的强弱	肾脏

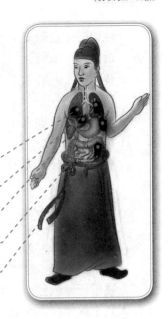

黄帝说：讲得好。

岐伯说：五脏当中，肝的功能像将军，能够守护身体使其不受侵害，肝开窍于目，要从外面测知肝是否坚固，就应观察眼睛的大小。

黄帝说：讲得好。

岐伯说：脾脏捍卫全身，接受水谷的精微，并将其输送到身体的各个部位，所以了解唇舌味口的好坏，就可以知道脾病的吉凶。

黄帝说：讲得好。

岐伯说：肾脏主水液，通于耳而主外，人们用它来听到远处的声音，所以观察耳的听力的强弱，就可以测知肾脏的功能如何。

黄帝说：讲得好。请您再讲讲从外在形体测候六腑的方法。

岐伯说：六腑当中，胃为水谷之海，凡是颊部肌肉丰满，颈部粗壮，胸部开阔的，胃容纳水谷的量都很大；通过鼻窍的隧道长短，就可测知大肠的状况；通过嘴唇厚薄和人中沟的长短，可测候小肠的情况；下眼睑宽大的，其胆气刚强；鼻孔掀露于外，可知其膀胱不固，容易发生小便滴漏；鼻梁中央高起的，可知其三焦固密，功能没有异常。这就是通过人的外部形体测候六腑的方法。总的来说，人体的上中下三部协调匀称，则说明脏腑的功能稳定而正常。

【原文】

黄帝曰：《本脏》以身形支节䐃肉，候五脏六腑之小大焉。今夫王公大人，临朝即位之君而问焉，谁可扪循之而后答乎？

岐伯曰：身形支节者，脏腑之盖也，非面部之阅也。

黄帝曰：五脏之气，阅于面者，余已知之矣，以肢节而阅之奈何？

岐伯曰：五脏六腑者，肺为之盖，巨肩陷咽，候见其外。

黄帝曰：善。

岐伯曰：五脏六腑，心为之主，缺盆为之道，骺骨有余，以候。

黄帝曰：善。

岐伯曰：肝主为将，使之候外，欲知坚固，视目小大。

黄帝曰：善。

岐伯曰：脾主为卫，使之迎粮，视唇舌好恶，以知吉凶。

黄帝曰：善。

岐伯曰：肾主为外，使之远听，视耳好恶，以知其性。

黄帝曰：善。愿闻六腑之候。

岐伯曰：六腑者，胃为之海，广骸、大颈、张胸，五谷乃容；鼻隧以长，以候大肠；唇厚、人中长，以候小肠；目下果大，其胆乃横；鼻孔在外，膀胱漏泄，鼻柱中央起，三焦乃约。此所以候六腑者也。上下三等，胜安且良矣。

外在形体与六腑

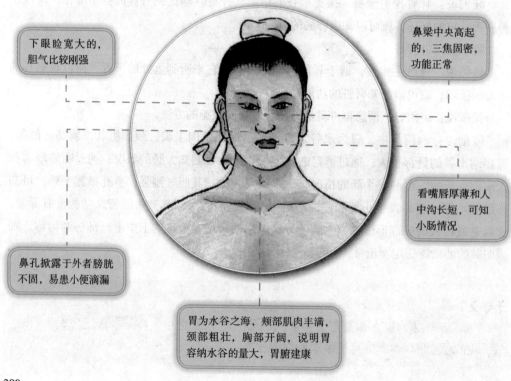

下眼睑宽大的，胆气比较刚强

鼻梁中央高起的，三焦固密，功能正常

看嘴唇厚薄和人中沟长短，可知小肠情况

鼻孔掀露于外者膀胱不固，易患小便滴漏

胃为水谷之海，颊部肌肉丰满，颈部粗壮，胸部开阔，说明胃容纳水谷的量大，胃腑健康

决气：六气的功能

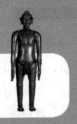

【导读】

　　决气，意为辨别人体之气。决，本义为打开缺口、引导水流，此处是分析、辨别的意思。气，在此指人体之气，具体又可分为六气，即精、气、津、液、血、脉。本篇主要分析了人体六气的生成、功能和病理特征，最后则说明"五谷与胃为大海"，就是说水谷精微与脾胃消化吸收，乃是六气化生的根源，所以篇名"决气"。

六气

　　黄帝说：我听说过人体有精、气、津、液、血、脉的说法，我原以为这些不过是一种气而已，人们却把它分为六种，我不明白这样分的原因。

　　岐伯说：男女交合之后，可以产生新的生命体，这种在形体出现以前，构成形体的基本物质，叫作精。

　　什么叫作气呢？

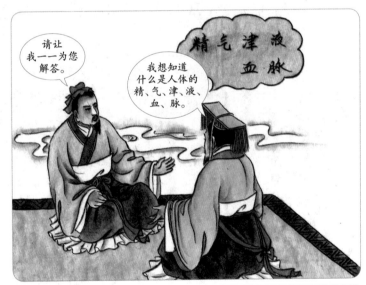

岐伯向黄帝讲解精、气、津、液、血、脉的相关知识。

　　岐伯说：上焦把饮食的精微物质宣发布散到全身，可以温和皮肤，充实形体，润泽毛发，就像雾露灌溉各种草木一样，这就叫作气。

　　什么叫作津呢？

　　岐伯说：肌肉和腠理疏泄太过，汗出过多，这样的汗就叫作津。

　　什么叫作液呢？

　　岐伯说：饮食入胃，水谷精微充满于周身，外溢部分输注到骨髓中，使骨骼关节曲伸灵活自如。渗出的部分在内可以补益脑髓，在外散布到皮肤，可以保持皮肤润泽的物质，就叫作液。

什么叫作血呢？

岐伯说：位于中焦的脾胃接纳饮食，吸收其中的精微物质，经过气化变成的红色的液体，就叫作血。

什么叫作脉呢？

岐伯说：像设堤防一样约束着气血，使之不能向外流溢和妄行的，就叫作脉。

【原文】

黄帝曰：余闻人有精、气、津、液、血、脉，余意以为一气耳，乃辨为六名，余不知其所以然。

岐伯曰：两神相搏，合而成形，常先身生，是谓精。

何谓气？

岐伯曰：上焦开发，宣五谷味，熏肤，充身、泽毛，若雾露之溉，是谓气。

何谓津？

岐伯曰：腠理发泄，汗出溱溱，是谓津。

何谓液？

岐伯曰：谷入气满，淖泽注于骨，骨属屈伸。泄泽，补益脑髓，皮肤润泽，是谓液。

何谓血？

岐伯曰：中焦受气取汁，变化而赤，是谓血。

何谓脉？

岐伯曰：壅遏营气，令无所避，是谓脉。

六气充余或不足的表现

黄帝问：精、气、津、液、血、脉六气在人体的有余和不足，如精气的多少、津液的虚实、血脉的清浊之类情况，怎样才能知道呢？

岐伯说：精虚，会使人耳聋；气虚，会使人的眼睛视物不明；津虚的，腠理开泄，使人大量出汗；液虚的，四肢关节屈伸不灵活，面色枯槁没有光泽，脑髓不充实，小腿酸软，经常耳鸣；血虚的，面色苍白，晦暗无光；脉虚的，脉管空虚下陷。这就是六气有余和不足的各种表现。

黄帝问：六气对人体重要性的主次是怎样的呢？

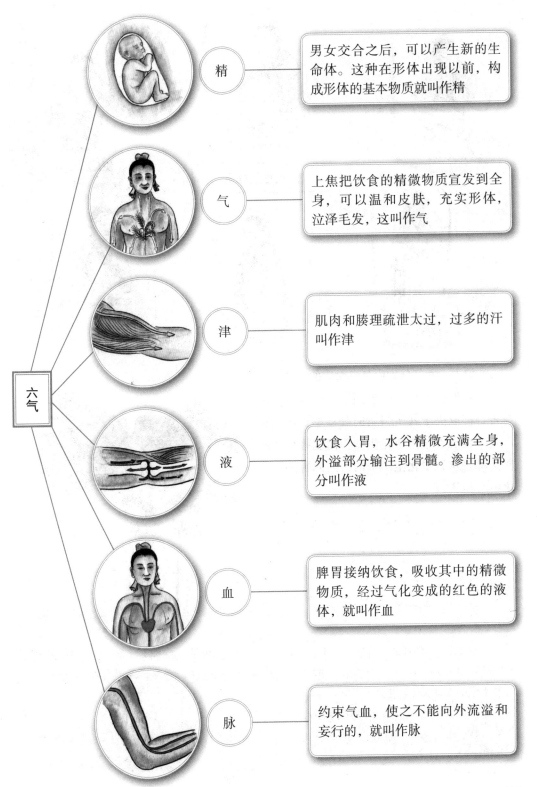

六气

精　男女交合之后，可以产生新的生命体。这种在形体出现以前，构成形体的基本物质就叫作精

气　上焦把饮食的精微物质宣发到全身，可以温和皮肤，充实形体，泣泽毛发，这叫作气

津　肌肉和腠理疏泄太过，过多的汗叫作津

液　饮食入胃，水谷精微充满全身，外溢部分输注到骨髓。渗出的部分叫作液

血　脾胃接纳饮食，吸收其中的精微物质，经过气化变成的红色的液体，就叫作血

脉　约束气血，使之不能向外流溢和妄行的，就叫作脉

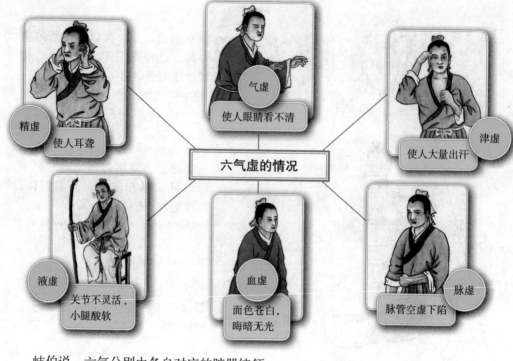

六气虚的情况

精虚 使人耳聋

气虚 使人眼睛看不清

津虚 使人大量出汗

液虚 关节不灵活，小腿酸软

血虚 面色苍白，晦暗无光

脉虚 脉管空虚下陷

岐伯说：六气分别由各自对应的脏器统领管辖，它们在人体中的重要性及功能的正常与否，都取决于其所归属的脏器的情况，但六气都是五谷精微所化生的，而这些精微物质又都是从胃中化生出来的，因此胃是六气化生的源泉。

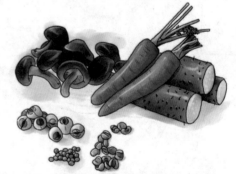

山药、莲子、黄豆、胡萝卜、香菇等食物都有补气、健脾胃的功效，有助于胃化生六气。

【原文】

　　黄帝曰：六气者，有余不足，气之多少，脑髓之虚实，血脉之清浊，何以知之？

　　岐伯曰：精脱者，耳聋；气脱者，目不明；津脱者，腠理开，汗大泄；液脱者，骨属屈伸不利，色夭，脑髓消，胫酸，耳数鸣；血脱者，色白，夭然不泽；脉脱者，其脉空虚。此其候也。

　　黄帝曰：六气者，贵贱何如？

　　岐伯曰：六气者，各有部主也，其贵贱善恶，可为常主，然五谷与胃为大海也。

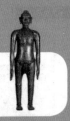

肠胃：消化道的介绍

【导读】

本篇主要从解剖学的角度，叙述了人体消化道各器官的大小、长短及其部位的容量，其中又以肠胃为主，故篇名"肠胃"。篇中所论人体消化道各器官的长短大小，与现代解剖学的结论基本符合，反映了古代解剖学方面的成果。

肠胃的大小

黄帝向伯高问道：我想了解一下六腑之中消化器官的状况，关于肠胃等脏器的大小、长短，以及容纳饮食谷物数量的多少，情况是怎样的呢？

伯高回答说：请让我详细地讲给您听。食物的出入及深浅、远近、长短的度数是这样的：口唇到牙齿间的距离是九分，两个口角间的宽度是二寸半；从牙齿向后到会厌部的距离是三寸半，整个口腔可容纳五合食物；舌的重量是十两，长七寸，宽二寸半；咽门的重量是十两，宽一寸半，从咽门到胃的长度是一尺六寸；胃的形态是迂曲弯折的，伸直了长二尺六寸，外周长一尺五寸，直径是五寸，能容纳食物三斗五升；小肠在腹腔，向后依附于脊柱前面，从左向右环绕重叠，而后又周回重迭于腹内，下口注于回肠，在外依附在脐的上方，小肠共计环绕重叠十六个弯曲，外周长二寸半，直径长八分又三分之一分，长三丈二尺；回肠在脐部向左回环，环绕重叠向下延伸，也有十六个弯曲，外周长四寸，直径长一寸又三分之一寸，共长二丈一尺；广肠附着在脊柱前面，与回肠相接，接受回肠所传下的糟粕，向左环绕重叠于脊椎之前，由上到下逐渐宽大，最宽处周长八寸，直径长二寸又三分之二寸，长二尺八寸。整个肠胃消化道运化水谷的过程，从食物入口到代谢物排出，总长度是六丈又四寸四分，一共有三十二个回环弯曲。

【原文】

黄帝问于伯高曰：余愿闻六腑传谷者，肠胃之大小长短，受谷之多少，奈何？

伯高曰：请尽言之。谷所从出入浅深远近长短之度：唇至齿长九分，口广二寸半；齿以后至会厌，深三寸半，大容五合；舌重十两，长七寸，广二寸半；咽门重十两，广一寸半，至胃长一尺六寸；胃纡曲屈，伸之，长二尺六寸，大一尺

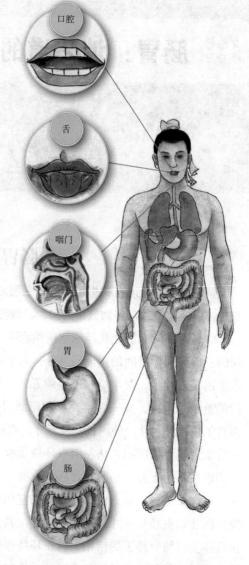

部位	距离	宽度
口唇到牙齿	九分	
两嘴角		二寸半
牙齿到会厌部	三寸半	

部位	长度	宽度	重量
舌	七寸	二寸半	十两

部位	长度	宽度	重量
咽门		一寸半	十两
咽门到胃	一尺六寸		

部位	形态	直径	长度	周长	容量
胃	迂曲弯折	五寸	二尺六寸	一尺五寸	三斗五升

部位	形态	直径	长度	周长
小肠	共十六个弯曲	八分又三分之一分	三丈二尺	二寸半
回肠	有十六个弯曲	一寸又三分之一寸	二丈一尺	四寸
广肠	由上到下逐渐宽大	二寸又三分之二寸	二尺八寸	宽处周长八寸

	形态	长度
总体	三十二个回环弯曲	六丈又四寸四分

五寸，径五寸，大容三斗五升；小肠后附脊，左环回周迭积，其注于回肠者，外附于脐上，回运环十六曲，大二寸半，径八分分之少半，长三丈二尺；回肠当脐，左环，回周叶积而下，回运环反十六曲，大四寸，径一寸寸之少半，长二丈一尺；广肠傅脊，以受回肠，左环叶积，上下辟，大八寸，径二寸寸之大半，长二尺八寸。肠胃所入至所出，长六丈四寸四分，回曲环反，三十二曲也。

平人绝谷：肠胃的功能

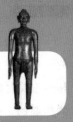

【导读】

　　平人，即健康无病的正常人。绝谷，即不饮不食。本篇主要分析了正常人七日不进饮食就会死亡的道理，所以名为"平人绝谷"。

　　本篇的内容要点如下：一是分析正常人七日不进饮食死亡的道理；二是叙述胃、小肠、回肠、广肠的尺寸和容量；三是说明胃肠摄取饮食、补充营养是维持生命的关键；四是指出神和水谷精气的密切关系。

七天不进饮食就会死亡

　　黄帝问：我想听听，正常的人七天不进饮食就会死亡，是什么原因？

　　伯高说：请让我谈一谈其中的缘故。胃的周长是一尺五寸，直径五寸，长二尺六寸，弯曲屈伸的容量，能容纳三斗五升食物，在通常情况下存留二斗食物和一斗五升水就满了。上焦具有输布精气的功能，也就是能够将中焦化生的精微物质布散全

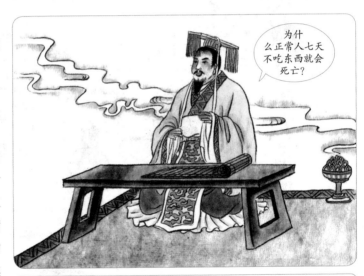

为什么正常人七天不吃东西就会死亡？

黄帝想知道正常人七天不吃东西就会死亡的原因。

身，其中包括剽悍滑利的阳气，其余部分在下焦灌注到诸肠当中。小肠的周长是二寸半，直径八分又三分之一分，长三丈二尺，能容纳二斗四升食物和六升三合又三分之二合水。回肠的周长是四寸，直径一寸又三分之一寸，长二丈一尺，能容纳一斗食物和七升半水。广肠的周长是八寸，直径二寸又三分之二寸，长二尺八寸，能容纳食物九升三合又八分之一合。肠胃的总长度，一共是五丈八尺四寸，能容纳九斗二升一合又三分之二合的食物，这就是肠胃能容纳食物的总量。

　　正常的人并不是像上面所讲的那样，而是在胃中充满食物的时候，肠中是空虚无物的，当肠中充满来自胃中的食物的时候，胃中又没有食物了。这样，肠胃总是处于充满和空虚交替的状态，这样体内的气机才能够布散全身，上下畅行，五脏功能正常，血脉调和通畅，精神安宁充沛。所以说，人的神气就是由饮食谷物的精微物质所化生的。在人的肠胃中，一般存留二斗食物和一斗五升的水。正常人每天排便两次，每次排泄约二升半，一天就排便五升，七天共排出三斗五升，这样，原来存留在肠胃中的食物就都排泄完了。因此，正常人七天不进饮食就会死亡，是饮食化生的精微物质以及津液都已消耗枯竭的缘故。

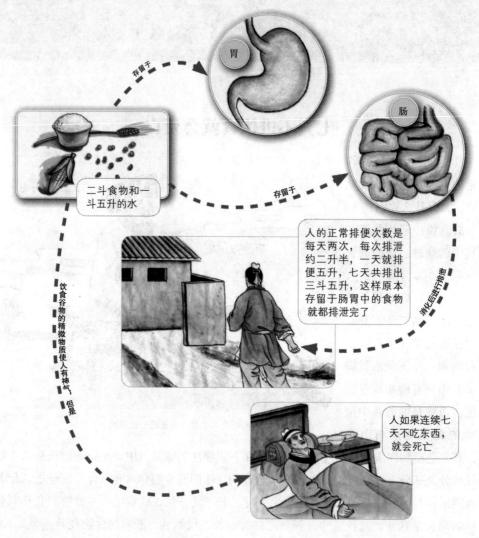

胃

肠

二斗食物和一斗五升的水

存留于

存留于

人的正常排便次数是每天两次，每次排泄约二升半，一天就排便五升，七天共排出三斗五升，这样原本存留于肠胃中的食物就都排泄完了

消化后进行排泄

饮食谷物的精微物质使人有神气，但是

人如果连续七天不吃东西，就会死亡

名词解释

合：量词。10 合为 1 升。
斗：容量单位。10 升为 1 斗。

398

【原文】

　　黄帝曰：愿闻人之不食，七日而死，何也？

　　伯高曰：臣请言其故。胃大一尺五寸，径五寸，长二尺六寸，横屈受水谷三斗五升。其中之谷常留二斗，水一斗五升而满。上焦泄气，出其精微，慓悍滑疾，下焦下溉诸肠。小肠大二寸半，径八分分之少半，长三丈二尺，受谷二斗四升，水六升三合合之大半。回肠大四寸，径一寸寸之少半，长二丈一尺。受谷一斗，水七升半。广肠大八寸，径二寸寸之大半，长二尺八寸，受谷九升三合八分合之一。肠胃之长，凡五丈八尺四寸，受水谷九斗二升一合合之大半，此肠胃所受水谷之数也。

　　平人则不然，胃满则肠虚，肠满则胃虚。更虚更满，故气得上下，五脏安定，血脉和利，精神乃居。故神者，水谷之精气也。故肠胃之中，当留谷二斗，水一斗五升。故平人日再后，后二升半，一日中五升，七日五七三斗五升，而留水谷尽矣。故平人不食饮七日而死者，水谷精气津液皆尽故也。

胃是五脏精气衰、旺的根本

　　人体要靠五脏之气营养全身，但五脏之气必须依靠胃气才能运营。否则，如果胃气不能与脏气一并运行，呈现出真脏脉，人就会死亡。

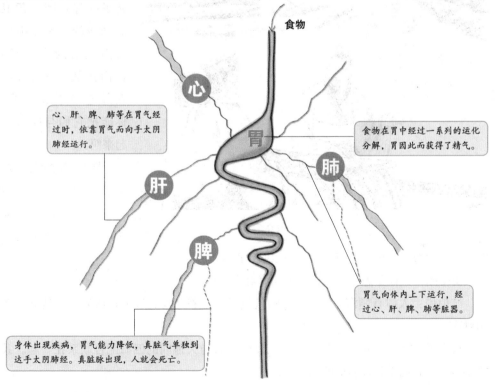

食物

心、肝、脾、肺等在胃气经过时，依靠胃气而向手太阴肺经运行。

食物在胃中经过一系列的运化分解，胃因此而获得了精气。

胃气向体内上下运行，经过心、肝、脾、肺等脏器。

身体出现疾病，胃气能力降低，真脏气单独到达手太阴肺经。真脏脉出现，人就会死亡。

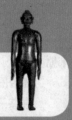

海论：人体中的四海

【导读】

　　海，即大海，既是百川汇聚之处，又是天地万物赖以生存的水分之源。本篇采用取象比类的方法，集中讨论了人体的髓海、血海、气海、水谷之海这四海与自然界东南西北四海的对应关系，故名为"海论"。

　　本篇的内容要点包括：一、说明人体的四海是精神气血的来源，其循行和输注有一定的规律；二、讨论人体四海有余不足的病理和病证，并提出调治针刺的原则。

人体的四海

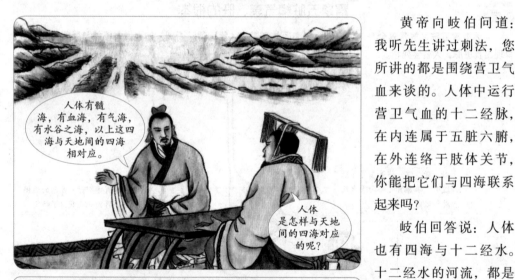

人体有髓海，有血海，有气海，有水谷之海，以上这四海与天地间的四海相对应。

人体是怎样与天地间的四海对应的呢？

岐伯说，人体也有四海与十二经水，与天地间的四海相对应。

　　黄帝向岐伯问道：我听先生讲过刺法，您所讲的都是围绕营卫气血来谈的。人体中运行营卫气血的十二经脉，在内连属于五脏六腑，在外连络于肢体关节，你能把它们与四海联系起来吗？

　　岐伯回答说：人体也有四海与十二经水。十二经水的河流，都是从四方注入海中的，海有东海、西海、南海、北海之分，所以叫作四海。

　　黄帝问：人体是怎样与天地间的四海对应的呢？

　　岐伯说：人体有髓海，有血海，有气海，有水谷之海，以上这四海与天地间的四海相对应。

　　黄帝说：讲得真深远啊！先生把人体的四海与天地间的四海配合联系在一起。我希望再听听，它们是怎样对应的呢？

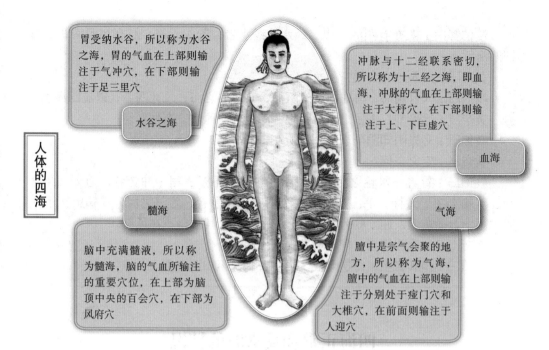

胃受纳水谷，所以称为水谷之海，胃的气血在上部则输注于气冲穴，在下部则输注于足三里穴

水谷之海

冲脉与十二经联系密切，所以称为十二经之海，即血海，冲脉的气血在上部则输注于大杼穴，在下部则输注于上、下巨虚穴

血海

人体的四海

髓海

气海

脑中充满髓液，所以称为髓海，脑的气血所输注的重要穴位，在上部为脑顶中央的百会穴，在下部为风府穴

膻中是宗气会聚的地方，所以称为气海，膻中的气血在上部则输注于分别处于痖门穴和大椎穴，在前面则输注于人迎穴

岐伯回答说：必须先明确人身的阴阳、表里以及荥腧穴位的分布情况等，这样就可以确定人体的四海了。

黄帝问：究竟怎样确定人体的四海呢？

岐伯说：胃受纳水谷，所以称为水谷之海，胃的气血所输注的重要穴位，在上部为气冲穴，在下部为足三里穴。冲脉与十二经联系密切，所以称为十二经之海，也就是血海，冲脉的气血所输注的重要穴位，在上部为大杼穴，在下部为上巨虚穴和下巨虚穴。膻中是宗气会聚的地方，所以称为气海，膻中的气血所输注的重要穴位，在上部为天柱骨上的痖门穴和天柱骨下的大椎穴，在前面的有人迎穴。脑中充满髓液，所以称为髓海，脑的气血所输注的重要穴位，在上部为脑顶中央的百会穴，在下部为风府穴。

黄帝问：这四海，是怎样滋养或是损害人体的，又是怎样促进或耗败人的生命活动的呢？

岐伯说：如果人身四海顺乎生理规律，人的生命力就旺盛；如果四海功能失常，人的生命活动就会减弱。懂得调养四海，就有利于身体健康；不善于调养四海，身体就会遭受损害。

【原文】

黄帝问于岐伯曰：余闻刺法于夫子，夫子之所言，不离于营卫血气。夫十二经脉者，内属于腑脏，外络于肢节，夫子乃合之于四海乎？

岐伯答曰：人亦有四海、十二经水。经水者，皆注于海，海有东西南北，命曰四海。

黄帝曰：以人应之奈何？

岐伯曰：人有髓海，有血海，有气海，有水谷之海，凡此四者，以应四海也。

黄帝曰：远乎哉！夫子之合人天地四海也。愿闻应之奈何？

岐伯曰：必先明知阴阳表里荥输所在，四海定矣。

黄帝曰：定之奈何？

岐伯曰：胃者，水谷之海，其输上在气街，下至三里；冲脉者，为十二经之海，其输上在于大杼，下出于巨虚之上下廉；膻中者，为气之海，其输上在于柱骨之上下，前在于人迎；脑为髓之海，其输上在于其盖，下在风府。

黄帝曰：凡此四海者，何利何害，何生何败？

岐伯曰：得顺者生，得逆者败；知调者利，不知调者害。

四海正常和反常时的情况

黄帝问：四海的正常和反常情况是怎样的呢？

岐伯说：人如果气海邪气充盛有余，就会出现胸中满闷，呼吸急促，面色红赤的症状；如果气海正气虚弱不足，就会气少而说话无力。人如果血海邪气充盛有余，就会常常感到自己身体庞大，郁闷不舒，但又不知道有什么病；如果血海正气虚弱不足，

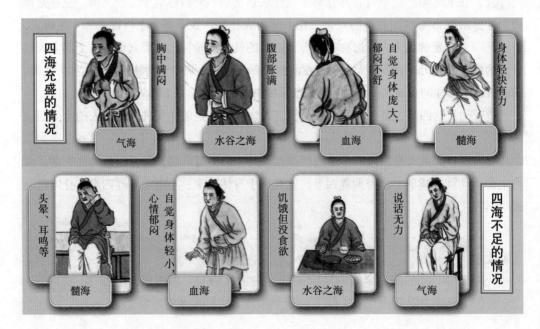

四海充盛的情况：胸中满闷（气海）、腹部胀满（水谷之海）、自觉身体庞大，郁闷不舒（血海）、身体轻快有力（髓海）

四海不足的情况：头晕、耳鸣等（髓海）、心情郁闷 自觉身体轻小（血海）、饥饿但没食欲（水谷之海）、说话无力（气海）

就会经常感觉身体轻小，心情郁闷，但又说不出病来。人如果水谷之海邪气充盛有余，就会患腹部胀满的病；如果水谷之海正气虚弱不足，就会出现饥饿但却不想进食的症状。如果髓海邪气充盛有余，动作就会使身体轻快有力，行动耐力超过平常的限度；髓海正气虚弱不足，就会出现头晕、耳鸣、腿酸软无力、目眩、目盲、周身懈怠懒动、嗜睡等症状。

黄帝问：我已经明白了四海逆顺的情况，那么应当如何调节它们的运行呢？

岐伯说：应当仔细诊察并准确掌握四海所流注部位的各个腧穴，调节它们的虚实，但不要违反虚补实泻的治疗原则，以免造成严重的后果。按照这样的原则去治疗，就能使病人身体康复；否则，病人就会有死亡的危险。

黄帝说：讲得好。

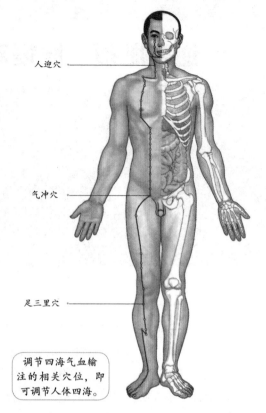

人迎穴

气冲穴

足三里穴

调节四海气血输注的相关穴位，即可调节人体四海。

【原文】

黄帝曰：四海之逆顺奈何？

岐伯曰：气海有余者，气满胸中，悗息面赤；气海不足，则气少不足以言。血海有余，则常想其身大，怫然不知其所病；血海不足，亦常想其身小，狭然不知其所病。水谷之海有余，则腹满；水谷之海不足，则饥不受谷食。髓海有余，则轻劲多力，自过其度；髓海不足，则脑转耳鸣，胫痠眩冒，目无所见，懈怠安卧。

黄帝曰：余已闻逆顺，调之奈何？

岐伯曰：审守其输，而调其虚实，无犯其害。顺者得复，逆者必败。

黄帝曰：善。

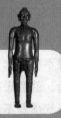

逆顺肥瘦：胖瘦对针刺的影响

【导读】

　　逆顺，即与自然之道相违逆或相顺应。本篇中逆顺是指十二经脉走向与气血运行的逆顺规律。肥瘦，及人体的胖瘦，在本篇中代指不同体质类型和不同年龄的人。本篇论述了针刺治疗中，必须根据人体的肥瘦及年龄大小、皮肤黑白、体格强弱等，分别采取不同的方法，故名为"逆顺肥瘦"。

　　本篇主要内容包括：一、讨论针刺时要根据人的体质类型和年龄大小分别采取不同方法的道理；二、对十二经脉的循行逆顺做出说明；三、叙述冲脉的功能、巡行路线及其病理现象。

　　黄帝向岐伯问道：我听先生讲针道，已经了解了很多针刺的方法。按照先生所讲的这些方法诊治时，经常手到病除，从未遇到治愈不了的顽固病证。先生的知识是勤学好问获得的，还是通过仔细观察事物后自己领悟的呢？

　　岐伯说：圣人所作的针刺之道，对上合于天道，对下合于地理，对中合于人事。一定要有明确的法则，这样就能形成人们应该遵循的方式、方法和规则，并能够流传于后世。所以，工匠不能抛开尺子而随意猜测物体的长短，不能放弃绳墨去盲目寻求物体的平直，也不能扔掉圆规去画圆，放弃矩尺而画方。懂得了运用这些法则，就能了解事物本身固有的特性，能灵活地运用这些法则，也就掌握了事物正常和反常的变化规律。

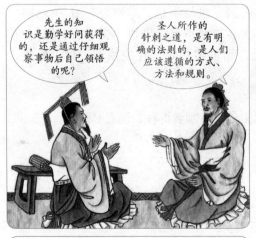

黄帝想知道岐伯那些针刺的方法是自己勤学获得的还是通过观察领悟的。

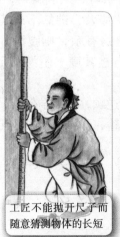

工匠不能抛开尺子而随意猜测物体的长短

事物都是有一定规律和法则的，正如上面两种情况。

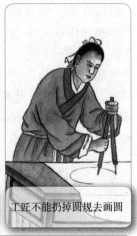

工匠不能扔掉圆规去画圆

【原文】

黄帝问于岐伯曰：余闻针道于夫子，众多毕悉矣。夫子之道应若失，而据未有坚然者也。夫子之问学熟乎，将审察于物而心生之乎？

岐伯曰：圣人之为道者，上合于天，下合于地，中合于人事。必有明法，以起度数、法式检押，乃后可传焉。故匠人不能释尺寸而意短长，废绳墨而起平木也；工人不能置规而为圆，去矩而为方。知用此者，固自然之物，易用之教，逆顺之常也。

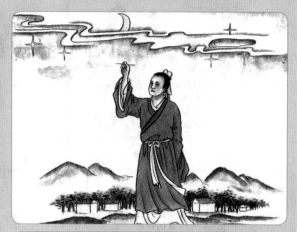

圣人所作的针刺之道，合于天道、地理和人事。并且有明确的方式、方法和规则让人们去遵循，这样才能够流传于后世。

顺应自然的治病原则

黄帝说：我想知道如何去适应自然之道。

岐伯说：从水位深的地方掘开堤坝放水，不用花很大的气力就能把水放尽；从有洞穴的地方开掘通道，则道路很容易就能开通。同样，对于人体来说，气有滑涩的不同，血有清浊的区别，经脉运行有逆顺的变化，治疗时当顺其自然，因势利导。

黄帝问：人有皮肤黑白、形体胖瘦、年龄长幼的不同，那么在针刺的深浅和次数方面有一定的标准吗？

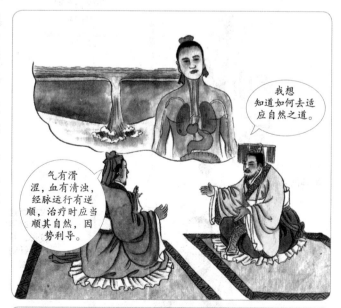

我想知道如何去适应自然之道。

气有滑涩，血有清浊，经脉运行有逆顺，治疗时应当顺其自然，因势利导。

医生在治疗时应顺其自然，因势利导，这样才能适应自然。

岐伯说：身体强壮的壮年人，气血充盛，皮肤坚实，治疗其感受外邪的疾病时，应

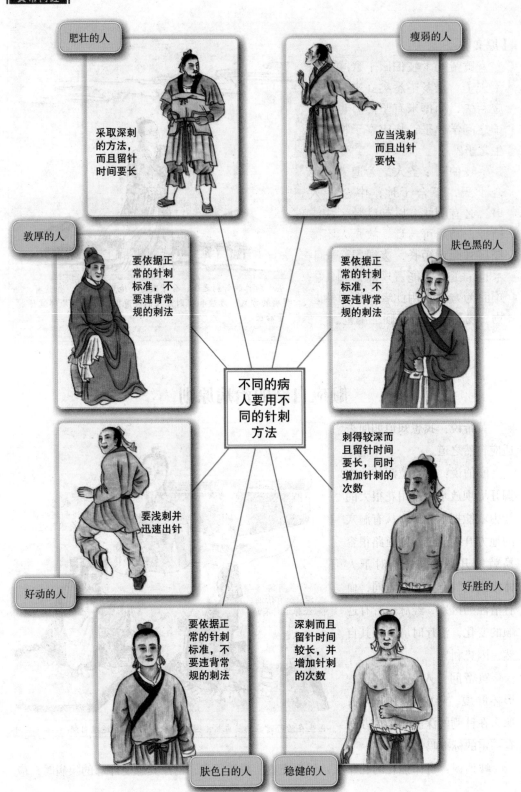

肥壮的人

采取深刺的方法，而且留针时间要长

瘦弱的人

应当浅刺而且出针要快

敦厚的人

要依据正常的针刺标准，不要违背常规的刺法

肤色黑的人

要依据正常的针刺标准，不要违背常规的刺法

不同的病人要用不同的针刺方法

刺得较深而且留针时间要长，同时增加针刺的次数

要浅刺并迅速出针

好动的人

好胜的人

肤色白的人

要依据正常的针刺标准，不要违背常规的刺法

稳健的人

深刺而且留针时间较长，并增加针刺的次数

当采取深刺的方法，而且留针时间要长，这是适宜于肥壮人的针刺方法。两肩宽阔，颈后的肌肉薄瘦，皮肤粗厚而色黑，口唇肥大的人，血液发黑而浓稠，气行滞涩缓慢，这种人性格好胜而勇于进取，慷慨好施，针刺时应刺得较深而且留针时间要长，同时增加针刺的次数。

黄帝问：为瘦人针刺的方法是怎样的呢？

岐伯说：瘦人皮肤薄而颜色浅，肌肉消瘦，嘴唇薄，说话声音小。这种人的血液清稀而气行滑利，气容易散失，血容易消耗，针刺的方法应当是浅刺，而且出针要快。

黄帝问：为普通人针刺的方法是怎样的呢？

岐伯说：这要先辨别病人肤色的黑白，并据此分别进行调治。另外，对于端正敦厚的人，因为这种人血气调和，针刺时要依据正常的针刺标准，不要违背常规的刺法。

黄帝问：为身体强壮、骨骼坚硬的人针刺的方法是怎样的呢？

岐伯说：身体强壮、骨骼坚硬的人，肌肉结实，关节舒缓，骨节突出显露而有力。如果是稳健持重的人，大多气行滞涩而血液浓稠，针刺时应当深刺，而且留针时间要长，并增加针刺的次数；如果是矫健好动的人，大多气行滑利而血液清稀，针刺时应当浅刺并迅速出针。

黄帝问：为婴儿针刺的方法是怎样的呢？

岐伯说：婴儿的肌肉软薄而血少气弱，针刺时应当选用毫针浅刺并快速出针，一天针刺两次就可以了。

黄帝问：针刺时，运用前面所说的"临深决水"的方法会怎样呢？

岐伯说：血液清稀而气行滑利的人，如果采用疾泻法，就会使其真气耗竭。

黄帝问：针刺时，运用前面所说的"循掘决冲"的方法会怎样呢？

岐伯说：血液浓稠而气行滞涩的人，如果采用疾泻法，就会使其真气畅通。

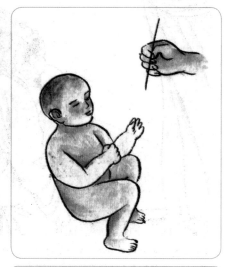

为婴儿针刺时应用毫针浅刺并快速出针。

黄帝问：经脉循行的逆顺情况是怎样的呢？

岐伯说：手三阴经都是从胸部经上肢走向手指；手三阳经都是从手指向上经肩部走向头部；足三阳经都是从头部经躯干和下肢走向足部；足三阴经都是从足部经下肢走向腹部。

黄帝问：足三阴经都是上行到腹部的，而只有足少阴经是下行的，这是什么缘故呢？

岐伯说：并不是这样的，这不是足少阴经，而是冲脉。冲脉是五脏六腑经脉汇聚的

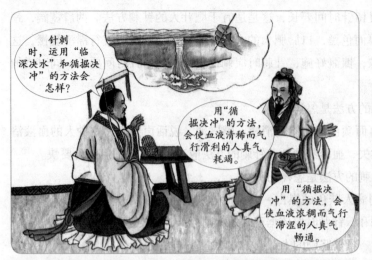

针刺时，运用"临深决水"和循掘决冲"的方法会怎样？

用"循掘决冲"的方法，会使血液清稀而气行滑利的人真气耗竭。

用"循掘决冲"的方法，会使血液浓稠而气行滞涩的人真气畅通。

黄帝向岐伯请教"临深决水"和"循掘决冲"的相关知识。

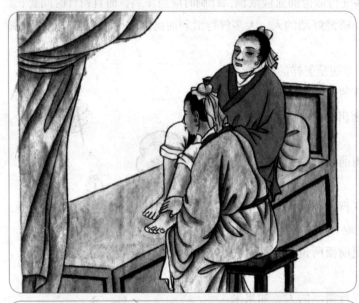

医生要想了解经脉气血运行的逆顺情况，治疗时应先问诊开导病人，问清症状，然后检查足背部的脉搏跳动情况。

地方，五脏六腑都禀受冲脉气血的滋养。冲脉上行的部分，在咽上部上面的后鼻道附近延伸到体表，然后渗入阳经，为其灌注精气。冲脉下行的部分，注入足少阴肾经的大络，在气街处延伸到体表，沿着大腿内侧下行，进入膝腘窝中，开始伏行于胫骨之内，再向下行到内踝后的跟骨上缘而分为两支：向下行的一个分支，与足少阴经并行，同时将精气灌注于三阴经；向前行的一个分支，从内踝后的深部至跟骨结节的上缘，向下沿着足背进入足大趾间，将精气渗注到络脉中而温养肌肉。所以，当与冲脉相连的络脉瘀结不通时，足背上的脉搏跳动就会消失，脉搏不跳动就会导致经气厥逆，精气厥逆就会发生下肢和足部寒冷。

黄帝问：怎样查明经脉气血运行的逆顺情况呢？

岐伯说：在为病人诊察的时候，首先要用问诊开导病人，问清症状，然后按切足背部的脉搏来检查其是否跳动，如果不是经气厥逆，足背的动脉就一定会搏动，这样就可以了解经脉气血运行的逆顺情况了。

黄帝说：这些问题真是深奥难懂啊！圣人所总结的这些规律，比日月的光辉还明亮，比毫厘大小的物体还精微，如果不是先生您，还有谁能阐明这些道理呢？

【原文】

黄帝曰：愿闻自然奈何？

岐伯曰：临深决水，不用功力，而水可竭也；循掘决冲，而经可通也。此言气之滑涩，血水清浊，行之逆顺也。

黄帝曰：愿闻人之白黑肥瘦小长，各有数乎？

岐伯曰：年质壮大，血气充盈，肤革坚固，因加以邪。刺此者，深而留之，此肥人也。广肩腋项，肉薄厚皮而黑色，唇临临然，其血黑以浊，其气涩以迟。其为人也，贪于取与。刺此者，深而留之，多益其数也。

黄帝曰：刺瘦人奈何？

岐伯曰：瘦人者，皮薄色少，肉廉廉然，薄唇轻言。其血清气滑，易脱于气，易损于血。刺此者，浅而疾之。

黄帝曰：刺常人奈何？

岐伯曰：视其白黑，各为调之。其端正敦厚者，其血气和调，刺此者，无失常数也。

黄帝曰：刺壮士真骨者奈何？

岐伯曰：刺壮士真骨，坚肉缓节监监然。此人重则气涩血浊，刺此者，深而留之，多益其数。劲则气滑血清，刺此者，浅而疾之。

黄帝曰：刺婴儿奈何？

岐伯曰：婴儿者，其肉脆血少气弱，刺此者，以豪针，浅刺而疾发针，日再可也。

黄帝曰：临深决水，奈何？

岐伯曰：血清气滑，疾泻之，则气竭焉。

黄帝曰：循掘决冲，奈何？

岐伯曰：血浊气涩，疾泻之，则经可通也。

黄帝曰：脉行之逆顺，奈何？

岐伯曰：手之三阴，从脏走手；手之三阳，从手走头；足之三阳，从头走足；足之三阴，从足走腹。

黄帝曰：少阴之脉独下行，何也？

岐伯曰：不然。夫冲脉者，五脏六腑之海也，五脏六腑皆禀焉。其上者，出于颃颡，渗诸阳，灌诸精；其下者，注少阴之大络，出于气街，循阴股内廉，入腘中，伏行骭骨内，下至内踝之后属而别；其下者，并于少阴之经，渗三阴；其前者，伏行出跗属，下循跗入大指间，渗诸络而温肌肉。故别络结则附上不动，不动则厥，厥则寒矣。

黄帝曰：何以明之？

岐伯曰：以言导之，切而验之，其非必动，然后乃可明逆顺之行也。

黄帝曰：窘乎哉！圣人之为道也，明于日月，微于毫厘，其非夫子，孰能道之也。

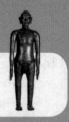

病传：疾病的传变

【导读】

　　病传，即病邪在人体脏腑间的传变。本篇主要论述了外邪侵入脏腑后的传变规律，所以篇名"病传"。

　　本篇的主要内容包括：一、说明病邪从外入内逐步侵袭到内脏的过程；二、说明脏腑疾病的传变规律，及其对预后的影响；三、指出某些疾病可以用针刺治疗，某些疾病不可刺的道理。

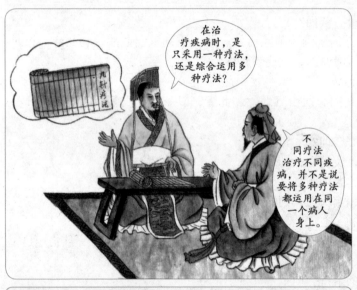

在治疗疾病时，是只采用一种疗法，还是综合运用多种疗法？

不同疗法治疗不同疾病，并不是说要将多种疗法都运用在同一个病人身上。

黄帝向岐伯请教各种疗法的运用。

黄帝说：我从先生这里学习了九针的原则及疗法，自己又阅读了一些记载各种疗法的方书。其中有导引行气、按摩、灸、熨、针刺、火针及服药等疗法。在应用时，是只采用其中的一种疗法呢，还是同时综合运用多种疗法呢？

岐伯说：方书上所谈到的各种疗法，是用于治疗众人所发生的许多种不同疾病的，并不是说要将多种疗法都运用在同一个病人身上。

　　黄帝说：这就是所说的掌握了一个总的原则而不放弃，就能解决各种复杂的问题。现在我已经听到过阴阳的要领，虚实的理论，腠理不固与正气不足的病变，以及可以治愈疾病的各种方法。我希望了解疾病变化的情况，以及病邪传变致使脏气败绝而无法救治的道理，您能为我讲解一下吗？

　　岐伯说：您所问的这个问题非常重要。这些医学至道，明白了，就像"日醒"一样头脑清醒而没有迷惑；如果不明白，就像"夜瞑"一样，对于病情毫无察觉。如果能够

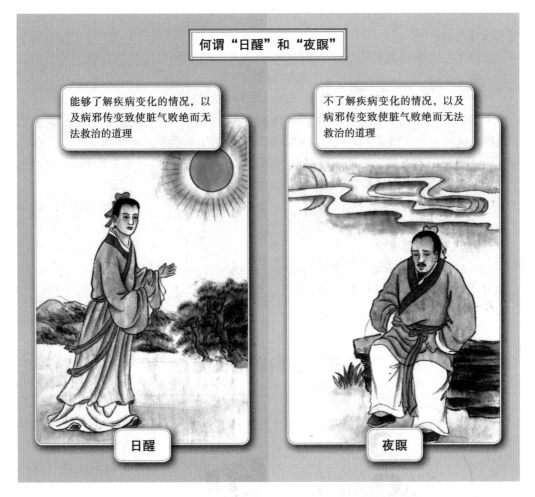

何谓"日醒"和"夜瞑"

能够了解疾病变化的情况，以及病邪传变致使脏气败绝而无法救治的道理

不了解疾病变化的情况，以及病邪传变致使脏气败绝而无法救治的道理

日醒

夜瞑

按照它去实际运用，时刻不离于身，心领神会，就能达到与道合一的境界。如果能够始终对其加以运用，自然就能出神入化，得心应手。这些具有神效的医学原理，应当刻写在竹帛上，使其传于后世，不应据为私有而只传给自己的子孙。

黄帝问：什么是日醒？

岐伯说：明白了阴阳的道理，就好像迷惑的难题得到明确的解答，又像在酒醉后清醒过来一样。

黄帝问：什么是夜瞑？

岐伯说：病邪侵入人体后所引起的内部变化，既没有声音，也没有形迹，看不见，摸不着，就像在黑夜闭上眼睛一样，什么都看不见。病人经常在不知不觉之中出现了毛发毁折、腠理开泄多汗之症，正气不断耗散，而邪气淫溢弥漫，并滞留在血脉之中。如果邪气进入内脏，就会腹痛，下焦脏气也会逆乱。这样的情况如果任其发展，最终就会导致病人死亡，而无法继续存活。

【原文】

黄帝曰：余受九针于夫子，而私览于诸方。或有导引行气、乔摩、灸、熨、刺、焫、饮药。之一者可独守耶，将尽行之乎？

岐伯曰：诸方者，众人之方也，非一人之所尽行也。

黄帝曰：此乃所谓守一勿失，万物毕者也。今余已闻阴阳之要，虚实之理，倾移之过，可治之属。愿闻病之变化，淫传绝败而不可治者，可得闻乎？

岐伯曰：要乎哉问！道，昭乎其如日醒；窘乎其如夜瞑。能被而服之，神与俱成。毕将服之，神自得之。生神之理，可著于竹帛，不可传于子孙。

黄帝曰：何谓日醒？

岐伯曰：明于阴阳，如惑之解，如醉之醒。

黄帝曰：何谓夜瞑？

岐伯曰：瘖乎其无声，漠乎其无形。折毛发理，正气横倾。淫邪泮衍，血脉传溜。大气入藏，腹痛下淫。可以致死，不可以致生。

邪气在内脏的传变

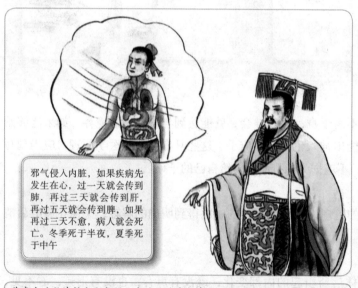

邪气侵入内脏，如果疾病先发生在心，过一天就会传到肺，再过三天就会传到肝，再过五天就会传到脾，如果再过三天不愈，病人就会死亡。冬季死于半夜，夏季死于中午

黄帝向岐伯请教当邪气侵入内脏后的病变情况。

黄帝问：邪气侵入内脏后，会发生什么样的病变呢？

岐伯说：邪气侵入内脏，如果疾病先发生在心，过一天就会传到肺，再过三天就会传到肝，再过五天就会传到脾，如果再过三天不愈，病人就会死亡。冬季死于半夜，夏季死于中午。

如果疾病先发生在肺，过三天就会传到肝，再过一天就会传到脾，再过五天就会传到胃，如果再过十天不愈，病人就会死亡。冬季死在日落的时候，夏季死在日出的时候。

如果疾病先发生在肝，过三天就会传到脾，再过五天就会传到胃，再过三天就会

心

疾病先发生在心脏的，一天传到肺，再三天传到肝，再五天传到脾，再三天不愈，病人即死。冬半夜死，夏中午死

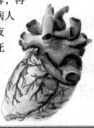

肺

疾病先发生在肺脏的，三天传到肝，再一天传到脾，再五天传到胃，再十天不愈，病人即死。冬日落时死，夏日出时死

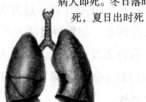

肝

疾病先发生在肝脏的，三天传到脾，再五天传到胃，再三天传到肾，再三天不愈，病人即死。冬日落时死，夏吃早饭时死

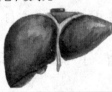

疾病与传变

胃

疾病先发生在胃腑的，五天传到肝，再三天传到脊背和膀胱，再五天传到心，再两天不愈，病人即死。冬半夜死，夏午后死

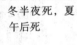

肾

疾病先发生在肾脏的，三天传到脊背和膀胱，再三天传到心，再三天传到小肠，再三天不愈，病人即死。冬天亮时死，夏黄昏死

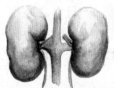

膀胱

疾病先发生在膀胱腑的，五天传到肾，再一天传到小肠，再一天传到心，再两天不愈，病人即死。冬鸡鸣时死，夏午后死

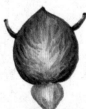

传到肾，如果再过三天不愈，病人就会死亡。冬季死在日落的时候，夏季死在吃早饭的时候。

如果疾病先发生在脾，过一天就会传到胃，再过两天就会传到肾，再过三天就会传到脊背和膀胱，如果再过十天不愈，病人就会死亡。冬季死在夜晚人们刚入睡的时候，夏季死在吃晚饭的时候。

如果疾病首先发生在胃，过五天就会传到肝，再过三天就会传到脊背和膀胱，再过五天就会上传到心，如果再过两天不愈，病人就会死亡。冬季死在半夜，夏季死在午后。

如果疾病首先发生在肾，过三天就会传到脊背和膀胱，再过三天就会上传到心，再过三天就会传到小肠，如果再过三天不愈，病人就会死亡。冬季死在天亮的时候，夏季死在黄昏的时候。

如果疾病首先发生在膀胱，过五天就会传到肾，再过一天就会传到小肠，再过一天就会传到心，如果再过两天不愈，病人就会死亡。冬季死在鸡鸣的时候，夏季死在午后。

上述各脏发生的疾病，都是按照一定的次序相互传变的，这样的传变都能暗示出病人的死亡时间，所以不能用针刺治疗。如果疾病的传变次序是间隔一脏或是间隔三脏、四脏的，则可以用针刺治疗。

【原文】

黄帝曰：大气入藏，奈何？

岐伯曰：病先发于心，一日而之肺，三日而之肝，五日而之脾。三日不已，死。冬夜半，夏日中。

病先发于肺，三日而之肝，一日而之脾，五日而之胃。十日不已，死。冬日入，夏日出。

病先发于肝，三日而之脾，五日而之胃，三日而之肾。三日不已，死。冬日入，夏早食。

病先发于脾，一日而之胃，二日而之肾，三日而之膀胱。十日不已，死。冬人定，夏晏食。

病先发于胃，五日而之肾，三日而之膀胱，五日而上之心。二日不已，死，冬夜半，夏日昳。

病先发于肾，三日而之膀胱，三日而上之心，三日而之小肠。三日不已，死。冬大晨，夏晏晡。

病先发于膀胱，五日而之肾，一日而之小肠，一日而之心。二日不已，死。冬鸡鸣，夏下晡。

诸病以次相传，如是者，皆有死期，不可刺也！间一脏及至三四脏者，乃可刺也。

外揣：通过声色判断病变

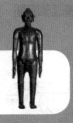

【导读】

外揣，即从人体的外部揣测内部的情况。本篇主要论述了医生在临证时，要从人体的外部表现和变化揣测出内部五脏的病变，这样就能收到很好的疗效，所以篇名"外揣"。

本篇探讨了疾病诊断治疗的理论，虽未论述具体某种疾病的治疗，却为医生提供了重要的医学思想方法，其核心思想是：人体是内外相应的统一整体，在临证时，要能够做到从外揣内，从内揣外。

从人的外在表现和变化揣测内脏病变

黄帝说：我听到过关于九针的九篇论述，亲自领略了其中的智慧，也大致领会了其中的道理。九针从第一针开始，到第九针终止，都隐藏了许多深刻的道理，我还没能真正掌握其中的主要道理。九针的道理，精妙到了不能再细的程度，宏大到了不能再大的地步，深奥到了不能再深的境界，高远到了不能覆盖的程度，其中的奥妙无穷，它的应用广泛无极。我知道它符合天

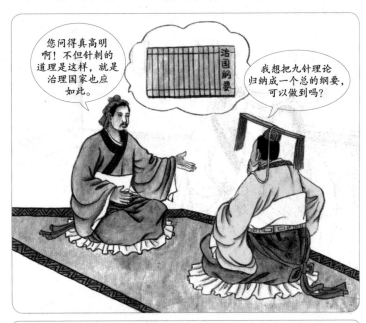

岐伯说，治理国家与针刺的道理是一样的，都需要有总的纲要。

道、人事以及四时的变化，但我想把这复杂如牛毛的理论归纳成一个总的纲要，可以做到吗？

岐伯说：您问得真高明啊！不但针刺的道理是这样，就是治理国家也应如此。

黄帝说：我想听的是针刺的道理，并不是国事。

岐伯说：治理国家，就是要有一个总的纲要。如果没有总的纲要，怎么能将大、小、

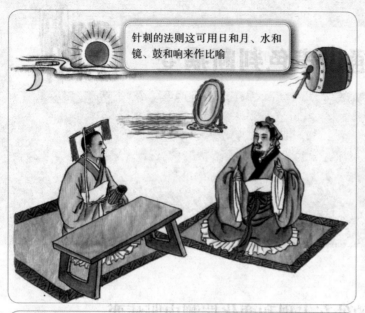

针刺的法则这可用日和月、水和镜、鼓和响来作比喻

岐伯说，要想完全掌握针刺的法则，就像要了解日和月、水和镜、鼓和响的关系一样。

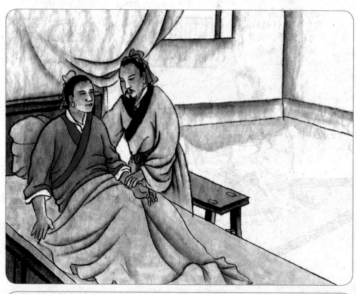

治疗疾病时，要综合观察病人的各种情况，包括人的声音、面色和体表变化等。

深、浅各不相同的复杂事物统一在一起呢？

黄帝说：希望您详尽地讲一下。

岐伯说：这可用日和月、水和镜、鼓和响来作比喻。日月照耀物体，必定会有物体的影子出现；水镜倒映物体，可以清楚地反映物体的形态；击鼓时会发出响声，声音和击鼓的动作几乎是同时发生的。所以形与影、声与响是相互应和的，懂得了这些，就能完全掌握针刺的法则了。

黄帝说：这个问题确实很艰深啊！尽管非常艰深，但深刻的道理就像日月之光一样不可遮蔽。之所以无法遮蔽，是因为不背离阴阳相对相合的规律。在临证时要把各种情况结合起来观察，并通过切脉来验证，以望诊来获知外部的病象，这样就能像清水和明镜反映物体一样不会失真。人的声音的响亮，面色的鲜明，是内脏的功能在外部的反映，这就是内外相互影响的道理，就如同以鼓槌击鼓，响声随之而发生，又像影子跟随形体而又与形体相似一样。所以，通过观察病人体表的变化，就可测知内脏的证候；检查出内脏的变化，又可以推测显现于外表的症状。这可以说是阴阳变化规律的至高境界，天地间万事万物的变化之道便尽在其中了。请让我把这些重要的道理珍藏在灵兰之室，不敢使它泄露流失。

【原文】

　　黄帝曰：余闻九针九篇，余亲受其词，颇得其意。夫九针者，始于一而终于九，然未得其要道也。夫九针者，小之则无内，大之则无外，深不可为下，高不可为盖。恍惚无穷，流溢无极。余知其合于天道、人事、四时之变也。然余愿杂之毫毛，浑束为一，可乎？

　　岐伯曰：明乎哉问也！非独针道焉，夫治国亦然。

　　黄帝曰：余愿闻针道，非国事也。

　　岐伯曰：夫治国者，夫惟道焉。非道，何可小大深浅，杂合而为一乎？

　　黄帝曰：愿卒闻之。

　　岐伯曰：日与月焉，水与镜焉，鼓与响焉。夫日月之明，不失其影；水镜之察，不失其形；鼓响之应，不后其声。动摇则应和，尽得其情。

　　黄帝曰：窘乎哉！昭昭之明不可蔽，其不可蔽，不失阴阳也。合而察之，切而验之，见而得之，若清水明镜之不失其形也。五音不彰，五色不明，五脏波荡，若是则内外相袭，若鼓之应桴，响之应声，影之似形。故远者司外揣内，近者司内揣外。是谓阴阳之极，天地之盖。请藏之灵兰之室，弗敢使泄也。

内外相形

　　人的内脏发生病变，总是在体表有所反映。所以，如果一个人的面色发生变化，必定是他的内脏出现了病变；同样，如果通过诊脉诊察到了一个人内脏有了疾病，他的形体必定也出现了异常，它们之间的关系就如同人的形体和影子相随。

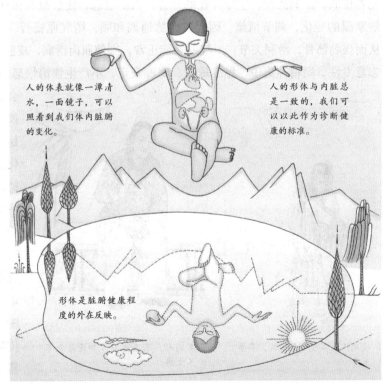

人的体表就像一潭清水，一面镜子，可以照看到我们体内脏腑的变化。

人的形体与内脏总是一致的，我们可以以此作为诊断健康的标准。

形体是脏腑健康程度的外在反映。

本脏：脏腑的重要性

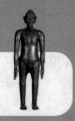

【导读】

　　本，即探求根本。本脏，即探求人体脏腑的本源。本篇论述了精、神、血、气、魂、魄都藏于五脏，水谷津液则在六腑中传化；脏腑功能正常，人体才能健康正常；疾病的发生以脏腑功能失常为根本等道理，所以名为"本脏"。

　　本篇的主要内容包括：一、论述人体经脉、五脏、六腑、精神、血气、卫气的生理功能及其正常表现；二、论述人体的发病与长寿，与五脏六腑的形态特点相关，并可以从人体的外部测候和了解；三、概论五脏的八种变化的生理和病理表现；四、具体说明五脏六腑与外在组织器官之间的联系。

　　黄帝问岐伯说：人的气血精神，是用来奉养生命以维持正常生理机能的物质。经脉是气血运行的通道，能使气血运行于机体内外，濡润筋骨，滑利关节；卫气能温煦肌肉，充养皮肤，滋润腠理，主导汗孔的开合；人的意志，能够统驭精神，收摄魂魄，适应气候寒温的变化，调节情绪。因此，血脉通调和顺，则气血畅行，流于周身，营养肌体，从而强劲筋骨，滑利关节；卫气的功能正常，则使肌肉滑润，皮肤柔和润泽，腠理致密；志意专注，则精神集中，思维敏捷，魂魄安定，不产生懊悔愤怒的情绪变化，五脏就不会遭受邪气的侵扰；气候、饮食的冷热变化平稳，六腑就能正常地消化食物，供给营养，保持静脉的通畅，使风病、痹病等无从产生，经脉通利，肢体关节灵活。这便是健康的人体状态。五脏是为人体储存精神血气和魂魄的器官，六腑是消化食物和饮水并传输由此所得的津液的器官。这些人体功能，

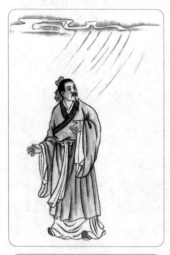

有的人，不受邪气侵扰，尽享天年。

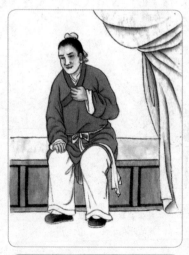

有的人，足不出户，却还是免不了生病。

都是先天所赋，与人的愚笨、聪明、贤能、浅薄无关。尽管如此，却有人能享尽天年，不受邪气侵扰，老而不衰，即使是风雨、骤寒暴暑，也不能伤害他；而另一些人虽然足不出户，也没有受到忧伤、惊恐的刺激，也还是免不了生病，这是为什么呢？希望听你予以讲解。

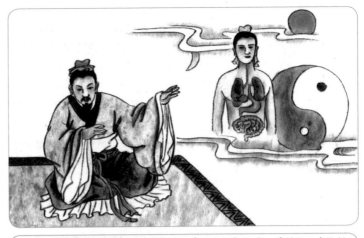

人体五脏的生理功能是与自然界和五季的五行相适应，遵循阴阳变化规律，并且与四时的变化相联系的。

【原文】

黄帝问于岐伯曰：人之血气精神者，所以奉生而周于性命者也。经脉者，所以行血气而营阴阳，濡筋骨，利关节者也；卫气者，所以温分肉，充皮肤，肥腠理，司开阖者也；志意者，所以御精神，收魂魄，适寒温，和喜怒者也。是故血和则经脉流行，营复阴阳，筋骨劲强，关节清利矣；卫气和则分肉解利，皮肤调柔，腠理致密矣；志意和则精神专直，魂魄不散，悔怒不起，五脏不受邪矣；寒温和则六腑化谷，风痹不作，经脉通利，肢节得安矣。此人之常平也。五脏者，所以藏精神血气魂魄者也；六腑者，所以化水谷而行津液者也。此人之所以具受于天也，无愚智贤不肖，无以相倚也。然有其独尽天寿，而无邪僻之病，百年不衰，虽犯风雨卒寒大暑，犹有弗能害也；有其不离屏蔽室内，无怵惕之恐，然犹不免于病，何也？愿闻其故。

五脏大小、高低等对疾病的影响

心脏小的，则心气安定，邪气不易伤害，但容易被内忧所伤；心脏大，则不易伤于忧愁，但容易被邪气所伤。心脏位置偏高，则向上压迫肺使肺气充满，令人烦闷不舒而健忘，用语言进行开导也很难奏效；心脏位置偏低，则脏气不紧密而容易外散，容易被寒邪所伤，又容易被言语恐吓。心脏坚实，则所藏的脏气安定，神气内守稳固；心脏脆弱，则容易被消瘅等内热病所侵害。心脏位置端正，则脏气血脉和利，邪气难以侵害；心脏位置偏斜不正，则操守不坚定而缺乏主见，这是心气不能内守约束的缘故。

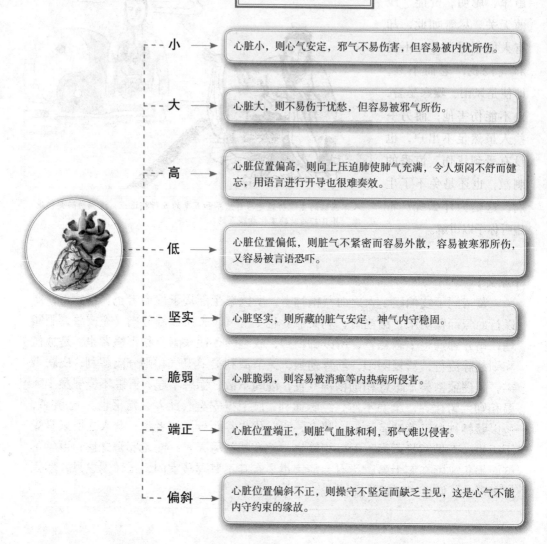

心脏本身的不同情况

小 → 心脏小，则心气安定，邪气不易伤害，但容易被内忧所伤。

大 → 心脏大，则不易伤于忧愁，但容易被邪气所伤。

高 → 心脏位置偏高，则向上压迫肺使肺气充满，令人烦闷不舒而健忘，用语言进行开导也很难奏效。

低 → 心脏位置偏低，则脏气不紧密而容易外散，容易被寒邪所伤，又容易被言语恐吓。

坚实 → 心脏坚实，则所藏的脏气安定，神气内守稳固。

脆弱 → 心脏脆弱，则容易被消瘅等内热病所侵害。

端正 → 心脏位置端正，则脏气血脉和利，邪气难以侵害。

偏斜 → 心脏位置偏斜不正，则操守不坚定而缺乏主见，这是心气不能内守约束的缘故。

肺脏小，则饮水很少，不易为喘息病所侵；肺脏大，则饮水较多，容易使人患胸痹、喉痹及气逆的疾病。肺脏位置偏高，则气机上逆，造成抬肩喘息、咳嗽；肺脏位置偏低，则会接近横膈而使人血气不通，容易患胁下疼痛的病。肺脏坚实，则人不易患咳逆上气的疾病；肺脏脆弱，则容易患消瘅病。肺脏位置端正，则肺气调和畅通，使人不易被邪气所伤；肺脏位置偏斜不正，则容易导致胸部一侧发生疼痛。

肝脏小，则脏气安宁，令人不易患胁下痛的疾病；肝脏大，则压迫胃脘，上迫咽部而令人胸中膈塞不通，并且胁下疼痛。肝脏位置偏高，则向上支撑膈部，并紧贴着胁部使其满闷，造成息贲病；肝脏位置偏低，则逼迫胃脘，令人胁下空虚，使人容易被邪气

肺脏的不同情况	大小	小	不易为喘息病所侵 ·
		大	容易使人患胸痹、喉痹及气逆的疾病
	位置	偏高	气机上逆，造成抬肩喘息、咳嗽
		偏低	接近横膈使人血气不通，容易患胁下疼痛的病
	状况	坚实	不易患咳逆上气的疾病
		脆弱	容易患消瘅病
	位置是否端正	端正	肺气调和畅通，使人不易被邪气所伤
		偏斜	容易导致胸部一侧发生疼痛

肝脏的不同情况	大小	小	不易患胁下痛的疾病
		大	令人患胸中膈塞不通，并且胁下疼痛
	位置	偏高	造成息贲病
		偏低	逼迫胃脘，令人胁下空虚，容易被邪气侵袭
	状况	坚实	脏气安宁，不易被邪气所伤
		脆弱	易患消瘅病
	位置是否端正	端正	肝气和利条达，人不易被外邪伤害
		偏斜	易患胁下疼痛

侵袭。肝脏坚实，则脏气安宁，不易被邪气所伤；肝脏脆弱，则易患消瘅病。肝脏位置端正，则肝气和利条达，人不易被外邪伤害；肝脏位置偏斜，则人易患胁下疼痛。

脾脏小，则脏气安和，人不易被邪气伤害；脾脏大，则胁下空软部分充聚而痛，使人不能快步行走。脾脏位置偏高，则胁下空软处牵引季胁作痛；脾脏位置偏低，则向下压迫于大肠之上，人容易被邪气所伤。脾脏坚实，则神气安定，人不易被邪气所伤；脾脏脆弱，则容易患消瘅病。脾脏位置端正，则脏气和顺通畅，不易被邪气所伤；脾脏位置偏斜，则人易患胀满病。

肾脏小，则脏气安和，人不易被邪气伤害；肾脏大，则易患腰痛，不能前后俯仰，人容易被邪气所伤。肾脏位置偏高，则常引起背部、脊梁骨疼痛，使人不能前俯后仰；肾脏位置偏低，则人容易患腰臀疼痛，不能俯仰的疾病，甚至患狐疝病。肾脏坚实，则人不易患腰背痛；肾脏脆弱，则容易患消瘅病，并且容易被外邪所伤。肾脏位置端正，则肾气通畅，人不易为邪气所伤；肾脏位置偏斜，则容易引起腰臀疼痛。以上二十五种五脏先天条件所引起的病证，是人体经常发生的疾病。

脾脏的不同情况	大小	小	不易被邪气伤害
		大	胁下空软部分充聚而痛，使人不能快步行走
	位置	偏高	胁下空软处牵引季胁作痛
		偏低	向下压迫于大肠之上，容易被邪气所伤
	状况	坚实	神气安定，不易被邪气所伤
		脆弱	易患消瘅病
	位置是否端正	端正	脏气和顺通畅，不易被邪气所伤
		偏斜	易患胀满病

肾脏的不同情况	大小	小	人不易被邪气伤害
		大	易患腰痛，不能前后俯仰，人容易被邪气所伤
	位置	偏高	常引起背部、脊梁骨疼痛，使人不能前俯后仰
		偏低	容易患腰臀疼痛，不能俯仰，甚至患狐疝病
	状况	坚实	不易患腰背痛
		脆弱	容易患消瘅病并且容易被外邪所伤
	位置是否端正	端正	肾气通畅，人不易为邪气所伤
		偏斜	容易引起腰臀疼痛

【原文】

心小则安，邪弗能伤，易伤以忧；心大则忧不能伤，易伤于邪。心高则满于肺中，悗而善忘，难开以言；心下则脏外，易伤于寒，易恐以言。心坚则脏安守固；心脆则善病消瘅热中。心端正则和利难伤；心偏倾则操持不一，无守司也。

肺小则少饮，不病喘喝；肺大则多饮，善病胸痹、喉痹、逆气。肺高则上气肩息咳；肺下则居贲迫肺，善胁下痛。肺坚则不病咳上气；肺脆则苦病消瘅易伤。肺端正则和利难伤；肺偏倾则胸偏痛也。

肝小则脏安，无胁下之病；肝大则逼胃迫咽，迫咽则苦膈中，且胁下痛。肝高则上支贲切，胁悗，为息贲；肝下则逼胃，胁下空，胁下空则易受邪。肝坚则脏安难伤；肝脆则善病消瘅易伤。肝端正则和利难伤；肝偏倾则胁下痛也。

脾小则脏安，难伤于邪也；脾大则苦凑䏚而痛，不能疾行。脾高则䏚引季胁而痛；脾下则下加于大肠，下加于大肠则脏苦受邪。脾坚则脏安难伤；脾脆则善病消瘅易伤。脾端正则和利难伤，脾偏倾则善满善胀也。

肾小则脏安难伤；肾大则善病腰痛，不可以俯仰，易伤以邪。肾高则苦背膂痛，不可以俯仰；肾下则腰尻痛，不可以俯仰，为狐疝。肾坚则不病腰背痛；肾脆则善病消瘅易伤。肾端正则和利难伤；肾偏倾则苦腰尻痛也。凡此二十五变者，人之所苦常病。

从形体看五脏

黄帝问：如何才能知道五脏的大小、高低、坚脆、偏正呢？

岐伯说：肤色发红、纹理细密的人，心脏小；皮肤纹理粗疏的人，心脏大。看不见胸骨剑突的人，心脏的位置高；胸骨剑突短小，高突如鸡胸的人，心脏的位置低。胸骨剑突长的人，心脏坚实；胸骨剑突软小薄弱的人，心脏脆弱。

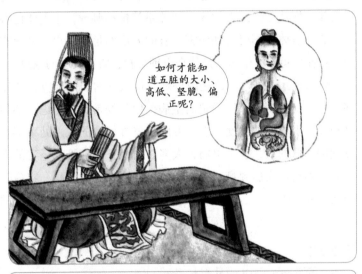

如何才能知道五脏的大小、高低、坚脆、偏正呢？

黄帝想知道五脏的大小、高低、坚脆、偏倾。

胸骨剑突直向下而不突起的人，心脏的位置端正；胸骨剑突偏向一侧的人，心脏的位置偏斜。

肤色发白、纹理细密的人，肺脏小；皮肤纹理粗疏的人，肺脏大。两肩高耸，胸部突出而咽喉内陷的人，肺脏的位置高；两腋收紧，双胁向外开张的人，肺脏的位置低。肩背部肌肉厚实的人，肺脏坚实；肩背部肌肉薄弱的人，肺脏脆弱。胸背部肌肉匀称坚厚的人，肺脏的位置端正；胸胁偏向于一侧的人，肺脏的位置偏斜。

肤色发青、纹理细密的人，肝脏小；皮肤纹理粗疏的人，肝脏大。胸部宽阔、肋骨隆起的人，肝脏的位置高；肋骨低而狭窄的人，肝脏的位置低。胸胁匀称健壮的人，肝脏坚实；肋骨柔软细弱的人，肝脏脆弱。胸腹部发育良好，比例匀称的人，肝脏的位置端正；肋骨偏斜而凸起的人，肝脏的位置偏斜。

肤色发黄、纹理细密的人，脾脏小；皮肤纹理粗疏的人，脾脏大。嘴唇上翘而外翻的人，脾脏的位置高；嘴唇下垂而弛缓的人，脾脏的位置低。嘴唇坚实的人，脾脏坚实；

嘴唇大而不坚实的人，脾脏脆弱。嘴唇充实且上下匀称端正的人，脾脏的位置端正；嘴唇不匀称，一侧偏高的人，脾脏的位置偏斜。

肤色发黑、纹理细密的人，肾脏小；皮肤纹理粗疏的人，肾脏大。双耳位置高的人，肾脏的位置高；双耳向后陷下的人，肾脏的位置低。双耳皮肉坚实的人，肾脏坚实；双耳皮肉瘦薄而不坚实的人，肾脏脆弱。两耳皮肉丰厚端正，长在下颚骨前面的人，肾脏的位置端正；两耳高低不对称，一侧偏高的人，肾脏的位置偏斜。以上各种变化情况，如果能掌握其规律，注意调养，就能保持健康，如果调理不善，以致五脏有所伤损，就会导致各种疾病的发生。

黄帝说：讲得好。但这些不是我想要问的。我想知道的是，有的人很少患病，能享尽天年，即使受到巨大的忧虑和惊恐等精神刺激，也不能侵害他，遇到严寒酷热等外邪的侵袭，身体也不会受到伤害，有的人虽然足不出户，又没有受到忧虑和惊恐的精神刺激，然而仍免不了生病，是什么道理。我想听听其中的缘故。

岐伯说：五脏六腑，是内外邪气侵入并留居的地方，请让我讲讲其中的缘故。五脏都小的人，很少因邪气侵犯而生病，但却经常劳心焦虑，多愁善忧；五脏都大的人，做事和缓，很难使他过度忧虑。五脏位置都偏高的人，处事多好高骛远而不切实际；五脏位置都偏低的人，意志柔弱，大多甘居人下。五脏都坚实的人，很少生病；五脏都脆弱的人，则经常疾病缠身。五脏都端正的人，性情和顺，容易受人喜欢；五脏位置都偏斜的人，大多居心不正，常欲图谋不轨，不能以正常人的情理来揣度，言语反复无常。

【原文】

黄帝曰：何以知其然也？

岐伯曰：赤色小理者心小，粗理者心大。无髑骬者，心高；髑骬小、短、举者，心下。髑骬长者，心下坚；髑骬弱小以薄者，心脆。髑骬直下不举者，心端正；髑骬倚一方者，心偏倾也。

白色小理者，肺小；粗理者，肺大。巨肩反膺陷喉者，肺高；合腋张胁者，肺下。好肩背厚者，肺坚；肩背薄者，肺脆。背膺厚者，肺端正；胁偏疏者，肺偏倾也。

青色小理者，肝小；粗理者，肝大。广胸反骹者，肝高；合胁兔骹者，肝下。胸胁好者，肝坚；胁骨弱者，肝脆。膺腹好相得者，肝端正；胁骨偏举者，肝偏倾也。

黄色小理者，脾小；粗理者，脾大。揭唇者，脾高；唇下纵者，脾下。唇坚者，脾坚；唇大而不坚者，脾脆。唇上下好者，脾端正；唇偏举者，脾偏倾也。

黑色小理者，肾小；粗理者，肾大。高耳者，肾高；耳后陷者，肾下。耳坚者，肾坚；耳薄而不坚者，肾脆。耳好前居牙车者，肾端正；耳偏高者，肾偏倾也。凡此诸变者，持则安，减则病也。

帝曰：善。然非余之所问也。愿闻人之有不可病者，至尽天寿，虽有深忧大恐，怵惕之志，犹不能感也，甚寒大热，不能伤也；其有不离屏蔽室内，又无怵惕之恐，然不免于病者，何也？愿闻其故。

岐伯曰：五脏六腑，邪之舍也，请言其故。五脏皆小者，少病，苦燋心，大愁忧；五脏皆大者，缓于事，难使以忧。五脏皆高者，好高举措；五脏皆下者，好出人下。五脏皆坚者，无病；五脏皆脆者，不离于病。五脏皆端正者，和利得人心；五脏皆偏倾者，邪心而善盗，不可以为人平，卒反复言语也。

脏腑与各组织之间的对应

黄帝说：我想了解一下六腑与人体其他部位的相应关系。

岐伯回答说：肺与大肠表里相合，大肠在外与皮肤相应；心与小肠表里相合，小肠在外与血脉相应；肝与胆表里相合，胆在外与筋相应；脾与胃表里相合，胃在外与肉相应；肾与三焦、膀胱表里相合，三焦、膀胱在外与腠理毫毛相应。

黄帝问：它们之间的相应关系是如何表现的呢？

岐伯说：肺与大肠相表里，并与皮肤相应。皮肤厚的人，大肠厚；皮肤薄的人，大肠薄。皮肤松弛，肚囊大的人，大肠粗松而长；皮肤紧绷的人，大肠紧而短。皮肤滑润的人，大肠通畅；皮肤干枯的人，大肠结涩而不滑利。

心脏与小肠小表里，并与血脉相应。脉在皮中，皮肤厚的人，血脉厚，血脉厚的人小肠厚；皮肤薄的人，血脉薄，血脉薄的人小肠薄；皮肤松弛的人，血脉弛缓，血脉弛缓的人小肠粗而长；皮肤薄而血脉虚弱的人，小肠细而短。各条阳经显现有屈曲现象，小肠也就会结涩不畅。

脾与胃相表里，并与肉相应。脾主肉，肌肉的凸起处坚实粗大的人，胃壁厚；肌肉的凸起处细薄的人，胃壁薄。肌肉的凸起处细小薄弱的人，胃不坚实；肌肉的凸起处与身体比例不相称的人，胃的位置较低，以致胃下口被食物压迫收束，食物不能顺利通行。肌肉的凸起处不坚实的人，胃体松弛；肌肉的凸起处没有累累相连的小颗粒的人，胃体紧敛。肌肉的凸起处有很多累累相连的小颗粒的人，胃气郁结，以致胃上口收束紧缩，饮食困难。

肝与胆相表里，并与爪甲相应。肝主筋，爪甲是筋之余，爪甲厚实发黄的人，胆囊厚；爪甲薄而发红的人，胆囊薄。爪甲坚硬而发青的人，胆紧敛；爪甲润泽而发红的人，胆弛缓。爪甲形状平直、色白而无纹理的人，胆气和顺舒畅；指甲形状畸形、色黑而多纹理的人，胆气郁结不畅。

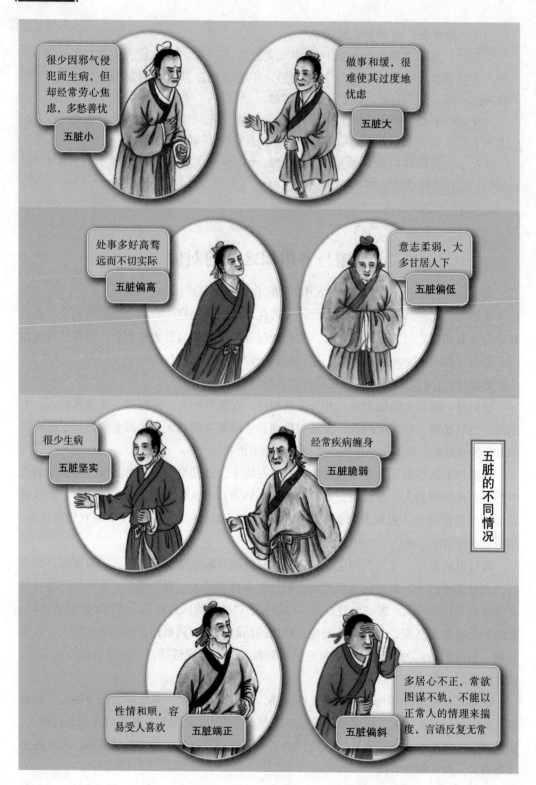

五脏的不同情况

肾与三焦和膀胱相表里，并与骨骼相应。皮肤厚实，纹理致密的人，三焦与膀胱厚实；皮肤薄弱，纹理粗疏的人，三焦与膀胱薄弱。皮肤纹理疏松的人，三焦与膀胱之气弛缓；皮肤紧绷而无毫毛的人，三焦与膀胱之气紧敛。毫毛丰润粗壮的人，三焦与膀胱之气疏畅；毫毛稀疏的人，三焦与膀胱之气郁结不畅。

黄帝说：脏腑的厚薄、好坏，既然都在形态上都有所表现，我想听您再讲一下它们各自所发生的疾病。

岐伯回答说：观察与脏腑内外相应的体表组织的情况，就可以知道脏腑的情况，从而就可以知道内脏所发生的病变。

【原文】

黄帝曰：愿闻六腑之应。

岐伯答曰：肺合大肠，大肠者，皮其应；心合小肠，小肠者，脉其应；肝合胆，胆者，筋其应；脾合胃，胃者，肉其应；肾合三焦膀胱，三焦膀胱者，腠理毫毛其应。

黄帝曰：应之奈何？

岐伯曰：肺应皮。皮厚者大肠厚，皮薄者大肠薄。皮缓，腹裹大者大肠大而长，皮急者大肠急而短。皮滑者大肠直，皮肉不相离者大肠结。

心应脉。皮厚者脉厚，脉厚者小肠厚；皮薄者脉薄，脉薄者小肠薄；皮缓者脉缓，脉缓者小肠大而长；皮薄而脉冲小者，小肠小而短。诸阳经脉皆多纡屈者小肠结。

脾应肉。肉䐃坚大者胃厚；肉䐃幺者胃薄。肉䐃小而幺者胃不坚；肉䐃不称身者胃下，胃下者下管约不利。肉䐃不坚者胃缓，肉䐃无小裹累者胃急。肉䐃多少裹累者胃结，胃结者上管约不利也。

肝应爪。爪厚色黄者胆厚，爪薄色红者胆薄。爪坚色青者胆急，爪濡色赤者胆缓。爪直色白无约者胆直，爪恶色黑多纹者胆结也。

肾应骨，密理厚皮者，三焦膀胱厚；粗理薄皮者，三焦膀胱薄。疏腠理者，三焦膀胱缓；皮急而无毫毛者，三焦膀胱急。毫毛美而粗者，三焦膀胱直；稀毫毛者，三焦膀胱结也。

黄帝曰：厚薄美恶皆有形，愿闻其所病。

答曰：视其外应，以知其内脏，则知所病矣。

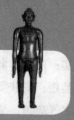

五色：面部的五色

【导读】

　　五色，即人体面部的青、赤、黄、白、黑五种色泽。本篇主要论述了以面部的五色观察疾病的问题，所以篇名"五色"。

　　本篇的主要内容包括：一、说明面色各部的气色与五脏有着密切的关系，可以根据面部色泽变化，推测脏腑疾病的深浅；二、指出五色的部位、主病以及观察方法，具体说明气色与疾病的关系。

面色与疾病

　　雷公向黄帝问道：观察面部的各种色泽的变化，仅仅是由明堂部位的颜色确定吗？我还不大明白是什么意思。

　　黄帝回答说：明堂，就是鼻部；阙，就是两眉之间的部位；庭，就是前额部；蕃，就是两颊的外侧；蔽，就是耳门的部位。以上所谈到的明堂、阙、庭、蕃、蔽这些部位的正常情况应该是端正、宽大、丰厚，远离十步之外就能看得很清楚。如果某个人有这样的面部特征，他就一定会享有百年高寿。

　　雷公问：面部五官的色泽，应当怎样辨别呢？

　　黄帝说：鼻的正常表现应当是鼻骨高挺而隆起，端正而平直。五脏在面部的相应部位，按照一定的次序排列在面部的中央，六腑在面部的相应部位列于五脏所属部位的两旁。头面的情况反映在两眉之间和前额部，心之王宫的情况反映在两目之间

观察面部的各种色泽的变化，仅仅是由明堂部位的颜色确定吗？

明堂、阙、庭、蕃、蔽这些部位都有所显露。

黄帝向雷公讲解关于面部的各种色泽变化的知识。

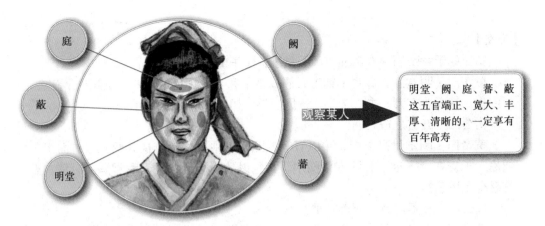

庭

阙

蔽

明堂

蕃

观察某人 → 明堂、阙、庭、蕃、蔽这五官端正、宽大、丰厚、清晰的，一定享有百年高寿

的下极。如果胸腹中的五脏安定平和，五脏真气所化生的五色就会正常地反映到面部，而不会出现患病的异常色泽。鼻部的色泽，也会明润而清朗。按照这样的方法，面部五官的色泽怎么会辨别不出来呢？

雷公问：还有不这样辨别的，能听您讲讲吗？

黄帝说：五脏的五色在面部的表现都有其固定的位置。如果在某个部位出现色泽晦暗，有陷入骨中的征象，就必定是发生了疾病。如果面部的五色，有彼此相生的征象，即使病情严重，也不会死亡。

雷公问：面部的五色所主的疾病各是什么呢？

黄帝说：青色和黑色主痛，黄色和赤色主热，白色主寒。这就是通过观察五色变化来推断疾病的情况。

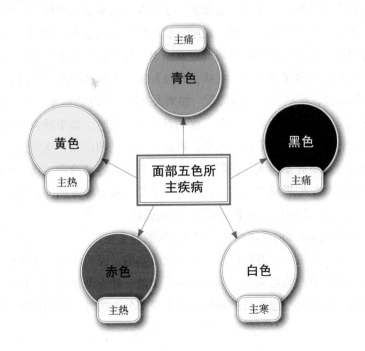

主痛

青色

黄色

主热

黑色

主痛

面部五色所主疾病

赤色

主热

白色

主寒

【原文】

雷公问于黄帝曰：五色独决于明堂乎？小子未知其所谓也。

黄帝曰：明堂者，鼻也；阙者，眉间也；庭者，颜也；蕃者，颊侧也；蔽者，耳门也。其间欲方大，去之十步，皆见于外。如是者寿，必中百岁。

雷公曰：五官之辨奈何？

黄帝曰：明堂骨高以起，平以直。五藏次于中央，六府挟其两侧。首面上于阙庭，王宫在于下极。五藏安于胸中，真色以致，病色不见。明堂润泽以清。五官恶得无辨乎？

雷公曰：其不辨者，可得闻乎？

黄帝曰：五色之见也，各出其色部。部骨陷者，必不免于病矣。其色部乘袭者，虽病甚，不死矣。

雷公曰：官五色奈何？

黄帝曰：青黑为痛，黄赤为热，白为寒。是谓五官。

疾病轻重的判断

雷公问：疾病是在逐渐加重，还是将要减轻，应当怎样判断呢？

黄帝说：疾病在人体的表里内外都可以发生，对疾病加重或减轻的推断，不但要运用色诊，还要结合脉诊。切按病人的寸口脉时，如果脉象滑、小、紧而沉，说明是阴邪侵入五脏，疾病会逐渐加重；如果人迎脉大、紧而浮，表明是阳邪侵入六腑，疾病也会逐渐加重。如果寸口脉的脉象浮而滑，说明五脏的阴邪逐渐加重，疾病会日渐加重；如果人迎脉的脉象沉而滑，说明六腑的阳邪逐渐消退，病情就会日渐好转。寸口脉的脉象沉而滑，说明五脏的阴邪逐渐亢盛，疾病会日益加重；人迎脉的脉象浮滑而盛大，说明六腑的阳邪逐渐亢盛，疾病也会日益加重。如果人迎脉和寸脉的脉象浮沉、大小都一样，说明脏腑阳邪亢盛，疾病就会难以治愈。疾病发生在五脏时，如果脉象沉而大，说明正气充足，疾病就容易治愈；如果脉象细小，就是正气不足的逆象，疾病就难以治愈。疾病发生在六腑时，如果脉象浮大，说明正气充足，疾病就容易治愈，反之就是难以治愈的逆象。人迎脉的脉象如果盛大坚实，表明是因感受寒邪而导致的外感病；寸口脉的脉象如果盛大坚实，表明是因饮食不节制而导致的内伤病。

雷公问：如何根据面部的色泽变化来判断疾病的轻重呢？

黄帝说：面部色泽明亮，说明病轻；色泽沉滞晦暗，说明病重。如果病色从下向上蔓延，病情就逐渐加重；病色从上向下，像云雾消散一样逐渐消退的，疾病将痊愈。五色在面部的表现，各有其相应的脏腑部位，整个面部分为内外，内部归属五脏，外部归

五色的变化与治疗方法

五色的变化	疾病发生的部位	影响的部位	治疗方法
从外部发展到内部	六腑	五脏	先治六腑，后治五脏
从内部发展到外部	五脏	六腑	先治五脏，后治六腑

属六腑。如果五色的变化是从外部开始，逐渐发展到内部，则疾病的发生，是从六腑开始，而逐渐影响到五脏；如果五色的变化从内部开始，逐渐发展到外部，疾病则是从五脏开始，逐渐影响到六腑。疾病由五脏影响到六腑的，应当首先治疗五脏，然后治疗六腑。如果违背这个原则，疾病就会加重。疾病由六腑影响到五脏的，应当首先治疗六腑，然后治疗五脏。违背这个原则，疾病也会加重。如果脉象滑大，或是脉代而长，说明是邪气从外侵袭人体。如果出现目有所见的幻视和有厌恶之感的神志异常，

面部色泽变化与疾病的轻重

面部的色泽变化	疾病的轻重
色泽明亮	病轻
色泽沉滞晦暗	病重
病色从下向上蔓延	病情逐渐加重
病色从上向下逐渐消退	将痊愈

则是由阳邪侵入阳分而阳气过盛引起的，治疗时根据前面所述的原则灵活变通，疾病就会痊愈。

雷公问：我听说，风邪是引发各种疾病的起因；气血逆乱的痹证、厥证，是由寒邪和湿邪引起的。从面部色泽上应当怎样进行辨别呢？

黄帝说：这应当通过观察两眉间的色泽来辨别，色泽浮露浅薄的是风邪引起的病变；色泽沉滞晦浊的是痹证；病色出现在面的下部，则是厥证。这是一般规律。总的来说，就是要根据面部色泽的变化来推断疾病。

雷公问：有的人没有出现疾病的征象而突然死亡，应当怎样预知呢？

黄帝说：这是由于暴烈的邪气乘人体正气虚弱之时侵入脏腑，虽然没有明显的疾病征象，也会导致突然死亡。

雷公问：病情稍微好转而突然死亡的，应当怎样预知呢？

黄帝说：两侧颧骨如果出现拇指大小的赤色，即使疾病稍微好转，病人也会突然死亡；天庭部位如果出现拇指大小的黑色，虽然没有明显的疾病征象，病人也会突然死亡。

【原文】

雷公曰：病之益甚，与其方衰，如何？

黄帝曰：外内皆在焉。切其脉口滑小紧以沉者，病益甚，在中；人迎气大紧以浮者，其病益甚，在外。其脉口浮滑者，病日进；人迎沉而滑者，病日损。其脉口滑以沉者，病日进，在内；其人迎脉滑盛以浮者，其病日进，在外。脉之浮沉及人迎与寸口气小大等者，病易已。病之在脏，沉而大者，易已，小为逆；病在腑，浮而大者，其病易已。人迎盛坚者，伤于寒；气口盛坚者，伤于食。

雷公曰：以色言病之间甚，奈何？

黄帝曰：其色粗以明，沉夭者为甚。其色上行者，病益甚，其色下行，如云彻散者，病方已。五色各有藏部，有外部，有内部也。色从外部走内部者，其病从外走内；其色从内走外者，其病从内走外。病生于内者，先治其阴，后治其阳。反者益甚。其病生于阳者，先治其外，后治其内。反者益甚。其脉滑大以代而长者，病从外来。目有所见，志有所恶，此阳气之并也，可变而已。

雷公曰：小子闻风者，百病之始也；厥逆者，寒湿之起也。别之奈何？

黄帝曰：常候阙中，薄泽为风，冲浊为痹，在地为厥。此其常也。各以其色言其病。

雷公曰：人不病卒死，何以知之？

黄帝曰：大气入于脏腑者，不病而卒死矣。

雷公曰：病小愈而卒死者，何以知之？

黄帝曰：赤色出两颧，大如母指者，病虽小愈，必卒死。黑色出于庭，大如母指，必不病而卒死。

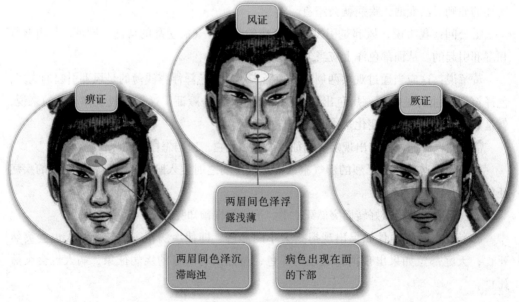

风证

两眉间色泽浮露浅薄

痹证

两眉间色泽沉滞晦浊

厥证

病色出现在面的下部

面色变化与病人死亡时间的预知

雷公拜了两拜说：讲得好啊！上面所说的突然死亡的人，能预测死亡的日期吗？

黄帝说：通过观察面部色泽的变化，就可以推测出病人突然死亡的时间。

雷公说：讲得好啊！我想听您详尽地谈一谈。

黄帝说：脏腑、肢体与面部各个部位的对应关系是：天庭部位，反映头面的状况；眉心的上部，反映咽喉的状况；两眉之间，反映肺的状况；两目之间，反映心的状况；两目之间正下方的鼻柱部位，反映肝的状况；肝所主部位的左边，反映胆的状况；从鼻柱以下的鼻头，反映脾的状况；挟鼻头而略上的部位，反映胃的状况；面颊的中央部位，反映大肠的状况；挟大肠所主部位的外侧部位，反映肾的状况；在身体上，肾与脐正相对，所以肾所主部位的下方，反映脐的状况；鼻头的外侧上方，反映小肠的状况；鼻头下方的人中沟部位，反映膀胱和子宫的状况；两颧，反映肩部的状况；两颧的外侧，反映臂的状况；臂所主部位的下方，反映手的状况；内眼角的上方，反映胸部和乳房的状况；面颊外侧耳边的直上的部分，反映背的状况；沿着颊车向下，反映大腿的状况；上下牙床中间的部位，反映膝的状况；膝所主部位的下方，反映小腿的状况；小腿所主部位的下方，反映足的状况；口角的大纹处，反映大腿内侧的状况；面颊下方曲骨的部位，反映膝部膑骨的状况。以上就是五脏六腑和肢体在面部的对应部位，五脏六腑和肢体发生病变，在相应的部位便会出现色泽的异常变化，全身内外各部分在面部所主的位置确定后，就能够正确地诊断疾病了。在治疗时，阴衰而导致阳盛的，应当补阴以和阳；阳衰而导致阴盛者，则应当助阳以和阴。能够明确人体内外各部与面部位置的关系和阴阳盛衰状况，辨证治疗就一定会恰当。面部左右是阴阳升降的道路，所以辨别色泽在面部左右上下的移动，就能了解阴阳盛衰的变化规律。男子和女子面部色泽上下移动的顺逆

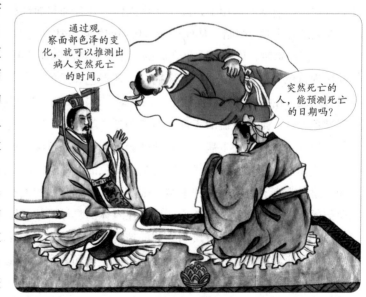

通过观察面部色泽的变化，就可以推测出病人突然死亡的时间。

突然死亡的人，能预测死亡的日期吗？

黄帝向雷公详细讲解通过观察面部色泽变化来推测病人突然死亡的时间的相关知识。

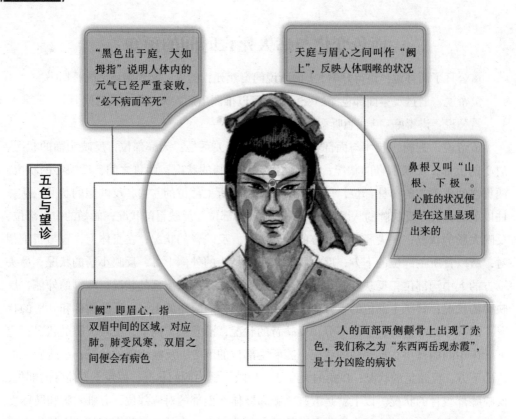

"黑色出于庭，大如拇指"说明人体内的元气已经严重衰败，"必不病而卒死"

天庭与眉心之间叫作"阙上"，反映人体咽喉的状况

五色与望诊

鼻根又叫"山根、下极"。心脏的状况便是在这里显现出来的

"阙"即眉心，指双眉中间的区域，对应肺。肺受风寒，双眉之间便会有病色

人的面部两侧颧骨上出现了赤色，我们称之为"东西两岳现赤霞"，是十分凶险的病状

是不同的：男子左为逆，右为顺；女子右为逆，左为顺。所以说，必须了解男女阴阳属性的规律。在色诊的运用上，除了明确人体内外各部与面部相应位置的关系外，还应审察面部色泽的明润与晦暗，从而诊断出疾病的轻重好坏，这样才能称为高明的良医。

面色沉滞晦暗，说明是在里在脏的病变；面色浮露而鲜明，说明是在外在腑的病变。面部呈现黄色和赤色，说明患有风病；呈现青色和黑色，说明患有痛证；呈现白色，说明患有寒证。在疮疡等外科疾病中，面部局部色泽黄润，软如脂膏，是将要化脓的表现；局部颜色深红，是有瘀血的表现。疼痛剧烈，就会出现肢体拘挛；寒邪很重，则会出现皮肤麻痹不仁。人体发生病变，面部就会出现相应的色泽，通过查看五种色泽的或浮或沉，就能知道疾病的或深或浅。通过观察面色的润泽与晦暗，就能推测疾病预后的或好或坏。通过观察五色的散开和聚结，则能了解病程时间的或长或短。通过观察五色出现在面部的上下位置，就能判断疾病发生在身体的具体部位。医生如果聚精会神地分析面部色泽的变化，就可以了解疾病之前的情况和当前的发展变化。因此，如果不细致入微地观察面部色泽的变化，就会连病人面色的正常和异常都不能分辨清楚。只有专心致志地分析研究，毫不分神，才能知道疾病的过去和目前的情况。面色不呈现应有的明润，反而显得沉滞晦暗，就表明病情很严重。面色虽然不明润光泽，但是没有沉滞晦暗现象的，就表明病情不是很重。面部色泽散漫，不聚合在固定的部位，则病邪也会逐渐消散；

病邪消散后，即使会因气滞不通而引起疼痛，也不会形成积聚之类的病变。

肾脏的邪气侵犯心脏，是因为心脏先有了疾病，肾脏的邪气得以乘虚侵入心脏，此时肾所主的黑色会出现在面部心所主的两目间的部位上。一般来说，发生疾病后，如果病色不出现在本脏所主的部位，都可以以此类推。

男子病色出现在鼻头上，就会发生小腹疼痛，向下牵引睾丸也会发生疼痛。如果病色出现在人中沟上，就会发生阴茎疼痛。病色出现在人中沟上部则表现为阴茎根部疼痛，出现在人中沟下部则表现为阴茎头部疼痛。这些都属于狐疝、阴囊肿大之类的疾病。

女子病色出现在鼻头上，表明膀胱和子宫有病变。病色散漫不收，就会发生气滞引起的疼痛；病色集聚不散，说明是血液凝结而形成积聚。积聚有的是方形的，有的是圆形的，有的在左边，有的在右边，都和病色的在面部显现的形状相一致。如果病色随之下移到唇部，则表明患有自淫、带下污浊等疾病。如果面色润泽，好像脂膏一样，则是暴饮暴食或食用了不洁之物所引起的疾病。

面部的病色与疾病发生的人体部位是一致的，病色出现在左侧，就表明左侧有病；病色出现在右侧，说明是右侧有病。面部出现病色，聚结不散或散而不正，则表明与病色呈现部位相对应的人体部位出现了疾病。所谓"五色"，就是青色、黑色、赤色、白色、黄色。在正常情况下，色泽深浅适中而充满，分别表现在各自的部位上。如果人体各部发生病变，色泽会发生变化，如果赤色不出现在心脏所主的部位，而是出现在鼻头，

鼻穴与身体的对应

诊断疾病时，观察鼻部周围颜色的变化是其中重要一环，要想诊断准确，首先必须明确鼻部不同穴位与身体的对应关系。图中左侧穴位与右侧相同。

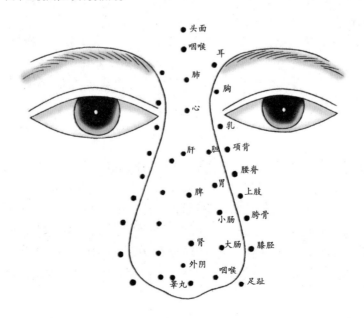

像榆荚一样大小，表明疾病在近几天内就会发生。病色的形状，上部呈尖锐状，表明头面部正气虚弱，邪气有向上发展的趋势；下部呈尖锐状，则表明身体下部正气虚弱，邪气有向下发展的趋势；如果左侧或右侧呈尖锐状，其病邪发展趋向的推断原则与上部和下部的诊断方法一致。把面部的五色同人体的五脏对应起来的关系是，青色属肝，赤色属心，白色属肺，黄色属脾，黑色属肾。同时，人体的五脏与外部形体组织的对应关系是，肝与筋相合，心与脉相合，肺与皮相合，脾与肉相合，肾与骨相合，由此人体的外部组织也分别同五色相应。

【原文】

雷公再拜曰：善哉！其死有期乎？

黄帝曰：察色以言其时。

雷公曰：善乎！愿卒闻之。

黄帝曰：庭者，首面也；阙上者，咽喉也；阙中者，肺也；下极者，心也；直下者，肝也；肝左者，胆也；下者，脾也；方上者，胃也；中央者，大肠也；挟大肠者，肾也；当肾者，脐也；面王以上者，小肠也；面王以下者，膀胱、子处也；颧者，肩也；颧后者，臂也；臂下者，手也；目内眦上者，膺乳也；挟绳而上者，背也；循牙车以下者，股也；中央者，膝也；膝以下者，胫也；当胫以下者，足也；巨分者，股里也；巨屈者，膝膑也。此五藏六府肢节之部也，各有部分。有部分，用阴和阳，用阳和阴。当明部分，万举万当。能别左右，是谓大道。男女异位，故曰阴阳。审察泽夭，谓之良工。

沉浊为内，浮泽为外。黄赤为风，青黑为痛，白为寒。黄而膏润为脓，赤甚者为血。痛甚为挛，寒甚为皮不仁。五色各见其部，察其浮沉，以知浅深。察其泽夭，以观成败。察其散抟，以知远近。视色上下，以知病处。积神于心，以知往今。故相气不微，不知是非。属意勿去，乃知新故。色明不粗，沉夭为甚，不明不泽，其病不甚。其色散，驹驹然，未有聚；其病散而气痛，聚未成也。

肾乘心，心先病，肾为应。色皆如是。

男子色在于面王，为小腹痛，下为卵痛。其圜直为茎痛。高为本，下为首。狐疝㿉阴之属也。

女子在于面王，为膀胱、子处之病。散为痛，抟为聚。方员左右，各如其色形。其随而下至胝为淫。有润如膏状，为暴食不洁。

左为左，右为右。其色有邪，聚散而不端。面色所指者也。色者，青、黑、赤、白、黄，皆端满有别乡。别乡赤者，其色赤，大如榆荚，在面王为不日。其色上锐，首空上向，下锐下向，在左右如法。以五色命藏，青为肝，赤为心，白为肺，黄为脾，黑为肾。肝合筋，心合脉，肺合皮，脾合肉，肾合骨也。

论勇：勇怯的分别

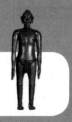

【导读】

　　本篇主要论述了忍痛与勇怯的产生机理、外在表现，脏腑的相应变化，及其在诊断和治疗上的意义，因为以讨论勇怯之士的内容为主，故以"论勇"名篇。

　　本篇的核心观点是：人的勇怯与忍痛的耐受力之间没有必然的联系，但与人的先天禀赋有关。此外，文章开篇还对人体的不同体质类型对四时虚邪贼风的耐受力进行了论述。

　　黄帝向少俞问道：假如有几个人在这里，他们的行为举止一样，同时行走或是站立，年龄大小相通，所穿衣服的厚薄也相同，突然遇到狂风暴雨等异常气候变化，结果有的人会生病，有的人不会生病，有时都会生病，有时都不会生病，这是什么原因呢？

　　少俞说：您想先了解哪方面的情况呢？

　　黄帝说：所有问题我都想知道。

　　少俞说：春季当令的是温风，夏季是热风，秋季是凉风，冬季是寒风。因为四季之风的性质不同，所以人们在不同季节分别感受不同风邪，发生的疾病就会有不同的症状。

　　黄帝问：四季不同的风邪分别侵袭人体，病人感受风邪而发病的情况是怎样的呢？

当他们突然遇到狂风暴雨等异常气候变化时，有的人会生病，有的人不会生病，有时都会生病，有时都不会生病

假如有四个人，行为举止、年龄大小、所穿衣服都一样。

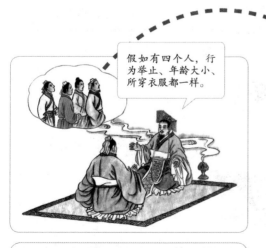

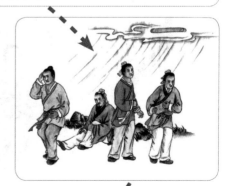

这是因为四季之风的性质不同，春季是温风，夏季是热风，秋季是凉风，冬季是寒风。所以，人们感受风邪的季节和感受的风邪都不一样，发生疾病的症状就会不一样

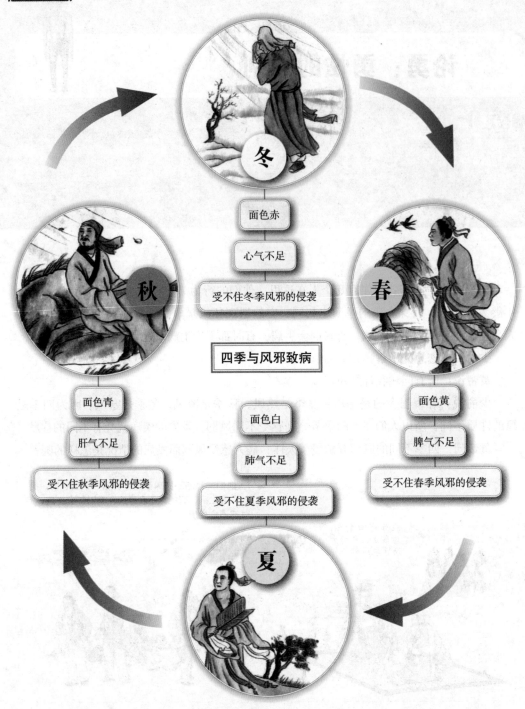

冬

面色赤

心气不足

受不住冬季风邪的侵袭

秋

春

四季与风邪致病

面色青

面色白

面色黄

肝气不足

肺气不足

脾气不足

受不住秋季风邪的侵袭

受不住夏季风邪的侵袭

受不住春季风邪的侵袭

夏

　　少俞说：面色黄，皮肤薄而肌肉柔弱的人，脾气不足，经受不住春季风邪的侵袭；面色白，皮肤薄而肌肉柔弱的人，肺气不足，经受不住夏季风邪的侵袭；面色青，皮肤薄而肌肉柔弱的人，肝气不足，经受不住秋季风邪的侵袭；面色赤，皮肤薄而肌肉柔弱的人，心气不足，经受不住冬季风邪的侵袭。

黄帝问：面色黑的人不会感受风邪而发生疾病吗？

少俞说：面色黑而皮肤厚实、肌肉坚实的人，肾气充盛，就不会因遭受四季风邪的侵袭而受伤。如果皮肤薄而肌肉不坚实，面色又不是始终呈现黑色，到了长夏的季节，就会感受风邪而发生疾病。如果是皮肤厚而肌肉坚实的人，即使在长夏遇到风邪的侵袭，也不会发生疾病。皮肤厚而肌肉坚实的人，必定是既有寒邪侵入体内，又在外感受风邪，外邪与内邪同时发生，才会生病。

黄帝说：讲得好。

【原文】

黄帝问于少俞曰：有人于此，并行并立，其年之长少等也，衣之厚薄均也，卒然遇烈风暴雨，或病或不病，或皆病，或皆不病，其故何也？

少俞曰：帝问何急？

黄帝曰：愿尽闻之。

少俞曰：春青风，夏阳风，秋凉风，冬寒风。凡此四时之风者，其所病各不同形。

黄帝曰：四时之风，病人如何？

少俞曰：黄色薄皮弱肉者，不胜春之虚风；白色薄皮弱肉者，不胜夏之虚风；青色薄皮弱肉者，不胜秋之虚风；赤色薄皮弱肉者，不胜冬之虚风也。

黄帝曰：黑色不病乎？

少俞曰：黑色而皮厚肉坚，固不伤于四时之风。其皮薄而肉不坚，色不一者，长夏至而有虚风者，病矣。其皮厚而肌肉坚者，长夏至而有虚风，不病矣。其皮厚而肌肉坚者，必重感于寒，外内皆然，乃病。

黄帝曰：善。

性格对抵抗疾病能力的影响

黄帝说：人体能否忍受疼痛，并不是根据性格勇敢与怯懦来区分的。有些性格勇敢而不能忍受疼痛的人，遇到危难时可以挺身而出、勇往直前，可是遇到疼痛时就会退缩不前；有些性格怯懦而能忍受疼痛的人，听到危难的事情就惊恐不安，遇到疼痛却能忍受而坚持不动。有些性格勇敢而又能忍受疼痛的人，遇到危难不会恐惧，碰到疼痛也能忍受；有些性格怯懦又不能耐受疼痛的人，遇到危难和疼痛，就吓得头晕眼花，连话也不敢说，心惊胆颤，呼吸急促，面色大变，贪生怕死。我看到过这些情况，但是不知是什么原因，想听您讲讲其中的道理。

　　少俞说：人能否忍受疼痛，取决于皮肤的厚与薄，肌肉的坚实与脆弱，松缓与紧密的不同，并不是性格的勇敢和怯懦能够说明的。

　　黄帝说：我想知道人体性格的勇敢和怯懦，会有什么样的不同表现。

　　少俞说：勇敢的人，两目深邃而目光坚定，眉毛竖起而长直，皮肤肌肉的纹理是横向的，心脏端正而向下垂直，肝脏大而坚实，胆囊充盈而盛满。这种人发怒时，怒气充满胸中而胸廓张大，肝气上升而胆气横溢，眼睛瞪得很大，目光逼人，毛发竖起，面色铁青，这就是性格勇敢之人的内在和外在特点。

　　黄帝问：性格怯懦的人有什么样的特点呢？

　　少俞说：怯懦的人，眼睛虽然很大却不深邃坚定，阴阳气血不协调，皮肤肌肉的纹理是竖向的，胸骨剑突短小，肝系松弛，胆囊不充盈，肠胃不强健，胁下空软而肝气不能充满。这种人即使发怒，怒气也不能充满胸中，肝肺虽然因怒气而暂时上举，但不能持久，而是随着怒气的衰减，肝肺又重新下垂，所以不能长时间地发怒，这就是性格怯懦之人的内在和外在特点。

　　黄帝问：怯懦的人喝了酒以后，发怒时与勇敢的人相似，是哪些脏腑发挥作用使他这样呢？

　　少俞说：酒是水谷的精华，是由谷类酿造而成的液体，性质迅猛滑利。酒入胃后使胃胀大，气机上逆，充

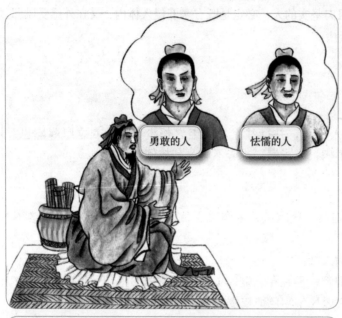

勇敢的人与怯懦的人的区别是，勇敢的人两目深邃而目光坚定，怯懦的人眼大目光却不深邃坚定。

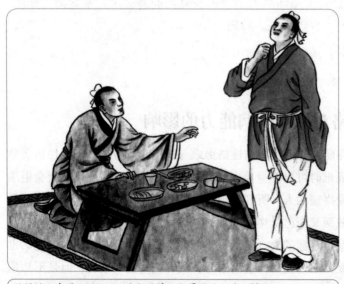

怯懦的人在喝了酒之后，发怒的情形与勇敢的人是一样的。

满胸部，使肝气盛且浮动，胆气壮且横溢。因此，胆怯之人饮酒后，行为固然与勇敢的人差不多，但是等到酒醒气衰以后，就会回复原来的怯懦状态，并且反而会对自己的冲动行为感到懊悔。这种人饮酒后的表现虽然与勇敢的人非常相似，看上去与真正的勇士差不多，但其原因是酒在体内发生作用，所以称为"酒悖"。

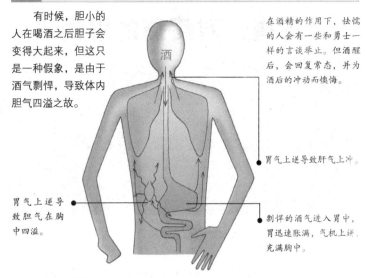

怯懦的人酒后会变勇敢

有时候，胆小的人在喝酒之后胆子会变得大起来，但这只是一种假象，是由于酒气剽悍，导致体内胆气四溢之故。

在酒精的作用下，怯懦的人会有一些和勇士一样的言谈举止。但酒醒后，会回复常态，并为酒后的冲动而懊悔。

胃气上逆导致肝气上冲。

胃气上逆导致胆气在胸中四溢。

剽悍的酒气进入胃中，胃迅速胀满，气机上逆充满胸中。

【原文】

黄帝曰：夫人之忍痛与不忍痛，非勇怯之分也。夫勇士之不忍痛者，见难则前，见病则止；夫怯士之忍痛者，闻难则恐，遇痛不动。夫勇士之忍痛者见难不恐，遇痛不动；夫怯士之不忍痛者，见难与痛，目转而盼，恐不能言，失气惊，颜色变化，乍死乍生。余见其然也，不知其何由，愿闻其故。

少俞曰：夫忍痛与不忍痛者，皮肤之薄厚，肌肉之坚脆缓急之分也，非勇怯之谓也。

黄帝曰：愿闻勇怯之所由然。

少俞曰：勇士者，目深以固，长衡直扬，三焦理横，其心端直，其肝大以坚，其胆满以傍，怒则气盛而胸张，肝举而胆横，眦裂而目扬，毛起而面苍，此勇士之由然者也。

黄帝曰：愿闻怯士之所由然。

少俞曰：怯士者，目大而不减，阴阳相失，三焦理纵，髑骺短而小，肝系缓，其胆不满而纵，肠胃挺，胁下空。虽方大怒，气不能满其胸，肝肺虽举，气衰复下，故不能久怒，此怯士之所由然者也。

黄帝曰：怯士之得酒，怒不避勇士者，何藏使然?

少俞曰：酒者，水谷之精，熟谷之液也，其气慓悍，其入于胃中，则胃胀，气上逆，满于胸中，肝浮胆横。当是之时，固比于勇士，气衰则悔。与勇士同类，不知避之，名曰酒悖也。

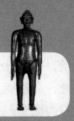

论痛：对疼痛的忍受力

【导读】

　　本篇以疼痛为论述的主题，所以篇名"论痛"。

　　本篇的主要内容有：一、说明人的体质有筋骨强弱、肌肉坚脆、皮肤厚薄、腠理疏密的差别，因而对针刺、灸火疼痛和药物作用的耐受力也各不相同，因此在治疗时，要因人制宜，恰当地施针用药，这样才能各得其当，避免事故；二、说明疾病痊愈的难易与病证属性的寒热有密切关系。

不同人群对疼痛的忍受力

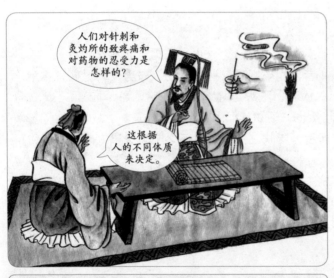

少俞说，因为体质的差异，人们对疼痛和药物的忍受力是不一样的。

　　黄帝向少俞问道：人体筋骨的强与弱，肌肉的坚与脆，皮肤的厚与薄，腠理的疏与密，都各不相同，他们对针刺和灸灼所致疼痛的忍受力是怎样的呢？另外，肠胃的厚与薄、坚与脆也不一样的人，他们对药物的忍受力又是怎样的呢？希望听您详尽地讲一讲。

　　少俞回答说：骨骼强健、筋柔软、肌肉舒缓、皮肤厚实的人，对疼痛的忍受力强，所以对针刺和艾火灸灼所致的疼痛也有着较强的忍受力。

　　黄帝问：如何知道哪些人能忍受艾火灼烧引起的疼痛呢？

　　少俞回答说：除以上所说的体格特征外，还有皮肤色黑而且骨骼强劲健美特征的人，能忍受火灼引起的疼痛。

　　黄帝问：如何知道哪些人不能忍受针刺所致的疼痛呢？

　　少俞说：肌肉坚硬而皮肤薄脆的人，不能忍受针刺的疼痛，也不能忍受火灼所致的疼痛。

　　黄帝问：人们患病，有时是同时得了某种疾病，但有的人容易痊愈，有的人则难以

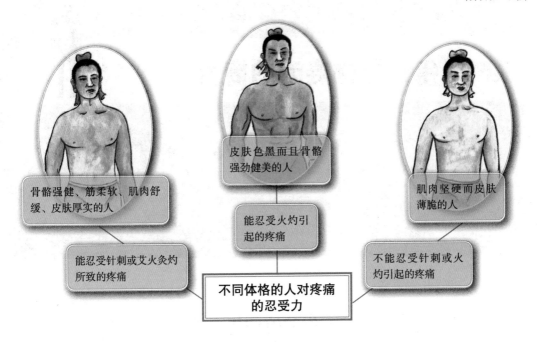

骨骼强健、筋柔软、肌肉舒缓、皮肤厚实的人

能忍受针刺或艾火灸灼所致的疼痛

皮肤色黑而且骨骼强劲健美的人

能忍受火灼引起的疼痛

肌肉坚硬而皮肤薄脆的人

不能忍受针刺或火灼引起的疼痛

不同体格的人对疼痛的忍受力

痊愈，这是什么原因呢？

少俞说：在相同的时间得了一样的疾病，身体多热而阳气隆盛的人，容易痊愈；身体多寒而阳气虚弱的人，则难以痊愈。

黄帝问：怎样判断人对药物忍受力的强弱呢？

少俞说：胃功能强健，皮肤色黑，骨骼粗壮，肌肉肥厚的人，对药物的忍受力强；形体消瘦而胃功能较弱的人，对药物的忍受力则弱。

【原文】

黄帝问于少俞曰：筋骨之强弱，肌肉之坚脆，皮肤之厚薄，腠理之疏密，各不同，其于针石火焫之痛何如？肠胃之厚薄坚脆亦不等，其于毒药何如？愿尽闻之。

少俞曰：人之骨强、筋弱、肉缓、皮肤厚者耐痛，其于针石之痛，火焫亦然。

黄帝曰：其耐火焫者，何以知之？

少俞答曰：加以黑色而美骨者，耐火焫。

黄帝曰：其不耐针石之痛者，何以知之？

少俞曰：坚肉薄皮者，不耐针石之痛，于火焫亦然。

黄帝曰：人之病，或同时而伤，或易已，或难已，其故何如？

少俞曰：同时而伤，其身多热者易已，多寒者难已。

黄帝曰：人之胜毒，何以知之？

少俞曰：胃厚、色黑、大骨及肥骨者，皆胜毒；故其瘦而薄胃者，皆不胜毒也。

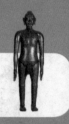

天年：影响寿夭的因素

【导读】

　　天年，即天赋之年，人自然应有的寿命。本篇内容主要围绕人的寿夭问题展开，所以篇名"天年"。

　　本篇的主要内容：一是说明人体胚胎的发育过程，强调神气是人的生存根本；二是论述人从出生到衰老各个阶段的生理、体态和性格特点变化，并指出寿命长短与气血盛衰和脏腑强弱有关；三是说明人不能长寿的原因和表现。

生命的产生

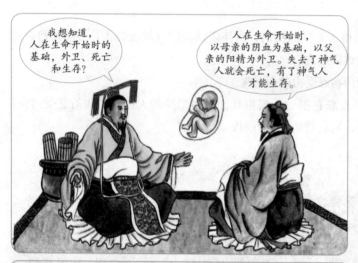

我想知道，人在生命开始时的基础，外卫、死亡和生存？

人在生命开始时，以母亲的阴血为基础，以父亲的阳精为外卫。失去了神气人就会死亡，有了神气人才能生存。

黄帝向岐伯请教人的生命基础、外卫和生死的相关知识。

　　黄帝向岐伯问道：我想知道，人在生命开始时，是以什么作为基础，以什么作为外卫的呢？失去什么就会死亡？得到什么才能生存呢？

　　岐伯回答说：人在生命开始时，以母亲的阴血为基础，以父亲的阳精为外卫，由父精母血结合而产生神气才有了生命活力。失去了神气人就会死亡，有了神气才能维持生命。

　　黄帝问：什么是神气呢？

　　岐伯说：在母体里，随着胎儿的渐渐发育，直到血气调和，营气卫气运行通畅，五脏形成之后，就产生了神气。神气产生之后，潜藏于心，魂魄都具备了，这才能成为一个健全完备的人。

　　黄帝说：人的寿命长短各不相同，有年轻夭亡的，有年老长寿的，有突然死亡的，有患病很久的，希望听听其中的道理。

　　岐伯说：五脏形质坚固，血脉调和顺畅。肌肉润滑通利，皮肤坚固致密。营气与卫气的运行不失其常度。呼吸均匀徐缓，全身的经气有规律地运行。六腑能够正常地消化食物，并使津液能布散到周身各处。如果以上各方面都能健全正常，寿命就能够长久。

黄帝问：有些人可享寿百岁才会死亡，怎样才能如此长寿呢？

岐伯说：长寿的人，鼻孔和人中沟深而长，

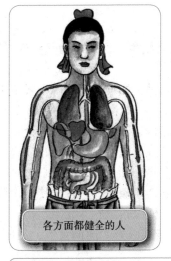

各方面都健全的人

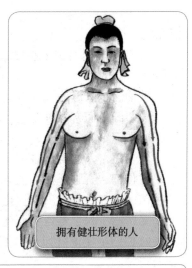

拥有健壮形体的人

以上两种人都是长寿之人。

面部的颊侧及下颌等位置的骨骼高厚而方正，营气与卫气的循行畅通无阻，面部的三庭耸起而不平陷，骨骼高起，肌肉丰满。拥有这种健壮的形体，人就能活到百岁而终其天年。

《内经》对生命的解释

《内经》认为，生命的产生以母亲的血和父亲的精为基础来获得神气。这和现代科学认为的精卵结合产生生命的观点是一致的。

神气是生命存在的基础，得之则生，失之则死。

母 —— 血 —→ 神 ←— 精 —— 父

母亲的血是生命形成的基础。

父亲的精是生命形成的保障。

血与精结合，又秉受天地之气，就产生了神气（生命）。

【原文】

　　黄帝问于岐伯曰：愿闻人之始生，何气筑为基？何立而为楯？何失而死？何得而生？

　　岐伯曰：以母为基，以父为楯。失神者死，得神者生也。

　　黄帝曰：何者为神？

　　岐伯曰：血气已和，荣卫已通，五脏已成，神气舍心，魂魄毕具，乃成为人。

　　黄帝曰：人之寿夭各不同，或夭或寿，或卒死，或病久，愿闻其道。

　　岐伯曰：五脏坚固，血脉和调。肌肉解利，皮肤致密。营卫之行，不失其常。呼吸微徐，气以度行。六腑化谷，津液布扬。各如其常，故能长久。

　　黄帝曰：人之寿百岁而死，何以致之？

　　岐伯曰：使道隧以长，基墙高以方。通调营卫，三部三里起。骨高肉满，百岁乃得终。

人体血气的盛衰规律

　　黄帝问：人的血气盛衰，以及从生到死整个过程的情况，可以讲给我听听吗？

　　岐伯说：人生长到十岁的时候，五脏开始发育到一定的健全程度，血气的运行已经畅通，人体发育的根源为肾脏之精气，精气由下部朝上运行，所以喜欢行走跑动。人到二十岁的时候，血气开始充盛，肌肉也开始发达，所以行动更为敏捷，走路也快。人到三十岁的时候，五脏已经发育健全，全身的肌肉坚固，血气充盛，所以步履稳重，爱好从容不迫地缓步行走。人到四十岁的时候，五脏六腑和十二经脉都已完全发育良好，已经到了不能再继续生长的稳定状态。从此时起，腠理开始疏松，颜面的荣华之色逐渐衰落，鬓发开始花白，精气由平定盛满已到了不能再向上发展的阶段，精力已不十分充沛，所以好坐。人到五十岁的时候，肝气开始衰退，肝叶变得薄弱，胆汁也减少，所以两眼开始有昏花不明的感觉。人到六十岁的时候，心气开始衰弱，会经常忧愁悲伤，血气衰弱，运行不利，形体懒惰，所以喜好躺卧。人到七十岁的时候，脾气亏损虚弱，皮肤干枯。人到八十岁的时候，肺气衰弱，不能藏魄，以致魄离散，言语也经常发生错误。人到九十岁的时候，肾气枯竭，其他肝、心、脾、肺四脏经脉的血气也都已空虚。人到百岁的时候，五脏及其经脉都已空虚，五脏所藏的神气都消失了，这时，就只留下形骸存在而死亡了。

　　黄帝问：有些人不能享尽自然应有的寿命就死亡了，这是为什么呢？

　　岐伯说：这样的人，五脏不坚固，鼻孔和人中沟不深长；鼻孔向外开张着，呼吸急促；或者是面部的骨骼瘦小，脉管薄弱，脉中血少而不充盈，肌肉不坚实，肌腠松弛；

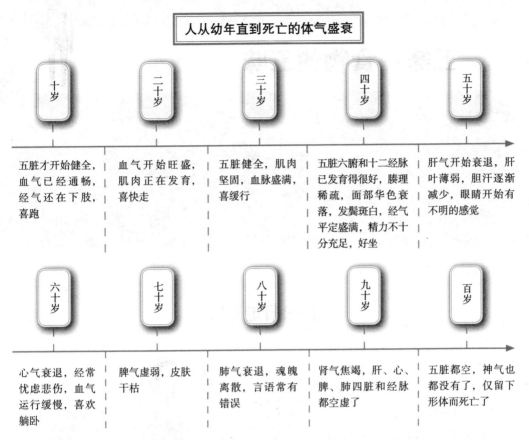

人从幼年直到死亡的体气盛衰

十岁

五脏才开始健全，血气已经通畅，经气还在下肢，喜跑

二十岁

血气开始旺盛，肌肉正在发育，喜快走

三十岁

五脏健全，肌肉坚固，血脉盛满，喜缓行

四十岁

五脏六腑和十二经脉已发育得很好，腠理稀疏，面部华色衰落，发鬓斑白，经气平定盛满，精力不十分充足，好坐

五十岁

肝气开始衰退，肝叶薄弱，胆汁逐渐减少，眼睛开始有不明的感觉

六十岁

心气衰退，经常忧虑悲伤，血气运行缓慢，喜欢躺卧

七十岁

脾气虚弱，皮肤干枯

八十岁

肺气衰退，魂魄离散，言语常有错误

九十岁

肾气焦竭，肝、心、脾、肺四脏和经脉都空虚了

百岁

五脏都空，神气也都没有了，仅留下形体而死亡了

又多次被风寒侵袭，使血气虚弱，经脉不通利；于是外邪就容易侵入体内，与真气相攻，使其体内真气败乱，血气失常，引导病邪更加深入。因此，活至中年的时候就会死亡。

【原文】

黄帝曰：其气之盛衰，以至其死，可得闻乎？

岐伯曰：人生十岁，五脏始定，血气已通，其气在下，故好走。二十岁，血气始盛，肌肉方长，故好趋。三十岁，五脏大定，肌肉坚固，血脉盛满，故好步。四十岁，五脏六腑十二经脉，皆大盛以平定。腠理始疏，荣华颓落，发颇斑白，平盛不摇，故好坐。五十岁，肝气始衰，肝叶始薄，胆汁始减，目始不明。六十岁，心气始衰，若忧悲，血气懈惰，故好卧。七十岁，脾气虚，皮肤枯。八十岁，肺气衰，魄离，故言善误。九十岁，肾气焦，四脏经脉空虚。百岁，五脏皆虚，神气皆去，形骸独居而终矣。

黄帝曰：其不能终寿而死者，何如？

岐伯曰：其五脏皆不坚，使道不长。空外以张，喘息暴疾。又卑基墙，薄脉少血，其肉不石。数中风寒，血气虚，脉不通。真邪相攻，乱而相引。故中寿而尽也。

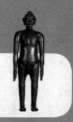

五味：食物的五味

[导读]

　　五味，指酸、苦、甘、辛、咸五种味道。本篇主要论述了五味对五脏的所入，总结出了其规律是"五味各走其所喜"，并叙述了五谷、五畜、五果、五菜的五味属性，以及五味对于五脏疾病的宜忌，所以篇名"五味"。

　　本篇所论体现了中医学"药食同源"，药物治疗与饮食疗法并重的思想，具有重要的养生指导价值。

五味归走五脏

　　黄帝问：希望听您讲讲，五谷有酸、苦、甘、辛、咸五种味道，食物进入人体后，五味如何分别进入五脏呢？

　　伯高说：胃是五脏六腑所需水谷精微汇聚的地方。饮食五谷进入人体后都要进入胃中，五脏六腑都要从胃接受水谷所化生的精微之气。食物的五味同五脏的关系，是按五味、五脏的五行属性相联系的，饮食五味分别进入各自所喜爱的脏器内。味酸的食物，首先进入肝内；味苦的食物，首先进入心内；味甘的食物，首

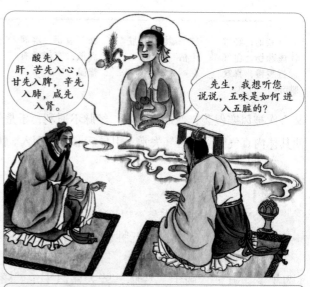

黄帝向伯高请教五谷的五味与五脏的关系。

先进入脾内；味辛的食物，首先进入肺内；味咸的食物，首先进入肾内。饮食五谷所化生的津液，在体内流行而布散全身，营气和卫气就会旺盛通畅，剩余的部分就化成糟粕，由上而下随着二便而排出体外。

　　黄帝问：营气和卫气是如何运行的呢？

　　伯高说：饮食五谷进入胃后，所化生的精微部分从胃出来而分别到达上焦和下焦，通过肺而灌溉营养五脏。水谷精微在输布于全身时，分出两条途径，其中所化生的精纯

部分是营气，在脉中运行，所化生的运行迅猛、滑利的部分是卫气，在脉外运行，这就是营气和卫气的运行道路。水谷精微的另一部分与吸入的清气结合而形成宗气，宗气不像营气、卫气一样周流全身，而主要是积聚在胸中，所以胸中也称为气海。宗气出自于肺，沿着咽喉上行，呼则出，吸则入，保证人体正常的呼吸运动。天地的精气，在体内代谢的大致情况是，宗气、营卫和糟粕三方面都输出，而另一方面又要从天地间吸入空气与摄入饮食，以补给全身营养的需要。所以，人如果半天不进饮食，就会感到气有所衰退，一天不进饮食，就会感到气少了。

【原文】

黄帝曰：愿闻谷气有五味，其入五脏，分别奈何？

伯高曰：胃者，五脏六腑之海也。水谷皆入于胃，五脏六腑皆禀气于胃。五味各走其所喜。谷味酸，先走肝；谷味苦，先走心；谷味甘，先走脾；谷味辛，先走肺；谷味咸，先走肾。谷气津液已行，营卫大通，乃化糟粕，以次传下。

黄帝曰：营卫之行奈何？

伯高曰：谷始入于胃，其精微者，先出于胃之两焦，以溉五脏。别出两行，营卫之道。其大气之抟而不行者，积于胸中，命曰气海。出于肺，循喉咽，故呼则出，吸则入。天地之精气，其大数常出三入一。故谷不入，半日则气衰，一日则气少矣。

病变部位		面色		宜食食物
肝脏		发青	甘味	
心脏		发赤	酸味	
脾脏		发黄	咸味	
肺脏		发白	苦味	
肾脏		发黑	辛味	

五脏发生病变的面色与宜食食物

449

五味与养生

黄帝问：您能给我讲讲饮食的五味吗？

伯高说：我愿意详细地讲述一下这些情况。在五谷中，粳米味甘，芝麻味酸，大豆味咸，小麦味苦，黄米味辛。在五果中，枣子味甘，李子味酸，栗子味咸，杏子味苦，桃子味辛。在五畜中，牛肉味甘，狗肉味酸，猪肉味咸，羊肉味苦，鸡肉味辛。在五菜中，葵菜味甘，韭菜味酸，豆叶味咸，野蒜味苦，大葱味辛。

五种病色所适宜服用的五味是，黄色适宜甘味，青色适宜酸味，黑色适宜咸味，赤色适宜苦味，白色适宜辛味。大凡这五种病色，分别有适宜服用的食物之味。

上述五色所适宜服用的五味，分别代表五脏病变所应选用的适宜食物。脾脏病变，宜食粳米饭、牛肉、枣、葵菜等；心脏病变，宜食麦、羊肉、杏、野蒜等；肾脏病变，宜食大豆、黄卷、猪肉、栗子、豆叶等；肝脏病变，宜食芝麻、狗肉、李子、韭菜等；肺脏病变，宜食黄米、鸡肉、桃子、葱等。

黄帝内经的配膳原则

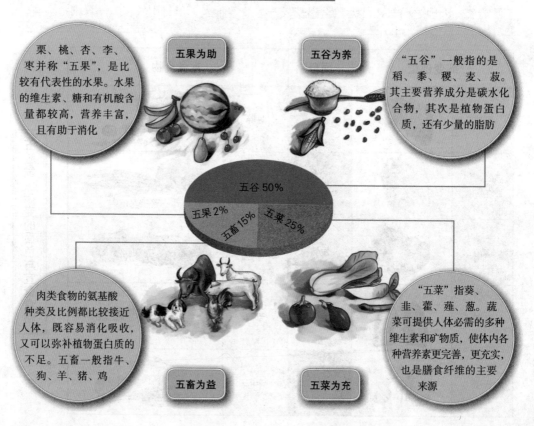

栗、桃、杏、李、枣并称"五果"，是比较有代表性的水果。水果的维生素、糖和有机酸含量都较高，营养丰富，且有助于消化

五果为助

五谷为养

"五谷"一般指的是稻、黍、稷、麦、菽。其主要营养成分是碳水化合物，其次是植物蛋白质，还有少量的脂肪

五谷 50%

五果 2%

五畜 15% 五菜 25%

肉类食物的氨基酸种类及比例都比较接近人体，既容易消化吸收，又可以弥补植物蛋白质的不足。五畜一般指牛、狗、羊、猪、鸡

五畜为益

五菜为充

"五菜"指葵、韭、藿、薤、葱。蔬菜可提供人体必需的多种维生素和矿物质，使体内各种营养素更完善，更充实，也是膳食纤维的主要来源

五脏病变的禁忌如下：肝脏病变禁忌辛味，心脏病变禁忌咸味，脾脏病变禁忌酸味，肾脏病变禁忌甘味，肺脏病变禁忌苦味。

肝脏病变面色发青，宜食甘味食物，粳米饭、牛肉、大枣、葵菜，都是甘味食物。

心脏病变面色发赤，宜食酸味食物，狗肉、芝麻、李子、韭菜，都是酸味食物。

脾脏病变面色发黄，宜食咸味食物，大豆、猪肉、栗子、豆叶，都是咸味食物。

肺脏病变面色发白，宜食苦味食物，麦、羊肉、杏、野蒜，都是苦味食物。

肾脏病变面色发黑，宜食辛味食物，黄米、鸡肉、桃子、葱等，都是辛味食物。

【原文】

黄帝曰：谷之五味，可得闻乎？

伯高曰：请尽言之。五谷：秔米甘，麻酸，大豆咸，麦苦，黄黍辛。五果：枣甘，李酸，栗咸，杏苦，桃辛。五畜：牛甘，犬酸，猪咸，羊苦，鸡辛。五菜：葵甘，韭酸，藿咸，薤苦，葱辛。

五色：黄色宜甘，青色宜酸，黑色宜咸，赤色宜苦，白色宜辛。凡此五者，各有所宜。

五宜：所言五宜者，脾病者，宜食秔米饭，牛肉枣葵；心病者，宜食麦，羊肉杏薤；肾病者，宜食大豆黄卷，猪肉栗藿；肝病者，宜食麻，犬肉李韭；肺病者，宜食黄黍，鸡肉桃葱。

五禁：肝病禁辛，心病禁咸，脾病禁酸，肾病禁甘，肺病禁苦。

肝色青，宜食甘，粳米饭、牛肉、枣、葵，皆甘。

心色赤，宜食酸，犬肉、麻、李、韭，皆酸。

脾色黄，宜食咸，大豆、豕肉、栗、藿，皆咸。

肺色白，宜食苦，麦、羊肉、杏、薤，皆苦。

肾色黑，宜食辛，黄黍、鸡肉、桃、葱，皆辛。

五味与五脏

《黄帝内经》中多次提到五味与五脏的关系，五味分别归走五脏，五脏分别有各自的喜好之味，五味又分别滋养五脏，具体内容为：

分类	五味与五脏的关系	内容出处
五味所入	酸入肝，辛入肺，苦入心，咸入胃，甘入脾。	《素问·宣明五气篇》
五脏所欲	心欲苦，肺欲辛，肝欲酸，脾欲甘，肾欲咸。	《素问·五脏生成篇》
五味所生	酸生肝，苦生心，甘生脾，辛生肺，咸生肾。	《素问·阴阳应象大论》
五味所走	酸走筋，辛走气，苦走血，咸走骨，甘走肉。	《灵枢·九针论》

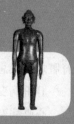

贼风：虚邪贼风的侵袭

【导读】

贼风，即四时气候异常所导致的邪气，又称外邪。本篇开篇就以贼风发问，讨论了外邪侵入人体所发生的病变，所以名为"贼风"。

本篇所论虽以贼风开篇，但主要内容却是讨论贼风之外的致病原因，如邪气滞留、跌坠瘀血、喜怒不节、饮食不调等，然后又指出精神情志因素也能致病，最后又提及了古代的祝由疗法。

外邪侵入人体所发生的病变

黄帝问：先生您曾经讲过，人体发生疾病都是贼风邪气侵袭人体而引起的。但是有些人并没有离开居住的内室，也未曾离开遮蔽严实的房屋，却突然发生疾病，这并不是没有避开贼风邪气的侵袭，这又是什么原因呢？

岐伯说：这种情况的发生，是因为平素受到到过湿邪的侵袭伤害，湿邪侵袭人体后，藏伏在血脉之中和皮肤肌肉中间，长期滞留而不能消散，或者是从高处跌落，使瘀血留滞在体内。此外，突然发生暴喜大怒的情志变动而不能节制，饮食不适宜，不能根据气候的寒热变化而调整自己的生活习惯，将导致腠理闭塞而不通畅。如果在腠理开泄时感受风寒，使血脉凝滞不通，新遭受的风寒与体内原有的邪气相互搏结，就会形成寒痹。如果因为体内有热而出汗，在出汗时，腠理疏松就容易感受风邪。即使没有受到贼风邪气的侵袭，也一定是外邪与体内原有邪气相互结合了，才会使人发生疾病。

黄帝问：先生所说的这些，都是病人自己能感觉到的。然而有的病人既没有遭受到

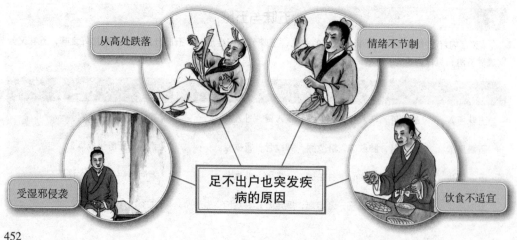

452

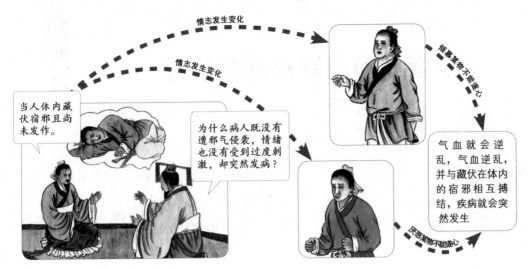

邪气的侵袭，又没有忧虑惊恐等情志变化的过度刺激，却突然发病。这是什么原因呢？难道真是因为有鬼神作祟吗？

岐伯说：这种情况，也是有宿邪藏伏在体内而尚未发作，由于情志发生变化，或是厌恶某物，或是倾慕某物而不能遂心，而引起气血逆乱，逆乱的气血与藏伏在体内的宿邪相互搏结，所以会突然发生疾病。因为这些疾病发生的原因细微而不明显，气血与宿邪在体内变化的情况，既看不见，又听不到，所以就好像有鬼神作祟一样。

黄帝问：用祝由的方法能够治愈疾病，是什么原因呢？

岐伯说：古代的巫医，掌握了某些治疗疾病的方法，又首先了解了疾病发生的原因，所以用祝由的方法就能把疾病治愈。

【原文】

黄帝曰：夫子言贼风邪气之伤人也，令人病焉。今有其不离屏蔽，不出空穴之中，卒然病者，非不离贼风邪气，其故何也？

岐伯曰：此皆尝有所伤于湿气，藏于血脉之中，分肉之间，久留而不去；若有所堕坠，恶血在内而不去。卒然喜怒不节，饮食不适，寒温不时，腠理闭而不通。其开而遇风寒，则血气凝结，与故邪相袭，则为寒痹。其有热则汗出，汗出则受风。虽不遇贼风邪气，必有因加而发焉。

黄帝曰：今夫子之所言者，皆病人之所自知也。其毋所遇邪气，又毋怵惕之所志，卒然而病者，其故何也？唯有因鬼神之事乎？

岐伯曰：此亦有故邪留而未发，因而志有所恶，及有所慕，血气内乱，两气相搏。其所从来者微，视之不见，听而不闻，故似鬼神。

黄帝曰：其祝而已者，其故何也？

岐伯曰：先巫者，因知百病之胜，先知其病之所从生者，可祝而已也。

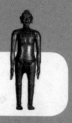

玉版：痈疽等疾病的治疗

【导读】

　　本篇名为"玉版"，表明篇中所论内容非常重要，需要高度珍视而将其刻于宝贵的玉版之上，以警示后人。

　　本篇的主要内容为：一、说明针的作用，指出针能治疗民众的疾病，是非常重要的工具；二、叙述痈疽的病因；三、说明各种疾病都有逆顺的情况，要仔细辨别；四、指出用针不当也会对人造成伤害，并说明人体各条经脉都有一定的禁刺范围，必须慎重警惕。

针与天地合参

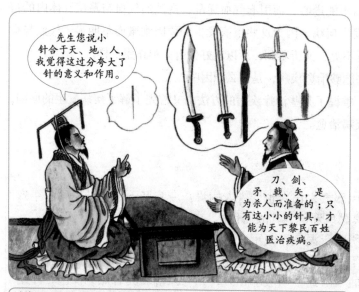

先生您说小针合于天、地、人，我觉得这过分夸大了针的意义和作用。

刀、剑、矛、戟、矢，是为杀人而准备的；只有这小小的针具，才能为天下黎民百姓医治疾病。

黄帝与岐伯讨论小针的意义。

　　黄帝说：我认为小针是一种极其细小的东西，先生您却说它上合于天，下合于地，中合于人，我觉得这是过分夸大了针的意义作用，希望听您讲一讲其中的道理。

　　岐伯说：天下还有什么东西能比针更大呢？比针大的，只有刀、剑、矛、戟、矢这五种兵器。但这五种兵器，是为杀人而准备的，并不是用来治病救人的工具。人是天地万物之中最高贵和重要的，怎么可以不参赞天地的化育之德呢？为天下黎民百姓医治疾病，时刻也不能离开这小小的针具。从这个意义上来说，针和五种兵器的作用孰大孰小，不是很清楚了吗？

　　黄帝说：疾病刚开始发生时，大多是喜怒无常、饮食不节引起的，喜怒无常、饮食不洁会导致阴气不足，阳气有余，使得营气瘀滞而运行不畅，营气瘀滞不行与阳热互结，

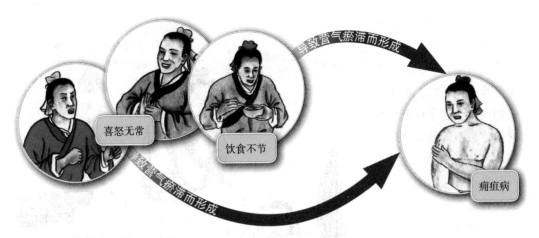

就会形成痈疽病。如果继续发展恶化，就会阴阳不调，营气瘀滞所生之邪热与体内有余之阳热相互搏结，令肌肉腐败，化为脓液，这样的病能用小针来治疗吗？

岐伯说：高明的医生也不能使病邪消失自化，所以应当及早进行治疗，不让邪气长久地留滞在人体内，以防病情发展恶化。这就好比两军交战，双方都能看到对方的旗帜林立，刀光剑影遍布原野，绝不是在一天之内就能谋划而成的。要想能使臣民做到有令必行，有禁必止，能使将士们作战勇猛，不怕牺牲，不是一天就能教导出来的，也不是一会儿工夫就能实现的。如果等到身体已经患有痈疽病，脓血已经聚集形成时才想到用针治疗，不是大大背离了养生防病之道吗？痈疽的发生，脓血的形成，不是无缘无故从天而降的，也不是从地里生出来的，而是由于微小的病邪侵入人体，没有得到及时医治而逐渐积累形成的。所以，高明的医生在痈疽没有形成之前就会进行早期的预防和医治，不让病情继续发展；愚陋的人不懂得养生防病之道，就只能遭受疾病形成后带来的痛苦了。

黄帝问：如果痈疽病已经形成，而事先又没有预见到，脓已经形成，事先也没有观察出来，应该怎么办呢？

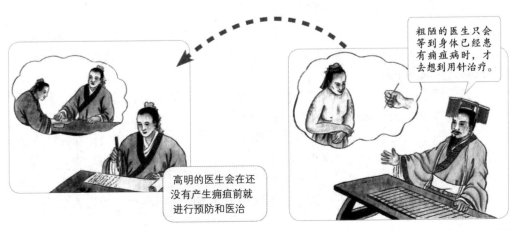

粗陋的医生只会等到身体已经患有痈疽病时，才去想到用针治疗。

高明的医生会在还没有产生痈疽前就进行预防和医治

岐伯说：脓已形成的，死亡的可能性远大于存活的可能性，病人就非常危险了。所以，医术高明的医生会尽早诊断，及时治疗，不等痈疽病形成便将其灭除在萌芽状态，并且将有效的治疗方法记载在竹帛上，使后人能够学习、继承，发扬光大，并将其世代相传下去，永不失传，使人们不再遭受痈疽病的痛苦。

黄帝问：痈疽已经形成脓血，就会危及生命，不可以用小针治疗吗？

岐伯说：如果用小针治疗小痈疽，功效不显

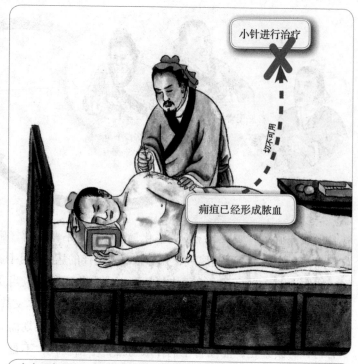

痈疽形成脓血后的最佳治疗方法是用砭石、铍针或锋针及时挑破痈疽，排出脓血。

著；如果用大针治疗大痈疽，功效就大；如果用小针治疗大痈疽，就容易造成伤害。所以，痈疽脓血已经形成的，只有用砭石、铍针或锋针及时挑破痈疽，排出脓血，这样的治疗方法最为适宜。

【原文】

黄帝曰：余以小针为细物也，夫子乃言上合之于天，下合之于地，中合之于人，余以为过针之意矣，愿闻其故。

岐伯曰：何物大于天乎？夫大于针者，惟五兵者焉。五兵者，死之备也，非生之具也。且夫人者，天地之镇也，其可不参乎？夫治民者，亦惟针焉。夫针之与五兵，其孰小乎？

黄帝曰：病之生时，有喜怒不测，饮食不节，阴气不足，阳气有余，营气不行，乃发为痈疽。阴阳不通，两热相搏，乃化为脓，小针能取之乎？

岐伯曰：圣人不能使化者，为之，邪不可留也。故两军相当，旗帜相望，白刃陈于中野者，此非一日之谋也。能使其民，令行禁止，卒无白刃之难者，非一日之教也，须臾之得也。夫至使身被痈疽之病，脓血之聚者，不亦离道远乎？夫痈疽之生，脓血之成也，不从天下，不从地出，积微之所生也。故圣人自治于未有形也，愚者遭其已成也。

　　黄帝曰：其已形，不予遭，脓已成，不予见，为之奈何？

　　岐伯曰：脓已成，十死一生，故圣人弗使已成，而明为良方，著之竹帛，使能者踵而传之后世，无有终时者，为其不予遭也。

　　黄帝曰：其已有脓血，不以小针治乎？

　　岐伯曰：以小治小者，其功小；以大治大者，其功大；以小治大者，多害。故其已成脓血者，其唯砭石铍锋之所取也。

疾病的逆顺

黄帝问：如果因为用针不当，导致痈疽化脓恶化，病人的生命就不能保全了吗？

岐伯说：这就要由痈疽病证的逆顺来确定了。

黄帝说：我想听听痈疽病的逆顺情况。

岐伯说：患痈疽病的人，白眼球部呈现青色，黑眼球变小，这是第一种逆证；服药

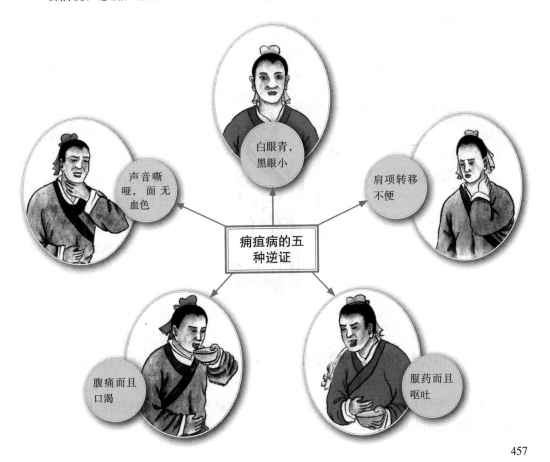

后就呕吐，是第二种逆证；腹部疼痛而且口渴得很严重，是第三种逆证；肩项转动不灵活，是第四种逆证；声音嘶哑，面无血色，是第五种逆证。除了这五种逆证之外，其他的便是顺证了。

黄帝问：各种疾病都有逆顺的情况，您能讲给我听听吗？

岐伯说：腹部胀满，身体发热，脉象盛大，就表明邪气盛而正气虚，是第一种逆证；腹部有鸣响的声音且胀满，四肢清冷，腹泻，脉象盛大，就表明是阴证而出现阳脉，是第二种逆证；鼻中出血不止，脉象盛大，就表明阴气虚而邪气实，是第三种逆证；咳喘而且尿血，形体消瘦，脉小而劲疾，是第四种逆证；咳嗽，形体消瘦，身体发热，脉小而跳动急疾，就表明是正气衰退而出现真脏脉，是第五种逆证。如果出现以上五种逆证，那么不超过十五天病人就会死亡。

此外，还有病人腹部胀大，四肢清冷，形体消瘦，泄泻严重的，是第一种逆证；腹部胀满，大便下血，脉象盛大而时有断绝的，是第二种逆证；咳嗽，尿血，身体肌肉消瘦，脉来搏指而散乱的，是第三种逆证；呕血，胸部胀满牵引后背，脉小而且疾速的，是第四种逆证；咳嗽，呕吐，腹部胀满，泄泻不止而完谷不化，脉绝不至的，是第五种逆证。如果出现以上五种逆证，不到一昼夜病人就会死亡。如果医生不仔细审察这些危险的逆象，而轻率地妄用针刺治疗，就叫作逆治。

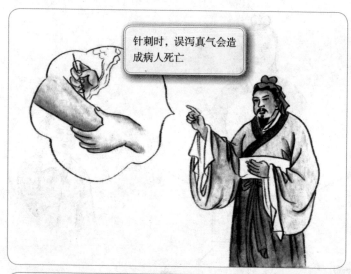

针刺时，误泻真气会造成病人死亡

如果医生在给病人进行针刺治疗时，逆着经气的运行方向施针，就会造成真气误泻而导致病人死亡。

黄帝问：先生把针刺的作用说得很大，能与天地相配，上合天文，下应地理，在内与人体的五脏相关联，在外与六腑相贯通，全身二十八脉的经气流注都有一定的规律，所以针刺能疏通经脉，宣畅气血。但有时候，医生用针不当也会将活人刺死，却不能使死人起死复生。您能告诉我如何改变这种情况，以使死人起死复生而又不伤害病人吗？

岐伯说：用针不当的人，的确能用针刺治死活人，但正确地运用针刺，也不能使死人复生。

黄帝说：我听了您说的这些，认为太缺少仁德和慈爱了，但还是想听听其中的道理，以防再把错误施用在他人身上。

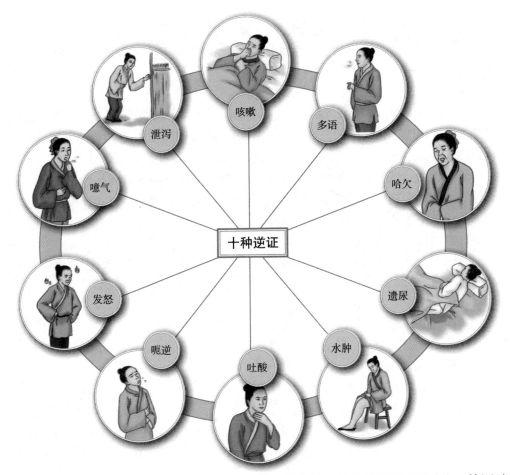

岐伯说：这是很清楚明白的道理，也是必然的结果，就像用刀剑可以杀人，饮酒过多可以使人醉倒一样，这个道理不用诊察，就可以明白。

黄帝说：我想听您详尽地讲一讲其中的道理。

岐伯说：人所禀受的精气，都来源于饮食谷物。饮食谷物注入的地方，是胃腑，所以我们把胃称为受纳食物，化生气血的大海。大海中的水，要上升到天空，化为云气，然后下降为雨，这样才能布散于天下四方。在人体中，胃所产生的气血，要随着十二经脉的通道运行，才能够布散周身。经脉，就是贯通五脏六腑的通道，如果在这些通道的关键位置逆着经气运行的方向施用针刺，就会误泻真气而造成病人死亡。

【原文】

黄帝曰：多害者，其不可全乎？

岐伯曰：其在逆顺焉。

黄帝曰：愿闻逆顺。

岐伯曰：以为伤者，其白眼青，黑眼小，是一逆也；内药而呕者，是二逆也；腹痛渴甚，是三逆也；肩项中不便，是四逆也；音嘶色脱，是五逆也。除此五者，为顺矣。

黄帝曰：诸病皆有逆顺，可得闻乎？

岐伯曰：腹胀，身热，脉大，是一逆也；腹鸣而满，四肢清，泄，其脉大，是二逆也；衄而不止，脉大，是三逆也；咳且溲血，脱形，其脉小劲，是四逆也；咳，脱形、身热，脉小以疾，是谓五逆也。如是者，不过十五日而死矣。

其腹大胀，四末清，脱形，泄甚，是一逆也；腹胀便血，其脉大，时绝，是二逆也；咳，溲血，形肉脱，脉搏，是三逆也；呕血，胸满引背，脉小而疾，是四逆也；咳呕腹胀，且飧泄，其脉绝，是五逆也。如是者，不及一时而死矣。工不察此者而刺之，是谓逆治。

黄帝曰：夫子之言针甚骏，以配天地，上数天文，下度地纪，内别五脏，外次六腑，经脉二十八会，尽有周纪。能杀生人，不能起死者。子能反之乎？

岐伯曰：能杀生人，不能起死者也。

黄帝曰：余闻之则为不仁，然愿闻其道，弗行于人。

岐伯曰：是明道也，其必然也，其如刀剑之可以杀人，如饮酒使人醉也，虽勿诊，犹可知矣。

黄帝曰：愿卒闻之。

岐伯曰：人之所受气者，谷也。谷之所注者，胃也。胃者，水谷气血之海也。海之所行云气者，天下也。胃之所出气血者，经隧也。经隧者，五脏六腑之大络也，迎而夺之而已矣。

经脉的要害部位

黄帝问：人体上下手足各条经脉，有多少穴位不能误用针刺？

岐伯说：如果用迎而夺之的泻法针刺手阳明大肠经的五里穴，就会使脏气运行到中途而止，每脏的真气，大约被误刺五次就会泻完。所以如果接连错误地针刺五次，就会令某一脏器的真气泻尽；连续泻二十五次，五脏的真气就会穷尽而衰绝，这就是所说的劫夺了人的真气，并非针刺本身能够使人的性命断绝而使其不能享尽自然寿命。

黄帝说：我想听您详尽地讲讲其中的道理。

岐伯说：如果在气血出入门户的要害部位妄行针刺，刺得浅则危害小，病人回到家中才死亡；刺得深则危害大，病人会当场死在医者的堂上。

黄帝说：你讲的方法很完善，道理也阐述得很明晰。请允许我把这些刻录在玉版上，作为珍贵的宝物，以使其流传后世，作为针刺治疗的禁忌戒律，使人们不敢再触犯。

【原文】

　　黄帝曰：上下有数乎？

　　岐伯曰：迎之五里，中道而止，五至而已，五往而脏之气尽矣，故五五二十五而竭其输矣，此所谓夺其天气者也，非能绝其命而倾其寿者也。

　　黄帝曰：愿卒闻之。

　　岐伯曰：阙门而刺之者，死于家中；入门而刺之者，死于堂上。

　　黄帝曰：善乎方，明哉道。请著之玉版，以为重宝，传之后世，以为刺禁，令民勿敢犯也。

小针能治大病

　　针虽小，作用却不可低估。高明的医生只要用小针就能预防疾病的扩展，从而减少病人的痛苦，可见，小针能治大病。

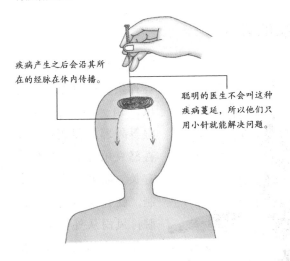

疾病产生之后会沿其所在的经脉在体内传播。

聪明的医生不会叫这种疾病蔓延，所以他们只用小针就能解决问题。

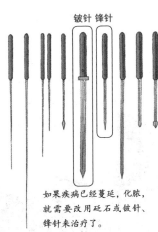

铍针　锋针

如果疾病已经蔓延，化脓，就需要改用砭石或铍针、锋针来治疗了。

神鸟治病图

　　1958 年在山东省微山县两城山，出土了一块东汉画像石，上有一个半鸟半人的神物正手拿砭石为病人治病。刘澄中教授认为，图中的鸟人就是上古时期的扁鹊，即岐伯。

砭石疗法 名词解释

是一种非常古老的非药物疗法，它通过用压、刺、扣等方法达到调理气血、疏通经络的效果，从而实现治病的目的。

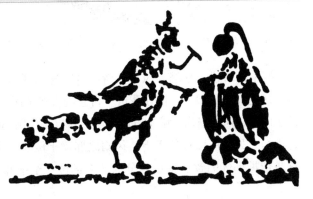

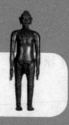

百病始生：疾病产生的原因

【导读】

　　百病，即各种疾病。始生，即疾病发生的初始原因。本篇主要论述了与疾病发生原因相关的内容，且开篇就有"夫百病之始生"之语，故名为"百病始生"。

　　本篇的主要内容包括：一、论述百病发生的原因，包括风雨寒暑、清湿和喜怒三种致病因素，并指出最根本的是人体正气的不足；二、叙述外邪侵入人体发病的传变顺序及各种病变；三、说明精神和饮食因素影响内脏发病的情况；四、提出内外三部发病的病因说和治疗原则。

疾病的发生

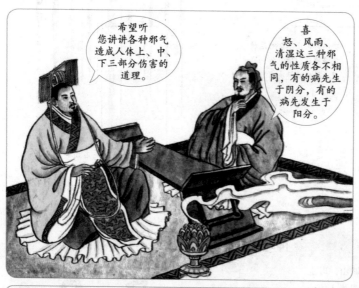

黄帝向岐伯请教各种邪气造成人体上、中、下三部分伤害的道理。

　　黄帝向岐伯问道：各种疾病的发生，都与风、雨、寒、暑、清、湿等外邪的侵袭，以及喜怒哀乐等情志的伤害有关。如果喜怒不加节制，就会损伤人体的内脏；风雨从外侵袭，就会伤害人体的上部；感受寒湿邪气，则会伤害人体的下部。对人体上、中、下三部分造成伤害的邪气各不相同，希望听您讲讲大概的道理。

　　岐伯回答说：喜怒、风雨、清湿这三种邪气的性质各不相同，有的病先生于阴分，有的病先发生于阳分，请让我讲一讲它的大概情况。凡是喜怒过度而不加节制的，病都发于内部，向内损伤五脏，五脏为阴，所以脏伤则病起于阴；清湿之邪善于侵袭人体下部虚弱之处，所以病起于下；风雨之邪善于侵袭人体上部的虚弱之处，所以病起于上。这是依据邪气的致病特点划分的三个部位。至于邪气蔓延深入，侵害人体所造成的各

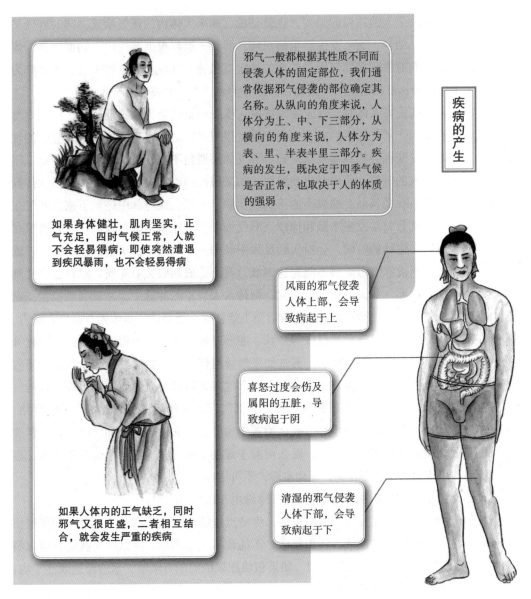

如果身体健壮，肌肉坚实，正气充足，四时气候正常，人就不会轻易得病；即使突然遭遇到疾风暴雨，也不会轻易得病

邪气一般都根据其性质不同而侵袭人体的固定部位，我们通常依据邪气侵袭的部位确定其名称。从纵向的角度来说，人体分为上、中、下三部分，从横向的角度来说，人体分为表、里、半表半里三部分。疾病的发生，既决定于四季气候是否正常，也取决于人的体质的强弱

疾病的产生

风雨的邪气侵袭人体上部，会导致病起于上

喜怒过度会伤及属阳的五脏，导致病起于阴

如果人体内的正气缺乏，同时邪气又很旺盛，二者相互结合，就会发生严重的疾病

清湿的邪气侵袭人体下部，会导致病起于下

种症状，其复杂的情况就不可胜数了。

黄帝说：我正是因为对千变万化的病变不能尽数了解才想向您请教，希望您把其中的道理全部告诉我。

岐伯说：风雨寒暑，如果未形成致病的邪气，是不会独自伤害人体而致病的。有人突然遭遇到疾风暴雨而没有生病，大多是因为未形成致病的邪气，所以邪气通常无法独自使人生病。因此，凡疾病的发生，必然是身体虚弱，又受到了贼风邪气的侵袭，这两种因素结合起来，邪气才能伤害人体，而使人发生疾病。如果身体健壮，肌肉坚实，又遇到四时正常气候，人就不会轻易得病。所以说，凡是疾病的发生，既决定于四季气候

是否正常，也取决于人的体质的强弱，也就是说，如果人体内的正气缺乏，同时邪气又很旺盛，二者相互结合，就会发生严重的疾病。邪气一般都根据其性质不同而侵袭人体的固定部位，我们通常依据邪气侵袭的部位确定其名称。从纵向的角度来说，人体分为上、中、下三部分；从横向的角度来说，人体分为表、里、半表半里三部分。

所以贼风邪气侵害人体时，首先侵犯皮肤，皮肤松弛就会导致腠理开泄，腠理开泄则邪气从毛孔侵入，邪气侵入后就会逐渐向深处侵犯，这时会出现寒栗、毛发竖起的现象。毛发竖起，皮肤也会感到寒栗和疼痛。邪气如果滞留不散，就会渐渐传入络脉。当脉络中有邪气渗入的时候，肌肉会出现疼痛，如果肌肉的疼痛停止，邪气将由络脉传到经脉，由经脉代络脉受其邪。如果不能将病邪驱除，它就会在经脉中停留下来。邪气在经脉滞留不去，就会时常发生寒颤和惊悸。邪气如果仍然滞留不散，就会传入并潜伏在输脉。邪气留滞在输脉的时候，会损伤到足太阳经的六经腧穴，并堵塞六经之气的传输路径，六经之气因被邪气阻滞而不能通达四肢，就会造成四肢关节疼痛，腰脊也会感到僵硬而不能屈伸。邪气如果滞留不能祛除，则传入人脊里的冲脉中，冲脉受到损害，就会出现体重身痛的症状。邪气如果继续滞留而不能祛除，就会进一步传入并隐藏在肠胃，邪气在肠胃的时候，会出现肠鸣腹胀等症状。寒邪旺盛，则会发生腹泻、饮食不消化等病；热邪旺盛，则会发生泻痢等病。邪气如果继续滞留而不能祛除，就会渗入位于肠胃之外、半表半里间的募原，留着于血脉之中。邪气如果留着于血脉而不能去除，就与气血相互凝结，时间一长就会形成积块。总之，邪气侵入人体后，要么留着于小的孙络，要么留着于络脉，要么留着于经脉，要么留着于输脉，要么留着于伏冲之脉，要么留着于膂筋，要么留着于肠胃外的募原，要么留着于缓筋。邪气在人体各个组织中渗入、蔓延、泛滥，出现的病变类型各异，变化多端，不可尽述。

黄帝说：我希望听您讲讲疾病形成的具体缘由和始终。

岐伯说：邪气留着在孙络而成的积证，疼痛点能够上下往来活动。这是由于积聚留着于孙络之处。孙络表皮肤浅，还很松散，不能使其固定不动，所以疼痛就带有可以游动的特点，因而会慢慢进入肠胃之间。如果积块积聚的周围有水液，水液渗透灌注于内，就会传出濯濯的水声。寒邪旺盛则阳不化水，上下不运，气机堵塞，腹部胀满，雷鸣之声不断，并有刀割一样的疼痛发生。邪气留着在阳明经脉而成的积证，积块通常位于脐的两旁，人饱食后，脉络粗大，积块会显得很大，腹中饥饿无物时，脉络细小，积块会显得小些。邪气留着在缓筋而成的积证，症状与阳明经脉之积证相似，饱食后则疼痛，饥饿时则不疼。邪气停留并形成积块的位置在肠胃募原之间时，疼痛有时会向外牵连到缓筋处，饱食时则不疼，饥饿时则感到疼痛。邪气留着在伏冲之脉而成的积证，用手对腹部进行切按，积块会随手跳动，并在跳动时产生一阵阵的疼痛，手离开时，病人会感觉有一股热气下行于两股之间，并在两股间散布出来，好像用热水浇灌一样难以忍受。邪气留着在膂筋而成的积证，积块滞留在肠胃后方，饥饿时可以见到，饱食后就见不到，

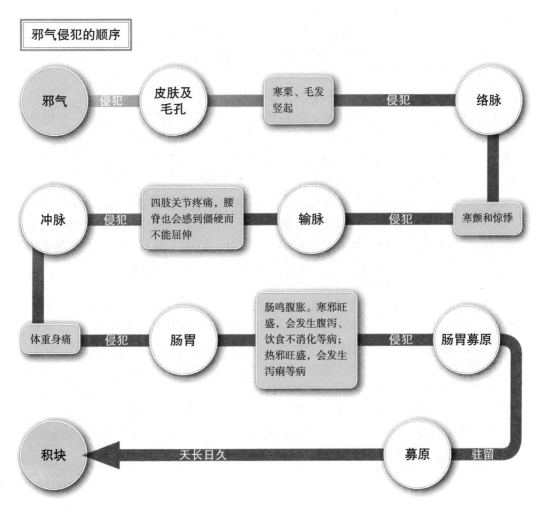

邪气侵犯的顺序

邪气 —侵犯→ 皮肤及毛孔 —寒栗、毛发竖起→ 络脉

络脉 → 寒颤和惊悸

冲脉 —侵犯→ 四肢关节疼痛，腰脊也会感到僵硬而不能屈伸 → 输脉 —侵犯→ 寒颤和惊悸

冲脉 → 体重身痛 —侵犯→ 肠胃 —肠鸣腹胀。寒邪旺盛，会发生腹泻、饮食不消化等病；热邪旺盛，会发生泻痢等病→ 肠胃募原

肠胃募原 → 募原 —驻留→

积块 ←天长日久— 募原

用手也摸不到。邪气留着在输脉而成的积证，会导致脉道闭塞不通，津液不能上下布散，致使孔窍干涩、阻塞不畅。这些都是邪气从外部侵犯到内部，从上部而传变到下部的一般表现。

【原文】

黄帝问于岐伯曰：夫百病之始生也，皆生于风雨寒暑，清湿喜怒。喜怒不节则伤脏，风雨则伤上，清湿则伤下。三部之气，所伤异类，愿闻其会。

岐伯曰：三部之气各不同，或起于阴，或起于阳，请言其方。喜怒不节则伤脏，脏伤则病起于阴也；清湿袭虚，则病起于下；风雨袭虚，则病起于上，是谓三部。至其淫泆，不可胜数。

黄帝曰：余固不能数，故问先师，愿卒闻其道。

岐伯曰：风雨寒热，不得虚，邪不能独伤人。卒然逢疾风暴雨而不病者，盖无虚，故邪不能独伤人。此必因虚邪之风，与其身形，两虚相得，乃客其形。两实相逢，众人肉坚。其中于虚邪也，因于天时，与其身形，参以虚实，大病乃成。气有定舍，因处为名，上下中外，分为三员。

是故虚邪之中人也，始于皮肤，皮肤缓则腠理开，开则邪从毛发入，入则抵深，深则毛发立。毛发立则淅然，故皮肤痛。留而不去，则传舍于络脉。在络之时，痛于肌肉，其痛之时息，大经乃代。留而不去，传舍于经。在经之时，洒淅喜惊。留而不去，传舍于输。在输之时，六经不通，四肢则肢节痛，腰脊乃强。留而不去，传舍于伏冲之脉。在伏冲之时，体重身痛。留而不去，传舍于肠胃。在肠胃之时，贲响腹胀。多寒则肠鸣飧泄，食不化；多热则溏出麋。留而不去，传舍于肠胃之外，募原之间，留著于脉。稽留而不去，息而成积。或著孙脉，或著络脉，或著经脉，或著输脉，或著于伏冲之脉，或著于膂筋，或著于肠胃之募原，上连于缓筋，邪气淫泆，不可胜论。

黄帝曰：愿尽闻其所由然。

岐伯曰：其著孙络之脉而成积者，其积往来上下。臂手孙络之居也，络浮而缓，不能拘积而止之，故往来移行，肠胃之间。水凑渗注灌，濯濯有音。有寒则腹膜满雷引，故时切痛。其著于阳明之经，则挟脐而居，饱食则益大，饥则益小。其著于缓筋也，似阳明之积，饱食则痛，饥则安。其著于肠胃之募原也，痛而外连于缓筋，饱食则安，饥则痛。其著于伏冲之脉者，揣之应手而动，发手则热气下于两股，如汤沃之状。其著于膂筋，在肠后者，饥则积见，饱则积不见，按之不得。其著于输之脉者，闭塞不通，津液不下，孔窍干壅。此邪气之从外入内，从上之下也。

积病的发展过程

黄帝问：积证从开始发生到形成，情况是怎样的？

岐伯说：积证的开始，是由于受到寒邪的侵犯而产生的，寒邪逆而上行，于是就产生了积证。

黄帝问：积证的具体形成过程，是怎样的呢？

岐伯说：寒邪造成的厥逆之气，首先堵塞了足部阳气，使两足发生疼痛，行动不便，慢慢地就会引起小腿寒冷，小腿寒冷，就会导致血脉冻结凝滞，血脉凝滞的时间一长，寒邪之气就会从底部向上逆行进入肠胃。寒气进入肠胃，就会使其受寒而发生胀满，肠胃胀满就迫使肠胃之外的汁沫聚留不能消散，这样日复一日，就逐渐发展而形成积证。如果突然地暴饮暴食，使肠胃过于充满，或生活起居不节制谨慎，用力过度，就会使络脉损伤。如果上部的络脉受到损伤，则血液随伤处外溢，表现为鼻出血的症状；如果下部的络脉受到损伤，则血液随伤处内溢，就会出现便血。肠外的络脉受到损伤，血液就会流散到肠外，如果恰好肠外有寒邪，肠外的汁沫与溢出的血液相凝聚，两者合在一起，凝聚不能消散，就会发展成积证。如果突然外感寒邪，情绪出现忧思和忿怒，就会产生

积块的缘由

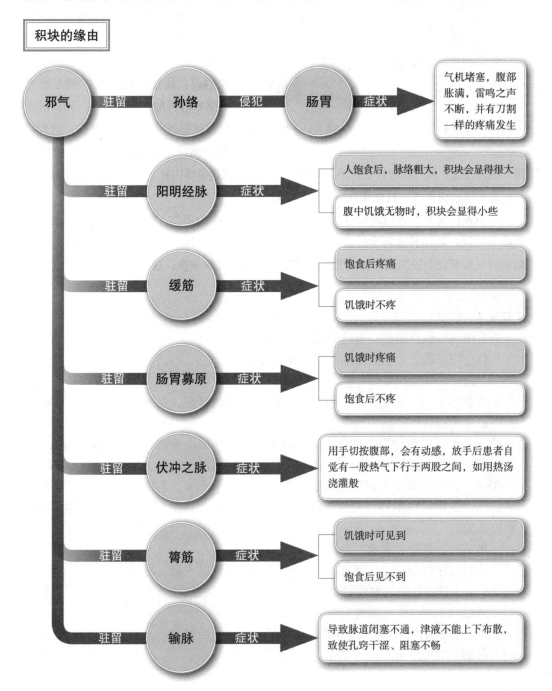

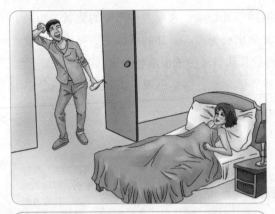

酒醉之后行房事，容易在出汗之后受风着凉，导致脾脏受伤。

气机上逆，气机上逆则六经的气血运行不畅，使卫气无法正常运行，血液就会因得不到温暖而形成凝血，凝血郁结于内而不能散开，津液干涩而不能渗灌，这样长期留着而不得消散，就会形成积证。

黄帝问：疾病发生在内脏，又是怎样形成的呢？

岐伯说：忧愁思虑过度，则心脏受伤；外感寒邪再加上饮食寒冷，则肺脏受伤；忿恨恼怒过度，则肝脏受伤；酒醉后行房事，出汗之后当风受凉，则脾脏受伤；用力过度，或行房出汗后沐浴，则肾脏受伤。这就是身体内外上中下三部发生的疾病。

黄帝说：讲得好。这些疾病应当怎样治疗呢？

岐伯说：审察其疼痛的部位，就可以知道病变所在的部位。根据正邪之气有余不足的虚实情况，运用补虚泻实的方法治疗，应当补的就用补法，应当泻的就用泻法。要遵循四时气候变化和脏腑间的相应关系，不要违反四时气候规律，这就是最好的治疗原则。

【原文】

黄帝曰：积之始生，至其已成，奈何？

岐伯曰：积之始生，得寒乃生，厥乃成积也。

黄帝曰：其成积奈何？

岐伯曰：厥气生足悗，悗生胫寒，胫寒则血脉凝涩，血脉凝涩则寒气上入于肠胃。入于肠胃则胀满，胀满则肠外之汁沫迫聚不得散，日以成积。卒然多食饮，则肠满；起居不节，用力过度，则络脉伤。阳络伤则血外溢，血外溢则衄血；阴络伤则血内溢，血内溢则后血。肠胃之络伤，则血溢于肠外，肠外有寒，汁沫与血相搏，则并合凝聚不得散，而积成矣。卒然外中于寒，若内伤于忧怒，则气上逆，气上逆则六输不通，温气不行，凝血蕴裹而不散，津液涩渗，著而不去，而积皆成矣。

黄帝曰：其生于阴者，奈何？

岐伯曰：忧思伤心；重寒伤肺；忿怒伤肝；醉以入房，汗出当风伤脾；用力过度，若入房汗出浴，则伤肾。此内外三部之所生病者也。

黄帝曰：善。治之奈何？

岐伯答曰：察其所痛，以知其应。有余不足，当补则补，当泻则泻。毋逆天时，是谓至治。

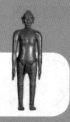

忧恚无言：失音证的治疗

【导读】

　　忧恚，即忧恨愤怒。无言，指失音证。本篇主要论述了由于情志忧恚内伤所造成的暂时性的失音证的发病及其治疗，所以名为"忧恚无言"。

　　本篇的主要内容如下：首先讲解了人体各个发音器官的功能及其病理，指出失音证的病因是寒气客于会厌；其次又介绍了失音证的针刺疗法。

人体发音器官的功能及其病理

　　黄帝向少师问道：有的人因为突然忧郁或愤怒而失音，是人体内哪一条气血通道被阻塞了，又是哪种气机障碍而使气不能通行，才导致不能发声呢？希望听您讲讲其中的道理。

　　少师回答说：咽部下通于胃，是胃受纳水谷的必经之路。喉咙下通于肺，是气息呼吸上下出入的要道。会厌在咽部和喉咙之间，能够开启和闭合，好比是声音发出的门户；口唇能开张和闭合，犹如开启言语声音的两扇门。舌体能上

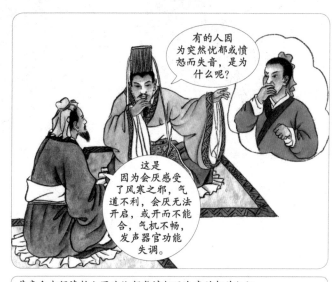

黄帝向少师请教人因为忧郁或愤怒而失音的相关知识。

下前后运动，好比是言语声音的枢机。悬雍垂，好比是发音成声的关隘所在。颃颡就是后鼻道，声音气流一部分由此分出到口鼻，鼻涕和唾液从此而出。横骨因舌骨横于舌根而得名，受神气支配，是控制舌体运动的枢机。所以，有的人鼻腔涕液流而不能收摄，就是因为颃颡闭塞不通，使颃颡无法发挥分气作用。会厌薄小的人一般呼吸畅快，会厌开合顺畅，出气容易，所以语言流利；会厌厚大的人，会厌开合不利，气体出入迟缓，所以说话滞涩或者口吃，声音不清晰。如果人突然失音，就是因为会厌感受了风寒之邪，气道不利，以致会厌无法开启，或是开而不能合，气机不畅，发声器官功能失调，就形成了所谓的失音证。

【原文】

黄帝问于少师曰：人之卒然忧恚而言无音者，何道之塞，何气不行，使音不彰？愿闻其方。

少师答曰：咽者，水谷之道也。喉咙者，气之所以上下者也。会厌者，音声之户也，口唇者，音声之扇也。舌者，音声之机也。悬雍垂者，音声之关也。颃颡者，分气之所泄也。横骨者，神气之所使，主发舌者也。故人之鼻洞涕出不收者，颃颡不开，分气失也。是故厌小而薄，则发气疾，其开阖利，其出气易；其厌大而厚，则开阖难，其气出迟，故重言也。人卒然无音者，寒气客于厌，则厌不能发，发不能下至，其开阖不致，故无音。

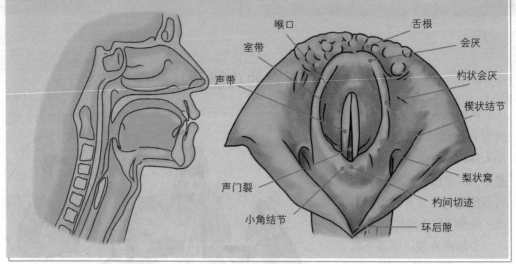

喉口　　　　舌根
室带　　　　会厌
声带　　　　杓状会厌
　　　　　　楔状结节
　　　　　　梨状窝
声门裂　　　杓间切迹
小角结节　　环后隙

失音证的针刺疗法

黄帝问：如何用针刺治疗呢？

岐伯说：足少阴肾经的经脉，从足部上行，一直联结到舌根部，并连络着横骨，终止于喉间的会厌。针刺治疗时，应当取足少阴肾经上联于会厌的血脉，用泻法重复两次，刺出其血，泻其邪气，浊邪才能排除。足少

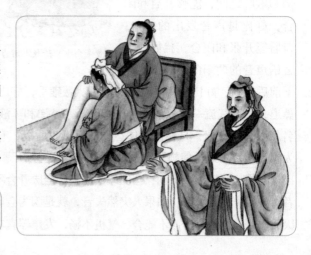

要治疗失音证，应当先用泻法，取足少阴肾经上联于会厌的血脉刺其出血，再取任脉的天突穴进行刺治。

人体的发音器官

人体的发音是鼻腔、口腔、咽喉协作的结果，如果其中一方感受邪气，人的发音效果就会受到影响。

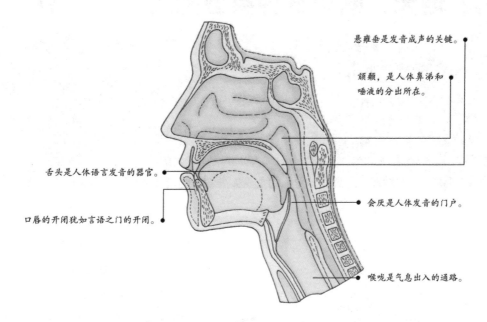

悬雍垂是发音成声的关键。

颃颡，是人体鼻涕和唾液的分出所在。

舌头是人体语言发音的器官。

会厌是人体发音的门户。

口唇的开闭犹如言语之门的开闭。

喉咙是气息出入的通路。

阴肾经在会厌的络脉，向上同任脉相联结，再取任脉的天突穴进行刺治，会厌就能恢复开合，人就能够正常发音了。

【原文】

黄帝曰：刺之奈何？

岐伯曰：足之少阴，上系于舌，络于横骨，终于会厌。两泻其血脉，浊气乃辟。会厌之脉，上络任脉，取之天突，其厌乃发也。

针刺天突穴

天突穴位于颈部，当前正中线上胸骨上窝中央。主治病症为：打嗝、咳嗽、呕吐、神经性呕吐、咽喉炎、扁桃体炎、喉咙的疾病。针刺天突穴，对失音证有较好的疗效。

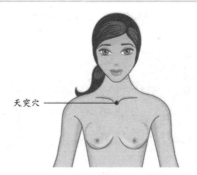

天突穴

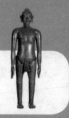

通天：阴阳五种类型的人

【导读】

天，即人的先天禀赋。本篇主要论述了人体的素质有阴阳气血偏多偏少之分，而这种差异皆出于先天禀赋，所以篇名"通天"。

本篇的主要内容是：一、提出人的体质性格可以分为太阴、少阴、太阳、少阳、阴阳和平五种类型，并介绍五种类型之人的性情特点；二、说明这五种类型之人在发病和治疗上各有不同，要根据各自的生理特点因人施治；三、讲述阴阳五态之人在体态和行动上的特征。

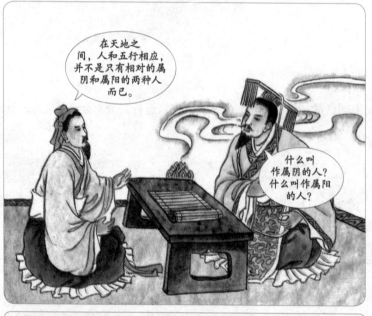

黄帝向少师请教什么是属阴的人和属阳的人。

黄帝向少师问道：我听说有人有阴与阳的分别。什么叫作属阴的人？什么叫作属阳的人？

少师回答说：在天地之间，四方上下之内，万事万物的归属，都离不开五行，人也是如此，人和五行相应，并不是只有相对的属阴和属阳的两种人而已。这仅仅是简略地说说而已，很难用语言把它完全说清楚的。

【原文】

黄帝问于少师曰：余尝闻人有阴阳，何谓阴人，何谓阳人？

少师曰：天地之间，六合之内，不离于五，人亦应之，非徒一阴一阳而已也。而略言耳，口弗能遍明也。

阴阳五种人的特征

黄帝问：希望您能把它的意义简明扼要地讲给我听，比方说贤人和圣人，他们是否能够达到阴阳平衡而无所偏颇呢？

少师说：人大致可以分为太阴、少阴、太阳、少阳、阴阳和平五种类型。这五种类型的人，形态不同，筋骨的强弱、气血的盛衰，也各不一样。

黄帝问：这五种类型的人的不同情况，可以讲给我听听吗？

少师说：太阴型的

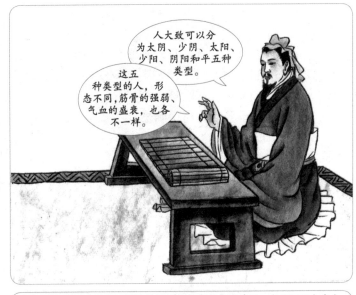

人大致可以分为太阴、少阴、太阳、少阳、阴阳和平五种类型。

这五种类型的人，形态不同，筋骨的强弱、气血的盛衰，也各不一样。

根据人体的不同形态、筋骨的强弱和气血的盛衰情况，大致可以分出太阴、少阴、太阳、少阳、阴阳和平五种人。

人，为人性情贪婪而不仁厚，表面谦虚，道貌岸然，内心却深藏阴险，好得恶失，喜怒不形于色，不识时务，只知利己，见风使舵，行动上惯用后发制人的手段。具有这些特性的人，就是太阴之人。

少阴型的人，喜欢贪图小利而暗藏害人之心，天性善于嫉妒，见到别人有了损失，就幸灾乐祸，像是自己拣到便宜一样高兴，喜欢伤害别人，见到别人有了荣耀，就会感到气愤恼怒，对人经常因嫉妒而怀恨在心，忘恩负义而不懂得知恩图报。具有这些特性的人，就是少阴之人。

太阳型的人，平时处处喜欢表现自己，扬扬自得，好说大话，但并没有实际的做事能力，好高骛远，言过其实，做事盲目而不考虑后果，经常自以为是，虽然屡遭失败，却毫无后悔之心。具有这些特性的人，就是太阳之人。

少阳型的人，做事精细审慎，很有自尊心，爱慕虚荣，稍有小小的地位，就高傲自得，喜欢出头露面，善于对外宣扬，喜欢交际，不愿平淡踏实、默默无闻地埋头工作。具有这些特性的人，就是少阳之人。

阴阳和平的人，生活安宁，心胸开阔而不斤斤计较，无欲无求而不喜欢过度追求喜乐，顺从事物发展的自然规律，对个人得失从不放在心上，遇事不喜欢与人争，善于适应形势的变化，地位虽高却很谦虚，以理服人，而不是用压服的手段来治人，具有极好的治理才能。具有这些特性的，就是阴阳和平之人。古代善用针灸疗法的高明的医生，就是根据人的五种形态分别施治的。邪气偏盛的就用泻法，正气偏虚的就用补法。

【原文】

　　黄帝曰：愿略闻其意，有贤人圣人，心能备而行之乎？

　　少师曰：盖有太阴之人，少阴之人，太阳之人，少阳之人，阴阳和平之人。凡五人者，其态不同，其筋骨气血各不等。

　　黄帝曰：其不等者，可得闻乎？

　　少师曰：太阴之人，贪而不仁，下齐湛湛，好内而恶出，心和而不发，不务于时，动而后之，此太阴之人也。

　　少阴之人，小贪而贼心，见人有亡，常若有得，好伤好害，见人有荣，乃反愠怒，心疾而无恩。此少阴之人也。

　　太阳之人，居处于于，好言大事，无能而虚说，志发于四野，举措不顾是非，为事如常自用，事虽败而常无悔。此太阳之人也。

　　少阳之人，谌谛好自贵，有小小官，则高自宜，好为外交而不内附。此少阳之人也。

　　阴阳和平之人，居处安静，无为惧惧，无为欣欣，婉然从物，或与不争，与时变化，尊则谦谦，谭而不治，是谓至治。古人善用针艾者，视人五态乃治之。盛者泻之，虚者补之。

阴阳五种人的治疗原则

　　黄帝问：对于这五种形态的人，怎样分别进行治疗呢？

　　少师说：太阴型的人，体质阴多而无阳。他们阴血浓浊，卫气滞涩，阴阳不能调和，所以形体表现出筋缓而皮厚的特征。因此，刺治这种体质的病人，如果不用急泻法快速将其阴分的病邪泻掉，就不能使病情好转并去除他们的疾病。

　　少阴型的人，体质阴多而阳少，他们胃小而肠大，六腑的功能不协调。胃小，足阳明胃经的脉气就微小，肠大，手太阴小肠经的脉气就偏大，血气耗损和真气衰败的病证就很容易在这种类型的人身上出现，因此，必须详察阴阳盛衰的情况，审慎地进行调治。因为这种人的血容易耗损，所以他们的气也容易败伤。

　　太阳型的人，体质阳多阴少。对这种病人必须谨慎调治，不能再用泻法耗损其阴，以防出现阴气虚脱的现象，只能泻其阳。同时，要避免泻阳过度，如果阳气过度损伤，就容易导致阳气外脱而易发狂躁，如果阴阳都脱，就会突然死亡，或者是突然不省人事。

少阳型的人，体质阳多阴少，经脉小而络脉大。这种类型的人血在中而气在外，所以在治疗时充实其阴经，而泻其阳络，就能使疾病痊愈，但是属于少阳型的人以气为主，如果单独泻其络脉太过，又会迫使阳气很快地消损耗散，以致形成中气不足，这样一来疾病就难以治愈了。

阴阳和平型的人，体内的阴阳之气协调，血脉和顺。在治疗时，应当谨慎地诊察其阴阳盛衰的变化，了解其邪正的虚实，并仔细观察其面容的表现。通过上述方法，就可以推断其体内气血的有余或不足，然后进行调治。邪气盛，就用泻法；正气虚，就用补法；对于不盛不虚，虚实不明显的病证，就以病邪所处的经脉为依据选取穴位进行治疗。这就是调治阴阳时，要根据五种类型人的不同特性分别施治的标准和方法。

【原文】

黄帝曰：治人之五态奈何？

少师曰：太阴之人，多阴而无阳。其阴血浊，其卫气涩。阴阳不和，缓筋而厚皮。不之疾泻，不能移之。少阴之人，多阴少阳，小胃而大肠，六腑不调。其阳明脉小而太阳脉大，必审调之。其血易脱，其气易败也。

太阳之人，多阳而少阴。必谨调之，无脱其阴，而泻其阳。阳重脱者易狂，阴阳皆脱者，暴死，不知人也。

少阳之人，多阳少阴，经小而络大。血在中而气在外，实阴而虚阳，独泻其络脉则强，气脱而疾，中气不足，病不起也。

阴阳和平之人，其阴阳之气和，血脉调。谨诊其阴阳，视其邪正，安容仪。审有余不足。盛则泻之，虚则补之，不盛不虚，以经取之。此所以调阴阳，别五态之人者也。

阴阳五种人的辨别

黄帝问：怎样辨别这五种形态的人呢？

少师说：太阴型的人，面色阴沉黑暗，而假意谦虚，虽然身材高大，却卑躬屈膝，点头哈腰，故作姿态，而并非真有佝偻病，这就是太阴之人的形态。

少阴型的人，外貌好像清高，但是行为鬼鬼祟祟，深怀阴险的害人之心，站立时躁动不安，显示出邪恶之象，走路时身体呈现前倾的姿态。这就是少阴之人的形态。

太阳型的人，外貌表现得高傲自满，挺胸凸肚，得意扬扬，看上去非常傲慢，自命不凡，好像是身体向后反张和膝盖弯曲的样子。这就是太阳之人的形态。

少阳型的人，在站立时习惯把头仰得很高，行走时惯于摇摆身体，常常反挽双手置

阴阳五态之人

太阴型之人

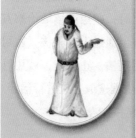

特点：
太阴型的人，为人性情贪婪而不仁厚，表面谦虚，道貌岸然，内心却深藏阴险，好得恶失，喜怒不形于色，不识时务，只知利己，见风使舵，行动上惯用后发制人的手段

治疗方法：
用急泻法快速将其阴分的病邪泻掉

太阳型之人

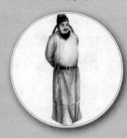

特点：
平时处处都喜欢表现自己，扬扬自得，好说大话，但并没有实际的做事能力，好高骛远，言过其实，做事盲目而不考虑后果，经常自以为是，虽然屡遭失败，却毫无后悔之心

治疗方法：
谨慎调治，不能再用泻法耗损其阴，以防出现阴气虚脱的现象，只能泻其阳

阴阳和平的人

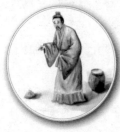

特点：
生活安宁，心胸开阔而不斤斤计较，无欲无求而不喜欢过度追求喜乐，顺从事物发展的自然规律，对个人得失从不放在心上，遇事不喜欢与人争，善于适应形势的变化，地位虽高却很谦虚，以理服人，而不是用压服的手段来治人，具有极好的治理才能

治疗方法：
邪气盛，就用泻法；正气虚，就用补法；对于不盛不虚，虚实不明显的病证，就以病邪所处的经脉为依据选取穴位进行治疗

少阳型之人

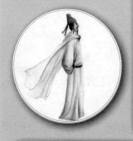

特点：
做事精细审慎，很有自尊心，爱慕虚荣，稍有小小的地位，就高傲自得，喜欢出头露面，善于对外宣扬，喜欢交际，不愿平淡踏实、默默无闻地埋头工作

治疗方法：
充实其阴经，而泻其阳络，就能使疾病痊愈

少阴型之人

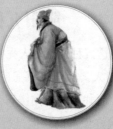

特点：
喜欢贪图小利而暗藏害人之心，天性善于嫉妒，见到别人有了损失，就幸灾乐祸，像是自己拣到便宜一样高兴，喜欢伤害别人，见到别人有了荣耀，就会感到气愤恼怒，对人经常因嫉妒而怀恨在心，忘恩负义而不懂得知恩图报

治疗方法：
必须详察阴阳盛衰的情况，审慎地进行调治

于背后。这就是少阳之人的形态。

　　阴阳和平型的人，外貌从容稳重，举止大方，性情和顺，善于适应环境，态度严肃，品行端正，待人和蔼，目光慈祥，作风光明磊落，举止有度，处事条理分明，大家都称其为有德行的人。这是阴阳和平之人的形态。

【原文】

　　黄帝曰：别五态之人奈何？

　　少师曰：太阴之人，其状黮黮然黑色，念然下意，临临然长大，腘然未偻。此太阴之人也。

　　少阴之人，其状清然窃然，固以阴贼，立而躁崄，行而似伏。此少阴之人也。

　　太阳之人，其状轩轩储储，反身折腘。此太阳之人也。

　　少阳之人，其状立则好仰，行则好摇，其两臂两肘则常出于背。此少阳之人也。

　　阴阳和平之人，其状委委然，随随然，颙颙然，愉愉然，暶暶然，豆豆然，众人皆曰君子。此阴阳和平之人也。

☯ 五脏对人性格与健康的影响

　　《内经》认为，人体五脏的大小、坚厚、高低等与人的性格有一定的关系。

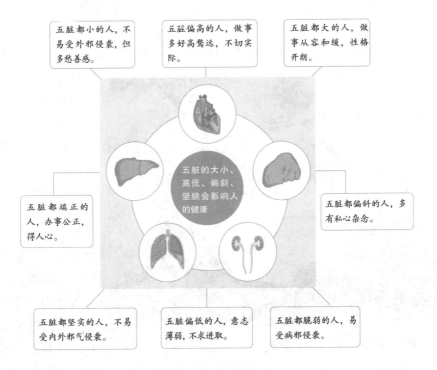

五脏都小的人，不易受外邪侵袭，但多愁善感。

五脏偏高的人，做事多好高骛远，不切实际。

五脏都大的人，做事从容和缓，性格开朗。

五脏都端正的人，办事公正，得人心。

五脏的大小、高低、偏斜、坚脆会影响人的健康

五脏都偏斜的人，多有私心杂念。

五脏都坚实的人，不易受内外邪气侵袭。

五脏偏低的人，意志薄弱，不求进取。

五脏都脆弱的人，易受病邪侵袭。

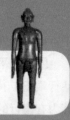

岁露论：疟疾的治疗

[导读]

　　岁露，指一年之中风雨的情况，在本篇中特指风雨交加的反常气候现象。本篇主要讨论了气候寒温不和及贼风邪气对人体的危害，所以名为"岁露"。

　　本篇的主要内容有：一、论述疟疾的发病等情况；二、阐述一年之中，风雨不调的异常气候变化会使人发病的相关道理。

疟疾病发作的时间性

　　黄帝向岐伯问道：医经中说，如果夏天为暑邪所伤，到了秋天就会发生疟疾，可见疟疾的发作有一定的时间性，这是什么原因呢？

　　岐伯回答说：暑邪是从督脉的风府穴侵入人体的，然后从颈项顺着脊椎下行，而人体的卫气，一昼夜运行五十周次，月初时按常规首先会合于风府穴，与停留在风府穴的邪气相遇，疾病就会发作，随着时间的推移，卫气的会合循着脊椎每天下降一节，这样，卫气与邪气相遇，就一天晚于一天。因此，疟疾的发作时间，也就一天一天地向后推迟。这是因为邪气已先侵犯并停留于人体的脊背。每当卫气运行到风府时，腠理就会开泄，邪气便乘虚深入，疾病就会发作。邪气一天天深入，卫气逐日下移，就是疾病的发作也逐渐推迟的原因。卫气运行，月初首先出入会合于风府，然后每天沿脊椎下移动一节，到第二十一天，就下行到尾骶骨，到第二十二天就进入脊内，流注于伏冲脉，由此沿经脉转而上行，这样到到第九天，

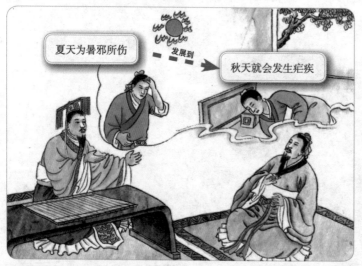

夏天为暑邪所伤　发展到　秋天就会发生疟疾

黄帝向岐伯请教因暑邪所致的疟疾的相关知识。

上出于左右两缺盆的中间，因为这段时间卫气上行一天天提高，所以发病的时间就一天早于一天。如果邪气深陷而内迫于五脏，并累及募原，因为邪气已经深入，距离体表较远，运行也比较迟缓，不能及时与外出的卫气相搏，病就不能每天发作，到第二天才会聚集发作一次，于是形成了隔日发作的疟疾。

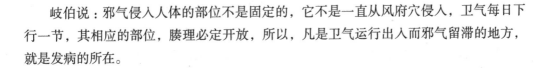

风府

黄帝问：卫气每当运行到风府时，腠理就会开泄，邪气便乘虚侵入而发病。但卫气逐日逐节下移，并不是每天都在风府处，为什么疟疾还会发作呢？

岐伯说：邪气侵入人体的部位不是固定的，它不是一直从风府穴侵入，卫气每日下行一节，其相应的部位，腠理必定开放，所以，凡是卫气运行出入而邪气留滞的地方，就是发病的所在。

【原文】

黄帝问于岐伯曰：经言夏日伤暑，秋病疟。疟之发以时，其故何也？

岐伯对曰：邪客于风府，循膂而下。卫气一日一夜，大会于风府，其明日下一节，故其日作尚晏。此其先客于脊背也。故每至于风府则腠理开，腠理开则邪气入，邪气入则病作，此所以日作尚晏也。卫气之行风府，日下一节，二十一日，下至尾骶，二十二日，入脊内，注于伏冲之脉，其行九日，出于缺盆之中，其气上行，故其病稍益早。其内搏于五脏，横连募原，其道远，其气深，其行迟，不能日作，故次日乃稸积而作焉。

黄帝曰：卫气每至于风府，腠理乃发，发则邪入焉。其卫气日下一节，则不当风府，奈何？

岐伯曰：风无常府，卫气之所应，必开其腠理，气之所舍，则其府也。

贼风邪气伤人的规律性

黄帝说：讲得好。风邪引发的疾病和疟疾相似而同属一类型，但由风邪引起的病证，常常持续存在，而疟疾的发作却是间歇性的。这是什么原因呢？

岐伯说：因为风邪常停留在肌表组织之间，卫阳之气常常与之相遇交争，所以疾病

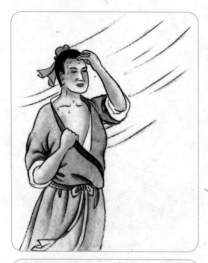

贼风邪气侵害人体只有在人体皮腠开泄时，才会乘虚而入。

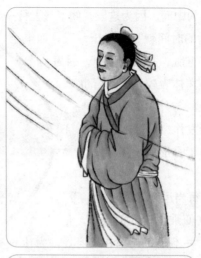

在皮腠闭合时，贼风邪气只能停留在人体的表浅部位，发病较迟，病势轻。

呈持续性；而疟疾病邪能随经络深入，内迫五脏，所以，只有卫气行至疟邪所在的部位，并与之相搏结时，疾病才会发作。

黄帝说：讲得好。

黄帝向少师问道：我听说四时八风伤害人体，与寒暑气候的不同有关。寒冷时，人的皮肤紧绷，腠理闭合；暑热时，人的皮肤弛缓，腠理开泄。在这种情况下，贼风邪气是乘人体皮腠开泄而侵入的呢，还是必须遇到四时八风反常的气候才会侵害人体呢？

少师回答说：并不是这样。贼风邪气侵害人体，时间并不固定，但必须是人体皮腠开泄时，才会乘虚而入，这时人体内部往往精亏气虚，卫表不固，邪气容易深陷，在这种情况下，病情就要严重些，发病也比较急暴。如果是在皮腠闭合时，即使邪气侵入，由于人体正气充足，邪气只能停留在表浅部位，病势就会较轻，发病也比较迟缓。

黄帝问：有时气候寒温适度，人体腠理并没有开泄，然而也有突然发病的，这是什么原因呢？

少师回答说：您不知道邪气侵入的原因吗？即使在人们正常的生活中，腠理的开闭缓急，也是有内在的规律和一定的时间的。

黄帝问：可以听您讲讲吗？

【原文】

黄帝曰：善。夫风之与疟也，相与同类，而风常在，而疟特以时休，何也？

岐伯曰：风气留其处，疟气随经络，沉以内搏，故卫气应乃作也。

帝曰：善。

黄帝问于少师曰：余闻四时八风之中人也，故有寒暑，寒则皮肤急而腠理闭，暑则皮肤缓而腠理开。贼风邪气，因得以入乎？将必须八正虚邪，乃能伤人乎？

少师答曰：不然。贼风邪气之中人也，不得以时，然必因其开也，其入深。其内极也疾，其病人也卒暴。因其闭也，其入浅以留，其病人也徐以迟。

黄帝曰：有寒温和适，腠理不开，然有卒病者，其故何也？

少师答曰：帝弗知邪入乎？虽平居，其腠理开闭缓急，其故常有时也。

黄帝曰：可得闻乎？

日月运行对人气血变化的影响

少师说：人与天地自然的变化密切相关，日月的运行也会对人体产生影响。所以，当月亮满圆的时候，海水向西涌盛形成大潮。此时人体气血也相应地清和、肌肉坚实，皮肤致密，毛发坚韧，腠理闭合，皮肤润泽固密。在这个时候，即使遇到贼风邪气的侵入，也会处于表浅部位而不会深陷。如果到了月亮亏缺的时候，海水向东涌盛形成大潮，人体气血相应虚弱，体表卫气衰退，外形虽然如常，但肌肉消减，皮肤弛缓，腠理开泄，毛发残损，腠理疏薄，皮肤纹理粗疏而表虚不固。在这个时候，如果遇到贼风邪气的侵袭，就容易深陷入里，发病也很急暴。

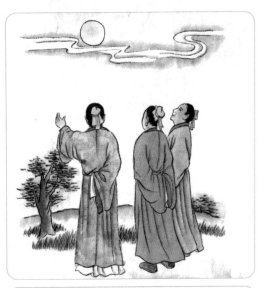

人与天地自然的变化密切相关，日月的运行也会对人体产生影响。

【原文】

少师曰：人与天地相参也，与日月相应也。故月满则海水西盛，人血气积，肌肉充，皮肤致，毛发坚，腠理郄，烟垢著。当是之时，虽遇贼风，其入浅不深。至其月郭空，则海水东盛，人血气虚，其卫气去，形独居，肌肉减，皮肤纵，腠理开，毛发残，腠理薄，烟垢落。当是之时，遇贼风则其入深，其病人也卒暴。

三虚、三实与发病

黄帝问：有人突然得病，或突然死亡，这是什么原因呢？

少师回答说：如果人体素质本来虚弱，又遇到"三虚"的情况，内外结合，就会出现暴病暴死；如果处于"三实"的环境，就不会为邪气所侵害了。

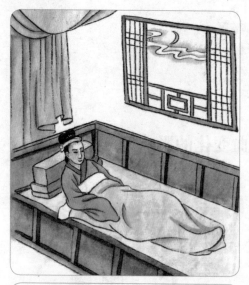

人突然得病或死亡是因为人体虚弱时遇到了"三虚"的情况。

黄帝说：我想听一听什么叫"三虚"。

少师说：时逢岁气不及的虚年，又时值月晦无光的黑夜，四时气候又反常而失和，就最容易感受贼风邪气的侵袭。这种情况就称为"三虚"。所以，讨论医道时，如果不了解三虚致病的理论，即使拥有一定的医学知识，也只能算是医术低劣的庸医粗工。

黄帝说：我还想听一听什么叫"三实"。

少师说：时逢岁气有余的盛年，又逢月望满圆，再遇到四时调和的气候，即使有贼风邪气，它们也不能侵害人体，这就叫作"三实"。

黄帝说：讲得好极了！道理阐述得也很明白！请让我把它珍藏在金匮之中，不过这只是就单个人发生疾病的情况来说的。

【原文】

黄帝曰：其有卒然暴死暴病者，何也？

少师答曰：得三虚者，其死暴疾也；得三实者，邪不能伤人也。

黄帝曰：愿闻三虚。

少师曰：乘年之衰，逢月之空，失时之和，因为贼风所伤，是谓三虚。故论不知三虚，工反为粗。

帝曰：愿闻三实。

少师曰：逢年之盛，遇月之满，得时之和，虽有贼风邪气，不能危之也，命曰三实。

黄帝曰：善乎哉论！明乎哉道！请藏之金匮，然此一夫之论也。

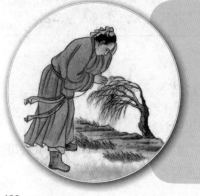

虚邪的发作

冬季入侵人体的虚邪，由肾深潜入骨而不及时发病，就会形成伏邪。伏邪会在立春阳气逐渐旺盛，腠理开泄之时待机发动，如果再在立春这一天遇到的西风，人们又会被这种虚风再度中伤，两邪相并，留结在经脉之中，就会发病

八方气候对人体的影响

黄帝问：我还想听您讲讲，在一年之中，有许多人都得相同的病，是什么原因造成的呢？

少师说：这就需要候察四正和四隅这八方气候的变化。

黄帝问：应当怎样候察呢？

少师说：这种候察气候的方法，通常是选择太一北斗星立于叶蛰之宫的时候来候的。这时，太阳运行黄道北极，时间正逢冬至，必定有风出现。风如果是从南方来的，就叫作虚风，是能够伤害人体的贼风邪气。如果风来时正值半夜，这时人们都居于室内安睡，邪气无从冒犯，就预示着当年很少有人生病。如果风出现在白天，人们多在室外活动而防范松懈，就容易被贼风邪气所中伤，因此生病的人就较多。如果在冬季感受了虚邪，邪气由肾深潜入骨而不及时发病，就会形成伏邪，到了立春，阳气逐渐旺盛，腠理开泄，伏邪就会待机发动，如果再遇到立春这一天刮来的西风，人们又会被这种虚风再度中伤，此时伏邪合并新邪，留结在经脉之中，两种邪气交结，就会发病。所以，凡是遇到这种异常的风雨而发病，都称为"遇岁露"。总之，如果一年之中气候调和，很少有异常气候的出现，人们患病的就少，死亡的也少；反之，如果一年之中寒温失和，风雨不调，人们患病的就多，死亡的也多。

黄帝问：贼风邪气，对人们造成危害的轻重，应当如何去判断呢？

少师回答说：在正月初一这一天，月建在寅，太一在东北方的天留宫，这一天如果刮西北风，而且没有下雨，人们多有生病而死亡的。如果正月初一早晨刮起北风，到了春天，人们多有发病而死亡的。如果正月初一早晨有北风刮起，则患病的人口多达十分之三。正月初一的中午刮北风，到了夏天，就会有疾病流行，而且多有死亡。如果正月初一的傍晚刮北风，到了秋天，会有很多人病死。如果正月初一这一天整天刮北风，大病就会流行，死亡的人口约占十分之六。正月初一时，如果风从南方刮来，就叫作旱乡；从西方刮来，称为白骨堆积，大病将会流行于全国，人们多有死亡。如果正月初一有风从东方刮来，房屋就会被掀翻，飞沙走石，树木摧折，给人们造成严重的灾害。如果正月初一有风从东南方刮来，到了春天，就会有很多人病死。如果正月初一天气晴好，气候暖和，而无风无雨，便预示这一年风调雨顺，五谷丰收，粮价低廉，人们也很少生病；正月初一这一天天气寒冷而有风，是歉收年景的先兆，灾荒将会四起，粮价昂贵，人们也多灾多病。这就是说，可以在正月初一的时候，观察天气与风向，以预测当年贼风邪气伤人的情况。如果到了二月的丑日，时近春分多风之际，春风仍不吹拂，人们就会多患心腹之病；到了三月的戌日，春将尽而夏将来时，气候仍不温暖，人们就会多患寒热之病；到了四月的巳日，天阳始盛，夏天到来，如果气候仍然不热，人们就容易患黄疸

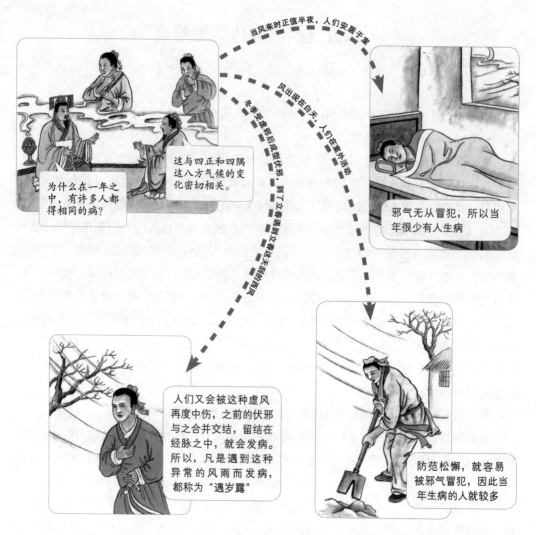

当风来时正值半夜，人们安居于室

风出现在白天，人们在室外活动

冬季受逆邪后成型伏邪，到了立春再度逢邪显凶风的天气

为什么在一年之中，有许多人都得相同的病？

这与四正和四隅这八方气候的变化密切相关。

邪气无从冒犯，所以当年很少有人生病

人们又会被这种虚风再度中伤，之前的伏邪与之合并交结，留结在经脉之中，就会发病。所以，凡是遇到这种异常的风雨而发病，都称为"遇岁露"

防范松懈，就容易被邪气冒犯，因此当年生病的人就较多

病；到了十月的申日，冬天已到，阴气始盛，但气候仍然不冷，人们往往就会突然发病或猝然死亡。以上所说的风，都是指那些能损坏房屋，折断树木，飞沙走石，并能使人毫毛竖起，腠理开泄的大风。

【原文】

黄帝曰：愿闻岁之所以皆同病者，何因而然？

少师曰：此八正之候也。

黄帝曰：候之奈何？

少师曰：候此者，常以冬至之日，太一立于叶蛰之宫，其至也，天必应之以风者矣。风从南方来者，为虚风，贼伤人者也。其以夜半至也，万民皆卧而弗犯

也，故其岁民少病。其以昼至者，万民懈惰，而皆中于虚风，故万民多病。虚邪入客于骨，而不发于外，至其立春，阳气大盛，腠理开，因立春之日，风从西方来，万民又皆中于虚风，此两邪相搏，经气结代者矣。故诸逢其风而遇其雨者，命曰遇岁露焉。因岁之和，而少贼风者，民少病而少死；岁多贼风邪气，寒温不和，则民多病而死矣。

黄帝曰：虚邪之风，其所伤贵贱何如？候之奈何？

少师答曰：正月朔日，太一居天留之宫，其日西北风不雨，人多死矣。正月朔日，平旦北风，春，民多死。正月朔日，平旦北风行，民病多者，十有三也。正月朔日，日中北风，夏，民多死。正月朔日，夕时北风，秋，民多死。终日北风，大病死者十有六。正月朔日，风从南方来，命曰旱乡；从西方来，命曰白骨将将，国有殃，人多死亡。正月朔日，风从东方来，发屋，扬沙石，国有大灾也。正月朔日，风从东南方行，春有死亡。正月朔日，天和温不风，籴贱，民不病；天寒而风，籴贵，民多病。此所谓候岁之风，贼伤人者也。二月丑不风，民多心腹病；三月戌不温，民多寒热；四月巳不暑，民多瘅病；十月申不寒，民多暴死。诸所谓风者，皆发屋，折树木，扬沙石，起毫毛，发腠理者也。

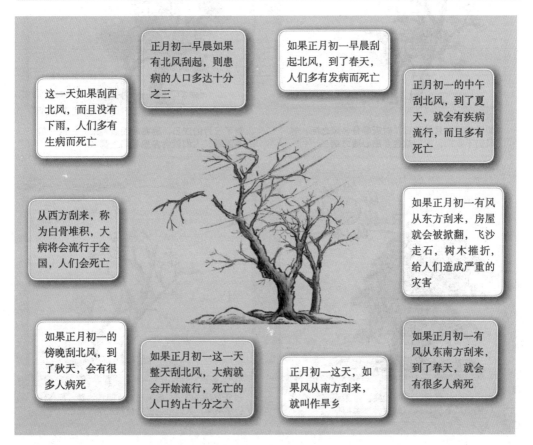

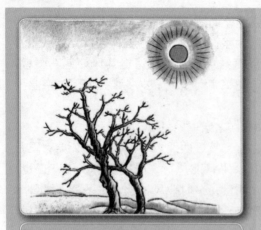

如果正月初一天气晴好，气候暖和，而无风无雨，便预示这一年风调雨顺、五谷丰收、粮价低廉，人们也很少生病

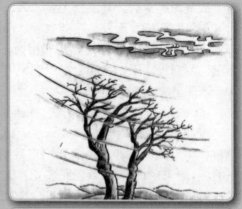

正月初一这一天天气寒冷而有风，是歉收年景的先兆，灾荒将会四起，粮价昂贵，人们也多灾多病

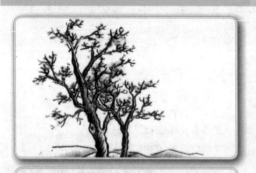

如果到了二月的丑日，时近春分多风之际，春风仍不吹拂，人们就会多患心腹之病

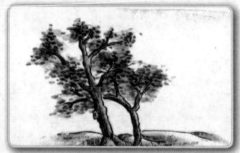

到了三月的戌日，春将尽而夏将来时，气候仍不温暖，人们就会多患寒热之病

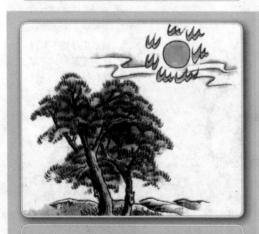

到了四月的巳日，天阳始盛，夏天到来，如果气候仍然不热，人们就容易患黄疸病

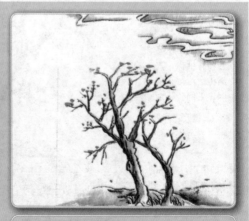

到了十月的申日，冬天已到，阴气始盛，但气候仍然不冷，人们就往往会突然发病或死亡

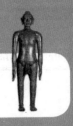

大惑论：眩惑症的治疗

【导读】

　　大惑，即非常严重的迷乱眩晕。本篇以"黄帝登高而发生迷惑眩晕"的内容开篇，主要对迷惑产生的机理等问题进行了论述，所以篇名"大惑"。

　　本篇的主要内容包括：一、论述复视、眩晕、迷惑等现象产生的机理；二、论述善忘、善饥而不嗜食、不得卧、不得视、多卧、少眠等病的病理机制和治疗原则。

视歧的发生

　　黄帝向岐伯问道：我曾经在攀登高高的清冷之台，上到台阶的中间时，回头向四处观望，然后伏身前行，就感到头眩眼花，精神迷乱。对于这种异常的感觉，我心里暗自感到奇怪，于是就闭目宁神，过一会儿又睁眼再看，让自己平心静气，力图使精神镇定下来，但是这种感觉持续了好久还是不能消除，看得越远，反而感到更加头晕目眩。于是我就披散开头发，赤脚而跪在台阶上，力求形体舒缓，使精神轻松，但当向下俯视时，眩晕的感觉仍然很久而不能停止。后来这种症状在突然之间却又自行消失了。这是什么气造成的呢？

　　岐伯回答说：五脏六腑的精气，都向上输注于人的眼部，从而产生精明视物的功能。脏腑精气汇聚于眼窝，便形成眼睛。其中，肾的精气充养瞳子，肝的精气充养黑睛，心的精气充养内外眦的血络，肺的精气充养白睛，脾的精气充养眼胞。脾的精气包裹着肝、肾、心、肺的精气，与脉络合并，形成目系，向上连属于脑部，向后与项部中间相联系。邪气如果侵入项部，乘人体虚弱而向深部发展，则沿着目系而侵入于脑部，邪气入脑，便发生头晕脑转，从而引起目系拘急而出现两目眩晕的症状。如果邪气损伤了眼部的精气，精气为邪气所伤则相互之间不能紧密联系，导致精气离散，就会出现视物分歧的现象，即看一件东西好像有两件一样。

　　人的眼目，既是脏腑的精气所形成的，也是营、卫、气、血、精、神、魂、魄通行和寓藏的所在，也是产生神气的部位。所以，人在精神过度疲劳的时候，就会魂魄失守，意志散乱，眼睛迷离而无神气。眼的瞳子属于肾，黑睛属于肝，二者为阴脏的精气所滋养；白睛属肺，眼球的赤脉属于心，二者依赖阳脏的精气滋养。因此，阴脏的精气和阳脏的精气相互结合而协调，才能使眼睛具有视物清晰的功能。眼睛的视觉功能，主要受

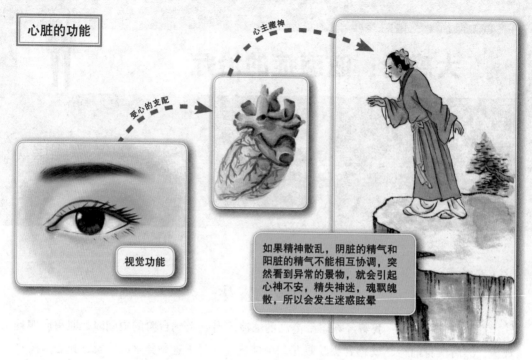

心脏的功能

受心的支配

心主藏神

视觉功能

如果精神散乱，阴脏的精气和阳脏的精气不能相互协调，突然看到异常的景物，就会引起心神不安，精失神迷，魂飘魄散，所以会发生迷惑眩晕

心的支配，这是心主藏神的缘故。如果精神散乱，阴脏的精气和阳脏的精气不能相互协调，突然看到异常的景物，就会引起心神不安，精失神迷，魂飘魄散，所以会发生迷惑眩晕。

　　黄帝说：我有些怀疑您所说的道理。我每次去东苑登高游览，没有一次不发生眩晕迷惑的，离开那里，就恢复正常，难道说我唯独在东苑那个地方才会消耗神气吗？那为什么会出现这种特殊的情况呢？

　　岐伯说：不是这样。每个人都有自己喜好的东西和厌恶的东西，爱憎两种情绪突然相感，会使精神出现一时的散乱，从而导致视觉不正常而发生眩晕迷惑，等到离开了当时的环境，精神也就转移了，就会恢复正常状态。总之，出现这种症状，较轻的仅是精神一时迷糊，好像不能辨别方向似的，称为"迷"；较重的就会出现精神迷乱而头目眩晕的感觉，称为"惑"。

【原文】

　　黄帝问于岐伯曰：余尝上于清泠之台，中阶而顾，匍匐而前，则惑。余私异之，窃内怪之，独瞑独视，安心定气，久而不解，独博独眩，披发长跪，俛而视之，后久之不已也。卒然自止，何气使然？

　　岐伯对曰：五脏六腑之精气，皆上注于目而为之精。精之窠为眼；骨之精为瞳子；筋之精为黑眼；血之精为其络窠；气之精为白眼；肌肉之精为约束。

裹撷筋骨血气之精而与脉并为系，上属于脑，后出于项中。故邪中于项，因逢其身之虚，其入深，则随眼系以入于脑，入于脑则脑转，脑转则引目系急，目系急则目眩以转矣。邪中其精，其精所中不相比也，则精散，精散则视歧，视歧见两物。

目者五脏六腑之精也，营卫魂魄之所常营也，神气之所生也。故神劳则魂魄散，志意乱。是故瞳子黑眼法于阴，白眼赤脉法于阳也，故阴阳合传，而精明也。目者，心使也。心者，神之舍也。故神精乱而不抟，卒然见非常处，精神魂魄，散不相得，故曰惑也。

黄帝曰：余疑其然。余每之东苑，未曾不惑，去之则复，余唯独为东苑劳神乎？何其异也？

岐伯曰：不然也。心有所喜，神有所恶，卒然相感，则精气乱，视误，故惑，神移，乃复。是故间者为迷，甚者为惑。

营卫之气异常所发病与治疗

黄帝问：有的人经常出现健忘，是什么气造成的呢？

岐伯说：这是由于人体上部之气不足，而下部之气有余，也就是人的肠胃之气充实而心、肺之气虚弱。心肺气虚就会使得营卫之气不能及时向上宣达敷布，长时间滞留于肠胃之间，导致神气失养，所以容易发生健忘之病。

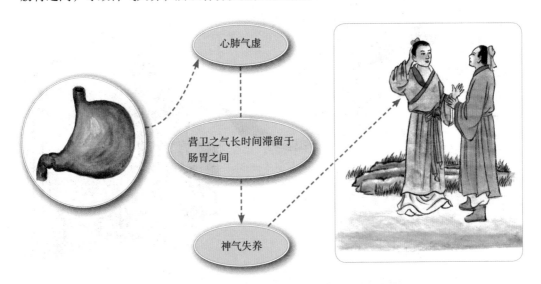

黄帝问：有的人很容易饥饿，但又没有食欲，是什么气造成的呢？

岐伯说：饮食入胃后化生的精气，输送积并于脾，而邪热之气停留于胃，就会使胃

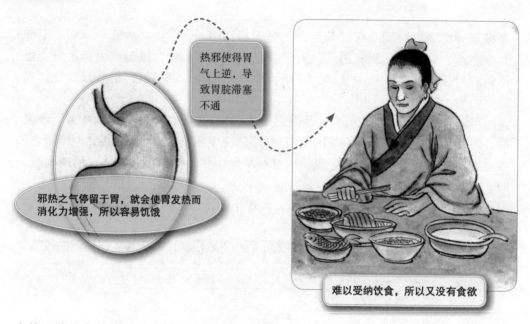

热邪使得胃气上逆，导致胃脘滞塞不通

邪热之气停留于胃，就会使胃发热而消化力增强，所以容易饥饿

难以受纳饮食，所以又没有食欲

发热而消化力增强，所以容易饥饿。热邪使得胃气上逆，导致胃脘滞塞不通，难以受纳饮食，所以又没有食欲。

黄帝问：有的人因患病而不能入睡，是什么气造成的呢？

岐伯说：这是卫气不能在夜间入于阴分，反而经常滞留于阳分的缘故。卫气如果不能入于阴分，经常停留在阳分，就会使卫气在人体的阳分处于盛满状态，阳跷脉的脉气就偏盛；卫气不能入于阴分，就形成阴气虚，阴虚不能敛阳，所以不能安睡。

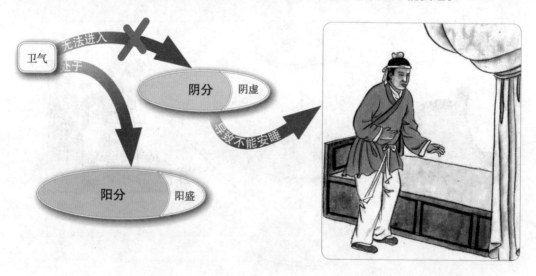

卫气

无法进入

处于

阴分　阴虚

阳分　阳盛

导致不能安睡

黄帝问：有的人患有两目紧闭而不能视物的病，是什么气造成的？

岐伯说：这是因为卫气滞留于阴分，不能向外而运行于阳分。留滞在阴分则使阴气

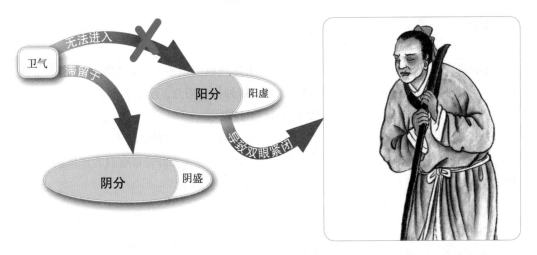

偏盛，阴跷脉随之而盛满；卫气不能行于阳分，便形成阳虚，所以紧闭双眼而不能张开视物。

黄帝问：有的人嗜睡，是什么气造成的呢？

岐伯说：这一类人的特点是肠胃较大而皮肤滞涩，肌肉之间又不滑利。肠胃较大，卫气在人体内部滞留的时间就比较长；皮肤滞涩，则分肉之间不滑利，卫气在体表的运行就会因受到阻止而变得迟缓。卫气在人体循行的常规是白天行在阳分，夜间行于阴分。当卫气随昼夜交替在人体阳分运行已尽，由阳入阴时，人就入睡了；卫气在人体阴分运行已尽，由阴出阳，人便会醒来起床。这类人由于肠胃较大，卫气在内滞留的时间比较长，再兼皮肤滞涩，分肉组织不滑利，卫气运行于体表较迟缓。这类人体内的卫气停留在阴分的时间长，使得其气不精，使人常欲闭目，精神不能振作，所以困倦而嗜睡。相反，那些肠胃较小，皮肤滑润弛缓，分肉组织之间又通畅滑利的人，卫气行于阳分的时间比较长，所以两眼不欲闭合而睡眠较少。

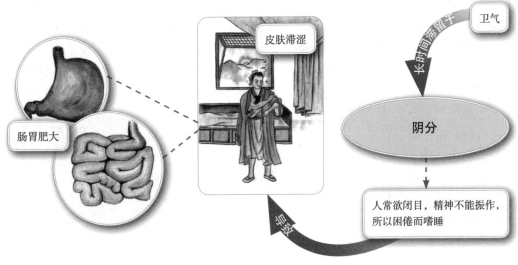

黄帝问：有的人不是经常嗜睡，而是突然间出现多卧嗜睡现象。这是什么气造成的呢？

岐伯说：这是因为邪气滞留于上焦，使得上焦气机闭阻不通，且在饱食之后，暴饮热汤，卫气滞留在胃肠中卫气久留于阴分，而不能外行于阳分，所以突然多卧嗜睡。

黄帝说：讲得好。对于上述疾病如何进行治疗呢？

岐伯说：首先要观察脏腑的虚实，辨明病变的部位，消除轻微的邪气，然后再调理营卫之气，邪气盛的采用泻法，正气虚的采用补法。另外，要首先审察患者形体的劳逸、情志的苦乐，安定病人的形体和精神，然后才能进行治疗。

【原文】

黄帝曰：人之善忘者，何气使然？

岐伯曰：上气不足，下气有余，肠胃实而心肺虚。虚则营卫留于下，久之不以时上，故善忘也。

黄帝曰：人之善饥而不嗜食者，何气使然？

岐伯曰：精气并于脾，热气留于胃，胃热则消谷，谷消故善饥。胃气逆上，则胃脘寒，故不嗜食也。

黄帝曰：病而不得卧者，何气使然？

岐伯曰：卫气不得入于阴，常留于阳。留于阳，则阳气满，阳气满，则阳跷盛；不得入于阴，则阴气虚，故目不瞑矣。

黄帝曰：病目而不得视者，何气使然？

岐伯曰：卫气留于阴，不得行于阳。留于阴，则阴气盛，阴气盛，则阴跷满；不得入于阳，则阳气虚，故目闭也。

黄帝曰：人之多卧者，何气使然？

岐伯曰：此人肠胃大而皮肤涩，而分肉不解焉。肠胃大则卫气留久，皮肤涩则分肉不解，其行迟。夫卫气者，昼日常行于阳，夜行于阴。故阳气尽则卧，阴气尽则寤。故肠胃大，则卫气行留久；皮肤涩，分肉不解，则行迟。留于阴也久，其气不精，则欲瞑，故多卧矣。其肠胃小，皮肤滑以缓，分肉解利，卫气之留于阳也久，故少瞑焉。

黄帝曰：其非常经也，卒然多卧者，何气使然？

岐伯曰：邪气留于上焦，上焦闭而不通，已食若饮汤，卫气留久于阴而不行，故卒然多卧焉。

黄帝曰：善。治此诸邪，奈何？

岐伯曰：先其藏府，诛其小过，后调其气，盛者泻之，虚者补之。必先明知其形志之苦乐，定乃取之。